中国针灸大成

经络卷

Zhongguo Zhenjiu Dacheng Jingluojuan

"十三五"国家重点图书出版规划项目

COMPENDIUM OF Chinese Acupuncture and Moxibustion

针经节要 元延祐二年刻本

十四经穴歌 清抄本

十四经发挥 明抄本

奇经八脉考 明崇祯十三年刻本

经络考 明崇祯十七年刻本

经络汇编 清顺治十四年刻本

十四经合参 清抄本

总主编／石学敏

执行主编／王旭东 陈丽云 梁尚华

湖南科学技术出版社

《中国针灸大成》编委会名单

主　　编： 石学敏（天津中医药大学第一附属医院）

执行主编： 王旭东（上海中医药大学）

　　　　　　陈丽云（上海中医药大学）

　　　　　　梁尚华（上海中医药大学）

（以下以姓氏笔画为序）

副 主 编： 卞金玲（天津中医药大学第一附属医院）

　　　　　　杜宇征（天津中医药大学第一附属医院）

　　　　　　张建斌（南京中医药大学）

　　　　　　张亭立（上海中医药大学）

　　　　　　尚　力（上海中医药大学）

　　　　　　倪光夏（南京中医药大学）

编　　委： 于莉英　马　泰　马曼华　王旭东　王秋琴　王慕然　卞金玲

　　　　　　卞雅莉　申鹏飞　史慧妍　朱石兵　朱思行　朱蕴菡　衣兰杰

　　　　　　衣兰娟　许军峰　孙增坤　杜宇征　李月玮　李　军　杨丽娜

　　　　　　杨艳卓　杨　涛　杨　杰　杨　萌　宋亚芳　张工彧　张建斌

　　　　　　张亭立　张卫茜　陈杞然　陈丽云　陈雨荟　陈昕悦　林怡冰

　　　　　　尚　力　周　围　周　敏　周文娟　赵晓峰　俞欣雨　施庆武

　　　　　　晁　敏　倪光夏　徐松元　奚飞飞　梁尚华　彭娟娟　戴晓矞

学术秘书： 马　泰　宋亚芳　张亭立

序

岁在庚子，瘟疫横行，年末将近，拙著初成。新冠疫情，日渐偃伏，国既昌泰，民亦心安。天晴日朗，朋辈相聚酒酣；笑逐颜开，握手道故纵谈。谈古论今，喜看中医盛况；数典读书，深爱针灸文献。针矣砭矣，历史班班可考；炳焉燊焉，成就历历在目。针灸之术，盖吾一生足迹之所跬步蹒跚；集成先贤，乃吾多年夙愿之所魂牵梦绕。湖南科学技术出版社，欲集历代针灸文献于一编，甚合我意，大快我心。吾素好书，老而弥笃，幸喜年将老而体未衰，又得旭东教授鼎力相助，陈丽云、梁尚华诸君共同协力，《大成》之作，蒐材博远，体例创新，备而不烦，详而有体。历代针灸著述，美不胜收；各种理论技法，宛在心目。吾深知翰墨之苦，寻书之难；珍本善本，岂能易得？尤其影校对峙，瑕疵不容，若无奉献精神，哪能至此？吾忝列榜首，只是出谋划策；出版社与诸同道，方为编书栋梁。夫万种医书，内外妇儿皆有；针灸虽小，亦医学宝库一脉。《针经》之《问难》，《甲乙》之《明堂》，皇甫谧、王惟一，《标幽赋》《玉龙经》，书集一百零九种，论、图、歌、文，连类而相继。文献详备，版亦珍奇，法国朝鲜，日本越南，宋版元刻，明清官坊，见善必求，虽远必访。虽专志我针灸，亦合之国策，活我古籍，壮我中华；弘扬国粹，继承发展。故见是书，已无憾。书适成，可以献国家而备采择，供专家而作查考，遗学子而为深耘。吾固知才疏学浅，难为针灸之不刊之梓，尚需方家润色斧削。盼师长悯我诚恳，实乃真心忧，非何求，赐我良教，点我迷津，开我愚钝，正我讹误，使是书趋善近美，助中医药学飞腾世界医学之巅，则善莫大矣！

中 国 工 程 院 院 士

国 医 大 师 石 学 敏

《中国针灸大成》总主编

穷神极变出针砭 万壑春云一冰台
——代前言

重新认识针灸学

20世纪初，笔者于欧洲巡医，某大赛前一日，一体育明星腰伤，四壮汉抬一担架，逶迤辗转，访遍当地名医，毫无起色。万般无奈之下，求针灸一试，作死马活马之想。笔者银针一枚，刺入人中，原本动则锥心、嗷嗷呼痛之世界冠军，当即挺立行走，喜极而泣。随行记者瞠目结舌，医疗团队大惊失色——在西方医生的知识储备里，穷尽所有聪明才智，也想不出鼻唇沟和腰部有什么关系，"结构决定功能"的"真理"被人中沟上的一根银针击碎了！

这在中医行业内最平常的针灸技术，却被欧洲人看成"神操作"，恰恰展示了中国传统医学引以为豪的价值观："立象尽意"。以人类的智慧发现外象与内象的联系，以功能（疗效）作为理论的本源。笔者以为，这是针灸学在诊治疾病之外，对于人类认知世界的重大贡献。亦即：针灸学远远不只是诊疗疾病，更是人类发现世界真理的另一个重要途径。

2018年3月28日，*Science Reports*杂志发表一篇科学报告，证明了笔者上述观点。国内外媒体宣称美国科学家发现了人体内一个未知的器官，而且是人体中面积最大的一个器官。这一发现能够显著地提高现有医学对癌症以及其他诸多疾病的认知。而这一器官体内的密集结缔组织，实际上是充满流体的间质（interstitium）网络，并发挥着"减震器"的作用。科学家首次建议将该间质组织归为一个完整的器官。也就是说它拥有独立的生理作用和构成部分，并执行着特殊任务，如人体中的心脏、肝脏一样。

基于上述发现是对人体普遍联系方式的一种描述，所以研究中医的学者认为经络就是这样一种结构。人体的十四经脉主要是由组织间隙组成，上连神经和血管，下接局部细胞，直接关系着细胞的生死存亡。经络与间质组织一样无处不在，所有细胞都浸润在组织液中，整体的普遍联系就是通过连续在全身的"水"来实现的。事实上，中药就是疏通经络来治病的，这与西药用直接杀死病变细胞的药理有着根本的不同。可以这样说，证明了经络的存在，也就间接证明了中药药理的科学性，可以理解为什么癌症在侵袭某些人体部位后更容易蔓延。

笔者认为，中医学者对美国科学家的发现进行相似性印证，或许不那么贴切和完全对应，但是，从整体观念而言，这种发现无疑是西方医学的进步。这也佐证了针灸学知识领域内，古老而晦涩的语言文字里，隐含着朦胧而内涵深远的知识，有待我们深入挖掘研究。

应用现有的科学认知来评价针灸的科学性，我们已经吃尽苦头。"经络研究"进行了几十年，花费无数人力、物力、财力，最终却是一无所获。因为这些研究一直是以西方科学的知识结构、价值观和思维方式来检验古代的成果，犯了本质的错误。"人中"和腰椎、腰肌的关系，任何现代医学知识都是无法证实的，但是我们却硬要在实验室寻找物质基础和有形的联系，终究是没有结果的。古代针刺合谷催产，谁能找到合谷和子宫的关联？若是我们以针灸学的认知为线索，将会获得无数新启示，能找到人中与腰部的联系通道的人，获得诺贝尔生理学或医学奖将是一件很容易的事。因此，包括中医药学界的学者专家，并未能完全认识到针灸学术的深邃和伟大。我们欠针灸学术一个客观的评价。

不过，尽管科学在不断证实着针灸学的伟大和深奥，但是，在中国传统医学的版图上，无论是古代还是现代，针灸学术的地位，一直处于从属、次要的地位。笔者只有在外国才从事针灸工作，回到中国境内，便重归诊脉开方之途。其中种种隐曲不便展开，但业内视针灸为带有劳作性质的小科的潜意识，却是业内真实的存在。

再以现存古籍为例，现代中医古籍目录学著作如《中国中医古籍总目》《中医图书联合目录》，收录古籍都在万种以上，但1911年以前的针灸类著作数量却不到200种。郭霭春先生、黄龙祥先生等针灸文献学家都做过类似的统计，如郭先生《现存针灸医籍》129种，黄先生《针灸名著集成》180种（含日本所藏）。且大多是转抄、辑录、类编、汇编、节抄之类，学术含量较高的也就30多种。

如今，"中医走向世界"已成为业内的共识，但是，准确的说法应该是"针灸走向世界"，遍布欧美、东南亚，乃至非洲、大洋洲的"TCM"，其实都是针灸诊所。由于用药受到种种限制，中药方剂至今未被世界各国广泛接受。中医对世界人民的贡献，针灸至少占90%以上。因此，全方位审视针灸学的历史地位和医学价值，是中医界必须要做的工作。

此次湖南科学技术出版社策划，针灸学大师石学敏院士领衔，收集现存针灸古籍，编纂一套集成性的针灸文献丛书，为医学界提供相对系统的原生态古典针灸文献，虽然达不到集大成的要求，但至少能满足针灸学者们从事文献研究时看到古原貌的愿望，以历史真实的遗存来实现针灸文献的权威性。

历尽坎坷的针灸发展史

从针灸文献的数量和质量上，可以看出针灸学术的地位。其实轻慢针灸技术，这不是现代才有的问题，历史上也曾多次发生类似问题。有高潮也有低谷。

针灸学术最辉煌的时期，莫过于历史的两头：即中医学知识体系的形成阶段和20世纪美国总统尼克松访华至今。

一、高光时刻：春秋战国至两汉

春秋战国到西汉时期，是中医学初步成形的时期，药物和药剂的应用还没有成熟，对药物的不良反应的认识也不充分，因此，药物的使用受到极大的限制，即便是医学经典著作，《黄帝内经》中也只有13首方剂。而此时的针灸技术相对成熟得多，《灵枢》中针灸理论和技术的内容竟多达4/5，文献记载当时针灸主治的疾病几乎涉及人类的所有病种。从现有文献来看，这一时期应该是针灸技术最为辉煌的时期。

汉代，药物学知识日渐丰富，在《黄帝内经》理论指导下，药物配伍知识也得到长足的发展。东汉末年，医圣张仲景著成《伤寒杂病论》，完善了《黄帝内经》六经辨治理论，形成了外感热病诊疗体系。该书也是方剂药物运用比较纯熟的标志。仲景治疗疾病的主要方法是方药、针灸，属于针、药并重的态势。至于魏晋皇甫谧之《针灸甲乙经》，则是先秦两汉针灸学辉煌盛世的全面总结。

此后，方药的发展突飞猛进，势不可挡。诚如笔者在《中医方剂大辞典》第2版"感言"中所述："《录验方》《范汪方》《删繁方》《小品方》，追随道家气质；《僧深方》《波罗门》《耆婆药》《经心录》，兼修佛学思想……《抱朴子》《肘后方》，为长寿学先导，传急救学仙方。《肘后备急》，成就诺奖；《巢氏病源》，医道大全。《食经》《产经》《素女经》，《崔公》《徐公》《廪丘公》，录诸医经验，载民间验方，百花齐放，蔚为大观……"方药学术，一片繁荣，逐渐成为治疗疾病的主流技术。到了唐代，孙思邈、王焘等人在强盛国力和社会文明的催促下，对方药治疗的盛况进行了总结，《千金要方》《外台秘要》等大型方书是方药技术成为医学主流的写照。

二、初受重创：中唐以降

方药兴起，一段时间内与针灸并驾齐驱，针灸技术在初唐时期还在学术界具有一定地位。杨上善整理《黄帝明堂经》，著《黄帝内经太素》，孙思邈推崇针灸，《千金要方》《外台秘要》中也载录了不少针灸学著作，但都是沿袭前人，未见新作。不仅没有创新，而且出现了对针灸非常不利的信号：王焘在《外台秘要》卷三十九中对针刺治病提出了质疑，贬低针刺的疗效，"汤药攻其内，以灸攻其外，则病无所逃。知火艾之功，过半于汤药矣。其针法，古来以为深奥，今人卒不可解。经云：针能杀生人，不能起死人。若欲录之，恐伤性命。今并不录《针经》，唯取灸法"。这里，王焘大肆鼓吹艾灸，严重质疑针刺，明确提出：我的《外台秘要》只收《黄帝明堂经》，不收《针经》，因为针刺会死人！《外台秘要》这样一部权威著作，竟然提出这样的观点，对社会的负面影响可想而知！以至于中唐之后很长一段时间内，社会上只见艾灸，少见针刺，针灸学文献只有灸学著作而无针灸之书。这种现象甚至波及日本，当时的唐朝，在日本人心目中可是神圣般的国度，唐风所及，日本的灸疗蔚然成风。

三、再度辉煌：两宋金元

宋代确是中国历史上文化最为繁荣的时代，人文科技在政府的高度重视下得到全面发展。笔者认为，北宋医学最醒目的成就，除了世人熟知的校正医书局对中医古籍的保存和整理之外，王惟一铸针灸铜人，宋徽宗撰《圣济经》，成为三项标志性的成果。

其一，宋代官方设立校正医书局，宋以前所有医学著作得到收集整理，其中包括《针灸甲乙经》等珍贵针灸著作。同时，政府组织纂修的大型综合性医学著作《太平圣惠方》《圣济总录》等，也保留了大量珍贵针灸典籍。

其二，北宋太医院医官王惟一在官方支持下，设计并主持铸造针灸铜人孔穴模型两具，撰《铜人腧穴针灸图经》与之呼应。该书与铜人模具完成了对宋以前针灸理论及临床技术的全面总结，对我国针灸学的发展具有深远而重大的影响。

其三，宋徽宗亲自撰述《圣济经》，将儒家思想、伦理秩序全面注入医学知识体系，促进整体思想和辨证论治法则在中医学理论和临床运用等全方位的贯彻运用。在中国五千年历史中，除了《黄帝内经》托黄帝之名外，这是唯一由帝王亲自撰稿的医学书籍。

宋代是中国历史上商品经济、文化教育、科学创新高度繁荣的时代。陈寅恪言："华夏民族之文化，历数千载之演进，造极于赵宋之世。"民间的富庶与社会经济的繁荣实远超盛唐。虽然重文轻武的治国方略导致外族侵略而亡国，但是这个历史时期为人类文明创造了无数辉煌而不朽的文化遗产，其中就包括针灸技术的中兴。

两宋时期，针灸学术的传承和发展是多方位的，不仅有针灸铜人之创新，更有《太平圣惠方》《圣济总录》之存古，更有《针灸资生经》之集大成。

时至金元，窦默（汉卿）在针灸领域独树一帜，成为针灸史上一位标志性人物。其所著《标幽赋》《通玄指要赋》等，完成了对针刺手法的系统总结，印证了《黄帝内经》对手法论述的正确性。并且采用歌赋的形式把幽冥隐晦、深奥难懂的针灸理论表达出来，文字精练，叙述准确，对后世医家影响很大。

由于金元时期针灸书散佚较多，虽然大多内容被明清针灸著作所引录，但终究不利于后世对这一历史时期针灸学成就的认知。就现有文献的学术水平来看，当时对针灸腧穴、刺灸法的研究程度，已经达到了历史最高水平，腧穴主治的内容都已定型，可以作为针灸临床的规范和标准，且高度成熟，一直影响到现在。

因此，可以毫不夸张地说，两宋金元时期是中国针灸从中兴走向成熟的时代，创造了针灸学术的又一个盛世景象。

四、惯性沿袭：明代

明代，开国皇帝朱元璋出身草莽，颇为亲民，对前朝文化兼收并蓄，故针灸术在窦汉卿的总结和普及下，成为解除战火之余灾病之得力手段，而在民间盛行。尤其在临床技艺、操作手法等方面越来越纯熟。

例如，明初泉石心在《金针赋》中提出了烧山火、透天凉等复式补泻手法，以及青龙摆尾、白虎摇头、苍龟探穴、赤凤迎源等飞经走气法。此后又有徐凤、高武等针灸名家闻名于世，并有著作传世。尤其是杨继洲、靳贤所撰《针灸大成》，是继《针灸甲乙经》《针灸资生经》以后又一集大成者，内容最为详尽，具有较高的学术价值和实用价值。该书被翻译成德文、日文等文字，在世界范围内受到推崇。

明代的针灸学术具有鲜明的特色，即临床较多，理论较少；文献辑录较多，理论创新较少。明代雕版印刷技术发达，书坊林立，针灸书得以广泛传播，但也因此造成了大量抄袭，或抄中有改，抄后改编，单项辑录，多项类编等以取巧、取利、窃名为目的的书籍。大部分存世针灸书都是抄来抄去。从文献的意义上来说，确实起到了存续及传播的作用，但是，就学术发展而言，却缺乏发皇古义之推演、融会新知之发挥。

五、惨遭废止：清代

时至清代，统治在政权稳固后，对中华传统文化的传承和践行，较之前朝有过之而无不及。针灸学术在清代前期尚可延续，乾隆年间的《医宗金鉴》集中医药学之大成，其间的《刺灸心法要诀》等内容，系统记录了古代针灸医学的主要内容，是对针灸学术的最后一次官方总结。道光二年（1882），皇帝发布禁令：废止针灸科。任锡庚《太医院志职掌》："针刺火灸，终非奉君之所宜，太医院针灸一科，着永远停止。"这一禁令，将针灸科、祝由科逐出医学门墙。此后，针灸的学术传承被拦腰斩断，伴随着"嘉道中衰"，针灸医生完全没有了社会地位，只是因为疗效和廉价，悄悄地转入民间。

从本书收录的文献来看，情况也确实如此，《医宗金鉴》之后，几乎没有像样的针灸类刻本传世，大多是手录之抄本、辑本、节本，再就是日本的各种传本。清晚期，针灸有再起之象，业界出现了公开出版物，但是，比起明代的普及，清代针灸学术几乎没有发展。针灸医生的社会地位彻底沦为下九流，难登大雅之堂，而正是这些民间针灸医生的存在，才使得传统针灸并没有完全失传。

六、现代复兴：近代以来

晚清至民国时期，针灸学开始复兴，民间的针灸医生崭露头角，医界的名家大力提倡，出版书籍，成立学校，开设专科，编写教材……各种针灸文献如雨后春笋，层出不穷。晚清以前数千年流传下来的针灸古籍只有100多种，而同治以后铅字排版、机器印刷迅速普及，仅几十年时间，到1949年新中国成立前的文献综述已达到400多种。

个人以为，晚清以后的针灸复兴，与西学东渐的时代潮流密切相关，当西方的解剖学、生理学理论，临床诊断、外科手术之类的技术成为社会常态时，针灸操作暴露身体就完全不值一提。加之针灸学术的历史积淀和现实疗效，更因为其简便实用和价格优势，自然成为中西医学家青睐的治疗技术。

综上所述，针灸学术发展并非一帆风顺，而是多灾多难。这与使用药物的中医其他分支有很大区别。金代阎明广注何若愚《流注指微赋》言："古之治疾，特论针石，《素问》先论刺，后论脉；《难经》先论脉，后论刺。刺之与脉，不可偏废。昔之越人起死，华佗愈躄，非有神哉，皆此法也。离圣久远，后学难精，所以针之玄妙，罕闻于世。今时有疾，多求医命药，用针者寡矣。"反复强调前代的针药并用，夸耀名医针技之神奇，而后世的针灸越来越不景气，以至于患者只能"求医命药"，以药为主。其实，金代的针灸学术氛围并不消沉，还是个不错的历史时期，阐明广尚且如此慨叹，可见其他朝代更加严重。究其原因，不外乎以下三个方面。

医生：针灸的操作性很强，需要工匠精神和手工劳作。在中国古代文化传统的"重文轻技"的观念下，凡是能开方治病的，当然不愿动手劳作。俗语"君子动口不动手"就是这种观念的世俗化表述。除了出自民间，且为了提高疗效的大医之外，大多数医生多少是有这样的想法。南宋王执中在《针灸资生经》卷二中言："世所谓医者，则但知有药而已，针灸则未尝过而问焉。人或诘之，则曰是外科也，业贵精不贵杂也。否则曰富贵之家，未必肯针灸也。皆自文其过尔。""自文其过"，正是这种心态的真实写照。

患者：畏惧针灸是老百姓的普遍心理。《扁鹊心书·进医书表》："无如叔世衰离，只知耳食，性喜寒凉，畏恶针灸，稍一谈及，俱摇头咋舌，甘死不受。"说是社会上的人只知道道听途说，只要听说施用针灸，死都不肯。除了怕疼怕苦以外，不愿暴露身体，也是畏惧针灸的原因之一。

官府：道光皇帝废止针灸科，理由只有一个，"非奉君之所宜"。也就是中国传统文化中的"忠君""奉亲"，儒家理学强调"身体发肤，受之父母，不敢毁伤"，针要穿肤，灸要烂肉，这都有违圣人之道，对自己尚且如此，更不用说用这种技术来治疗"君""亲"之病。除了"不敢毁伤"外，"男不露脐，女不露皮"，暴露身体也是有违圣训的。所以，不惜用强制手段加以禁绝。

其实，无论是平民百姓，还是士者医官，乃至皇帝朝廷，轻视针灸的根本原因，都是根源于儒家伦理纲常。在"独尊儒术"之前，或者儒术不振之时，针灸术就会昌盛。春秋战国百花齐放，所以是针灸的高光时刻；北宋文化昌盛，包罗万象，儒学并未成为主宰，所以平等对待针灸学术；金元外族主政，儒学偃伏，刀兵之下，医学不继，自然推崇针灸。唯有南宋理学兴起，明代理学当道，孔孟之道统治社会，针灸学就会受到制约。这种情况在清代中期到了无以复加的地步，非禁绝不能平其意。

旧时代的伦理确实对针灸术的发展造成了一定的阻碍，但是正如本文标题所说，这是一门学问，是人类认识世界的丰硕成果，正如魏晋时期皇甫谧在《针灸甲乙经·序》中所总结的，"穷神极变，而针道生焉"。穷神极变并不是绞尽脑汁，而是在"内考五脏六腑，外综经络血气色候，参之天地，验之人物……"种种努力之后，方可达成。此类基于天地本质的生命活动，却不是人力所能阻挡。中国针灸，以其原生态的顽强，一直在延续中为人民服务。

200多年前，日本人平井庸信在《名家灸选大成》序言中，已经把药物、针刺、艾灸的适应范围说得很清楚了，对针灸在医学领域中的地位，也有中肯的评价："夫医斡旋造化，燮理阴阳，以赞天地之化育也。盖人之有生，惟天是命，而所以不得尽其命者，疾病职之由。圣人体天地好生之心，阐明斯道，设立斯职，使人得保终乎天年也，岂其医小道乎哉！其治病之法，则有导引、行气、膏摩、灸熨、刺焫、饮药之数者，而毒药攻其中，针、艾治其外，此三者乃其大者已。《内经》之所载，服饵仅一二，而灸者三四，针刺十居其七。盖上古之人，起居有常，寒暑知避，精神内守，虽有贼风虚邪，无能深入，是以惟治其外，病随已。自兹而降，风化愈薄，适情任欲，病多生于内，六淫亦易中也。故方剂盛行，而针灸若存若亡。然三者各有其用，针之所不宜，灸之所宜；灸之所不宜，药之所宜，岂可偏废乎？非针、艾宜于古，而不宜于今，抑不善用而不用也。在昔本邦针灸之传达备，然贵权豪富，或恶热，或恐疼，惟安甘药补汤，是以针灸之法，寖以陵迟。"而最后所述，是针灸之术在当时日本的态势。鉴于日本社会受伦理纲常的约束较少，所以针灸发展中除了患者畏痛外，实在要比中国简单得多，正因为如此，所以如今我们要跑到日本去寻访针灸古籍。

针灸文献概览

回望历史，中医药古籍琳琅满目，人们常以"汗牛充栋"来形容中医宝库之丰富，但是，针灸文献之数量，只能以凋零、寒酸来形容。如前所述，在现存一万多种中医古籍中，针灸学文献占比还不到百分之二。就本书收载的109种古籍而论，大致有以下几种类型。

一、最有价值的针灸文献

最有价值的针灸文献指原创，或原创性较高，对推进针灸学术发展作用巨大的著作，如《十一脉灸经》《针灸资生经》《灵枢》《针灸甲乙经》《十四经发挥》《黄帝明堂经》《铜人腧穴针灸图经》《针灸大成》等。

（一）《十一脉灸经》

《十一脉灸经》由马王堆出土帛书《足臂十一脉灸经》《阴阳十一脉灸经》组成，是我国现存最早的经络学和灸学专著，反映了汉代以前医学家对人体生理和疾病的认知状态，与后来发达的中医理论比较，《十一脉灸经》呈现的经脉形态非常原始，还没有形成上下纵横联络成网的经络系统，但是却可以明确看出其与后代经络学说之间的渊源关系，是针灸经络学的祖本，为了解《黄帝内经》成书前的经络形态提供了宝贵的资料。

（二）《黄帝明堂经》

《黄帝明堂经》又名《明堂》《明堂经》，约成书于西汉末至东汉初（公元前138年至公元106年），约在唐以后至宋之初即已亡佚。书虽不存，但却在中国针灸学历史上开创了一个完整的学术体系——腧穴学，是腧穴学乃至针灸学的开山鼻祖。

"明堂"，是上古黄帝居所，也是黄帝观测天象地形和举行重要政治经济文化活动的场所，具有中国文化源头的象征性意义，在远古先民心目中的地位极其崇高。随着文明的发展进步，学术日渐繁荣，人们发现了经络、腧穴，形成对人体生理功能的理性认知，建立了针灸学的基础理论：经络和腧穴。黄帝居于明堂，明堂建有十二宫，黄帝每月轮流居住，与十二经循环相类。黄帝于明堂观察天地时令，又与腧穴流注的时令节律类似。基于明堂功用与经络、腧穴的基本特性的相似性，将记载经络、腧穴特性的书籍命名为《明堂经》。沿袭日久，不断演变，但"明堂"作为腧穴学代名词和腧穴学文献的象征符号，却被历史固定了下来。

《黄帝明堂经》的内容，是将汉以前医学著作中有关腧穴的所有知识，如穴位名称、部位、取穴方法、主治病症、刺法灸法等，加以归纳、梳理、分类、总结，形成了独立的、完整的知识体系。因此，该书是针灸学术发展的标志性成果，也是宋以前最权威的针灸学教科书和腧穴学行业标准。晋皇甫谧编撰综合性针灸著作《针灸甲乙经》，其中腧穴部分即多来源于该书。

盛唐时期，政府两次重修该书，形成了两个新的版本，一是甄权的《明堂图》，一是杨上善的《黄帝内经明堂》，又名《黄帝内经明堂类成》。后者较好地保留了《黄帝明堂经》三卷的内容。唐末以后，明堂类著作迅速凋零，几乎荡然无存，所幸本书曾随鉴真东渡时带至日本，然至唐景福年间（893年前后）亦仅残存一卷，内容为《明堂序》和第一卷全文。目前日本保存多个该残本的抄本，其中永仁抄本、永德抄本为较早期之抄本，藏于日本京都仁和寺，被日本政府定为"国宝"。清末国人黄以周到日本访书时，得永仁抄本，此书得以回归。本书影印校录了仁和寺的两个版本，这两个版本的书影在国内流传不广，故弥足珍贵。

（三）《针经》和《灵枢》

先秦至汉，我国先后流传过多种名为《针经》的著作，如《黄帝针经》九卷、《黄帝针灸经》十二卷、《针经并孔穴虾蟆图》三卷、《杂针经》四卷、《针经》六卷、《偃侧杂针灸经》三卷、《涪翁针经》、《赤乌神针经》……这些著作现在都已经失传了，在现代中医人心目中，凡是说到《针经》，那一定是指《灵枢》。几乎所有的工具书都称《灵枢》为《针经》。如，今人读张仲景《伤寒论·序》"撰用《素问》《九卷》"，注《九卷》为《灵枢》；读孙思邈《千金要方·大医习业》"凡欲为大医，必须谙《甲乙》《素问》《黄帝针经》、明堂流注……"，注《黄帝针经》为《灵枢》……现今已是定规，固化为中医学的思维定式。

回望历史，这里存在一个难解的历史之谜：在现存历史文献中，《灵枢》作为书名，最早出现在王冰注《素问·三部九候论篇第二十》，此时已是中唐，此前再无痕迹。王冰在《素问》两处不同地方引用了同一段文字，一处称"《针经》曰"，另一处却称"《灵枢经》曰"，全元起《新校正》认为这是王冰的意思：《针经》即《灵枢》。北宋校正医书局则据此将《针经》《灵枢》认定为同一本书而名称不同，并大力推崇，到了南宋史崧编订，《灵枢》已与《素问》等同，登上中医经典的顶峰地位。

更加诡异的是，直到宋哲宗元祐八年（1093）高丽献《黄帝针经》，此前中国从未见到《灵枢》或者相同内容书名不同者。1027年王惟一奉敕修成《铜人腧穴针灸图经》，国家级的纂修而未见到的书，道理上说不过去。而高丽献书之后的《圣济总录》，也不认这部伟大的巅峰之作，"凡针灸腧穴，并根据《铜人经》及《黄帝三部针灸经》参定"。高丽献书后，《宋志》著录既有《黄帝灵枢经》九卷，也有《黄帝针经》九卷，恰好证明此前将《灵枢》《针经》视作同一著作是有疑问的。

后世史论著述和史家评述，均对《灵枢》存疑多多。如晁公武《读书志》、李濂《医史》以及周学海等，或认为是冒名之作，或认为是后人补缀，或认为即使存在其价值也不如《甲乙经》甚至《铜人经灸经》，而更多人则认为王冰以前即便有《灵枢》，也不能将其认作《黄帝针经》。亦有人认为是南宋史崧对《灵枢》进行了大量增改然后冒名顶替《针经》……

最典型的例证，莫过于历代文献学家均不重视《灵枢》。明代《针灸大成》卷一的《针道源流》可谓是针灸历史考源之作，其中对28种重要针灸著作进行了评述，唯独没有《灵枢》。只是在论述《铜人针灸图》三卷时，称该书穴位："比之《灵枢》本输、骨空等篇，颇亦繁杂也。"说明至少在明代针灸学家心目中，《灵枢》地位并不崇高。

以上存疑，尚需我中医学界深入研究。

（四）《针灸甲乙经》

《针灸甲乙经》成书于三国魏甘露元年（256）至晋太康三年（282）之间，是我国现存最早的针灸学经典著作。作者将前代《素问》《针经》《黄帝明堂经》等针灸经典中的文字汇辑类编，首次系统记载人体生理、经络、穴位、针灸法，以及临床应用，成为后世历代针灸著作的祖本。

（五）《铜人腧穴针灸图经》

《铜人腧穴针灸图经》可视为官修腧穴学，属针灸名著之一。

（六）《针灸资生经》

《针灸资生经》系综述性针灸临床著述，内容丰富，资料广博，且有腧穴考证和修正。

（七）《十四经发挥》

《十四经发挥》是经络学重要著作。

（八）《针灸大成》

《针灸大成》是明以前针灸著述之集大成者，也是我国针灸学术史上规模较大较全的重要著作。

二、保留已佚原创书的著作

唐《千金要方》《千金翼方》，保留了大量唐代以前已佚针灸书，如已佚之《甄权针经》，又如《小品方》所引《曹氏灸方》，原书、引书均亡（《小品方》仅剩抄本残卷），但书中内容被《千金要方》载录。尤其是《甄权针经》，作者为初唐针灸的大师级人物，临证实验非常丰富，该书即出自甄氏经验，强调刺法且描述明晰，穴位、刺法与主治精准对应，临床价值和学术价值都非常高。可惜早已亡佚，幸得孙思邈《千金翼方》记述了该书主要内容，这对宋以后针灸学术发展意义非常重大。

《外台秘要》保留了已佚崔知悌《骨蒸病灸方》。

《太平圣惠方》卷九十九保留了早已失传的《甄权针经》和已佚的隋唐间重要腧穴书内容，是宋王惟一《铜人腧穴针灸图经》乃至后世所有《针经》之祖本；卷一百则收录唐代失传之《明堂》，其中包括《岐伯明堂经》《扁鹊明堂经》《华佗明堂》《孙思邈明堂经》《秦承祖明堂》和已失传之北宋医官吴复珪《小儿明堂》，后世所有冠以《黄帝明堂灸经》的各种版本，均是从本书录出后冠名印行，故乃存世《明堂》之祖本。可知该两卷实际上是现存针灸典籍之源头。

《圣济总录》引述了已佚之《崔丞相灸劳法》《普济针灸经》。

《医学纲目》转录了大量金元亡佚的针灸书内容。如，完整保存了元代忽泰《金兰循经取穴图解》一书所附的全部四幅"明堂图"。

以上著作多是综合性医著，亦有针灸专门著作中存有失传古籍的，如《针灸集书》中的《小易赋》，可知前代在蒐集资料、保留遗作方面，建有卓越之功。

三、实用性著作

如前所述，针灸学在其发展过程中遭受颇多摧残，学术发展之路并不顺利，多处于民间实用层面，如《针经摘英》内容简要，言简意赅，是一本简易读本。《扁鹊神应针灸玉龙经》为针灸歌诀。《神应经》临床实用价值较大，颇似临床针灸手册。自明代以后直至晚清，针灸学文献多为循经取穴、临床应用、歌赋韵文等内容，基本上与《针灸大成》大同小异。如《针灸逢源》《针方六集》。另外，辑录、类编、抄录前代文献的著作较多，如《针灸聚英》《针灸节要》等。

再如《徐氏针灸大全》《杨敬斋针灸全书》《勉学堂针灸集成》等，虽然内容都是互相转抄，但是却起到了传播和普及针灸学术的作用。

四、值得研究的针灸文献

上述重要针灸文献都是需要后世深入研究的宝库，如前述《灵枢》的形成发展源流和真相。除此之外，还有一些貌似不重要，其实深藏内涵的文献。

《黄帝虾蟆经》，分9章，借"月中有兔与虾蟆"之古训，记述逐日、逐月、逐年、四时等不同阶段虾蟆和兔在月球上所处位置，与之相应，人体不同穴位、不同经络的血气分布亦不同，由此指出针灸禁刺、禁忌图解、补泻方式等与针灸推拿相关的基础知识。其中有较多费解之处，文字难读，术语生涩。虽列入针灸门类，但是与针灸临床的关系，尚需深入考证和研究。

《子午流注针经》，现代人认为子午流注属古代的时间医学、时间针灸学，但该书内容如何应用到临床，以及其客观评价，亦须深入研究。

《存真环中图》《尊生图要》《人体脏腑经穴图》等彩绘针灸图，可以从古代画师的角度，研究历史氛围下的古代身体观及相关文化。

关于灸学文献

本文标题有"万壑春云—冰台"之句，"冰台"，即艾草。《博物志》："削冰令圆，举而向日，以艾承其影则得火，故艾名冰台。"在相当长的一个历史阶段内，灸学在针灸领域内占据着统治地位。

现存最早的针灸文献《十一脉灸经》，便是以"灸"命名。有学者据此认为灸法早于针法。但这仅仅是灸法、针法两种医疗技术形成过程中的先后次序问题。待到针法成熟，与灸法并行，广泛运用于临床之后，针灸学术史上有过"崇灸、抑针"的历史现象，而此风至晋唐始盛：晋代《小品》，唐代《外台》，均大肆宣传"针能杀人"，贬针经，崇明堂，甚至以"明堂"作为艾灸疗法的专用定语。这一现象存续多年，历史上也留存有相当数量的灸学专著，或仅以"灸"

字命名的著作。最典型的就是《黄帝明堂灸经》，沿袭者如《西方子明堂灸经》，也有临床灸学如《备急灸法》，甚至单穴灸书，如《灸膏肓腧穴法》。此风东传，唐以后日本有专门的灸家和流派，灸学著作众多，如《名家灸选》《灸草考》《灸焫要览》等灸学专著。明清时期，也曾出现过艾灸流行的小高潮，出现了《采艾编》《采艾编翼》《神灸经纶》等著作。

其实，有识之士一直提倡多法并举，根据病人需要而采用不同疗法。约在公元前581年（鲁成公十年），《左传》记载医缓治晋侯疾，称"疾不可为也，在肓之上，膏之下，攻之不可，达之不及"，据杜预注，此处的"攻"即灸，"达"即针。《灵枢·官能》："针所不为，灸之所宜"。可见，一个全面的医生，应该针灸并重，各取所长。如果合理使用，效果很好，如《孟子·离娄·桀纣章》："今之欲王者，犹七年之病，求三年之艾。"

不过，文献记载中的艾灸，尽管有种种神奇疗效的宣传，但却和现代艾灸是完全不同的治疗方法。尽管现代针灸学著作上介绍艾灸有"直接灸""间接灸"两大类，但如今直接灸几乎绝迹，临床全都是温和舒适的间接灸。

古代多用直接灸、化脓灸，用大艾炷直接烧灼皮肤，结果是皮焦肉烂，感染化脓，然后等待灸疮结痂。灸学著作中还要告诫医患双方："灸不三分，是谓徒冤。"——烧得不到位，等于白白受罪。然而，此法无异于酷刑加身。为了减轻患者痛苦，古人只得麻醉患者，让他们服用曼陀罗花和火麻花制成的"睡圣散"，麻翻后再灸。

"睡圣散"之类的麻醉药只能减轻当时疼痛，灸后化脓成疮依旧难熬，因此，到了清代，终于有人加以变革，产生了"太乙神针"之法，此法类似于后世"间接灸"。这种创新，在崇古尊经的时代，容易遭受攻击，被指离经叛道，于是编造出种种神话故事，或称紫霞洞天之异人秘授，或称得之汉阴丛山之壁神授古方……都是时人假托古圣之名，标榜源远流长，以示正宗之惯用套路。尽管此法经过不断渲染，裹上神秘的面纱，但其本质却很简单：药艾条、间接灸而已。此类书籍有《太乙神针心法》《太乙神针》《太乙离火感应神针》等。

古代的直接灸（化脓灸）过于痛苦，现今已不再用，而是采用艾条、温针，更有为方便而设计出温灸器。即便用直接灸的方法，也不会让艾炷烧到皮肉，而是患者感觉热烫，即撤除正在燃烧的艾炷，另换一炷，生怕烫伤，有医院将烫伤起疱都要算作医疗事故。其实，古代的烧灼皮肉虽然痛苦，但真的能够治疗顽疾，诸如寒痹（风湿性关节炎、类风湿关节炎）、顽固性哮喘等，忍受一两次痛苦，可换取顽疾消除。如何取舍？我以为更应以患者意愿为主。

总之，古今艾灸文献中同样蕴含着无数值得探索的秘密，即便是温和的间接灸，也有无穷无尽的待解之谜。笔者常用艾灸治疗子宫内膜异位症所致顽固痛经，仅用足三里、三阴交两个穴位，较之西医的激素、止痛药更为有效，而现今流行的"冬病夏治"三伏药灸，防治"老寒腿""老寒喘""老寒泻"，更是另有玄机。

本书编纂概述

2016年，石学敏院士领衔，湖南科学技术出版社组织申报，《中国针灸大成》入选"十三五"国家重点图书出版规划项目,距今已有5年。笔者在石院士的坚强领导下,在三所院校数十位师生的大力协助下,为此书工作了整整4年。至此雏形初现之时,概述梗概,以志备考。

一、本书的体例和版式

石院士、出版社决定采用影印加校录的体例,颇有远见卓识。但凡古籍整理者,最忌讳的就是这种整理方式,因为读者不仅能看到现代简体汉字标点校录的现代文本和相关校注,更能看到古代珍贵版本的书影,只要整理者功力不足,出现任何错漏,读者立马可以通过对照原书书影而发现。上半部分的书影如同照妖镜,要求录写、断句、标点、校勘不能出一点错误。因此,这种出版形式,对校订者要求极高。出版物面世后,一定会招致方家吹毛求疵,因此具有一定的风险。然而,总主编和出版社明知如此,仍然采用影校对照形式,一是要以此体现本书整理者和出版社编校水平,二是从长远计,错误难免,但是可以通过未来的修订增减,终将成为各种针灸古籍的最佳版本。

二、本书的版本访求和呈现

为体现本书作者发皇针灸古籍的初心,对版本选择精益求精,千方百计获取珍本善本图书。这在当前一些藏书单位自矜珍秘、秘不示人,或者高价待沽、谋求私利的现状下,珍贵版本的访求难上加难。本书收录109种古籍书影,虽不能尽善尽美,但已经殚精竭虑,尽呈所能,半数以上都是行业内难以见到的古籍。将如此众多珍贵底本展示给读者,凸显了本书的特色。

学术研究到了一定水平,学者最大的心愿便是阅读原书,求索珍本。石院士、出版社倾尽心力,决心以版本取胜,凸显特色。特别是为了方便学者研究,对一些版本的选择独具匠心,如《针灸甲乙经》,校订者在拥有近10种版本的基础上,大胆选用明代蓝格抄本,就是为学界提供珍稀而不普及的资料。

此外,本书首次刊行面世的,有不少是最新发现的孤本或海外珍藏本,有些版本连《中国中医古籍总目》等目录学著作中都未曾收录。例如:

《铜人腧穴针灸图经》三卷,明正统八年(1443)刻本,该版本为明代早期刻本,仅存孤本,藏于法国国家图书馆。而国内现存最早版本为明代天启年间(1621年后)三多斋刻本。

《神农皇帝真传针灸经》与《神农皇帝真传针灸图》合编,著者不详,成书于明代。此二书国内无传本,无著录,仅日本国立公文书馆内阁文库及京都大学图书馆各有一抄本,亦为本书访得。

《十四经穴歌》,未见著录,《中国中医古籍总目》等中医目录学著作亦无著录。本书收载底本为我国台湾图书馆所藏清代精抄本。

《针灸集书》,成书于明正德十年(1515)。书中"小易赋"则是已经失传的珍贵资料。卷下"经络起止腧穴交会图解",以十四经为单位,介绍循行部位和所属腧穴。此与《针灸资生经》等前代针灸书以身体部位排列腧穴的方式有明显不同。本书国内仅存残本(明刻朝鲜刊本卷下)一册,足本仅有日本国立公文书馆藏江户时期抄本一部,故本书所收实际上就是孤本,弥足珍贵，亦为首发。

《十四经合参》，国内失传，《中医联合目录》《中国中医古籍总目》等目录学著作均未著录，现仅存抄本为当今孤本，藏于日本宫内厅书陵部。此次依照该本影印刊出。

《经络考略》，清抄孤本，《中医联合目录》《中国中医古籍总目》等目录学著作均无著录。原书有多处缺文、缺页、装订错误导致的错简，现均已据相关资料补出或乙正。

《节穴身镜》二卷，张星余撰。张氏生平里籍无考，书成何时亦无考。但该书第一篇序言作者为"娄东李继贞"，李氏乃明万历年间兵部侍郎兼右都御史，其余两篇序言亦多次提及"大中丞李公"，则此书必成于万历崇祯年间无疑。惜世无传承，现仅有孤抄本存世，抄年不详。本书首次整理出版。

《经穴指掌图》，湖南中医药大学图书馆藏有明崇祯十二年（1639）抄本残卷18页。现访得日本国立公文书馆内阁文库藏有明崇祯年华亭施衙啬斋藏板，属全帙。本书即以该版录出并点校刊印。

《凌门传授铜人指穴》未见文献著录，仅存抄本。本书首次点校。

《治病针法》是《医学统宗》之一种。《医学统宗》目前国内仅存残本一部。现访得日本京都大学图书馆藏明隆庆三年（1569）刊本，属全帙，今以此本出版。

《针灸法总要》，抄本，越南阮朝明命八年（1827）作品。藏越南国家图书馆。国内无著录，本书首次刊出。

《选针三要集》一卷，日本杉山和一著，约成书于日本明治二十年（1887）。国内仅有1937年东方针灸书局铅印本及《皇汉医学丛书》等排印本。今据富士川家藏本抄本影印。

《针灸捷径》两卷，约成书于明代正统至成化年间（1439—1487）。本书未见于我国古籍著录，亦未见藏本记载。书中有现存最早以病证为纲的针灸图谱，颇具临床价值，亦合乎书名"捷径"之称。此次刊印，以日本宫内厅藏明正德嘉靖间建阳刊本为底本，该藏本为海外孤本，有较高的针灸文献学价值。

《太平圣惠方·针灸》，本书采用宋代刻（配抄）本为底本，该版本极其珍贵，此次是该版本首次以印刷品形式面世。

以上所列书目，或首次面世，或版本宝贵，仅此一项，已无愧于学界，造福读者。

三、针灸文献的学术传承和素质养成

目前中医药领域西化严重，一切上升渠道都要凭借实验研究、临床研究，而文献整理挖掘研究的现状，只能用"惨不忍睹"来形容。俗语有"心不在马"之譬，原本形容不学无术之人，本书编纂之初，文献专业的研究生居然实证了这个俗语：交来的稿子中，所有的"焉"字全都录作"马"字！而且不是个别人！此情此景，看似搞笑，实则心酸。

通过4年多的工作，老师们不断审核，学生们不断修改，目前的书稿，至少在繁体字识读上，参与者的水平与4年前判若两人。实践出真知，实战锻炼人，本书编委会所有成员有共同体会：在当前的学术大环境下，此书并不能带来业绩，然而增长学问，养成素质，却是实验研究和SCI论文中得不到的。

　　文献、文化研究的学术氛围，目前依然不是很景气。本书编纂一半之时，本人年届退休，因有重大项目在身，必须完成后方可离任，书记因此热情挽留，约谈返聘，然最终还是不了了之，其中因果未明。本书编纂也因此陷入困境。所幸上海中医药大学青睐，礼聘于我，在人力、物力上大力支持，梁尚华、陈丽云两位执行主编亲力亲为，彰显了一流大学重视人才的气度和心胸，也使得本书得以顺利完成。谨此向上海中医药大学致敬、致谢！

　　成稿之余，颇有感慨，现代人多称"医者仁心"，其实，仅仅靠"仁心"是当不好医生的。明代裴一中在《言医·序》中言："学不贯古今，识不通天人，才不近仙，心不近佛者，宁耕田织布取衣食耳，断不可作医以误世。"本书所收所有古籍，都可以让我们学贯古今，识通天人，有神仙之能，有慈悲之心，成为一名真正的医者。

上海中医药大学科技人文研究院教授
《中国针灸大成》执行主编　　王旭东
2020年12月20日

目录

针经节要 / 〇〇一

十四经穴歌 / 〇二一

十四经发挥 / 〇六九

奇经八脉考 / 一二九

经络考 / 一六七

经络汇编 / 二五三

十四经合参 / 三三五

针经节要

元延祐二年刻本

元·杜思敬 节抄　卞雅莉 校订

《针经节要》一卷，元代杜思敬（号宝善老人）节抄并收入《济生拔粹》，成书于金元之际。书中内容来自《新刊补注铜人腧穴针灸图经》五卷本，首列十二经气血少；次为《傍通十二经络流注孔穴之图》，表列各经五输穴；再《十二经是动病所生之病》则来自《铜人》，与《灵枢》所载稍有出入；再为《十二经穴治证》，亦为《铜人》有关五输穴的主治证。据内容所出皆是《铜人腧穴针灸图经》，推测本书实为杜思敬节抄《铜人针经》之精要而成，故名《针经节要》。本书以上海涵芬楼影刻元延祐二年（1315）本为底本。

针经节要 济生拔粹方卷第一

黄帝问曰：十二经中气血多少可得闻乎？岐伯对曰：其可度量者，中度也，以经水应十二经脉也，溪谷远近，浅深气血，多少各不同。其治以针灸各调其气血，合而刺之，补虚泻实，皆须尽知其部分也。

肝足厥阴经少气多血，心手少阴经少血多气，脾足太阴经少血多气，肺手太阴经少血多气，肾足少阴经少血多气，胆足少阳经少血多气，小肠手太阳经多血少气，胃足阳明经多血多气，大肠手阳明经多血多气，膀胱足太阳经多血少气，心包络手厥阴经多血少气，三焦手少阳经多气少血。

视其部中浮络，其色多青则痛，多黑则风痹，黄赤则热多，白则寒，五色皆见寒热也，感虚则留于筋骨之间，寒多则筋挛骨痛，热多则骨消筋缓也。

傍通十二经络流注孔穴之图

	肺	心	肝	脾	肾	心包络
春刺井木	少商	少冲	大敦	隐白	涌泉	中冲
夏刺荥火	鱼际	少府	行间	大都	然谷	劳宫
仲夏刺腧土	太渊	神门	太冲	太白	太溪	大陵
秋刺经金	经渠	灵道	中封	商丘	复溜	间使
冬刺合水	尺泽	少海	曲泉	阴陵泉	阴谷	曲泽
	大肠	小肠	胆	胃	膀胱	三焦
所出为井金	商阳	少泽	窍阴	厉兑	至阴	关冲
所流为荥水	二间	前谷	侠溪	内庭	通谷	液门

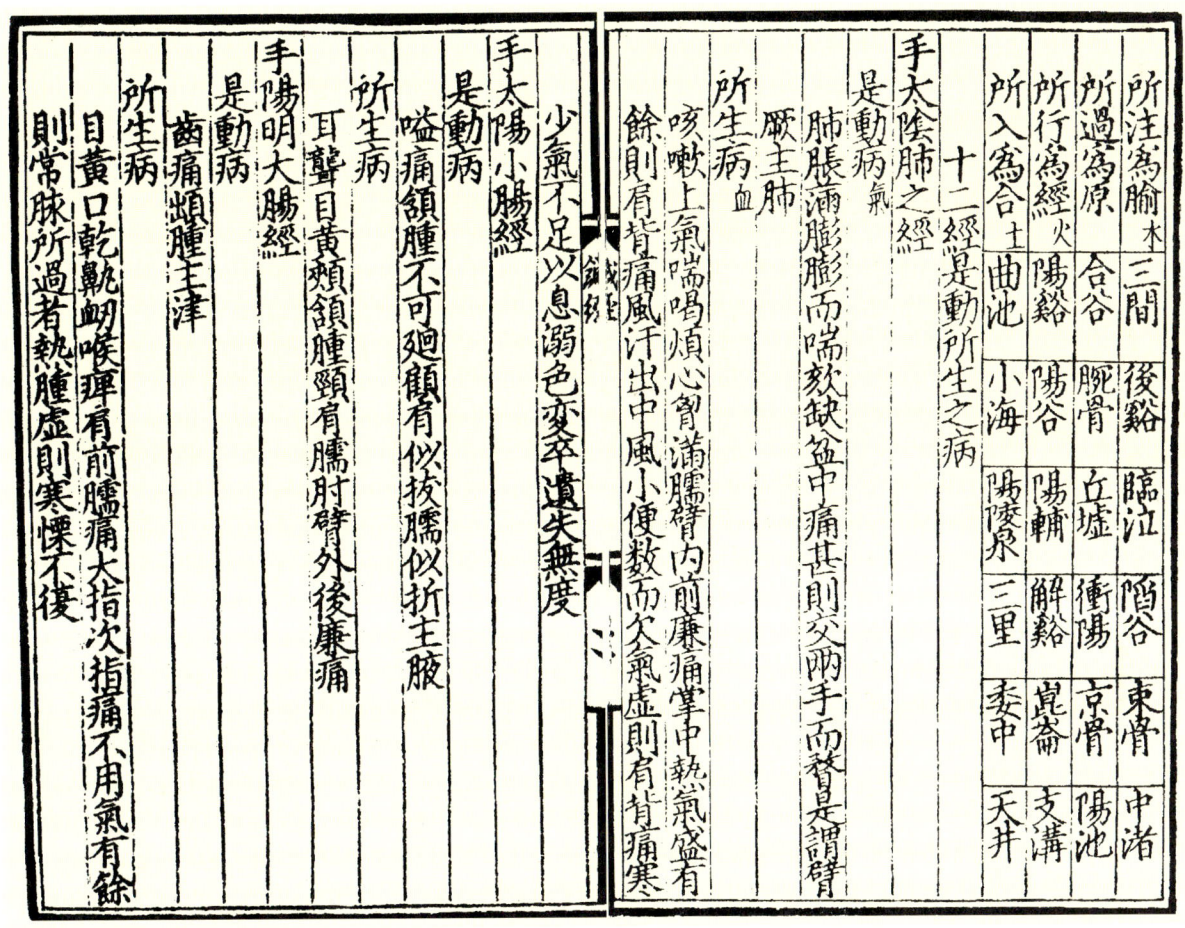

所注为腧木	三间	后溪	临泣	陷谷	束骨	中渚
所过为原	合谷	腕骨	丘墟	冲阳	京骨	阳池
所行为经火	阳溪	阳谷	阳辅	解溪	昆仑	支沟
所入为合土	曲池	小海	阳陵泉	三里	委中	天井

十二经是动所生之病

手太阴肺之经

是动病气：肺胀满膨，膨而喘咳，缺盆中痛，甚则交两手而瞀，是谓臂厥，主肺。

所生病血：咳嗽，上气喘喝，烦心胸满，臑臂内前廉痛，掌中热，气盛有余，则肩背痛风，汗出中风，小便数而欠，气虚则肩背痛寒，少气不足以息，溺色变，卒遗失无度。

手太阳小肠经

是动病：嗌痛颔肿，不可回顾，肩似拔，臑似折，主腋。

所生病：耳聋目黄，颊颔肿，颈肩臑肘臂外后廉痛。

手阳明大肠经

是动病：齿痛颈肿，主津。

所生病：目黄口干，鼽衄喉痹，肩前臑痛，大指次指痛不用，气有余则当脉所过者热肿，虚则寒栗不复。

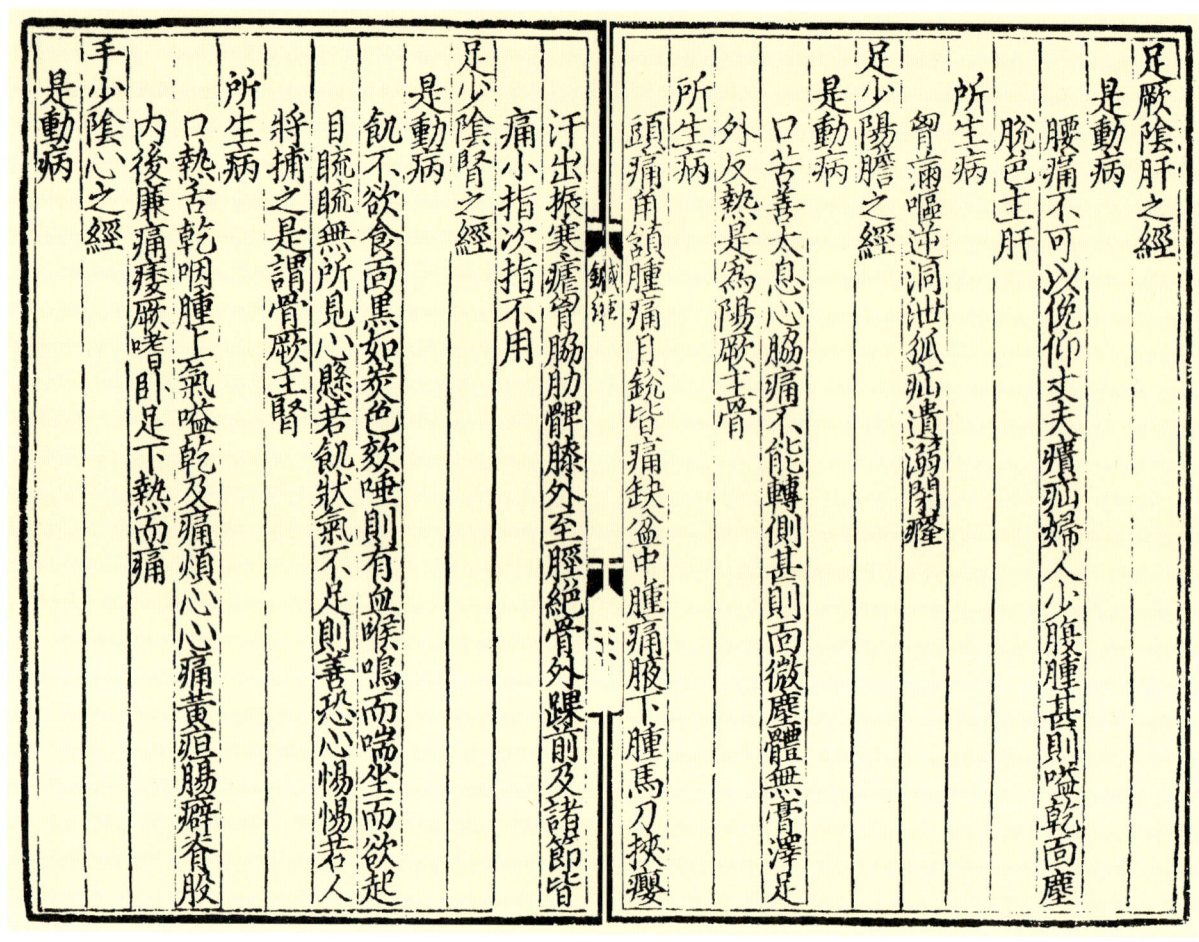

足厥阴肝之经

是动病：腰痛不可以俯仰，丈夫㿉疝，妇人少腹肿，甚则嗌干，面尘脱色，主肝。

所生病：胸满呕逆，洞泄狐疝，遗溺闭癃。

足少阳胆之经

是动病：口苦善太息，心胁痛不能转侧，甚则面微尘，体无膏泽，足外反热，是为阳厥，主骨。

所生病：头痛角颔肿痛，目锐眦痛，缺盆中肿痛，腋下肿，马刀挟瘿，汗出振寒疟，胸胁肋髀，膝外至胫绝骨，外踝前及诸节皆痛，小指次指不用。

足少阴肾之经

是动病：饥不欲食，面黑如炭色，咳唾则有血，喉鸣而喘，坐而欲起，目䀮䀮无所见，心悬若饥状，气不足则善恐，心惕惕若人将捕之，是谓骨厥，主肾。

所生病：口热舌干咽肿，上气嗌干及痛，烦心心痛，黄疸肠澼，脊股内后廉痛，痿厥嗜卧，足下热而痛。

手少阴心之经

是动病：

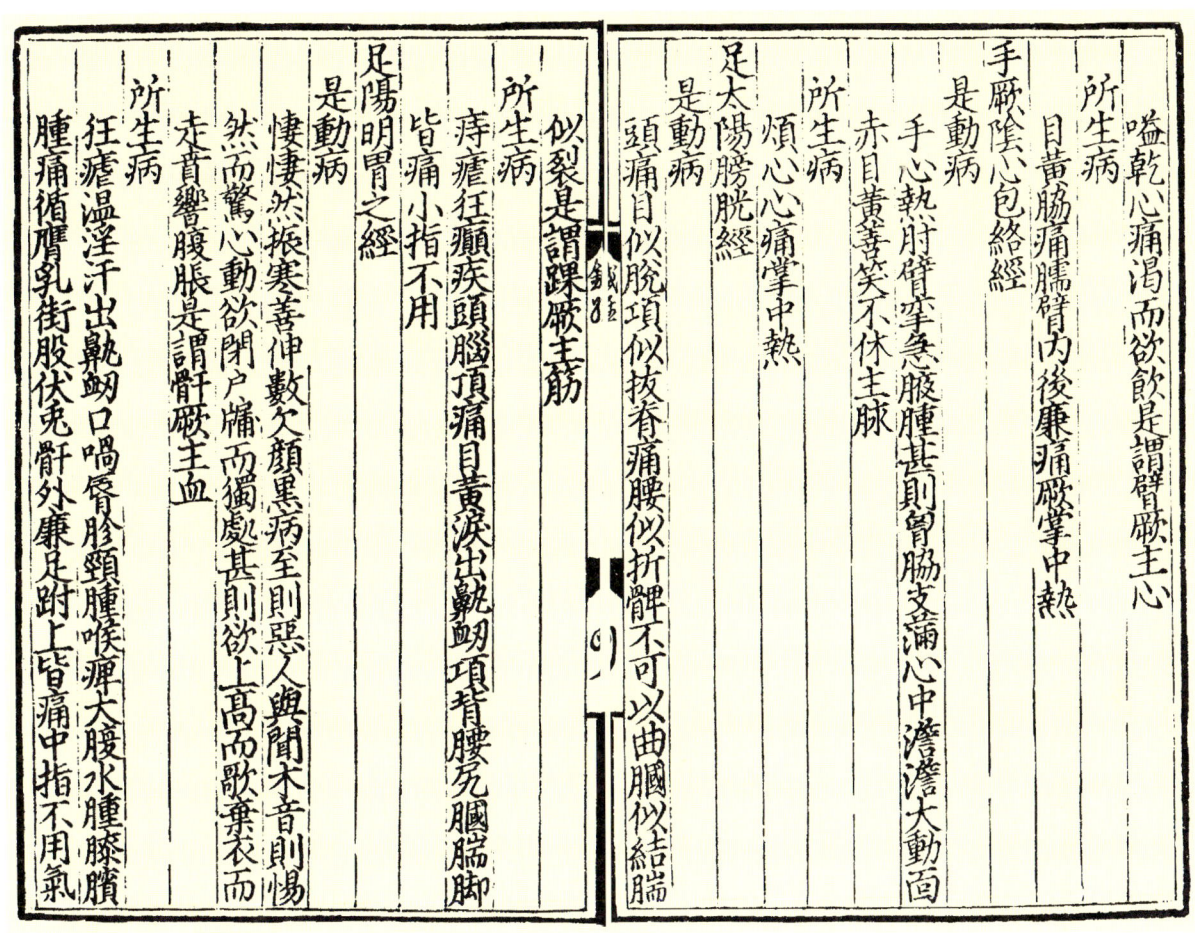

嗌干心痛，渴而欲饮，是谓臂厥，主心。

所生病：目黄胁痛，臑臂内后廉痛厥，掌中热。

手厥阴心包络经

是动病：手心热，肘臂挛急，腋肿，甚则胸胁支满，心中澹澹大动，面赤目黄，善笑不休，主脉。

所生病：烦心心痛，掌中热。

足太阳膀胱经

是动病：头痛，目似脱，项似拔，脊痛腰似折，髀不可以曲，腘似结，踹似裂，是谓踝厥，主筋。

所生病：痔疟狂癫疾，头脑顶痛，目黄泪出，鼽衄，项背腰尻腘踹脚皆痛，小指不用。

足阳明胃之经

是动病：凄凄然振寒，善伸数欠，颜黑，病至则恶人，与闻木音，则惕然而惊，心动，欲闭户牖而独处，甚则欲上高而歌，弃衣而走，贲响腹胀，是谓骭厥，主血。

所生病：狂疟温淫，汗出鼽衄，口㖞唇胗，颈肿喉痹，大腹水肿，膝膑肿痛，循膺乳街股伏兔骭外廉足跗上皆痛，中指不用，气

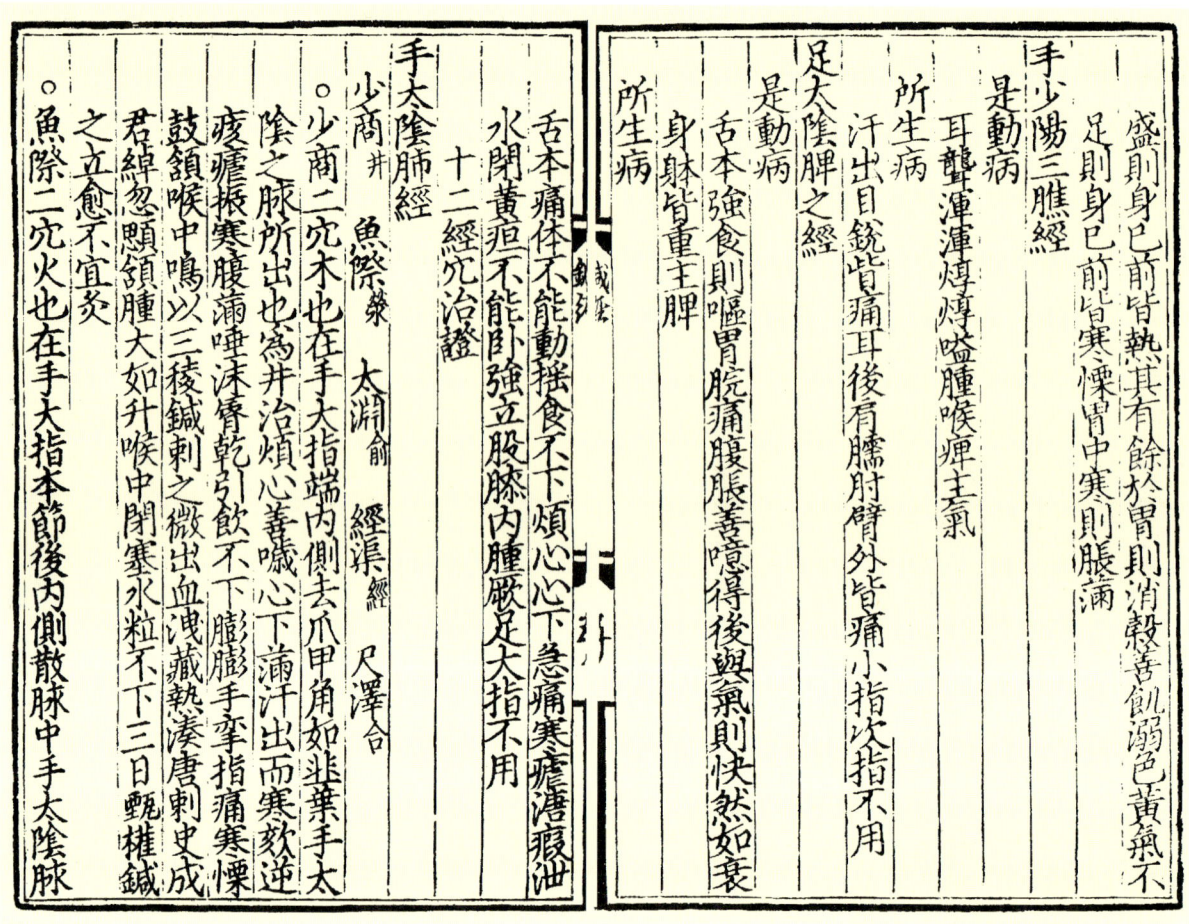

盛则身已前皆热，其有余于胃，则消谷善饥，溺色黄，气不足，则身已前皆寒栗，胃中寒则胀满。

手少阳三焦经

是动病：耳聋浑浑焞焞，嗌肿喉痹，主气。

所生病：汗出，目锐眦痛，耳后肩臑肘臂外皆痛，小指次指不用。

足太阴脾之经

是动病：舌本强，食则呕，胃脘痛，腹胀善噫，得后与气，则快然如衰，身体皆重，主脾。

所生病：舌本痛，体不能动摇，食不下，烦心心下急痛，寒疟，溏瘕泄，水闭，黄胆不能卧，强立股膝内肿厥，足大指不用。

十二经穴治证

手太阴肺经

少商井　鱼际荥　太渊俞　经渠经　尺泽合

○少商二穴木也，在手大指端内侧，去爪甲角如韭叶，手太阴之脉所出也，为井。治烦心善哕，心下满，汗出而寒，咳逆痎疟，振寒腹满，唾沫唇干，引饮不下膨膨，手挛指痛，寒栗鼓颔，喉中鸣，以三棱针刺之，微出血，泄藏热凑。唐刺史成君绰，忽腮颔肿大如升，喉中闭塞，水粒不下三日，甄权针之立愈，不宜灸。

○鱼际二穴火也，在手大指本节后内侧，散脉中，手太阴脉之所流也，为荥。治酒病，恶风寒虚热，舌上黄，身热头痛，咳嗽汗不出，痹走胸背痛不得息，目眩烦心，少气腹痛，不下食，肘挛肢满，喉中干燥，寒栗鼓颔，咳引尻痛溺出，呕血心痹悲恐，针入二分，留三呼。

○太渊二穴土也，在手掌后陷中，手太阴脉之所注也，为腧。治胸痹逆气，寒厥善哕呕，饮水咳嗽，烦怨不得卧，肺胀满膨膨，臂内廉痛，目生白翳，眼眦赤筋，缺盆中引痛，掌中热，数欠喘不得息，噫气上逆，心痛呕血，振寒咽干，狂言口僻，可灸三壮，针入二分。

○经渠二穴金也，在寸口陷中，手太阴脉之所行也，为经。治疟寒热，胸背拘急，胸满膨膨，喉痹，掌中热，咳嗽上气，数欠，热病汗不出，暴痹喘促，心痛呕吐，针入二分，留三呼，禁不可灸，灸即伤人神。

○尺泽二穴水也，在肘中约上动脉中，手太阴脉之所入也，为合。治风痹肘挛，手臂不得举，喉痹上气口干，咳嗽唾浊，四支暴肿，臂寒短气，针入三分，灸五壮。

手阳明大肠经

商阳井　二间荥　三间俞　合骨原　阳溪经　曲池合

○商阳二穴金也，一名绝阳，在大指次指内侧，去爪甲角如韭叶，手阳明脉之所出也，为井。治胸中气满，喘咳支肿，热病汗不出，耳鸣耳聋，寒热痎疟，口干颐颔肿，齿痛恶寒，肩背急相引缺盆痛，目青盲，可灸三壮，右取左，左取右，如顷食立已，针入一分，留一呼。

○二间二穴水也，一名间谷，在手大指次指本节前内侧陷中，手阳明脉之所流也，为荥。治喉痹颔肿，肩背痛，振寒，鼻鼽衄血，多惊口呙，针入三分，可灸三壮。

○三间二穴木也，一名少谷，在手大指次指本节之后内侧陷中，手阳明脉之所注也，为腧。治喉痹，咽中如梗，齿龋痛，嗜卧，胸满，肠鸣洞泄，寒疟，唇焦口干，气喘，目眦急痛，针入三分，留三呼，可灸三壮。

○合谷二穴，一名虎口，在大指次指岐骨间陷中，手阳明脉之所过也，为原。疗寒热疟，鼻鼽衄，热病汗不出，目视不明，头痛齿龋，喉痹，痿臂，面肿，唇吻不收，喑不能言，口噤不开，针入三分，留六呼，可灸三壮，若妇人妊娠不可刺，刺之损胎气。

○阳溪二穴火也，一名中魁，在腕中上侧两筋陷中，手阳明脉之所行也，为经。治狂言喜笑，见鬼，热病烦心，目风赤烂有翳，厥逆头痛，胸满不得息，寒热疟疾，喉痹，耳鸣齿痛，惊掣肘臂不举，痂疥，针入三分，留七呼，可灸三壮。

○曲池二穴土也，在肘外辅骨屈肘曲骨之中，以手拱胸取之，手阳明脉之所入也，为合。治肘中痛，偏风半身不遂，刺风瘾疹，喉痹不能言，胸中烦满，筋缓捉物不得，挽弓不开，屈伸难，风痹肘细而无力，伤寒余热不尽，皮肤干燥，针入七分，得气先泻后补之，灸亦大良，可灸三壮。

手少阴心经

少冲井　少府荥　神门俞　灵道经　少海合

○少冲二穴木也，一名经始，在手小指内廉之端，去爪甲角如韭叶，手少阴脉之所出也，为井。治热病烦满，上气心痛，痰冷少气，悲恐善惊，掌中热，胸中痛，口中热，咽中酸，乍寒乍热，手挛不伸，引肘腋痛，针入一分，可灸三壮。

〇少府二穴火也，在小指本节后陷中直劳宫，手少阴脉之所流也，为荥。治烦满少气，悲恐畏人，掌中热，肘腋挛急，胸中痛，手卷不伸，针入二分，可灸七壮。

〇神门二穴土也，一名兑冲，在掌后兑骨之端陷中，手少阴脉之所注也，为腧。治疟心烦，心烦甚欲得饮冷，恶寒则欲处温中，咽干不嗜食，心痛数噫恐悸，少气不足，手臂寒，喘逆身热狂悲哭，呕血上气遗溺，大小人五痫，可灸七壮，炷如小麦大，针入三分，留七呼。

〇灵道二穴金也，去掌后一寸五分或一寸，手少阴脉之所行也，为经。治心痛，悲恐相引，瘛疭肘挛，暴暗不能言，可灸三壮，针入三分。

〇少海二穴水也，一名曲节，在肘内廉节后，又云肘内大骨外，去用端五分。手少阴脉之所入也，为合。治寒热齿龋痛，目眩发狂，呕吐涎沫，项不得回顾，肘挛腋胁下痛，四肢不得举，针入三分，可灸三壮。甄权云：屈手向头取之。治齿寒脑风头痛，不宜灸，针入五分。

手太阳小肠经

少泽井　前谷荥　后溪俞　腕骨原　阳谷经　小海合

〇少泽二穴金也，一名小吉，在手小指之端，去爪甲下一分陷中，手太阳脉之所出也，为井。治疟寒热汗不出，喉痹舌强，口干心烦，臂痛瘛疭，咳嗽，颈项急不可顾，目生肤翳覆瞳子，可灸一壮，针入一分。

○前谷二穴水也，在手小指外侧，本节之前陷中，手太阳脉之所流也，为荥。治热病汗不出，疟疾，癫疾，耳鸣颔肿，喉痹，咳嗽衄血，颈项痛，鼻塞不利，目中白翳，臂不得举，可灸一壮，针入八分。

○后溪二穴木也，在手小指外侧，本节后陷中，手太阳脉之所注也，为腧。治疟寒热，目赤生翳，鼻衄，耳聋，胸满，颈项强不得回顾，癫疾，臂肘挛急，可灸一壮，针入一分。

○腕骨二穴在手外侧，腕前起骨下陷中，手太阳脉之所过也，为原。热病汗不出，胁下痛不得息，颈颔肿，寒热耳鸣，目冷泪生翳，狂阳偏枯，臂肘不得屈伸，痎疟，头痛烦闷，惊风瘛疭，五指掣，可灸三壮，针入二分，留三呼。

○阳谷二穴火也，在手外侧腕中兑骨之下陷中，手太阳脉之所行也，为经。治癫疾狂走，热病汗不出，胁痛，颈颔肿，寒热，耳聋，耳鸣，齿龋痛，臂外侧痛不举，妄言，左右顾，瘛疭，目眩，可灸三壮，针入二分，留二呼。

○小海二穴土也，在肘内大骨外，去肘端五分陷中。甄权云：以屈手向头取之。手太阳脉之所入也，为合。治寒热齿龈肿，风眩颈项痛，疡肿振寒，肘腋肿，少腹痛，四肢不举，可灸三壮，针入二分。

手厥阴心包络经

中冲井　劳宫荥　太陵俞　间使经　曲泽合

○中冲二穴木也，在手中指端，去爪甲如韭叶陷中，手厥阴心主脉之所出也，为井。治热病，烦闷汗不出，掌中热，一身如火，心痛烦满，舌强，针入一分。

○劳宫二穴火也，在掌中央动脉中，以屈无名指取之，手厥阴脉之所流也，为荥。治中风善怒，悲笑不休，手痹热，病三日汗不出，怵惕，胸胁痛不可转侧，大小便血，衄血不止，气逆呕哕，烦渴，食饮不下，大小人口中腥臭，胸胁支满，黄胆目黄，可灸三壮。

○太陵二穴土也，在掌后两筋间陷中，手厥阴脉之所注也，为腧。治热病汗不出，臂挛腋肿，善笑不休，心悬若饥，喜悲泣，惊恐，目赤，小便如血，呕逆，狂言不乐，喉痹口干，身热头痛，短气胸胁痛，针入五分，一灸三壮。

○间使二穴金也，在掌后三寸两筋间陷中，手厥阴脉之所行也，为经。治心悬如饥，卒狂，胸中澹澹恶风寒，呕吐，怵惕寒中少气，掌中热，腋肿肘挛，卒心痛多惊，喑不得语，咽中如梗，可灸五壮，针入三分。岐伯云：可灸鬼邪。

○曲泽二穴水也，在肘内廉陷中，屈肘取之，手厥阴脉之所入也，为合。治心痛善惊，身热，烦渴口干，逆气呕血，风疹，臂肘手腕善动摇，可灸三壮，针入二分，留七呼。

手少阳三焦经

关冲 井 液门 荥 中渚 俞 阳池 原 支沟 经 天井 合

○关冲二穴金也，在手小指次指之端，去爪甲角如韭叶，手少阳脉之所出也，为井。治喉痹舌卷，口干头痛，霍乱，胸中气噎，不嗜食，臂肘痛不可举，目生翳膜，视物不明，针入一分，可灸一壮。慎猪、鱼、酒面、生冷等物。

○液门二穴水也，在手小指次指间陷中，手少阳脉之所流也，为荥。治惊悸忘言，咽外肿，寒厥，手臂痛不能自上下，疼疟寒热，目眩头痛，暴得耳聋，目赤涩，齿龈痛，针入二分，可灸三壮。

〇中渚二穴木也，在手小指次指本节后间陷中，手少阳脉之所注也，为腧。治热病汗不出，目眩头痛，耳聋，目生翳膜，久疟，咽肿，肘臂痛，手五指不得屈伸，针入二分，可灸三壮。

〇阳池二穴，一名别阳，在手表腕上陷中，手少阳脉之所过也，为原。治寒热疟，或因折伤手腕，捉物不得，肩臂痛不得举，针入二分，留三呼，不可灸。慎同前。

〇支沟二穴火也，在腕后三寸两骨之间陷中，手少阳脉之所行也，为经。治热病汗不出，肩臂酸重，胁腋痛，四肢不举，霍乱呕吐，口噤不开，暴哑不能言，可灸七壮，针入二分，慎同。

〇天井二穴土也，在肘外大骨后肘后上一寸两筋间陷中，屈肘得之，手少阳脉之所入也，为合。甄权云：曲肘后一寸，义手按膝头，取之两筋骨罅，治心胸痛，咳嗽上气，唾脓，不嗜食，惊悸瘛疭，风痹，臂肘痛捉物不得，针入三分。

足厥阴肝经

大敦井　行间荥　太冲俞　中封经　曲泉合

〇大敦二穴木也，在足大指端，去爪甲如韭叶及三毛中，足厥阴脉之所出也，为井。治卒疝，小便数，遗溺，阴头中痛，心痛汗出，阴上入腹，阴偏大，腹脐中痛，悒悒不乐，病右取左，左取右，腹胀肿病，少腹痛，中热喜寐，尸蹶状如死人，妇人血崩不止，可灸三壮，针入三分，留六呼，内侧为隐白，外侧为大敦。

〇行间二穴火也，在足大指间动脉应手陷中，足厥阴脉之流也，为荥。治溺难，又白浊，寒疝少腹肿，咳逆呕血，腰痛不可俯仰，腹中胀，心痛，色苍苍如死状，终日不得息，口㖞，四肢逆冷，嗌干烦渴，瞑不欲视，目中泪出，太息，癫疾，短气，可灸三壮，针入六分，留十呼。

○太冲二穴土也，在足大趾本节后二寸或一寸半陷中，丸疹太冲脉，可诀男子病死生，足厥阴脉之所注也，为腧。治腰引少腹痛，小便不利，状如淋，癀疝，少腹肿，溏泄遗溺，阴痛，面目苍色，胸胁支满，足寒，大便难，呕血，女子漏血不止，小儿卒疝，呕逆发寒，嗌干，肘肿，内踝前痛淫泺，䯒酸，腋下肿，马刀疡瘘，唇肿，针入三分，留十呼，可灸三壮。

○中封二穴金也，在足内踝前一寸，仰足取之陷中，伸足乃得之，足厥阴脉之所行也，为经。治痎疟，色苍苍振寒，少腹肿，食快快，绕脐痛，足逆冷，不嗜食，身体不仁，寒疝引腰中痛，或身微热，针入四分，留七呼，可灸三壮。

○曲泉二穴水也，在膝内辅骨下，大筋上小筋下陷中，屈膝取之，足厥阴脉之所入也，为合。治女子血瘕，按之如汤浸，股内少腹肿，阴挺出，丈夫癀疝，阴股痛，小便难，复胁支满，癃闭少气，泄利，四肢不举，实即身热，目眩痛，汗不出，目晾晾，膝肿痛，筋挛不可屈伸，发狂衄血，喘呼少腹痛引喉咽，针入六分，灸三壮。又云：正膝屈内外两筋间宛宛中，又在膝曲横文头，治风劳失精，身体极痛，泄水下利脓血，阴肿䯒肿，可灸三壮，针入六分，留十呼。

足少阳胆经

窍阴井　侠溪荥　临泣俞　丘墟原　阳辅经　阳陵泉合

○窍阴二穴金也，在足小指次指之端，去爪甲如韭叶，足少阳脉之所出也，为井。治胁痛，咳逆不得息，手足烦热，汗不出，转筋痛疽，头痛心烦，喉痹舌强，口干，肘不可举，卒聋不闻人语，可灸三壮，针入一分。

○侠溪二穴水也，在足小指二岐骨间本节前陷中，足少阳脉之所流也，为荥。治胸胁支满，寒热汗不出，目外眦赤，目眩颊颔肿，耳聋，胸中痛不可转侧，痛无常处，可灸三壮，针入三分。

○临泣二穴木也，在足小指次指本节后间陷中，去侠溪一寸五分，足少阳脉之所注也，为腧。治胸中满，缺盆中及腋下肿，马刀疡瘘，善齿颊，天牖中肿，淫乐骱酸，目眩，枕骨合颅痛，洒淅振寒，妇人月事不利，季胁支满，乳痛心痛，周痹痛无常处，厥逆气喘不能行，痎疟日发，可灸三壮，针入二分。

○丘墟二穴，在足外踝下如前陷中，去临泣三寸，足少阳脉之所过也，为原。治胸胁满痛不得息，久疟振寒腋下肿，痿厥坐不能起，髀枢中痛，目生翳膜，腿骱酸转筋，卒疝少腹坚，寒热颈肿，可灸三壮，针入五分，留七呼。

○阳辅二穴火也，在足外踝上四寸，辅骨前绝骨端，如前三分，去丘墟七寸，足少阳脉之所行也，为经。治腰溶溶如坐水中，膝下肤肿，筋挛诸节尽痛，痛无常处，腋下肿瘘，喉痹，马刀，膝骱酸，风痹不仁，可灸三壮，针入五分，留七呼。

○阳陵泉二穴土也，在膝下一寸，外廉陷中，足少阳脉之所入也，为合。针入六分，得气即泻，又宜久留针为要也。治膝伸不得屈，冷痹脚不仁，偏风半身不遂，脚冷，无血色，又以蹲坐取之，灸亦良，日灸七壮，至七七壮即止。

足太阴脾经

隐白井　大都荥　大白俞　商丘经　阴陵泉合

○隐白二穴木也，在足大指端内侧，去爪甲角如韭叶，足太阴脉之所出也，为井。治腹胀喘满，不得安卧，呕吐食不下，暴泄，衄血，卒尸蹶不识人，足寒不能温，针入三分。妇人月事过时，刺之立愈。

○大都二穴火也，在足大指本节后陷中，足太阴脉之所流也，为荥。治热病汗不出，手足逆冷，腹满善呕，烦热闷乱，吐逆，目眩，可灸三壮，针入三分。

○大白二穴土也，在足内侧核骨下陷中，足太阴脉之所注也，为腧。治身热烦满，腹胀食不化，呕吐，泄脓血，腰痛，大便难，气逆，霍乱，腹中切痛，可灸三壮，针入三分。

○商丘二穴金也，在足踝下微前陷中，足太阴脉之所行也，为经。治腹胀，肠中鸣不便，脾虚令人不乐，身寒，善太息，心悲气逆，痔疾，骨疽蚀，绝子，魇梦，可灸三壮，针入三分。

○阴陵泉二穴水也，在膝下内侧辅骨下陷中，伸足取之，足太阴脉之所入也，为合。又屈膝取之，治腹中寒不嗜食，膈下满，水胀腹坚，喘逆不得卧，腰痛不得俯仰，霍乱，疝瘕，小便不利，气淋，寒热不节，针入五分。

足阳明胃经

厉兑井　内庭荥　陷谷俞　冲阳原　解溪经　三里合

○厉兑二穴金也，在足大指次指之端，去爪甲如韭叶，足阳明脉之所出也，为井。治尸厥，口噤气绝，状如中恶，心腹胀满，热病汗不出，寒疟不嗜食，面肿，足胻寒，喉痹，齿龋，恶风鼻不利，多惊好卧，针入一分，可灸一壮。

○内庭二穴水也，在足大指次指外间陷中，足阳明脉之所流也，为荥。治四肢厥逆，腹胀满，数欠，恶闻人声，振寒，咽中引痛，口㖞，齿龋痛，疟不嗜食，可灸三壮，针入三分。

○陷谷二穴木也，在足大指次指之间，本节后陷中，去内庭二寸，足阳明脉之所注也，为腧。治面目浮肿，及水病善噫，肠鸣腹痛，热病汗不出，振寒疟疾，针入三分，留七呼，可灸三壮。

○冲阳二穴，在足跗上去陷谷三寸，足阳明脉之所过也，为原。治偏风，口眼㖞，肘肿，齿龋痛，发寒热，腹坚大，不嗜食，振寒，久狂，登高而歌，弃衣而走，足缓复不收，针入五分，可灸三壮。

○解溪二穴火也，在冲阳后一寸五分腕上陷中，足阳明脉之所行也，为经。治风面浮肿，颜黑，厥气上冲，腹胀大便下重，癫惊，膝股胻肿，转筋目眩头痛，癫疾，烦心悲泣，霍乱，头风，面赤目赤，针入五分，灸三壮。

○三里二穴土也，在膝下三寸，胻外廉两筋间，当举足取之，足阳明脉之所入也，为合。治胃中寒，心腹胀满，胃气不足，闻食臭，肠鸣腹痛，食不化。秦丞相云：诸病皆治食气水气。蛊毒痃癖，四肢肿满，膝胻酸痛，目不明。华佗云：疗五劳羸瘦，七伤虚乏，胸中瘀血，乳痈。外台明堂云：人年三十已上，若不灸三里，冷气上冲目，可灸三壮，针入五分。

足少阴肾经

涌泉井　然谷荥　大溪俞　复溜经　阴谷合

〇涌泉二穴木也，在足心陷中，一名地冲，屈足卷指宛宛中，足少阴脉之所出也，为井。治腰痛，大便难，心中结热，风疹风痫心病，不嗜食，妇人无子，咳嗽身热，喉痹，胸胁满，目眩，男子如蛊，女子如妊娠，五指端尽痛，足不得践地，可灸三壮，针入五分，无令出血。淳于意云：汉比齐王阿母，患足下热喘病。谓曰：热厥也，当刺之足心，立愈。

〇然谷二穴火也，一名龙渊，在足内踝前起大骨下陷中，足少阴脉之所流也，为荥。治咽内肿，心恐惧如人将捕，涎出喘呼少气，足跗肿不得履地，寒疝少腹胀，上抢胸胁，咳唾血，喉痹，淋沥，女子不孕，男子精溢，骱酸不能久立足，一寒一热，舌纵烦满，消渴，初生小儿脐风口噤，痿厥洞泄，可灸三壮，针入三分，不宜见血。

〇太溪二穴土也，在内踝后跟骨上动脉陷中，足少阴脉之所注也，为腧。治久疟咳逆，心痛如锥刺其心，手足寒至节，喘息者死，呕吐，口中如胶，善噫，寒疝，热病汗不出，默默嗜卧，溺黄，消瘅，大便难，咽肿唾血，痃癖，寒热咳嗽，不嗜食，腹胁痛，瘦脊，手足厥冷，可灸三壮，针入三分。

〇复溜二穴金也，一名冒阳，一名伏白，在足内踝上二寸陷中，是足少阴脉之所行也，为经。治腰脊内引痛，不得俯仰起坐，目眈眈，善怒多言，舌干涎自出，足痿不收，履骱寒不自温，腹中雷鸣，腹胀如鼓，四肢肿，十水病溺，青赤黄白黑，青取井，赤取荥，黄取腧，白取经，黑取合。血痔泄后肿，五淋，小便如散，大骨寒热，汗注不止，可灸五壮，针入三分，留三呼。

　　○阴谷二穴水也，在膝内辅骨后大筋下，小筋上，按之应手，屈膝乃取之，少阴脉之所入也，为合。治膝痛如锥，不得屈伸，舌纵涎下，烦逆溺难，少腹急，引阴痛，股内廉痛，妇人漏下不止，腹胀满不得息，小便黄，男子如蛊，女子如妊娠，可灸二壮，针入四分，留七呼。

足太阳膀胱经

　　至阴井　通谷荥　束骨俞　京骨原　昆仑经　委中合

　　○至阴二穴金也，在足小指外侧，去爪甲角如韭叶，足太阳脉之所出也，为井。治目生翳，鼻塞头重，风寒从足小指起，脉痹，上下带胸胁痛无常，转筋，寒疟，汗不出，烦心，足下热，小便不利，失精，针入二分，可灸三壮。

　　○通谷二穴水也，在足小指外本节前陷中，足太阳脉之所流也，为荥。治头重目眩，善惊，引鼽衄，颈项痛，目䀮䀮。甄权云：结积留饮，胸满食不化，可灸三壮，针入二分。

　　○束骨二穴木也，在足小指本节后陷中，足太阳脉之所注也，为腧。治腰如折，膊如结，耳聋，恶风寒，目眩，项不可回顾，目内眦赤烂，可灸三壮，针入三分。

　　○京骨二穴，在足外侧，大骨下赤白肉际陷中，足太阳脉之所过也，为原。治膝痛不可屈伸，目内眦赤烂，发疟寒热，善惊不欲食，筋挛，足胻痛，髀枢痛，颈项强，腰背不可俯仰，鼽衄不止，目眩，针入三分，可灸七壮。

　　○昆仑二穴火也，在外踝后跟骨上陷中，足太阳脉之所行也，为经。治腰尻痛，足端肿不得履地，鼽衄，脚如结，踝如裂

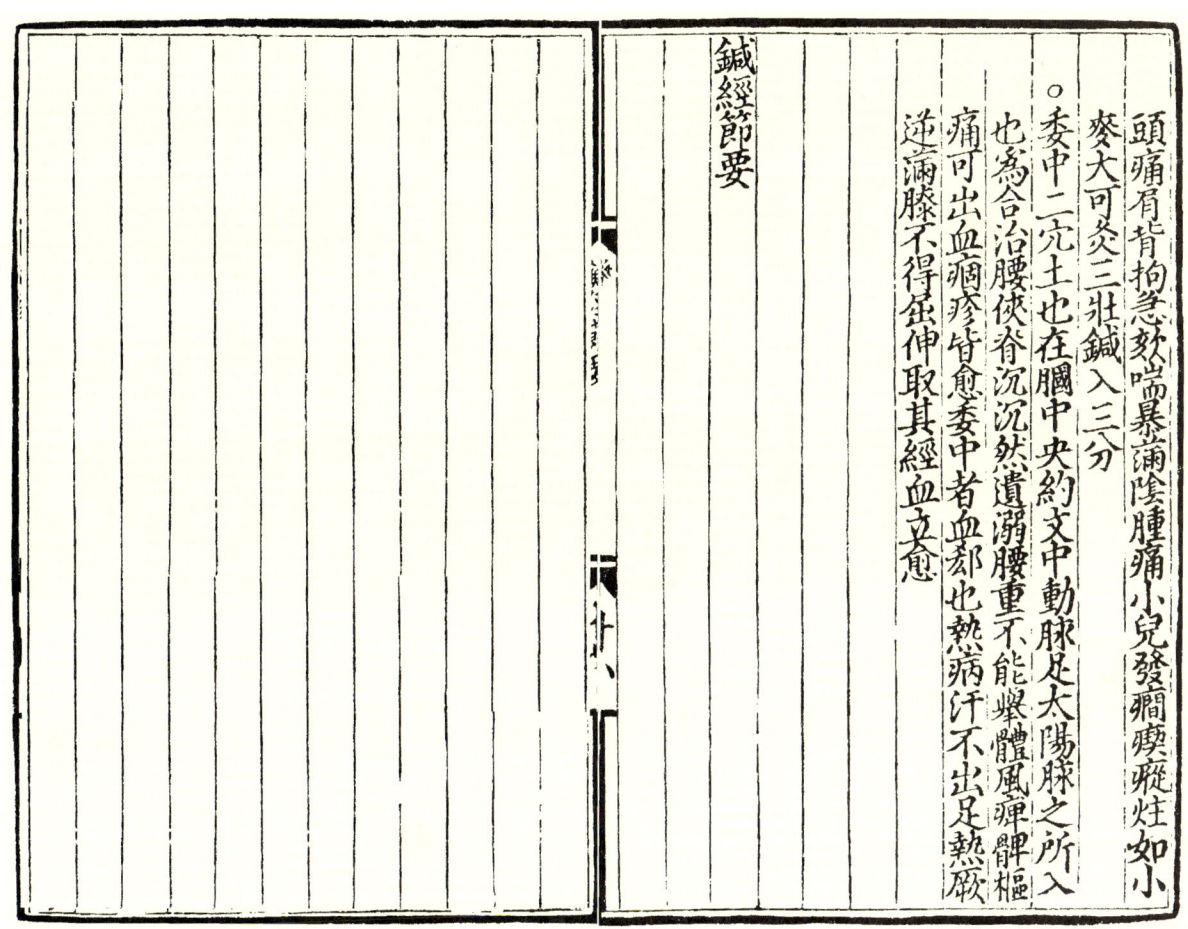

头痛，肩背拘急，咳喘暴满，阴肿痛，小儿发痫，瘛疭，炷如小麦大，可灸三壮，针入三分。

○委中二穴土也，在腘中央约文中动脉，足太阳脉之所入也，为合。治腰侠脊沉沉然，遗溺，腰重不能举体，风痹髀枢痛可出血，瘑疹皆愈，委中者血郄也，热病汗不出，足热厥逆满，膝不得屈伸，取其经血，立愈。

十四经穴歌

清抄本

清·著者 佚名
陈丽云 校订

　　《十四经穴歌》，清代抄本，著者、钞者均未著录名氏。本书记述人体十二正经和任督二脉共十四条经脉相关理论和经络走向、穴位分布和定位。由文字和绘图构成。其中十二条分属脏腑之正经，除三焦经外均绘有脏腑图，十四条经脉则绘有经穴分布图。上述图片可见于明代翟良所撰《经络汇编》[清顺治十四年（1657）刻本]。图像部分绘图精美，神态生动，穴位精准，具有很高的艺术水准。图中人物衣着、头饰、手中持物等，具有明代以前特征。文字由三部分组成：理论部分多袭自《黄帝内经》，歌诀部分可见于《经络汇编》，"说曰"部分则不知所自，但颇有新意。书末又有普照图、反照图、内照图及观音密咒图四幅图画和念观音咒说、九鼎炼心说、八识归元说三篇短文，均抄绘于《性命圭旨》，意在宣教佛、道养生原理。本书收载底本为我国台湾图书馆所藏清代精抄本。

手太阴肺及经图（图见上）

肺重三斤三两，六叶两耳四垂，如盖，附着于脊之第三椎，中有二十四孔。为诸脏之华盖。

人有二喉，前喉为喉咙，通于五脏，主气出入。《灵》云：咽喉者，气之所上下也。后喉为咽喉，主纳水谷，通于六腑。《灵》云：后喉者，水谷之道也。

肺者，相传之官，治节出焉。肺者，气之本，魄之处也。其华在毛，其充在皮，为阳中之少阴。又为太阴，通乎秋气。肺藏气，气舍魄。肺之合皮也，其荣毛也。其主心也。西方生燥，燥生金，金生辛，辛生肺。肺主鼻。在色为白，在音为商，在声为哭，在变动为咳，在窍为鼻，在志为忧，忧伤肺。脉气流经，经气归于肺，肺朝百脉，输精于皮毛。脾气散精，上归于肺，通调水道，下输膀胱。气归于权衡，权衡以平，气口成寸，以决死生。胃为五脏六腑之海，其清气上注于肺，肺气从太阴而行之。手太阴独受阴之清，其清者，上走空窍；其浊者，下行诸经。诸气者皆属于肺。肺苦气上逆，急食苦以泄之。肺欲收，急食酸以收之。酸补之，辛泻之。

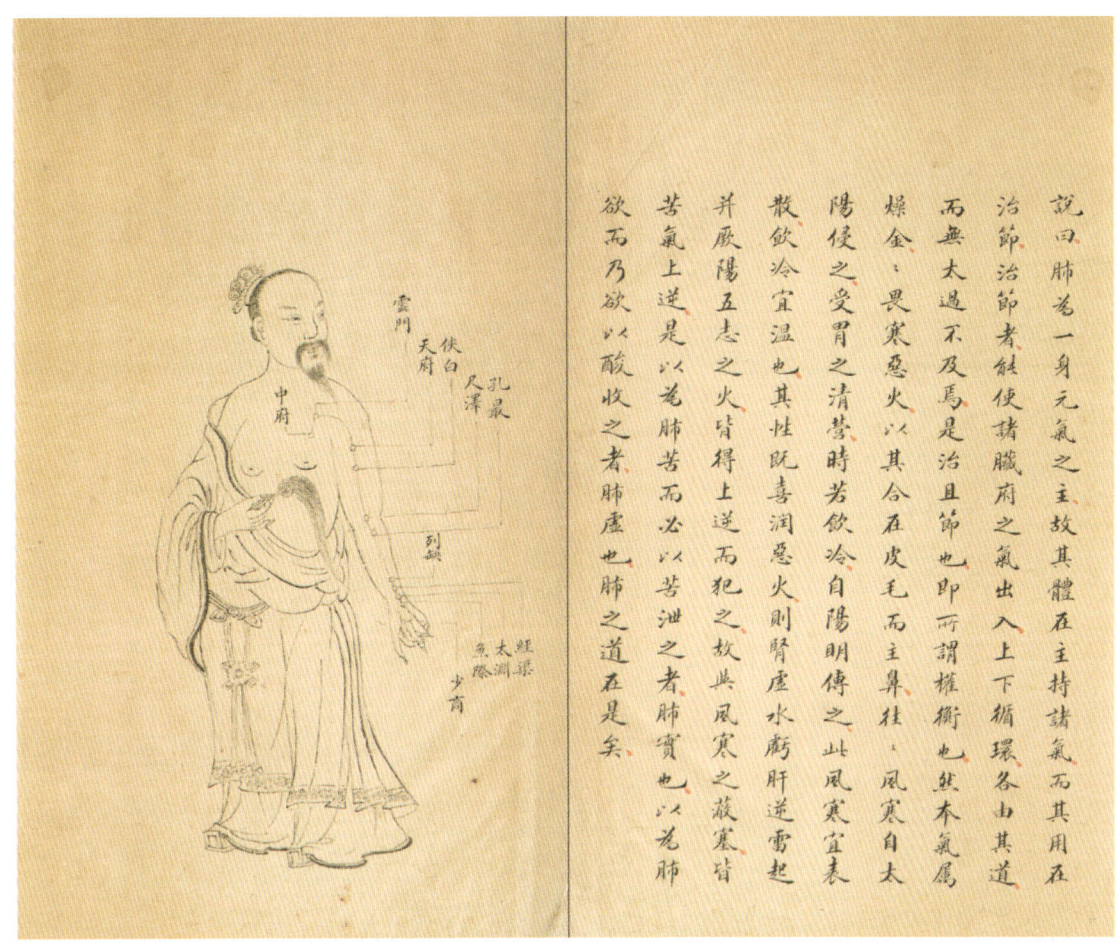

说曰：肺为一身元气之主。故其体在主持诸气，而其用在治节。治节者，能使诸脏腑之气出入，上下循环，各由其道，而无太过不及焉，是治且节也。即所谓权衡也。然本气属燥金，金畏寒恶火，以其合在皮毛而主鼻。往往风寒自太阳侵之；受胃之清营，时若饮冷，自阳明传之。此风寒宜表散，饮冷宜温也。其性既喜润恶火，则肾虚水亏，肝逆雷起，并厥阳五志之火，皆得上逆而犯之。故与风寒之蔽塞，皆苦气上逆。是以为肺苦，而必以苦泄之者，肺实也。以为肺欲而乃欲以酸收之者，肺虚也。肺之道在是矣。

手太阴肺经穴位图（图见上）

手太阴分寸歌

太阴肺兮出中府，云门之下一寸许。云门璇玑傍六寸，巨骨之下二骨数。
天府腋下三寸求，侠白肘下五寸主；尺泽肘中约纹论，孔最腕上七寸取。
列缺腕侧一寸半，经渠寸口陷中是；太渊掌后横纹头，鱼际节后散脉举，
少商大指端内侧，此穴若针疾减愈。

肺出于少商为井木，溜于鱼际为荥荥同，水名，注于太渊为腧，行于经渠为经，入于尺泽为合，手太阴经也。

说曰：手太阴朝百脉，尽受膻中宗气，与中焦清营之所升，而总督布之十二经，以其精专者，行于经隧，是以清营之行于隧道，必从手太阴肺始，而终于厥阴肝，循环阴阳，内外上下，于是为一周，终昼夜五十周于身，故循环者必始太阴。非以平旦寅为出，太阴也。其经既起中焦，而以表里气通，故下络大肠，既络大肠，乃始从肺系横出腋下，下循臑内，行少阴心主之前者，少阴心胞之行，在臑内廉中行。此出臑内上廉，故行其前也。由是直入寸口，上鱼，出大指之端，而其支者，复从腕后过合谷，直出次指，以注手阳明商阳，所谓络也，乃脏腑之井、荥、腧、经、原、合六俞，皆从下而

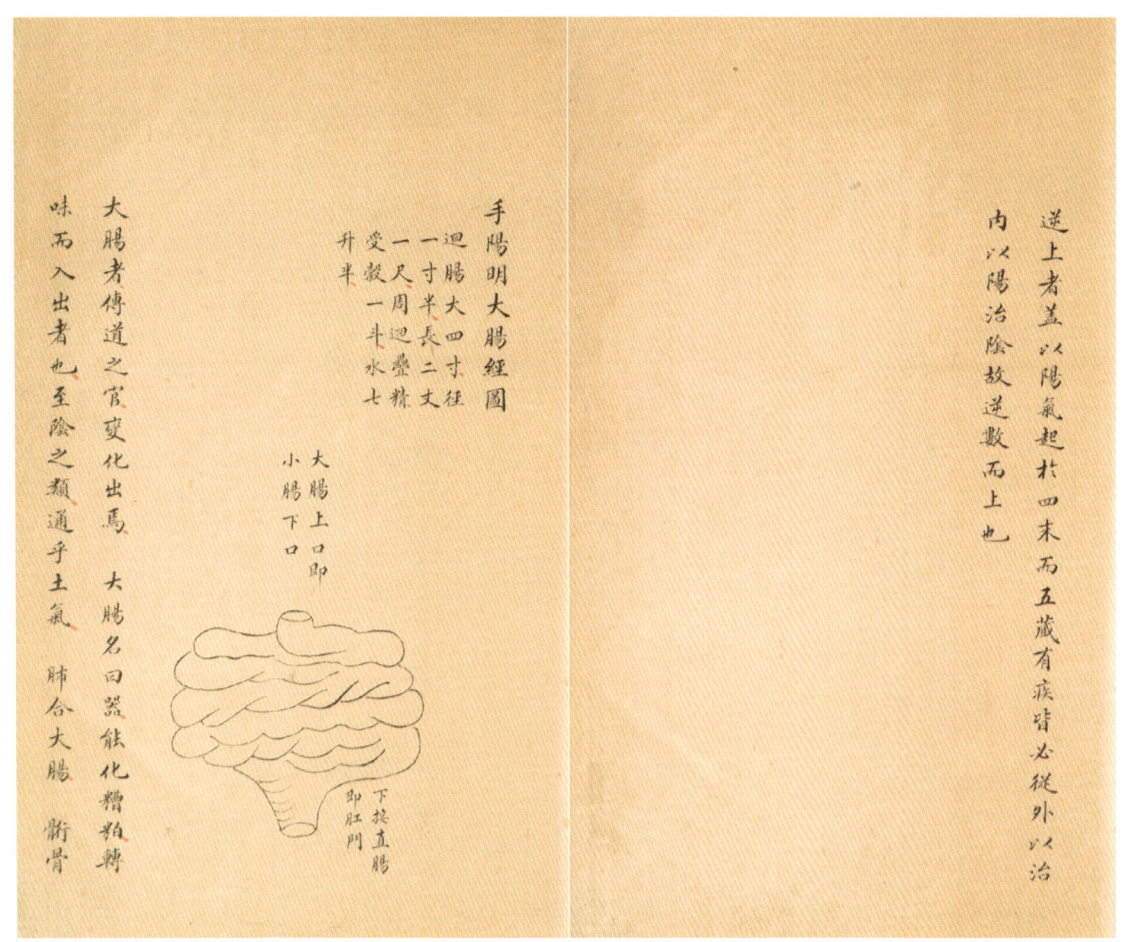

逆上者，盖以阳气起于四末，而五脏有疾，皆必从外以治内，以阳治阴，故逆数而上也。

手阳明大肠经图（图见上）

回肠，大四寸，径一寸半，长二丈一尺，周回叠积。受谷一斗，水七升半。

大肠者，传道之官，变化出焉。大肠名曰器，能化糟粕，转味而入出者也，至阴之类，通乎土气。肺合大肠。骱骨

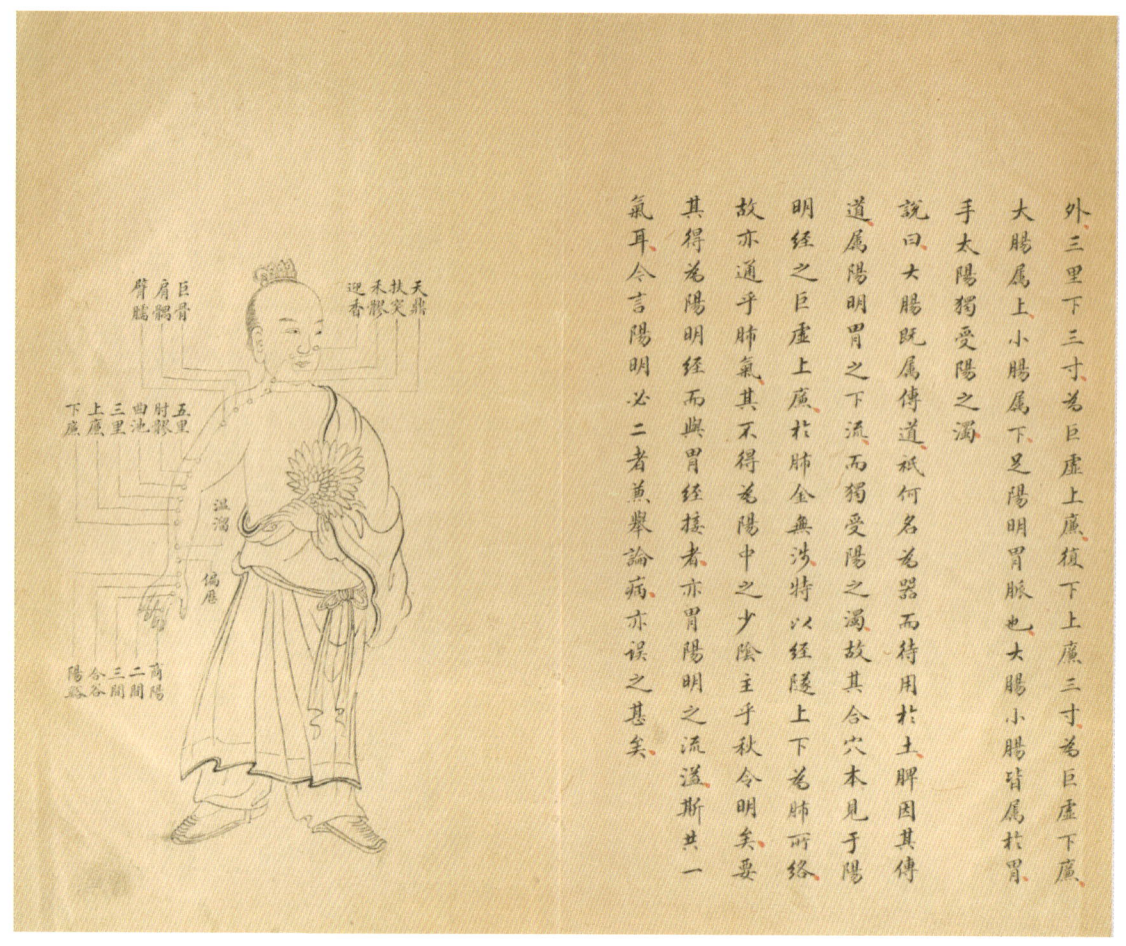

外，三里下三寸，为巨虚上廉，复下上廉三寸，为巨虚下廉。大肠属上，小肠属下，足阳明胃脉也。大肠小肠皆属于胃。手太阳独受阳之浊。

说曰：大肠既属传道，只何名为器，而待用于土？脾因其传道，属阳明胃之下流，而独受阳之浊，故其合穴本见于阳明经之巨虚上廉，于肺金无涉。特以经隧上下，为肺所络，故亦通乎肺气，其不得为阳中之少阴，主乎秋令明矣。要其得为阳明经而与胃经接者，亦胃阳明之流溢，斯共一气耳。今言阳明，必二者兼举论病，亦误之甚矣。

手阳明大肠经穴位图（图见上）

手阳明分寸歌

商阳盐指①内侧边，二间来寻本节前，三间节后陷中取，合谷虎口岐骨间；
阳溪上侧腕中是，偏历腕后三寸安，温溜腕后去五寸，池前五寸下廉看，
池前三寸上廉中，池前二寸三里逢，曲池曲骨纹头尽，肘髎大骨外廉近；
大筋中央寻五里，肘上三寸行向里，臂臑肘上七寸量，肩髃肩端举臂取；
巨骨肩尖端上行，天鼎喉旁四寸真，扶突天突旁三寸，禾髎水沟旁五分，
迎香禾髎上一寸，大肠经穴自分明。

大肠上合于手阳明，出于商阳为井金，溜于二间为荥，注于三间为腧，过于合谷为原，行于阳溪为经，入于偏历为合。手阳明根于商阳，溜于合谷，注于阳溪，入于扶突、偏历也。

说曰：大肠之阳明为胃，阳明经气流溢，所传道于此也。而内与肺合络，故得沾肺气而为金。然其体属胃，既不为阳明土之正，又岂为太阴金之正耶？而说者为之庚金，为夫，而妻其肺，夫肺为相传之官，阳中之太阴，乃为大肠妻耶。纰缪可笑。有论以劈之矣。此经起次指端，入合谷，从温

① 盐指：食指。

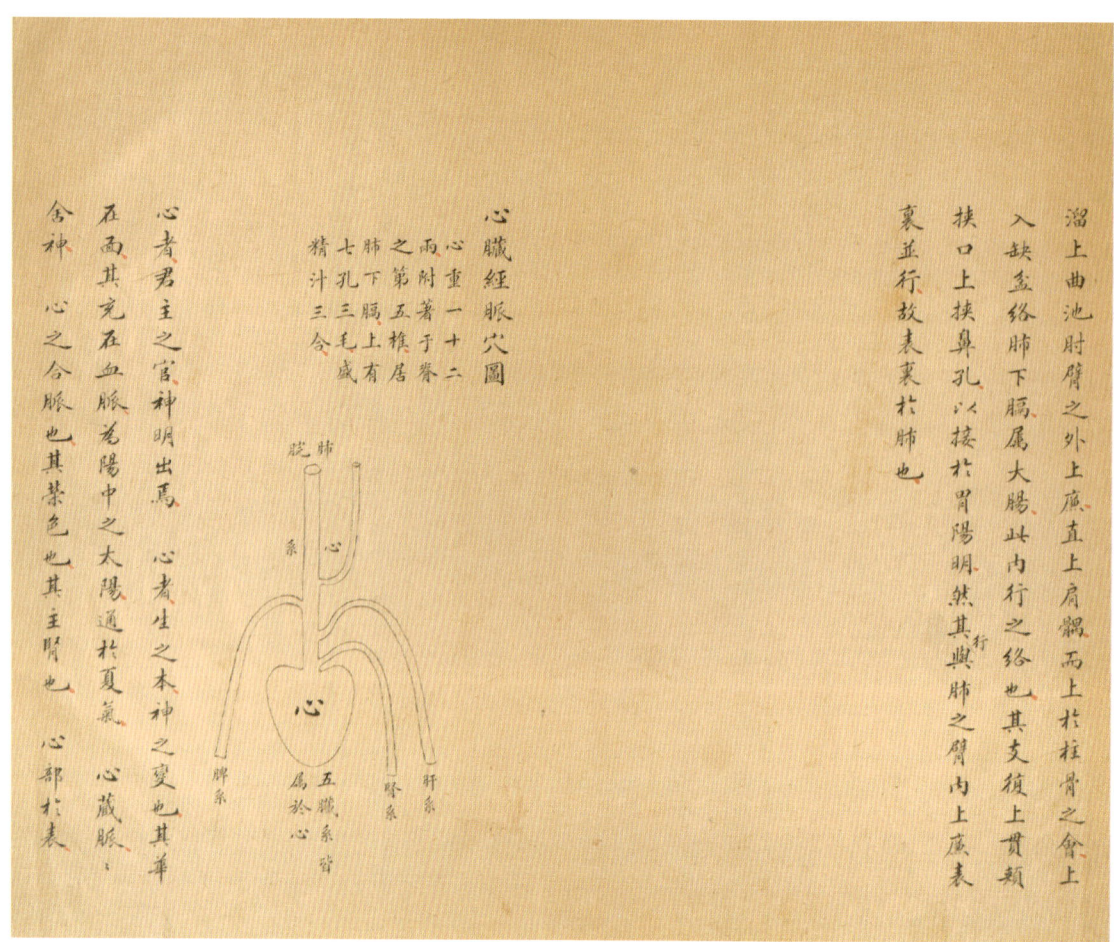

溜，上曲池，肘臂之外上廉，直上肩髃，而上于柱骨之会，上入缺盆，络肺，下膈，属大肠。此内行之络也。其支复上贯颊，挟口，上挟鼻孔，以接于胃阳明。然其行与肺之臂内上廉表里并行，故表里于肺也。

心脏经脉穴图（图见上）

心重一十二两，附着于脊之第五椎。居肺下膈上，有七孔三毛，盛精汁三合。

心者，君主之官，神明出焉。心者，生之本，神之变也。其华在面，其充在血脉，为阳中之太阳，通于夏气。心藏脉，脉舍神。心之合脉也，其荣色也，其主肾也。心部于表

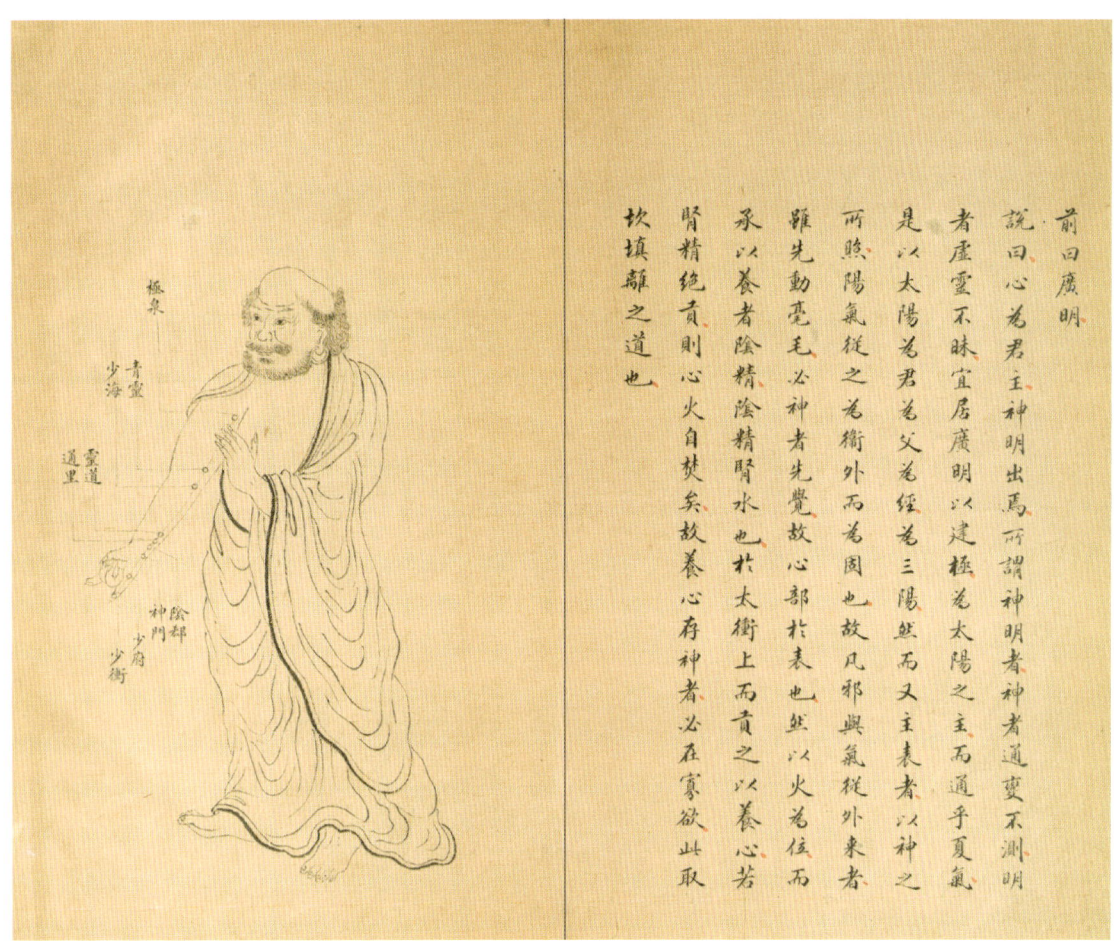

前，曰广明。

说曰：心为君主，神明出焉。所谓神明者，神者，通变不测；明者，虚灵不昧，宜居广明以建极。为太阳之主，而通乎夏气。是以太阳为君，为父，为经，为三阳。然而又主表者，以神之所照，阳气从之，为卫外而为固也。故凡邪与气从外来者，虽先动毫毛，必神者先觉，故心部于表也。然以火为位，而承以养者阴精。阴精，肾水也，于太冲上而贡之以养心。若肾精绝贡，则心火自焚矣。故养心存神者，必在寡欲。此取坎填离之道也。

手少阴心经穴位图（图见上）

手少阴^①分寸歌

少阴心起极泉中，腋下筋间脉入胸，青灵肘上三寸取，少海肘后端五分；
灵道掌后一寸半，通里腕后一寸同，阴郄腕后方半寸，神门掌后兑骨隆，
少府节后劳宫直，小指内侧取少冲。

手少阴之脉独无腧，岐伯曰：少阴，心脉也，五脏六腑之大主，精神之所舍。其脏坚固，邪弗能容，故诸邪之在于心，皆在心之胞络。胞络者，心主之脉也，故独无腧焉。若其有病，其外经病，而脏不病。若治经病，则独取其经于掌后锐骨之端。其余脉出入屈折，其行之疾徐，皆如手少阴心主之脉行也。手少阴之本，在锐骨之端，标在背腧即心腧。

说曰：手少阴独无腧，谓岐伯述井、荥、腧、经、合五腧于手心主之经，而不取少阴也。以为心藏神，其脏气坚，而邪不能入，即有病于经者，独取经之神门。要以经气之本，于此取之也。其脏并无根结者，神明之域，正位于广明，即作极建极于此，而非若他脏之有原起也。标在背腧而不言取者，背腧在上而入太阳之部，特神明气之出入耳。心系二支：一支上挟咽，系目系；一支上肺，下出腋，行臂内之下廉，出

———
① 手少阴：此三字原无，据体例补。

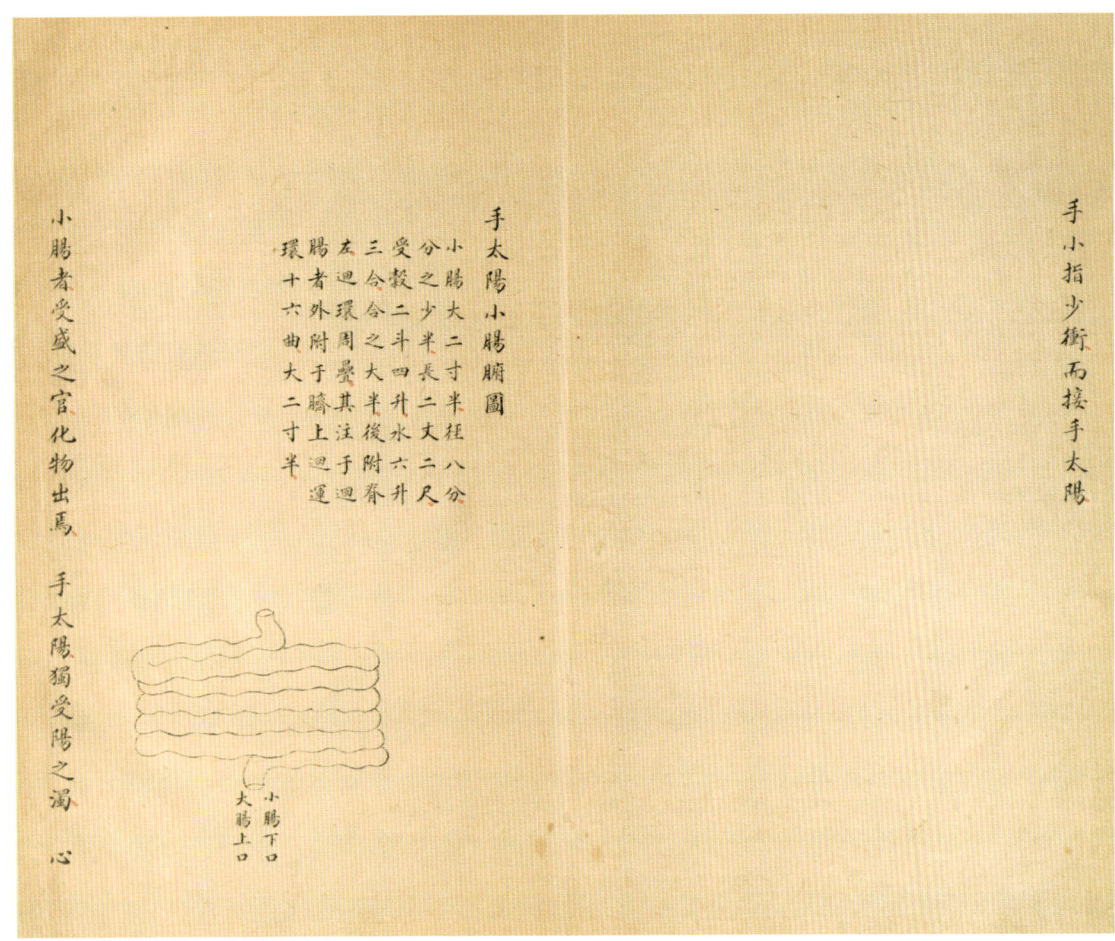

手小指少冲而接手太阳。

手太阳小肠腑图（图见上）

小肠大二寸半，径八分分之少半，长二丈二尺，受谷二斗四升，水六升三合合之大半。后附脊左，回环周叠，其注于回肠者，外附于脐上，回运环十六曲，大二寸半。

小肠者，受盛之官，化物出焉。手太阳独受阳之浊。心

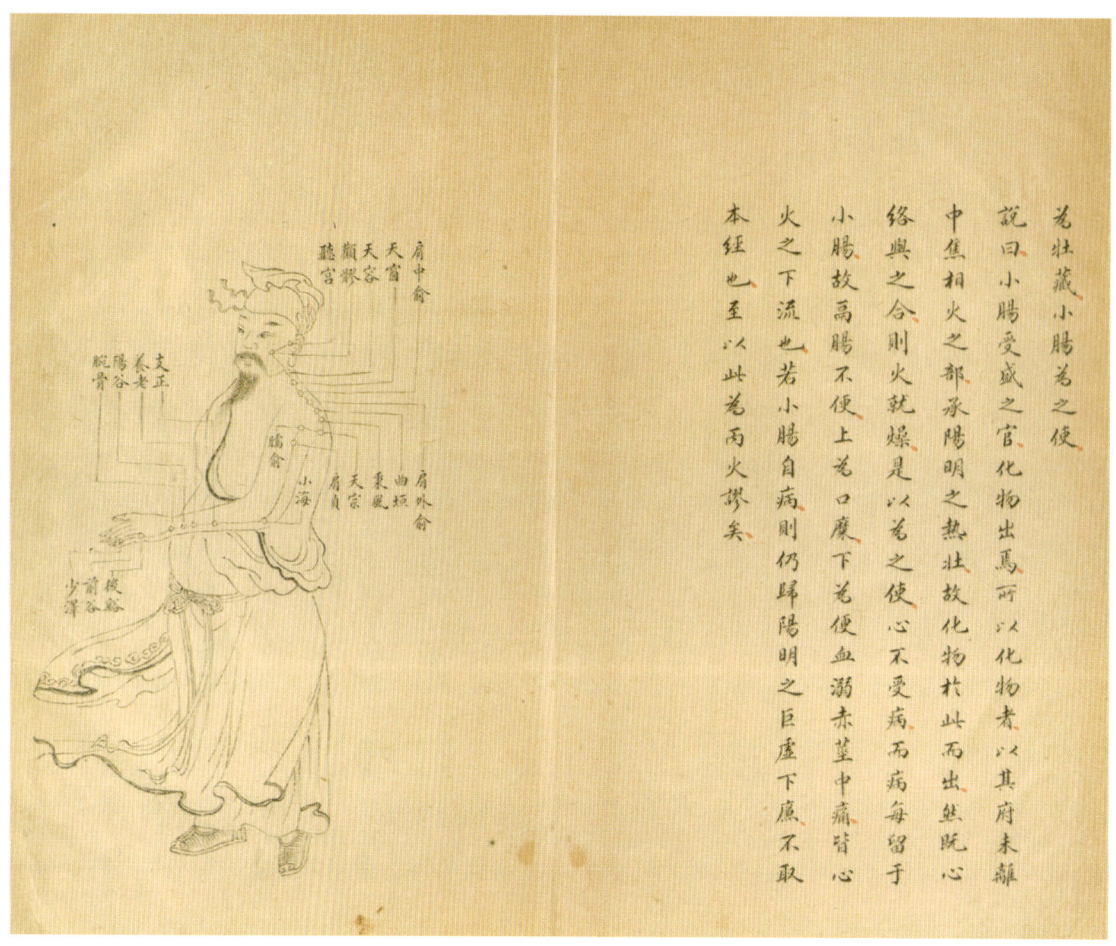

为牡脏，小肠为之使。

说曰：小肠，受盛之官，化物出焉。所以化物者，以其腑未离中焦相火之部，承阳明之热壮，故化物于此而出。然既心络与之合，则火就燥，是以为之使。心不受病，而病每留于小肠，故膈肠不便，上为口糜，下为便血溺赤，茎中痛，皆心火之下流也。若小肠自病，则仍归阳明之巨虚下廉，不取本经也。至以此为丙火谬矣。

手太阳小肠经穴位图（图见上）

手太阳分寸歌

小指端外为少泽，前谷外侧节前觅，节后捏拳取后溪，腕骨腕前骨陷侧。
兑骨下陷阳谷讨，腕上一寸名养老，支正腕后量五寸，少海肘端五分好。
肩贞胛[1]下两骨解，臑俞大骨下陷保[2]，天宗秉风后骨陷，秉风髎外举有空，
曲垣肩中曲胛陷，外俞胛后一寸从。肩中二寸大杼旁，天窗扶突后陷详；
天容耳下曲颊后，颧髎面頄锐端量，听宫耳端大如菽，此为小肠手太阳。

小肠上合手太阳，出于少泽为井金，溜于前谷为荥，注于后溪为腧，过于腕骨为原，行于阳谷为经，入于少海为合。手太阳根于少泽，溜于阳谷，注于少海，入于天容、支正也。手太阳之别，名曰支正，内注少阴。其别者，上走肘，络肩髃。

说曰：太阳为三阳，人身之至高最盛，手太阳之经，特以接于心者，通其阳气以上行；接于足太阳，故其支循颈上颊，入耳前后两出目两眦，而斜结于颧，以接足太阳，备太阳之一支，而终不及足太阳踽巅之正也。天容则当其入缺盆者盛，支正则并其通少阴者盛也。

①胛：原作"牌"，与部位不合，据《经脉汇编》改。
②保：《经脉汇编》作"考"，可参。

足太阴脾脏图[1]（图见上）

脾重二斤三两，扁广三寸，长五寸。有散膏半斤。主裹血，温五脏。为土之精，治中央。

脾者土也，治中央。常以四时长五脏，各十八日寄治，不得独主于时，土之精也。土者，生万物而法天地，故上下至头[2]足。为胃行其津液，又为之行气于三阴。诸阴皆清，足太阴独受其浊。三阴者，六经之所主也。脾为阴中之至阴。脾之合肉也，其荣肌也，其主肝也。

说曰：脾为太阴，土之精而主肌肉，为六经之主而主开，为孤脏，以灌四旁。是以应天而主四季。四脏不得于此则弗成。故凡四脏之有病者，不得伤脾，脾伤而四脏且孤绝矣。甚哉。脾胃为后天之本，而其气大且厚也。然阳道实，阴道虚，生病而与阳明异。阳明热实主阖，故所病皆实；太阴受病虽有寒热虚实，而皆主开。用补泻者，于本脏苦欲之外，所宜加之意矣。

---

①图：原作"经穴图"，据体例改。
②头：原作"显"，据《素问·太阴阳明论》改。

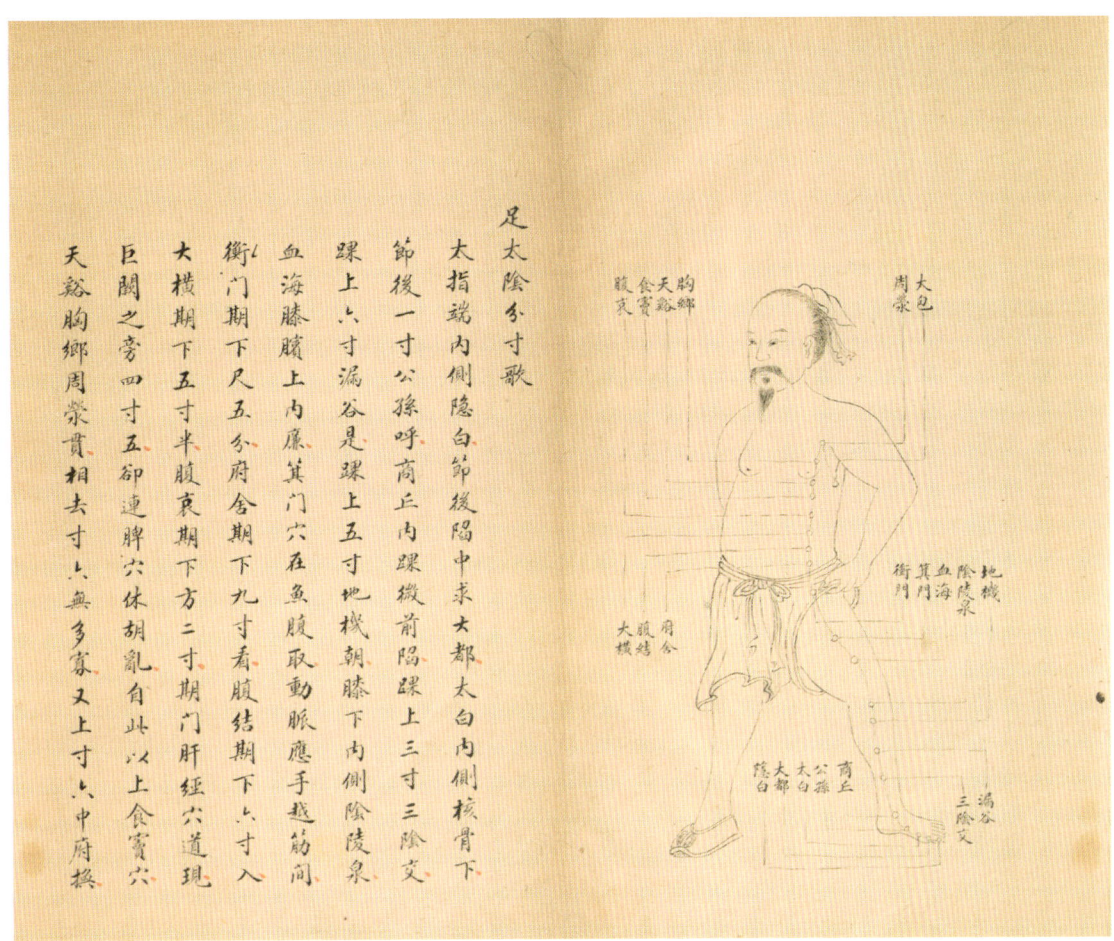

足太阴脾经穴图（图见上）

足太阴分寸歌

大指端内侧隐白，节后陷中求大都，太白内侧核骨下，节后一寸公孙呼。
商丘内踝微前陷，踝上三寸三阴交，踝上六寸漏谷是，踝上五寸地机朝。
膝下内侧阴陵泉，血海膝膑上内廉，箕门穴在鱼腹取，动脉应手越筋间。
冲门期下尺五分，府舍期下九寸看，腹结期下六寸入，大横期下五寸半。
腹哀期下方二寸，期门肝经穴道现。巨阙之旁四寸五，却连脾穴休胡乱。
自此以上食窦穴，天溪胸乡周荣贯，相去寸六无多寡，又上寸六中府换，

大包腋下有六寸，渊液腋下三寸绊。

脾出于隐白为井木，溜于大都为荥，注于太白为腧，行于商丘为经，入于阴之陵泉为合。

太阴[1]根于隐白，结于太仓。足太阴之别名曰公孙，别走阳明。其别者入络肠胃。脾之大络，名曰大包，布胸胁。此脉若罗脾之大络脉也。足太阴之本，在中封前上四寸之中当是三阴交。标在背腧与舌本也。

说曰：太阴脾之气大且厚，为六经之主，则从腹中之本，与阳明三焦为合一矣。而外行又由腹之四行，与阳明之经满于腹、胸、膈之位，是以其根于隐白，而结于太仓也。其散于胸中者，止于大包，大包之脉若罗，以罗诸络，是又络之大总也。其本在中封前上四寸间，此穴当是三阴交。脾为行气于三阴，此穴又其本矣。

---

①太阴：原作"太阳"，据《灵枢·根结》改。

足阳明胃经图（图见上）

胃大一尺五寸，径五寸，长二尺六寸，横屈。受水谷三斗五升。其中之谷常留二斗，水一斗五升而满。又，胃者，仓廪之官，五味出焉。

经曰：脾胃者，仓廪之官，五味出焉。又曰：仓廪之本，营之居也。食气入胃，散精于肝，淫气于筋；食气入胃，浊气归心，淫精于脉。胃者，水①谷之海，六腑之大源也。五味入口，藏于胃，以养五脏气，是以五脏六腑之气味皆出于胃，变见于气口。

说曰：胃阳明为两阳合明之地，正当心胞络相火之所，将遂以腐熟水谷，并相火而为夏令，故经曰：阳明者，午也。其腑与地、与经皆气盛血多，热盛气盛，故能养五脏气。血多，故为营之所居；热盛，故能腐熟水谷。然为仓廪之本，故虽居六腑之中，而其气得与手太阴并同，变见于气口。凡胃家虚寒，不化食者，其症偶一二见，而外感一入阳明，无不为胃实者，以其邪气驾盛热而剧也。胃之大概可知矣。

---

① 水：原作"外"，据《素问·五脏别论》改。

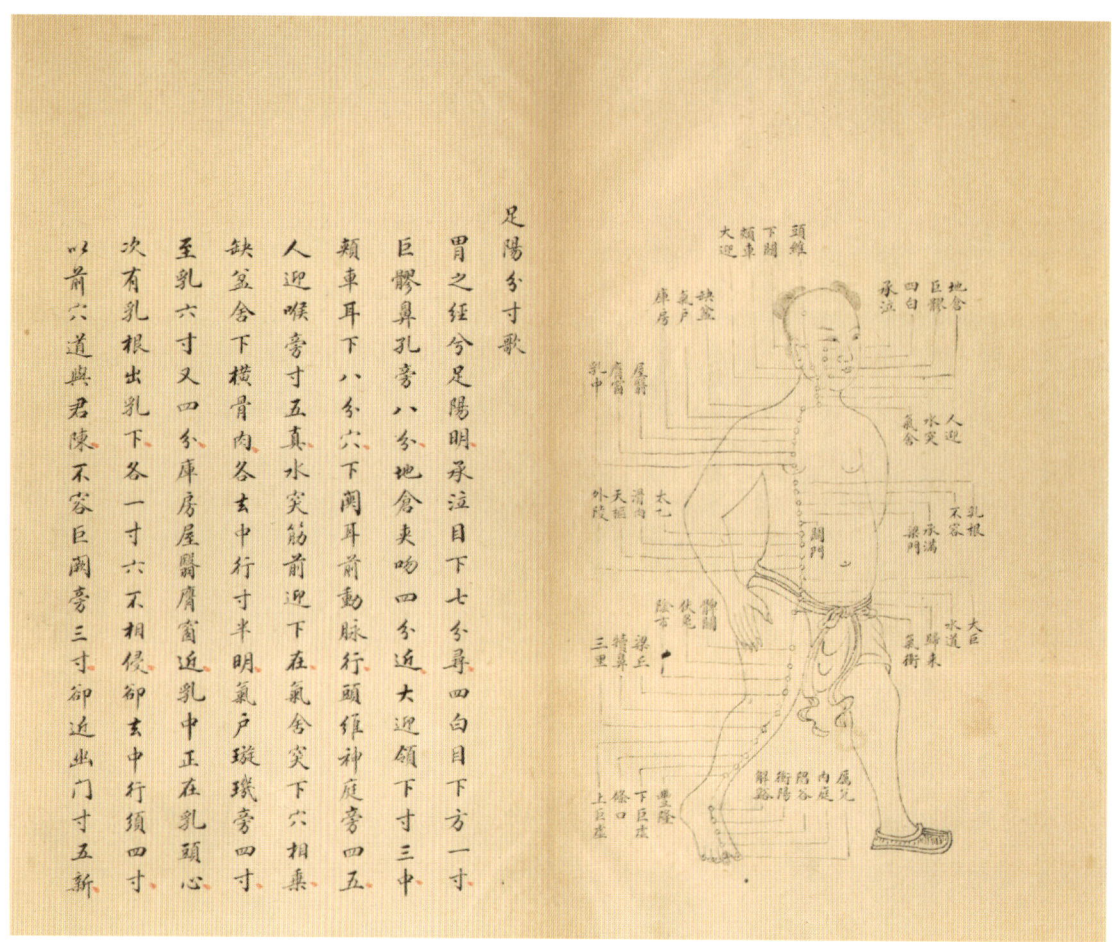

足阳明胃经穴图（图见上）

足阳明分寸歌

胃之经兮足阳明，承泣目下七分寻，四白目下方一寸，巨髎鼻孔旁八分，
地仓夹物四分近，大迎颔下寸三中，颊车耳下八分穴，下关耳前动脉行；
头维神庭旁四五，人迎喉旁寸五真，水突筋前迎下在，气舍突下穴相乘；
缺盆舍下横骨内，各去中行寸半明。气户璇玑旁四寸，至乳六寸又四分，
库房屋翳膺窗近，乳中正在乳头心。次有乳根出乳下，各一寸六不相侵。
却去中行须四寸，以前穴道与君陈。不容巨阙旁三寸，却近幽门寸五新。

其下承满与梁门，关门太乙滑肉门①，上下一寸无多少，其去中行三寸中。
天枢脐旁二寸间，枢下一寸外陵安，枢下二寸大巨穴，枢下四寸水道全，
枢下六寸归来好，共去中行二寸边；气冲鼠鼷上一寸，又去中行四寸专，
髀关膝上有尺二，伏兔膝上六寸是，阴市膝上方三寸，梁丘膝上二寸记；
膝膑陷中犊鼻存，膝下三寸三里至，膝下六寸上廉穴，膝下七寸条口味，
膝下八寸下廉看，膝下九寸丰隆系，却是踝上八寸量，比那下廉外边缀，
解溪去庭六寸半，冲阳庭后五寸换，陷骨庭后二寸间，内庭次指外间现，
厉兑大指次指端，去爪如韭胃井判。

胃出于厉兑为井金，溜于内庭为荥，注于陷谷为腧，过于冲阳为原，行于解溪为经，入于下陵为合即三里。复下三里三寸为巨虚上廉，复下上廉三寸为巨虚下廉。大肠属上，小肠属下。

足阳明根于厉兑，溜于冲阳，注于下陵，入于人迎、丰隆也。

说曰：足阳明起鼻交颏中，旁纳太阳而下环唇，又从颐下廉出大迎而上循发际，已满面部矣。其支，从大迎下人迎，入缺盆，内属胃，外下乳内廉，两行挟脐，入气街内。支又有

① 门：原作"间"，据《经络汇编》改。

起于胃，循腹里，下至气街而合外气，以下髀关，则其经气之盛，内满腹而外满胸也。自此而下，循胫外廉下足跗，为冲阳穴，以别至内庭、厉兑，而终于足大指，以接足太阴。是经地分润气盛，故自能行气于三阳，而其根在厉兑，入于人迎、丰隆，盖其上盛在人迎，下盛在丰隆也，若巨虚上下廉，则又为大肠、小肠之所合，而冲阳一穴，乃与太冲脉合，而系生人之根柢，故仲景之诊，必及跗阳也。

手少阳三焦图

三焦，《内经》明言：上焦出于胃上口，并咽以上，贯膈而布胸中，还至阳明，上至舌，是上焦上至之部位也。中焦，亦并胃中，出上焦之后。此所受气者，化其精微，上注于肺，行于经隧，命曰营气。此中焦之正位也。下焦，别回肠，注于膀胱而渗入焉。此下焦之地位也。故三焦者，以其少火辅相火，为阳明胃上下腐熟水谷，化精液之总名。而其地部形状，则皆心胞络与脾胃之外匡郭，而不及如他腑之约囊者，以其用不在物而在气，故以气行

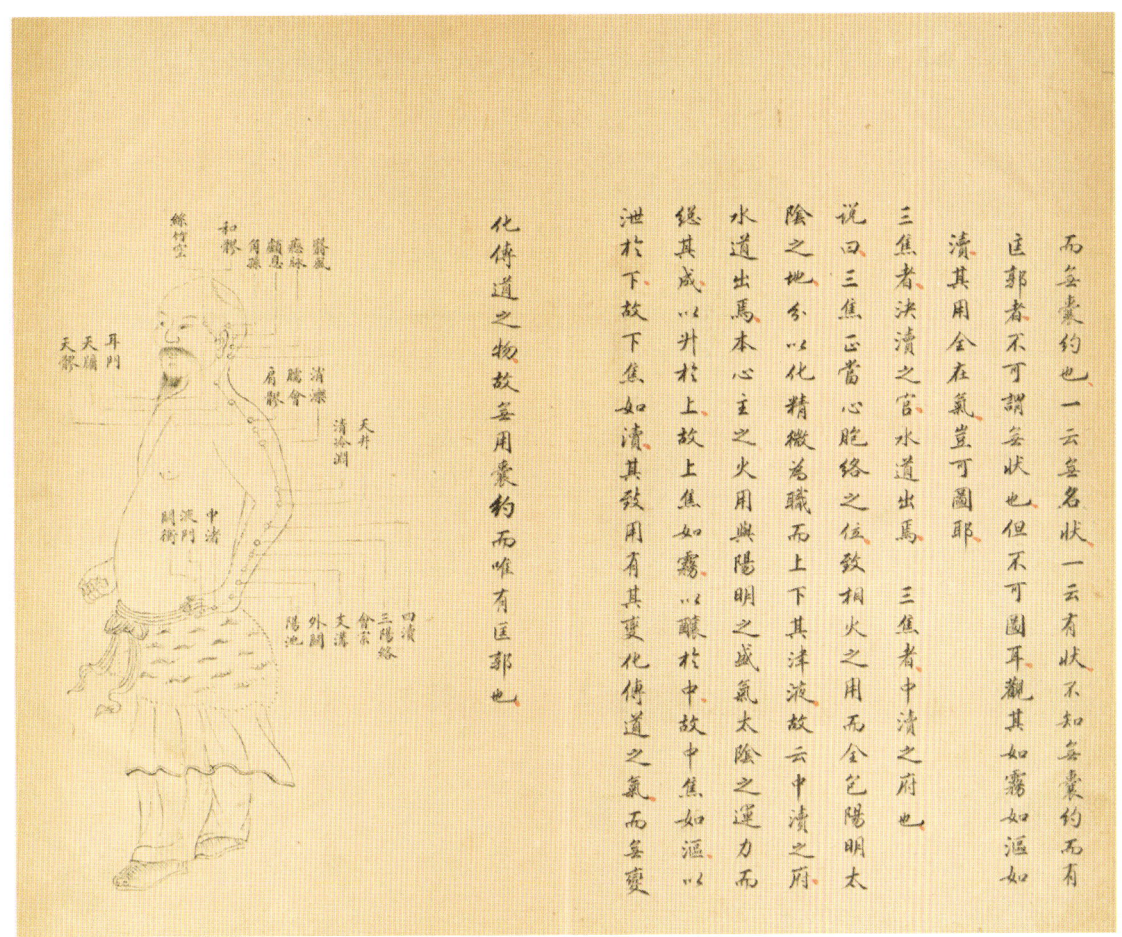

而无囊约也。一云无名状，一云有状。不知无囊约而有匡郭者，不可谓无状也。但不可图耳。观其如雾、如沤、如渎，其用全在气，岂可图耶。

三焦者，决渎之官，水道出焉。三焦者，中渎之府也。

说曰：三焦正当心胞络之位，致相火之用，而全包阳明、太阴之地分，以化精微为职，而上下其津液。故云中渎之府，水道出焉。本心主之火，用与阳明之盛气，太阴之运力，而总其成。以升于上，故上焦如雾；以酿于中，故中焦如沤；以泄于下，故下焦如渎。其致用有其变化传道之气，而无变化传道之物，故无用囊约，而唯有匡郭也。

手少阳三焦经穴图（图见上）

手少阳分寸歌

无名之外端关冲,液门小次指陷中,中渚腋下去一寸[1],阳池腕上之陷中。
外关腕后方二寸,腕后三寸开支沟,腕后三寸内会宗,空中有穴细心求。
腕后四寸三阳络,四渎肘前五寸著,天井肘外大骨后,骨罅中间一寸摸。
肘后二寸清冷渊,消泺对腋臂外看,臑会肩前三寸中,肩髎臑上陷中央;
天髎缺盆陷处上[2],天牖天容之后存,翳风耳后尖角陷,瘈脉耳后青脉现,
颅囟亦在青络脉,角孙耳廓中间上,耳门耳前起肉中,禾髎耳前动脉张,
欲知丝竹空何在,眉后陷中仔细量。

三焦出于关冲为井金,溜于液门为荥,注于中渚为腧,过于阳池为原,行于支沟为经,入于天井为合。

手少阳根于关冲,溜于阳池,注于支沟,入于天牖、外关也。手少阳之别名曰外关,绕臂,注胸中,合心主。手少阳之本,在小指大指之间上二寸,标在耳后上角下外眦也。本,液门;标,丝竹空。

说曰:手少阳经行于中行,地分既狭,而其火用则盛于足少阳。此经亦上行而极于耳前后。凡属上行而火炎于此,

[1] 腋下:原作"液去",据《经络汇编》改。
[2] 天髎缺盆陷处上:《经络汇编》无此句。

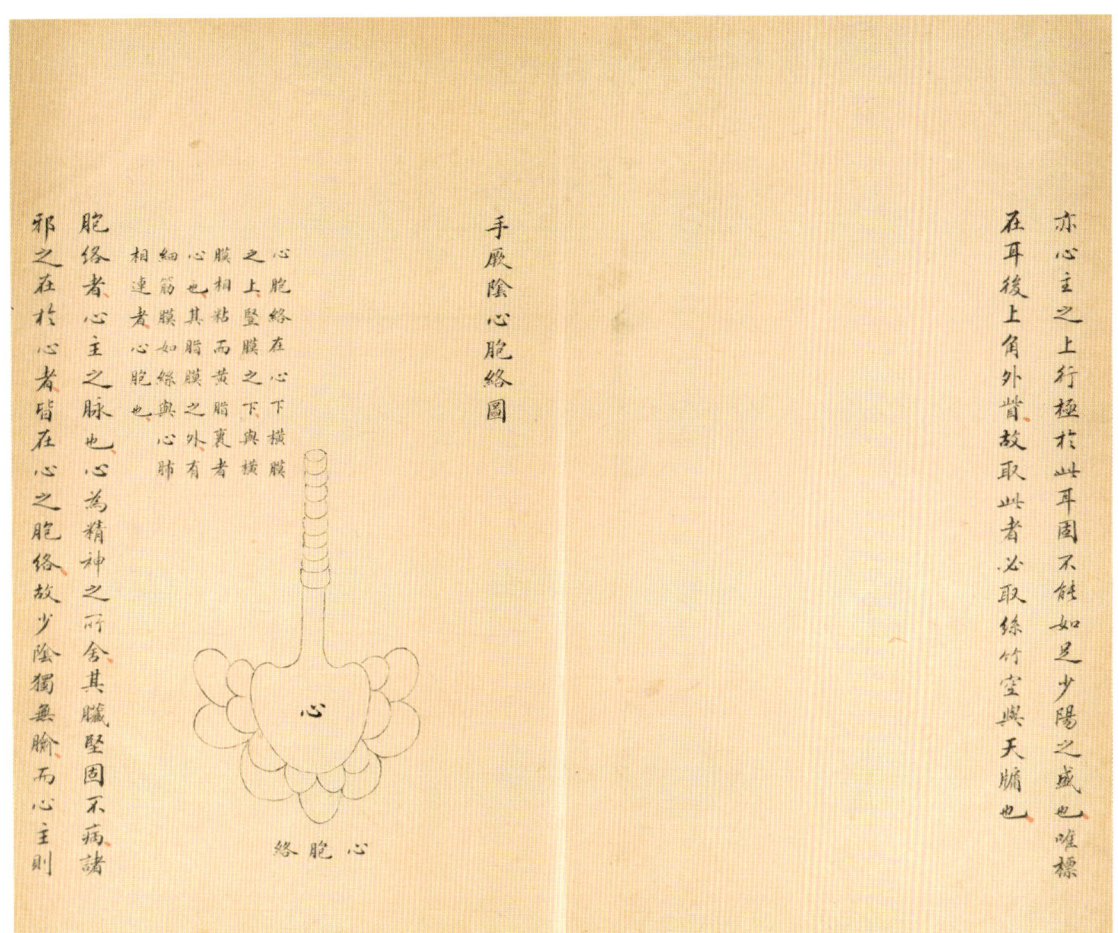

亦心主之上行，极于此耳，固不能如足少阳之盛也。唯标在耳后上角外眦，故取此者，必取丝竹空与天牖也。

手厥阴心胞络图（图见上）

心胞络，在心下横膜之上，竖膜之下，与横膜相粘。而黄脂裹者，心也。其脂膜之外，有细筋膜如丝，与心肺相连者，心胞也。

胞络者，心主之脉也。心为精神之所舍，其脏坚固不病，诸邪之在于心者，皆在心之胞络，故少阴独无腧。而心主则

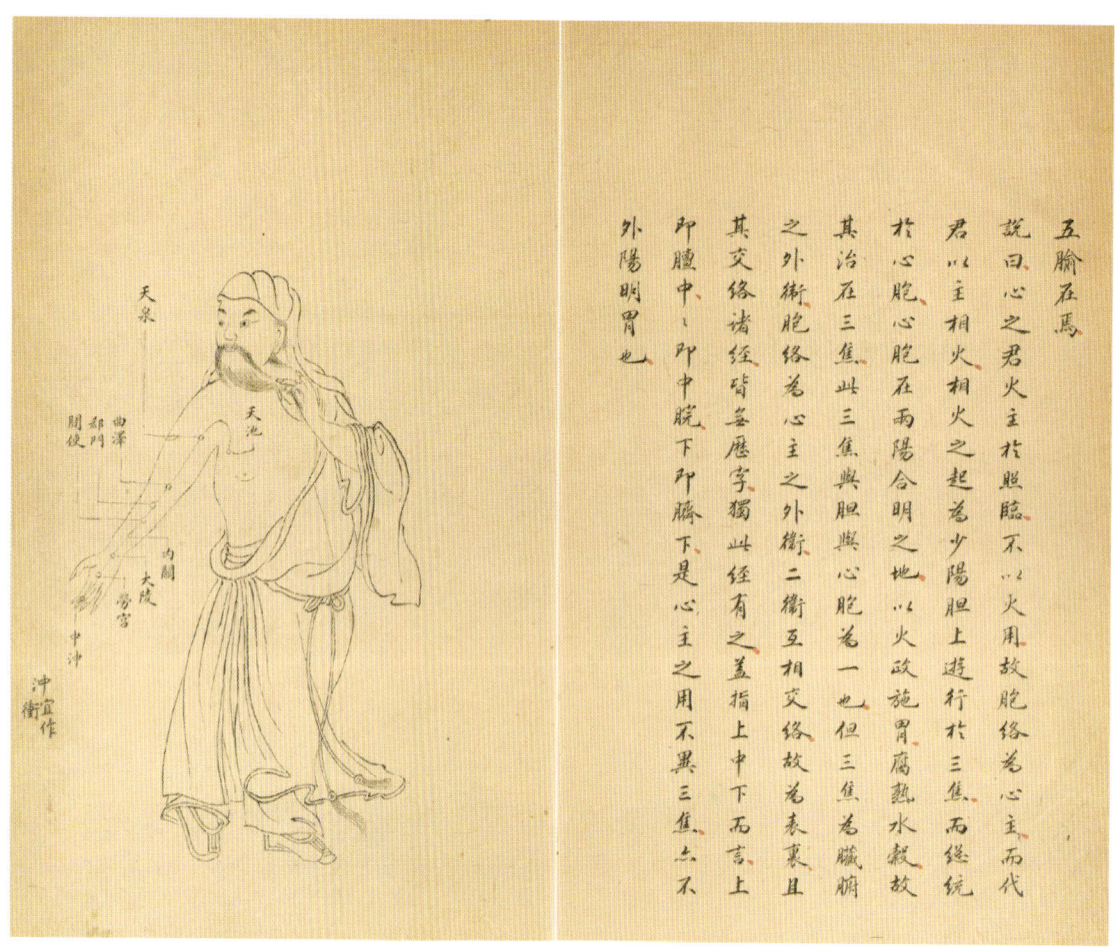

五腧在焉。

说曰：心之君火，主于照临，不以火用。故胞络为心主，而代君以主相火。相火之起，为少阳胆上游行于三焦，而总统于心胞。心胞在两阳合明之地，以火政施胃，腐熟水谷，故其治在三焦。此三焦与胆、与心胞为一也。但三焦为脏腑之外卫，胞络为心主之外卫，二卫互相交络，故为表里。且其交络诸经，皆无历字，独此经有之，盖指上中下而言：上即膻中，中即中脘，下即脐下，是心主之用，不异三焦，亦不外阳明胃也。

手厥阴心胞经穴图（图见上）

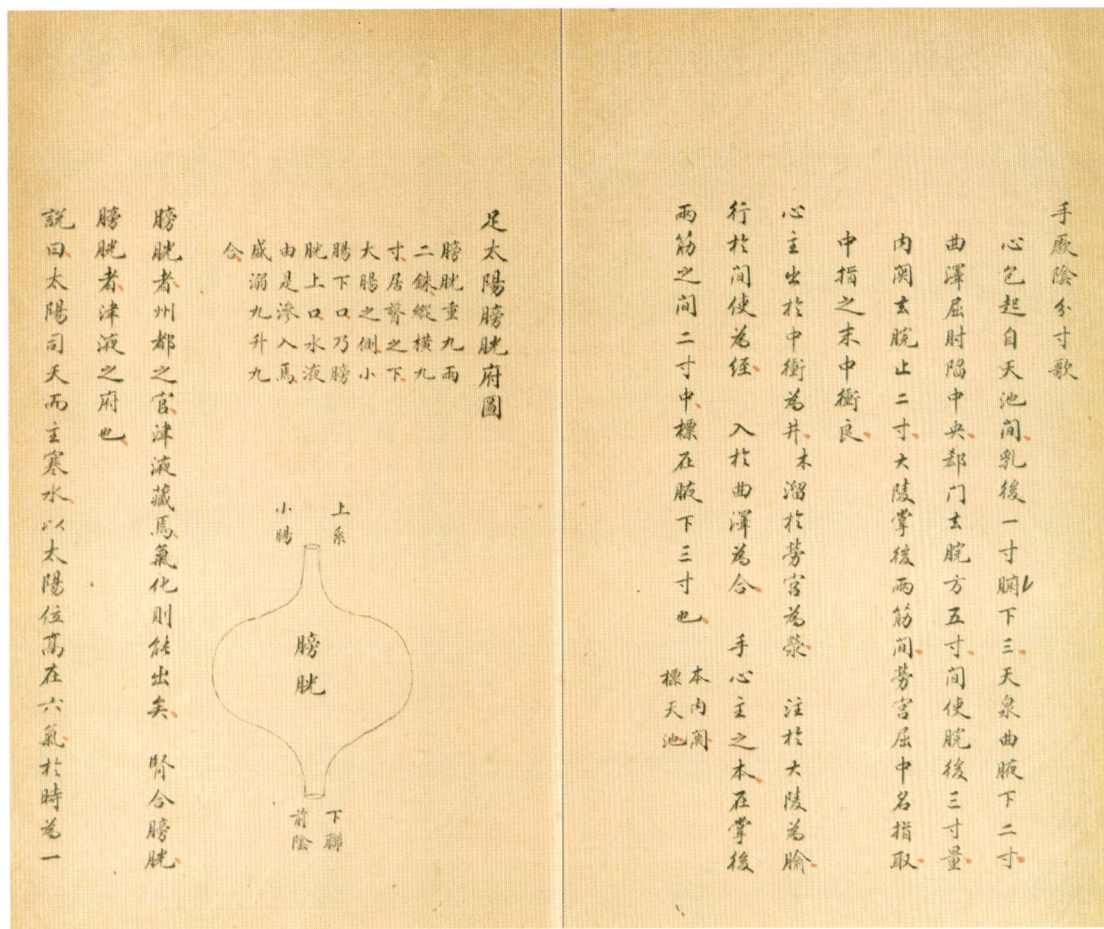

手厥阴分寸歌

心胞起自天池间，乳后一寸腋下三，天泉曲腋下二寸，曲泽屈肘陷中央，

郄门去腕方五寸，间使腕后三寸量，内关去腕止二寸，大陵掌后两筋间，

劳宫屈中名指取，中指之末中冲良。

心主出于中冲为井木，溜于劳宫为荥，注于大陵为腧，行于间使为经，入于曲泽为合。手心主之本，在掌后两筋之间二寸中，标在腋下三寸也。本，内关；标，天池。

足太阳膀胱腑图（图见上）

膀胱，重九两二铢，纵横九寸。居脊之下，大肠之侧。小肠下口乃膀胱上口，水液由是渗入焉。盛溺九升九合。

膀胱者，州都之官，津液藏焉，气化则能出矣。

肾合膀胱。膀胱者，津液之府也。

说曰：太阳司天而主寒水，以太阳位高在六气，于时为一

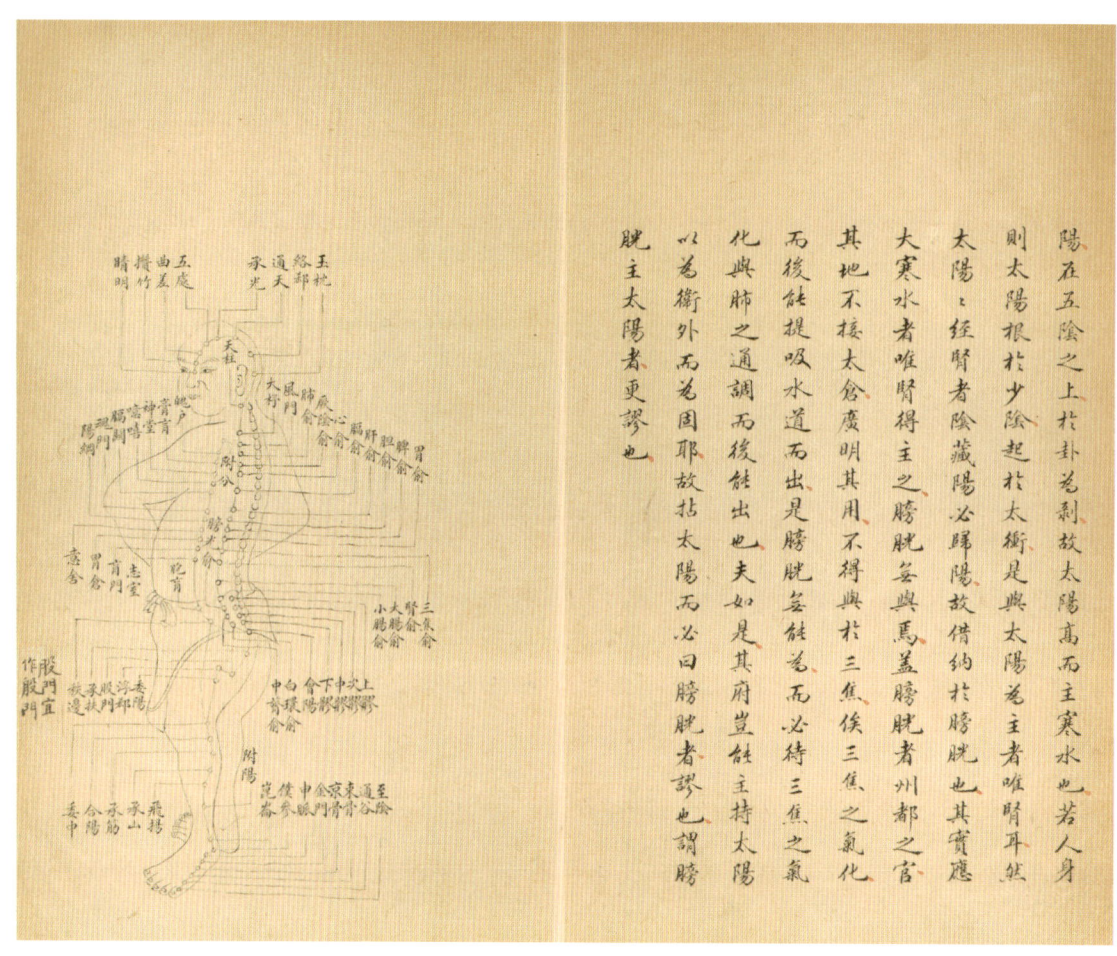

阳,在五阴之上,于卦为剥,故太阳高而主寒水也。若人身则太阳根于少阴,起于太冲,是与太阳为主者,唯肾耳。然太阳,阳经;肾者,阴脏。阳必归阳,故借纳于膀胱也。其实应大寒水者,唯肾得主之,膀胱无与焉。盖膀胱者,州都之官,其地不接太仓,广明其用,不得兴于三焦,俟三焦之气化,而后能提吸水道而出,是膀胱无能为,而必待三焦之气化与肺之通调,而后能出也。夫如是,其府岂能主持太阳,以为卫外而为固耶。故拈太阳而必曰膀胱者,谬也。谓膀胱主太阳者,更谬也。

足太阳膀胱经穴图（图见上）

足太阳分寸歌

足太阳膀胱之经,目内眦角始睛明,眉头陷中攒竹取,曲差发际上五分。
五处发上一寸是,承光发上二寸半,通天络郄玉枕穴,相去寸五调匀看。
玉枕夹脑一寸三,入发二寸枕骨现,天柱项后发际中,大筋外廉陷中献。
自此夹脊开寸五,第一大抒二风门,三椎肺俞厥阴四,心俞五椎之下论。
膈七肝九十胆俞,十一脾俞十二胃,十三三焦十四肾,大肠十六之下椎,
小肠十八膀十九,中膂内俞二十椎,白环二十一下当,以上诸穴可排之。
更有上次中下髎,一二三四腰空好,会阳阴尾尻骨旁,背部二行诸穴了。
又从脊上开三寸,第二椎下为附分,三椎魄户四膏肓,第五椎下神堂尊,
第六譩譆膈关七,第九魂门阳纲十,十一意舍之穴有,十二胃仓穴已分,
十三肓门端正在,十四志室不须论,十九胞肓廿秩边,背部三行诸穴匀。
又从臀下阴纹取,承扶居于陷中主,浮郄扶下方六分,委阳扶下寸六数。
殷门扶下六寸长,腘中外廉两筋乡,委中膝腘约纹里,此下三寸寻合阳,
承筋脚根上七寸,穴在腨肠之中央,承山腨下分肉间,

① 主:原作"取",与上句重复,据《经络汇编》改。
② 根:《经络汇编》作"裙"。

外踝七寸上飞扬，

附阳外踝上三寸，昆仑后跟陷中央，仆参亦在踝骨下，申脉踝下五分张，

金门申脉下一寸，京骨外侧骨际量，束骨本节后陷中，通谷节前陷中强，

至阴却[1]在小指侧，太阳之脉细周详[2]。

膀胱出于至阴为井金，溜于通谷为荥，注于束骨为腧，过于京骨为原，行于昆仑为经，入于委中为合。膀胱合入于委中央。足太阳根于至阴，溜于京骨，注于昆仑，入于天柱、飞扬也。太阳根于至阴，结于命门。命门者，目也。足太阳之别名曰飞扬，别走少阴。

说曰：足太阳为巨阳，为诸阳主气，故其地分阔，上据全颅，背列四行，凡五脏六腑之俞，通发于是。故脏腑各俞之外，复列魄户、神堂、魂门、意舍、志室，为五脏神之所寓。其根于至阴，入于天柱、飞扬，为其出入之盛也。阳之精华莫大于神明，神明之出入，莫大于目，故目为命门，而太阳结于此。要以心为太阳之主，而心之精聚于此也，又何有膀胱之称矣。

---

① 却：原作"郄"，据《经络汇编》改。
② 太阳之脉细周详：此句《经络汇编》作"已上诸穴属膀胱"。

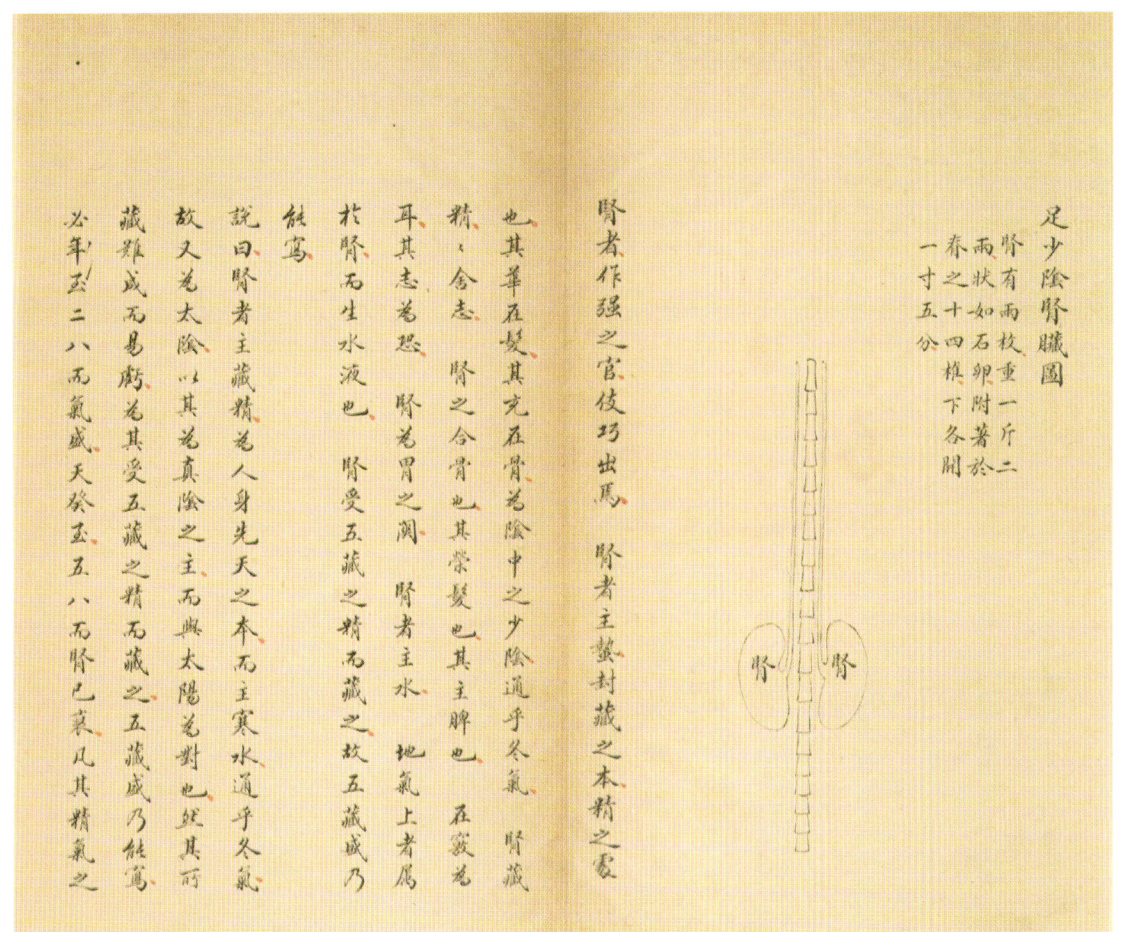

足少阴肾脏图（图见上）

肾有两枚，重一斤二两，状如石卵，附着于脊之十四椎下各开一寸五分。

肾者作强之官，伎巧出焉。肾者主蛰，封藏之本，精之处也，其华在发，其充在骨，为阴中之少阴，通乎冬气。肾藏精，精舍志。肾之合骨也，其荣发也，其主脾也。在窍为耳，其志为恐。肾为胃之关。肾者主水。地气上者属于肾，而生水液也。肾受五脏之精而藏之，故五脏盛乃能泻。

说曰：肾者，主藏精，为人身先天之本，而主寒水，通乎冬气，故又为太阴。以其为真阴之主，而与太阳为对也。然其所藏难成而易亏，为其受五脏之精而藏之。五脏盛乃能泻，必年至二八而气盛，天癸至；五八而肾已衰，凡其精气之

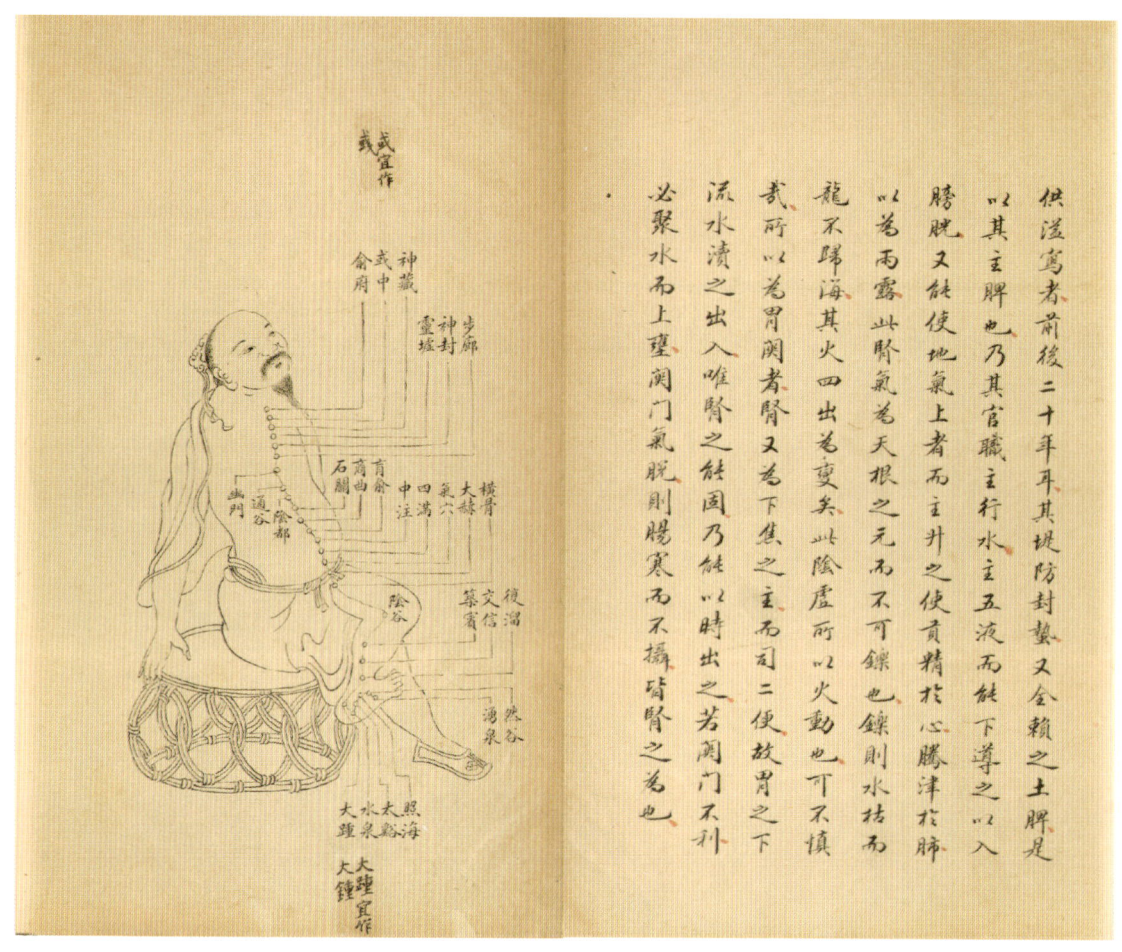

供溢泻者，前后二十年耳。其堤防封蛰，又全赖之土脾，是以其主脾也，乃其官职主行水，主五液而能下导之，以入膀胱。又能使地气上者，而主升之，使贡精于心，腾津于肺，以为雨露。此肾气为天根之元而不可铄也，铄则水枯而龙不归海，其火四出为变矣。此阴虚所以火动也。可不慎哉。所以为胃关者，肾又为下焦之主，而司二便，故胃之下流，水渎之出入，唯肾之能固，乃能以时出之。若关门不利，必聚水而上壅；关门气脱，则肠寒而不摄，皆肾之为也。

足少阴肾经穴图（图见上）

足少阴分寸歌

足掌心兮是涌泉，然谷踝下一寸前，太溪踝后跟骨上，大钟跟后踵中边。
水泉溪下一寸觅，照海踝下四分安，复溜踝上前二寸，交信踝上二寸联，
二穴止隔筋前后，太阴之后少阴前；筑宾内踝上腨分，阴谷膝下曲膝间，
横骨大赫并①气穴，四满中注亦相连，各开中行止寸半，上下相去一寸便。
上隔肓俞亦一寸，肓俞脐旁半寸边，肓俞商曲石关来，阴都通谷幽门开。
各开中行分五侠，六穴上下一寸裁。步廊神封灵墟存，神藏或中俞府尊。
各开中行计二寸，上下寸六六穴同，俞府璇玑旁二寸，取之得法有成功。

肾出于涌泉为井木，溜于然谷为荥，注于太溪为腧，行于复溜为经，入于阴谷为合。足少阴之别名曰大钟，别走太阳。其别者，并经上走心胞，下外贯腰脊。足少阴之本，在内踝下三寸中，标在背腧与舌下两脉也。足少阴本在照海、复溜、交信、背腧、肾俞也。舌下两脉，廉泉也，皆足少阴之标。

说曰：足少阴根于涌泉，而结于廉泉。廉泉在任脉颔下骨尖上，所以出入津液之道也。小儿与老人往往语言睡起

① 并：原作"麓"，据《经络汇编》改

口中津液不收，以少阴之真气结于廉泉而不收者。一主肾之未坚，一主气之已衰也。其足心涌泉，寒热二厥，皆起于是者，一主火衰，一主水空也。乃其经之入腹者，从肾上贯肝膈，入肺中，循喉咙，挟舌本，此则肺肾一同，而喉咙之燥与失音及瘖，肾之龙火得至之，皆得主之，是以剧于此矣。

足少阳胆腑图（图见上）

胆重三两三铢，长三寸。在肝之短叶间。盛精汁三合。

胆者，中正之官，决断出焉。肝合胆，胆者，中精之府。少阳连肾，肾上连肺，故将两脏。心、肝、脾、肺、肾、胃、三焦、膀胱、大肠、小肠、胆，凡十一脏，皆取决于胆也。胆与脑、髓、骨、脉、女子胞，此六者，地气之所生也，皆藏于阴而象于地，故藏而不泻，名曰奇恒之府。

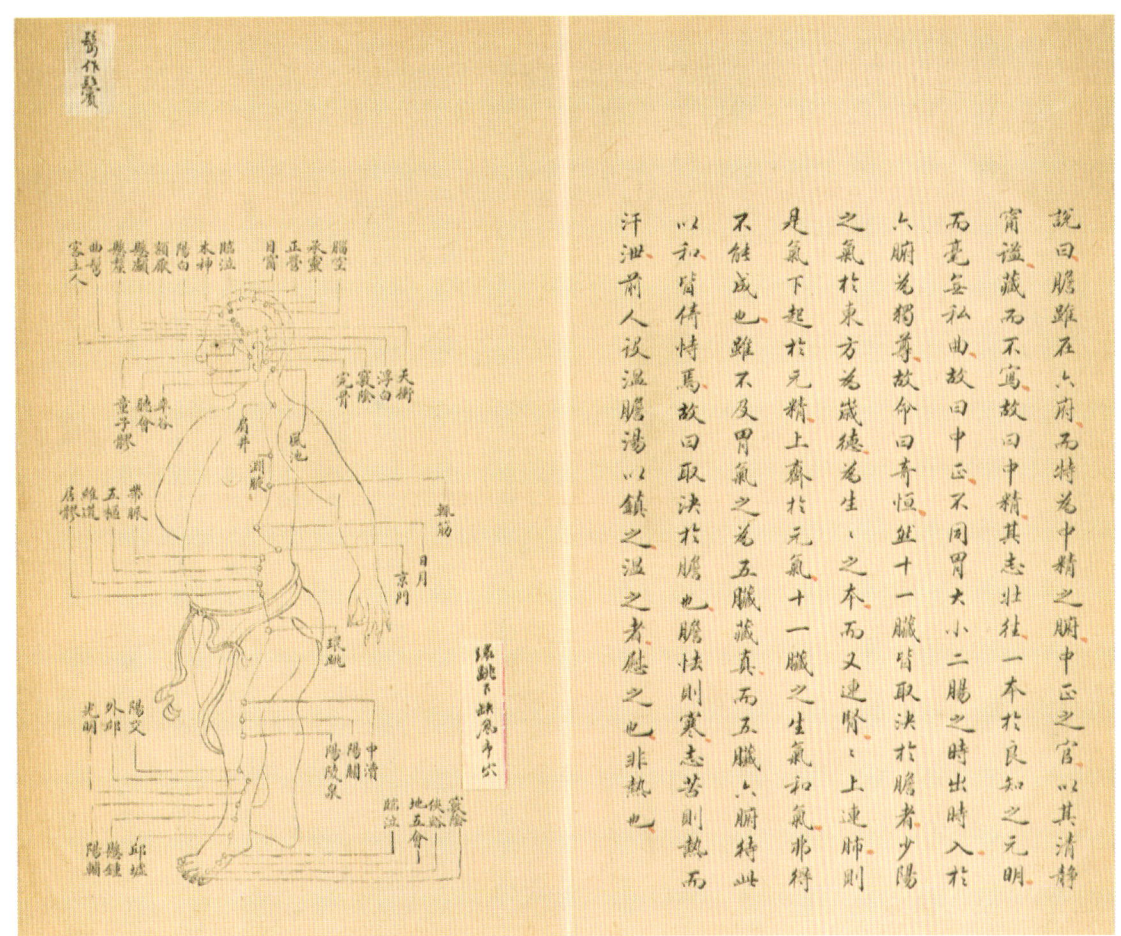

说曰：胆虽在六腑，而特为中精之腑、中正之官，以其清静宁谧，藏而不泻，故曰中精。其志壮往，一本于良知之元明，而毫无私曲，故曰中正。不同胃、大小二肠之时出时入，于六腑为独尊，故命曰奇恒。然十一脏皆取决于胆者，少阳之气于东方为岁德，为生生之本，而又连肾，肾上连肺，则是气下起于元精，上齐于元气。十一脏之生气和气，弗得不能成也。虽不及胃气之为五脏藏真，而五脏六腑待此以和，皆倚恃焉。故曰取决于胆也。胆怯则寒，志苦则热而汗泄。前人设温胆汤以镇之温之者，慰之也，非热也。

足少阳胆经穴图（图见上）

足少阳分寸歌

足少阳兮四十三,头上廿穴分三折,起自瞳子至风池,积数陈之依次第。
瞳子髎近眦五分,耳前陷中寻听会,客主人名上关同,耳前起骨开口空。
颔厌悬颅之二穴,脑空上廉曲角下,悬厘之穴异于兹,脑空下廉曲角上,
曲鬓耳上发际隅,率谷耳上寸半安,天冲耳后入发二,浮白入发一寸间;
窍阴即是枕骨空,完骨之上有空连,完骨耳后入发际,量得四分须用记。
本神神庭旁三寸,入发一寸耳上系;阳白眉上方一寸,发上五分临泣用。
发上一寸当阳穴,发上寸半目窗贡,正营发上二寸半,承灵发上四寸拥,
脑空发上五寸半,风池耳后发陷中。肩井肩上陷中求,大骨之前一寸半;
渊腋腋下方三寸,辄筋期下五分判。期门却是肝经穴,相去巨阙四寸半。
日月期门下五分,京门监骨下腰绊。带脉章门下寸八,五枢章下四八贯;
维道章下五寸三,居髎章下八寸三。章门缘是肝经①穴,下脘之旁九寸含。
环跳髀枢宛宛中,屈上伸下取穴同。风市垂手中指尽,膝上五寸中渎论;
阳关阳陵上三寸,阳陵膝下一寸从。阳交外踝上七

① 近:此上原有"却"字,不合七字韵文,据《经络汇编》删。
② 肝经:原作"脉经",据《经络汇编》改。

寸，踝上六寸外丘用；

踝上五寸光明穴，踝上四寸阳辅分，踝上三寸悬钟在，丘墟踝前之陷中。

此去侠溪四寸五，却是胆经原穴功。临泣侠溪后寸半，地五会去溪一寸，

侠溪在指岐骨间，窍阴四五二指端。

胆出于窍阴为井金，溜于侠溪为荥，注于临泣为腧，过于丘墟为原，行于阳辅为经，入于阳之陵泉为合。足少阳根于窍阴，溜于丘墟，注于阳辅，入于天容、光明也。足少阳之本在窍阴之间，标在窗笼之前，窗笼者，耳也。其穴即听宫。足少阳之别，名曰光明，别走厥阴，下络足跗，实则厥，虚则痿躄。

说曰：足少阳经当身之两胁上，及耳前后。手少阳亦绕耳前后。其行手足三阳之经，则皆中行，似有不可解者。盖手少阳为三焦，当两阳合明之中。足少阳本经则阳明，既以当前太阳，又当在后，此居其中者，非少阳乎。若厥阴，为两阴之合，又其起为太冲，太冲总督任而中起之，亦当中也。故手足厥阴、少阳为表里，皆行中行，职是故耳。其曰入于天容、光明，天容在缺盆，任脉之次第五行；光明在外踝上五寸，此则少阳之盛气所入也，而其穴别走厥阴，则与脏

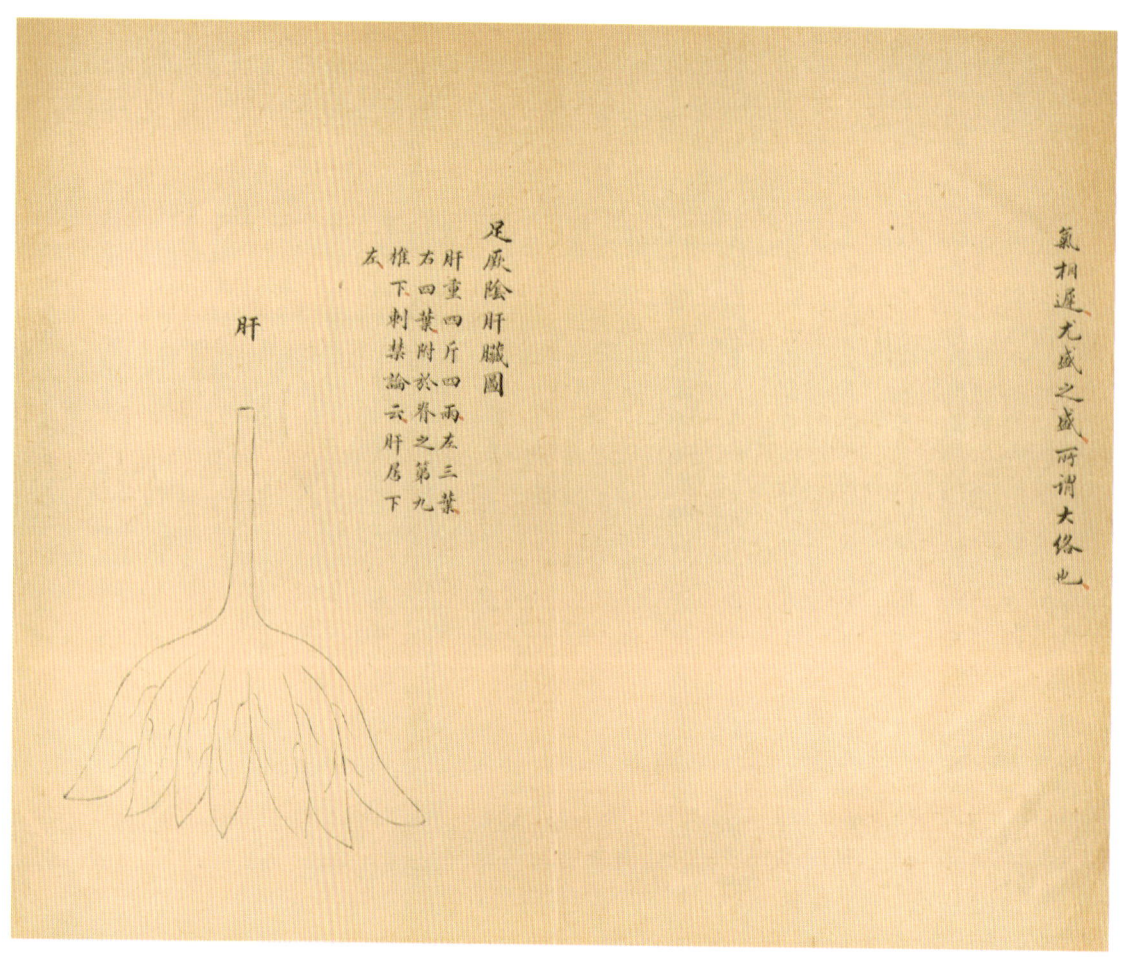

气相迟，尤盛之盛，所谓大络也。

足厥阴肝脏图（图见上）

肝重四斤四两。左三叶，右四叶。附于脊之第九椎下。《刺禁论》云：肝居下左。

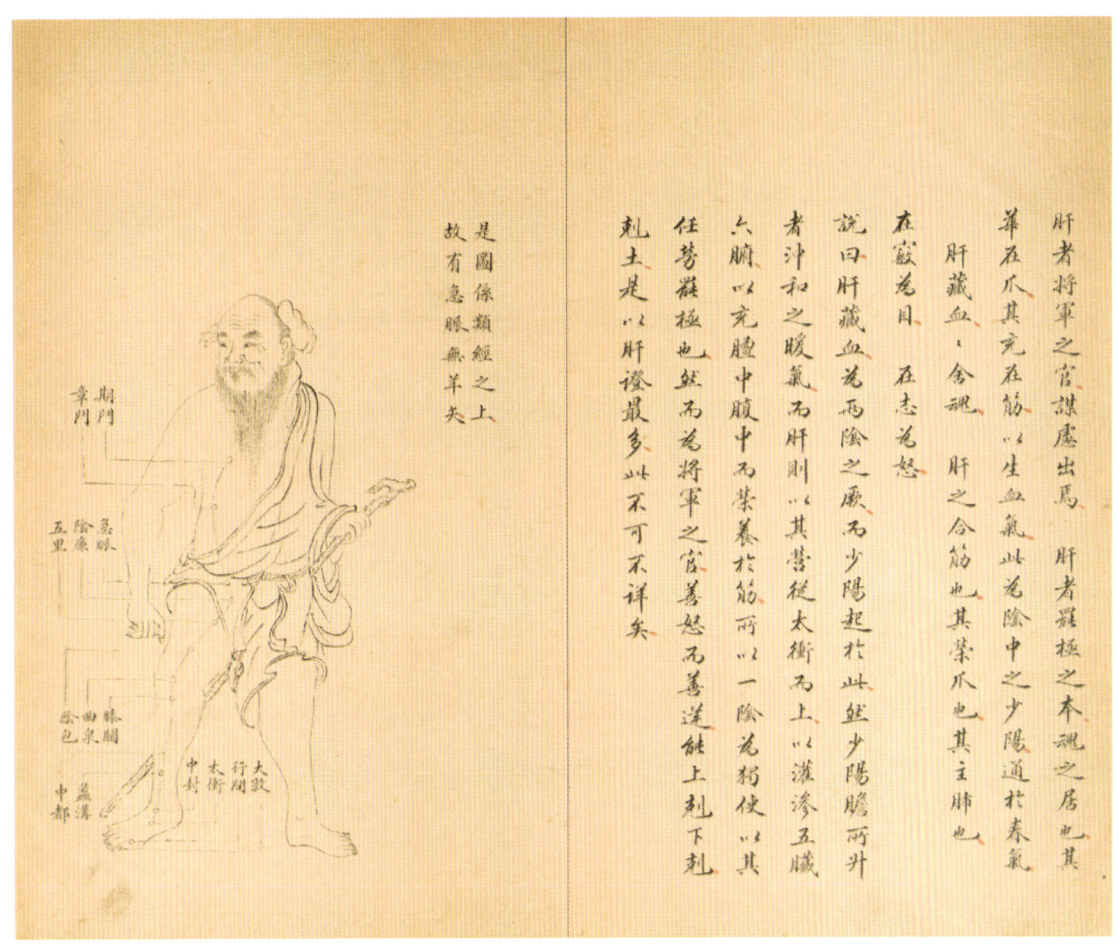

肝者，将军之官，谋虑出焉。肝者，罢极之本，魂之居也。其华在爪，其充在筋，以生血气。此为阴中之少阳，通于春气。肝藏血，血舍魂。肝之合筋也，其荣爪也，其主肺也。在窍为目，在志为怒。

说曰：肝藏血，为两阴之厥，而少阳起于此。然少阳胆所升者，冲和之暖气，而肝则以其营从太冲而上，以灌渗五脏六腑，以充膻中、腹中，而荣养于筋。所以一阴为独，使以其任劳罢极也。然而为将军之官，善怒而善逆，能上克下克，克土，是以肝证最多。此不可不详矣。

足厥阴肝经穴图（图见上）

是图系《类经》之上，故有急脉，无羊矢。

足厥阴分寸歌

足大指端名大敦，行间大指缝中存，太冲本节后二寸，踝前一寸号中封；
蠡沟踝上五寸是，中都①踝上七寸中，膝关犊鼻下二寸，曲泉曲膝尽横纹。
阴包膝上方四寸，气冲三寸下五里，阴廉冲下有二寸，羊矢冲下一寸许；
气冲却是胃经穴，鼠鼷之上一寸主；鼠鼷横骨端尽处，相去中行四寸正。
章门下脘旁九寸，肘尖尽处侧卧取，期门又在巨阙旁，四寸五分无差矣。

肝出于大敦为井木，溜于行间为荥，注于太冲为腧，行于中封为经，入于曲泉为合。厥阴根于大敦，结于玉英，络于膻中。足厥阴之本，在行间上五寸所，标在背腧也。本，中封；标，肝俞。足厥阴之别，名曰蠡沟，别走少阳。其别者，循胫上睾，结于茎。其病气逆则睾肿卒疝，实则挺长，虚则暴痒。

说曰：厥阴之经络起大敦，注太冲，故太冲为要穴，而其结于玉英，玉英即玉堂，在心主宫城之前，而络于膻中，是气之在胸者，肝得主之也。所以肝气之逆，必上于胸，而挟心火以侮肺，是症之属气逆，为胸痹者，大率皆肝矣。又其别

① 都：原作"节"，据《经络汇编》改。

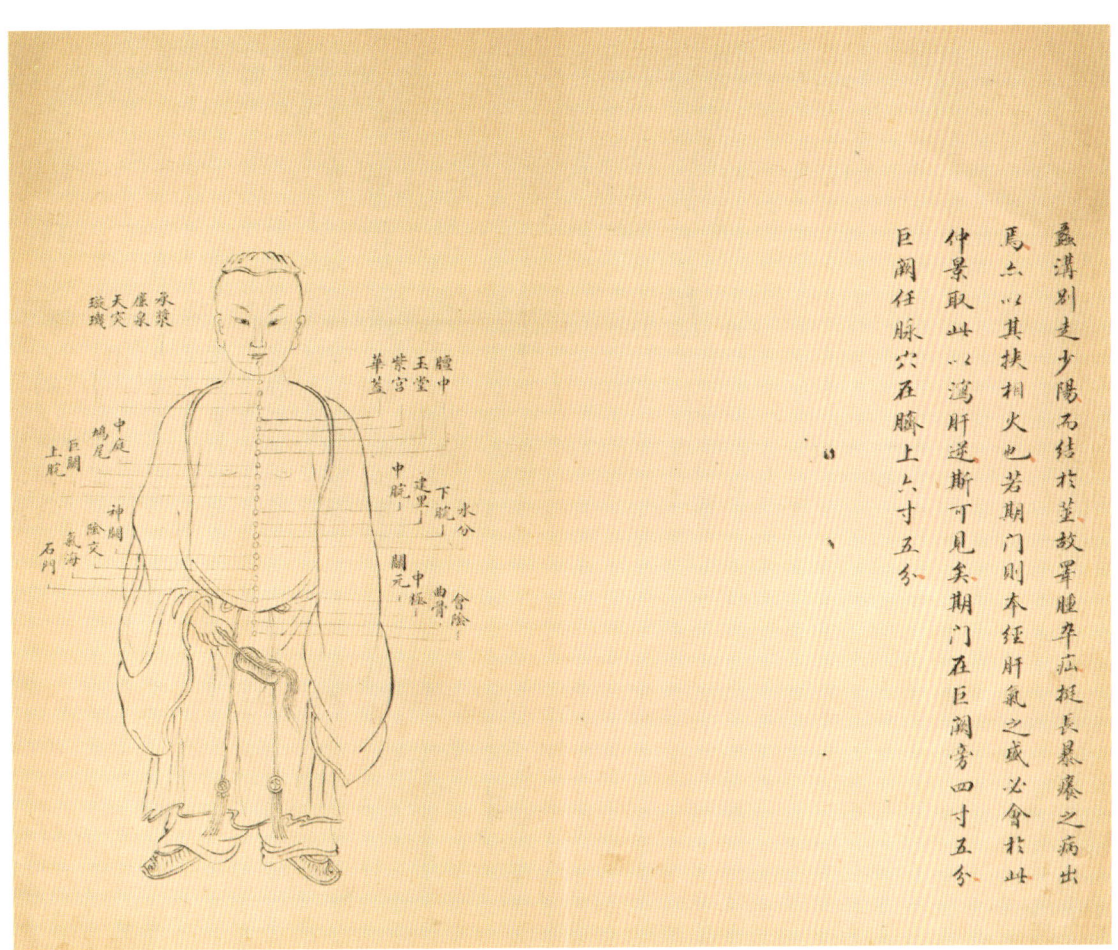

蠡沟，别走少阳，而结于茎，故睾肿卒疝、挺长暴痒之病出焉。亦以其挟相火也。若期门，则本经肝气之盛，必会于此。仲景取此以泻肝逆，斯可见矣。期门，在巨阙旁四寸五分；巨阙，任脉穴，在脐上六寸五分。

任脉经穴图（图见上）

任脉穴分寸歌

任脉会阴两阴间，曲骨毛际陷中安，中极脐下四寸取，关元脐下三寸连。
脐下二寸名石门，脐下寸半气海全，脐下一寸阴交穴，脐之中央即神阙。
脐上一寸为水分，脐上二寸下脘列。脐上三寸名建里，脐上四寸中脘许；
脐上五寸上脘在，巨阙脐上六寸五。鸠尾蔽骨下五分，中庭膻下寸六取；
膻中却在两乳间，膻上寸六玉堂主，膻上紫宫三寸二，膻上华盖四八举；
膻上璇玑五寸八，玑上一寸天突起，天突喉下约四寸，廉泉喉下骨尖已，
承浆颐前唇棱下，任脉中央行腹里。

说曰：腹为阴，任脉总诸阴之会。以五脏、心胞六阴皆聚于腹，而任得统之，以居两阳合明之中。中与冲脉会，上与宗气会，此所谓阴在内，阳之守也。唯六阴之气盛，而天癸盛，斯肾气盛，在男则精气溢泻，女则任脉通，冲气盛，而月以时下也。反是则纯阴不升，男子内结七疝，女子带下瘕聚也。然其气之统会在下，则聚气海而结关元；在上则显膻中而建玉堂，以上崇紫宫、华盖、璇玑，璇玑则斗勺之用，帝车之所广运也。所谓前曰广明者以此，而廉泉则又肾精

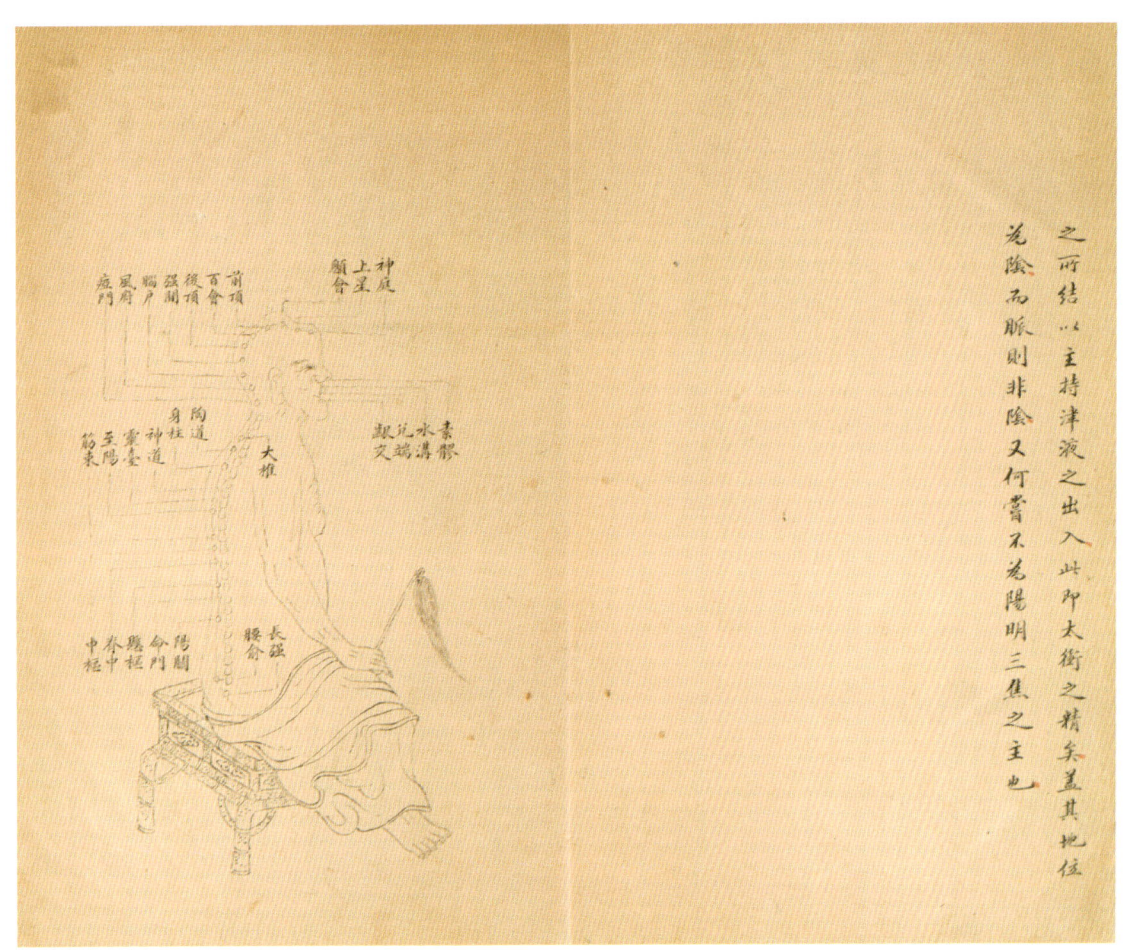

之所结,以主持津液之出入,此即太冲之精矣。盖其地位为阴,而脉则非阴,又何尝不为阳明三焦之主也。

督脉经穴图（图见上）

督脉穴分寸歌

督脉龈交唇内乡，兑端正在唇中央，水沟鼻下沟中索，素髎宜向鼻端详。
头形北高而南下，先以前后发际量，分为一尺有二寸，发上五分神庭当。
发上一寸上星位，发上二寸囟会良，发上前顶三寸半，发上百会五寸央。
会后寸半即后顶，会后三寸强门明，会后脑户四寸半，后发入寸①风府行；
发上五分哑门在，神庭至此十穴真。自此项骨下脊骶，分为二十有四椎。
大椎上有项骨在，约有三椎莫算之。尾有长强亦不算，中间廿一可排椎。
大椎大骨为第一，二椎节内陶道知，第三椎间身柱在，第五神道不须疑，
第六灵台至阳七，第九身内筋束思，十一脊中之穴在，十二悬枢之穴奇，
十四命门肾俞并，十六阳关自此明，廿一即是腰俞穴，脊尾骨端长强随。

说曰：督脉，行乎脊中，主太阳之中行，统诸阳之会，为阳脉之海。乃其原本少阴，经纬巨阳，而其直者贯脐中尖，上贯心，则未尝不兼冲脉而一之。凡所以总统诸阳者，皆在此矣。由上而观之，其神庭、百会，则六阳之盛，皆华于此，以内护泥丸至阴之精。此阳虽上盖，非浮阳也。于是囟会、脑户

---

① 寸：原作"半"，据《经络汇编》改。

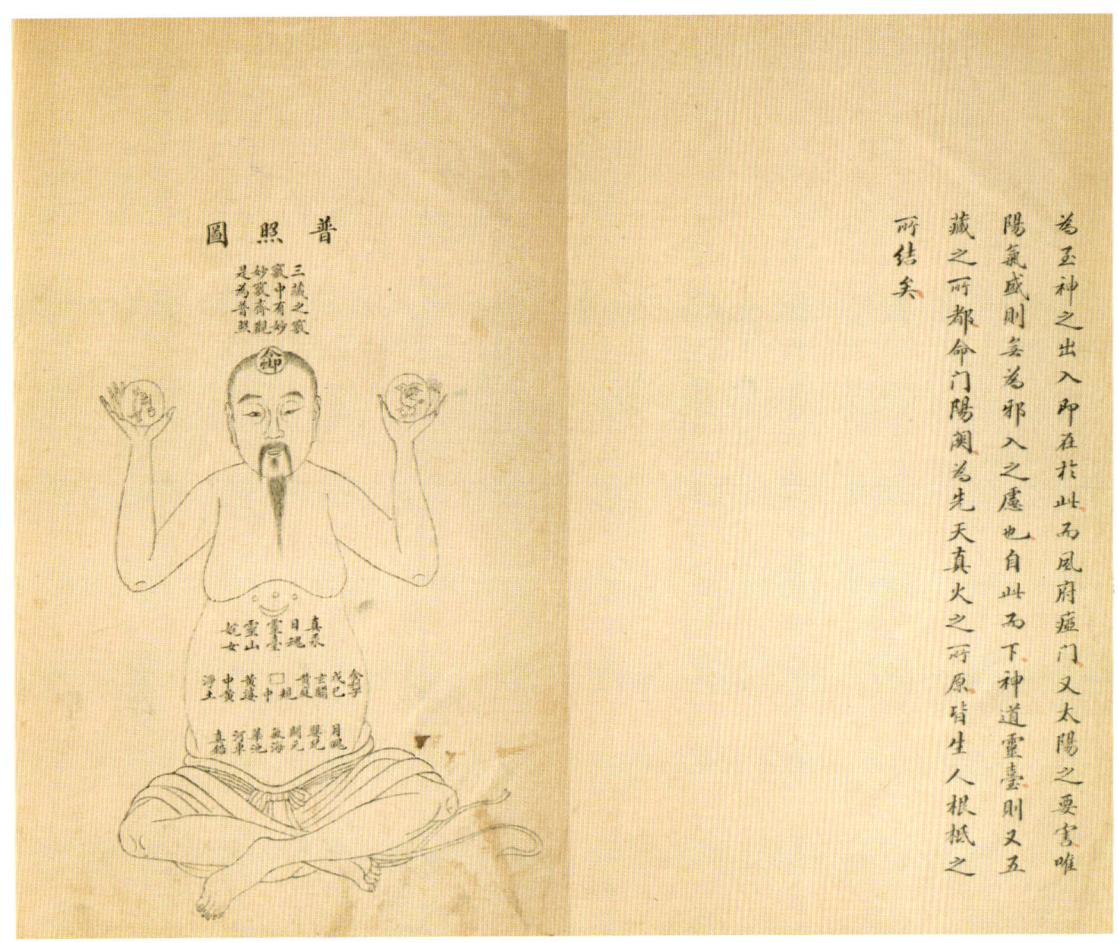

为至神之出入，即在于此。而风府、哑门，又太阳之要害，唯阳气盛则无为邪入之虑也。自此而下，神道、灵台，则又五脏之所都，命门、阳关，为先天真火之所原，皆生人根柢之所结矣。

普照图（图见上）

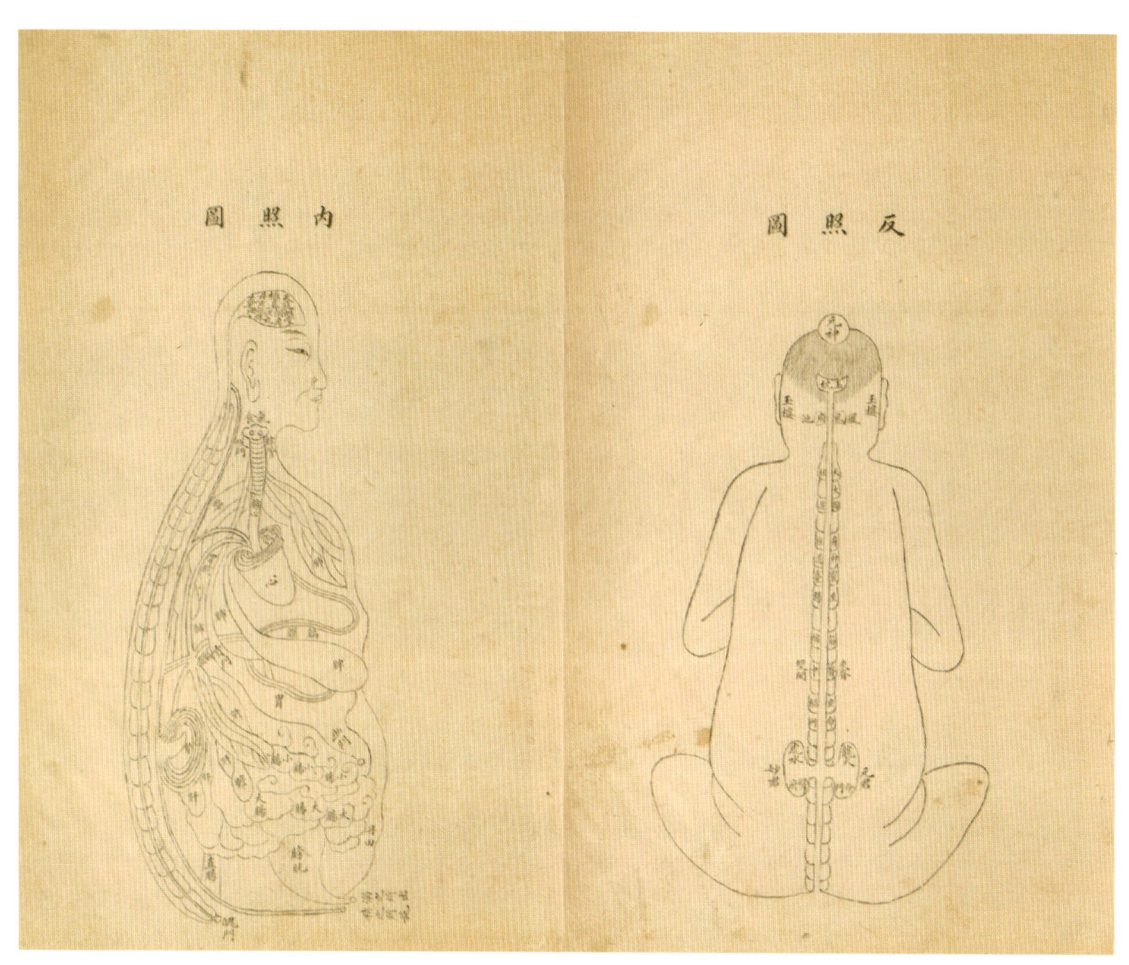

反照图（图见上）

内照图（图见上）

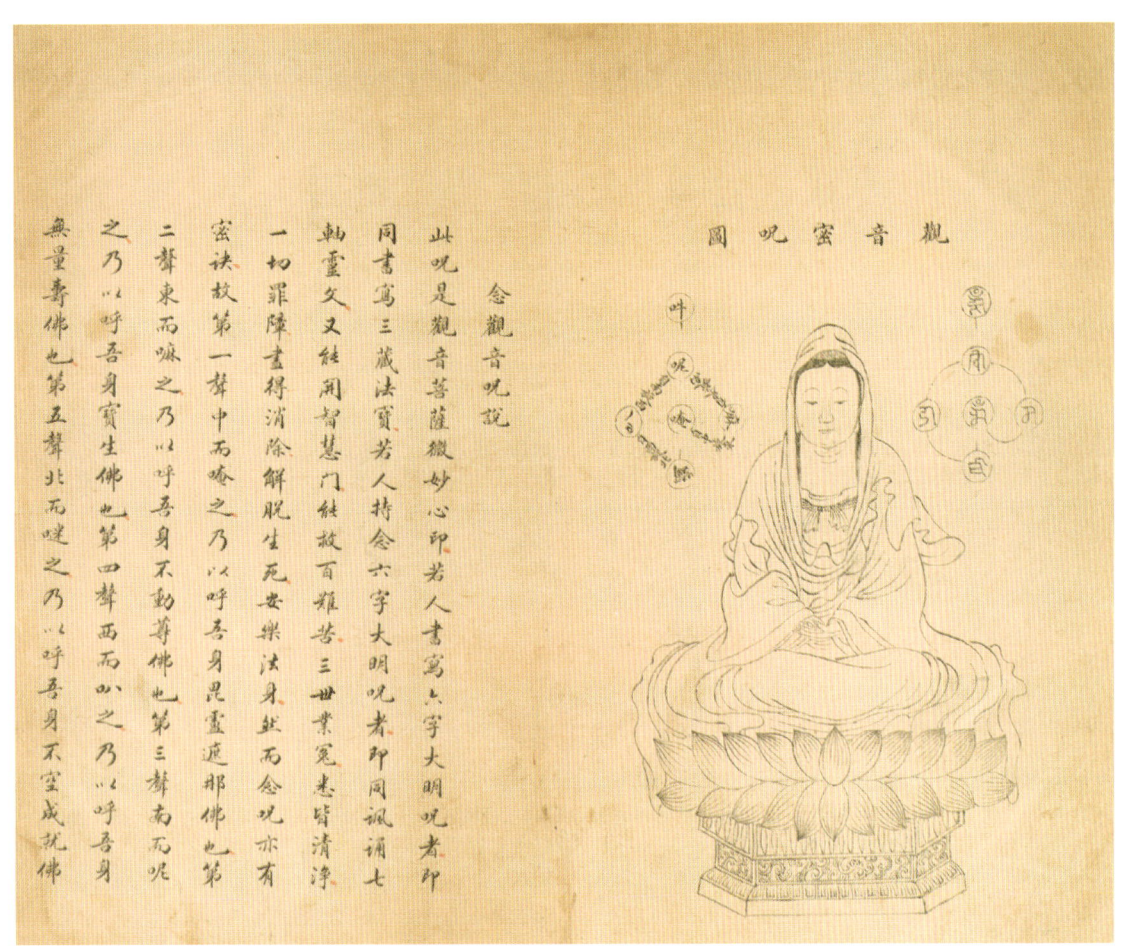

观音密咒图（图见上）

念观音咒说

此咒是观音菩萨微妙心印，若人书写六字大明咒者，即同书写三藏法宝；若人持念六字大明咒者，即同讽诵七轴灵文，又能开智慧门，能救百难苦；三世业冤，悉皆清净；一切罪障，尽得消除。解脱生死，安乐法身。然而念咒亦有密诀，故第一声中而唵之，乃以呼吾身昆灵遮那佛也。第二声东而嘛之，乃以呼吾身不动尊佛也；第三声南而呢之，乃以呼吾身宝生佛也。第四声西而叭之，乃以呼吾身无量寿佛也。第五声北而哒之，乃以呼吾身不空成就佛也。第六声复上返于喉，而作吽音者，乃以呼吾身大势至金刚也。久则五炁归元，即成就不思议功德，而证圆通也。

九鼎炼心说

日也者，天之丹也，黑而荡之，则日不丹。心也者，人之丹也，物而霾之，则心不丹。故炼丹也者，炼去阴霾之物，以复其心之本体，天命之性之自然也。天命之性，吾之真金也，人人之所必有者。气质之性，金之浊滓也。上智之所不无者，若以人伦日用之火而日炼之，则气质之性日除；气质之性日除，则天命之性自见矣。故五帝三王君也，而以君道而日炼其心；伊傅周召相也，而以相道而日炼其心，孔曾思孟师也，而以师道而日炼其心。无时而不心在于道，无时而不以道而炼其心，此乃古先大圣大贤为学之要法，百炼、炼心、炼性之明训也。

八识归元说

释氏谓，人之受生，必从父精母血与前生之识神，三相合而后成胎。精气受之父母，神识不受之父母也，盖从无始劫流来，亦谓之生灭性。故曰：生灭与不生灭和合，而成八识也。盖造化间有个万古不移之真宰，又有个与时推移之气运。真宰与气运合，是谓天命之性。天命之性者，元神也；气质之性者，识神也。故儒家有变化气质之言，禅宗有返识为智之法。今人妄认方寸中有个昭昭灵灵之物，浑然与物同体，便以为元神在。是殊不知此即死死生生之

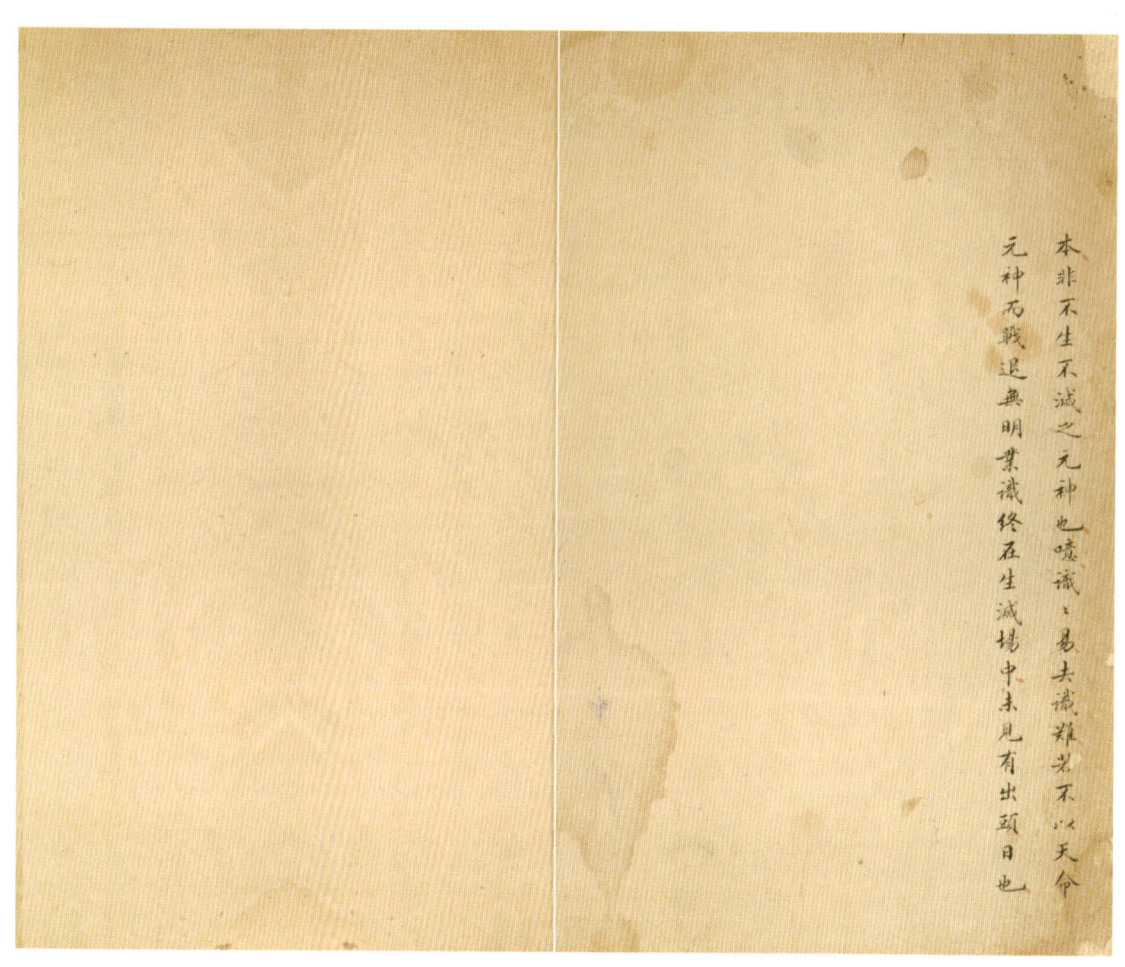

本，非不生不灭之元神也。噫，识识易，去识难，若不以天命元神而战退无明业识，终在生灭场中，未见有出头日也。

十四经发挥

元·滑寿 撰　王旭东 校订

明抄本

《十四经发挥》三卷，附图十六幅，元·滑寿（字伯仁，晚号樱宁先生）著，成书于元至正初年（1341）。作者沿用元太医院忽泰著《金兰循经取穴图解》中"循经考穴"方式，对周身354穴逐一归经，按《灵枢·经脉》十二经流注次序及方向排列，依《圣济总录》录写了十二经之经脉病证内容，参以滑氏补注、校勘内容。本书最先确立人体腧穴以十四经脉为统领的分类排列形式，奠定了腧穴归经和顺经排列次序的基础，对后世腧穴归经及排列产生了巨大影响，是针灸学术史上的重要典籍之一，在针灸发展史上具有十分重要的地位，更被日本学者奉为"习医之根本"。此次所选底本乃现存最早之明抄本。

十四经发挥序

　　人具九脏之形，而气血之运，必有以疏载之，其流注则曰历，曰循，曰经，曰至，曰抵[1]；其交际则曰会，曰过，曰行，曰达者；盖有所谓十二经焉。十二经者，左右手足各备，阴阳者三，阴右而阳左也，阳顺布而阴逆施也。以三阳言之，则太阳、少阳、阳明；阳既有太少矣，而又有阳明者何？取两阳合明之义也。以三阴言之，则太阴、少阴、厥阴；阴既有太少矣，而又有厥阴者何？取两阴交尽之义也。非徒经之有十二也，而又有所谓经络[2]者焉；经络之数，三百六十有五，所以附经而行，周流而不息也。至若阴阳维、跷、冲、带六脉，固皆有所系属，而唯有督、任二经，则苞[3]乎腹背而有专穴；诸经满而溢者，此则

---

①抵：底本漫漶，据日本庆长元年（1596）小濑甫庵刊本（以下简称为"小濑甫庵本"）补。
②经络：小濑甫庵本作"孙络"，下文"经络之数"作"孙络之数"，可参。
③苞：通"包"。

受之,初不可谓非常经而忽略焉,法宜与诸经并论,通考其隧穴六百五十有七者,而施治功,则医之神秘尽矣。盖古之圣人契乎至灵,洞视无隐,故能审经[1]脉之真,源[2]虚实之变,建名立号,使人识而治之。虽后世屡至抉膜导腋[3],验幽索隐,卒不能越其范围,圣功之不再,壹至是乎?由此而观,学医道不可不明乎经络,经络不明,而欲治夫痰疾,犹习射而不操弓矢,其不能也决矣。濂之友滑君,深有所见于此,以《内经·骨空》诸论,及《灵枢·本输篇》,所述经脉辞旨简严,读者未[4]易即解,于是训其字义,释其名物,疏其本旨,正其句读,厘为三卷,名曰《十四经发挥》。复虑隧穴之名,难于记忆,联成韵语,附于各经之后,其有功于斯世也,不

---

①经:小鸥甫庵本作"系",可参。
②源:小鸥甫庵本作"原",可参。
③腋:承淡安《校注十四经发挥》作"窍"。
④未:原作"夫",据小鸥甫庵本改。

亦远哉！世之著医书者，日新月盛，非不繁且多也，汉之时仅七家耳，唐则增为六十四，至宋遂至一百七十又九，其发明方药，岂无其人；纯以《内经》为本，而弗之杂者，抑何其鲜也！若今之张元素、刘完素、张从正、李杲四家，其立言垂范，殆或庶几者乎？今吾滑君起而继之，凡四家微辞秘旨，靡不贯通，发挥之作，必将与其书并传无疑也。呜呼！橐籥一身之气机，以补以泻，以成十全之功者，其唯针砭之法乎。若不明于诸经而误施之，则不假锋刃而戕贼人矣，可不惧哉！纵诿曰：九针之法，传之者盖鲜，苟以汤液言之，亦必明于何经中邪，然后注何剂而治之；奈何粗工绝弗之谓也。滑君此书，岂非医涂之舆梁也欤！濂故特为序之以传，非深知滑君者，未必不以其言为过情也。滑君名寿，字伯仁，许昌人，自号为撄宁生，博通经史诸家言，为文辞温雅有法，而尤深于医。江南诸医，未能或之先也。所著又有《素问钞》《难经本义》行于世。《难经本义》，云林危先生素尝为之序云。

翰林学士亚中大夫知制诰兼修国史金华宋濂谨序

十四经发挥序

观文于天者,非宿度无以稽七政之行;察理于地者,非经水无以别九围之域。矧夫人身而不明经脉,又焉知荣卫之所统哉。此《内经·灵枢》之所由作也。窃尝考之,人为天地之心,三才盖一气也。经脉十二,以应经水,经[1]络三百六十有五,以应周天之度,气穴深浅,以应周期之日。宜乎荣气之荣于人身,昼夜环周,轶天[2]旋之度,四十有九。或谓卫气不循其经,殆以昼行诸阳,夜行诸阴之异,未始相从,而亦未尝相离也。夫日星虽殊,所以丽乎天者,皆阳辉之昭著也;河海虽殊,所以行乎地中者,实一水之流衍也。经络虽交相贯属,所以周于人身者,一荣气也。噫!七政失度,则灾眚见焉;经水

---

[1] 经:小猎菑庵本作"孙"。
[2] 天:原作"大",据小猎菑庵本改。

失道，则泽潦作焉；经脉失常，则所生是动之疾，由是而成焉。以故用针石者，必明俞穴，审开阖，因以虚实，以补泻之。此经脉本输之旨，尤当究心。《灵枢》世无注本，学者病焉；许昌滑君伯仁父，尝著《十四经发挥》，专疏手足三阴三阳及任督也。观其图章训释，纲举目张，足以为学者出入向方，实医门之司南也。既成，将锓梓以传，征余叙其所作之意。余不敏，辄书三才一气之说以归之。若别经络筋骨之属，则此不暇备论也。

时 至正甲辰中秋日 四明吕复养生主书于骠骑山之樵舍

自序

人为血气之属，饮食起居，节宣[1]微爽，不能无疾。疾之感人，或内或外，或小或大，为是动，为所以生病，咸[2]不出五脏六腑，手足阴阳。圣智者兴，思有以治之，于是而入者，于是而出之也。上古治病，汤液醪醴为症[3]少，其有疾，率取夫空穴经隧之所统系。视夫邪之所中，为阴，为阳，而灸刺之，以驱去其所苦，观《内经》所载服饵之法才一二，为灸者四三，其他则明针刺，无虑十八九。针之功其大矣。厥后方药之说肆行，针道遂寝不讲，灸法亦仅而获存。针道微而经络为之不明，经络不明则不知邪之所在。求法之动中机会，必捷如响，亦难矣。兹昔轩辕氏、岐伯氏斤斤问答，明经络之始末，相孔穴之分寸，探幽摘邃。布在方册，亦欲使天

---

① 宣：小濑甫庵本作"宜"。
② 咸：原作"成"，据小濑甫庵本改。
③ 症：小濑甫庵本作"甚"，义长。

下之为治者。视天下之疾，有以究其七情六淫之所自，及则以察夫某为某经之陷下也，某为某经之虚若实可补泻也，某为某经之表里可汗可下也。针之灸之，药之饵之，无施不可，俾免大人[1]嚬蹙呻吟，抑已备矣。远古之书，渊乎深哉，于初学或未易也，及以《灵枢经·本输篇》《素问·骨空》等论，哀而集之，得经十二，任督脉之[2]行腹背者二，其隧穴之周于身者，六百五十有七，故其阴阳之所以往来，推其骨空之所以驻会，图章训释，缀以韵语，厘为三卷，目之曰《十四经发挥》，庶几乎发前人之万一，且以示初学者，于是而出入之向方也。乌乎！故[3]图以穷其源，因文以求其义，尚不戾前人之心；后之君子，察其勤而正其不逮，是所望也。

至正初元闰月六日　许昌滑寿自序

---

① 大人：小濑甫庵本作"夫"，义长。
② 之：原作"云"，据小濑甫庵本改。
③ 故：小濑甫庵本作"考"，义长。

十四经发挥凡例

○十二经所列次第，并以流注之序为之先后，附以任督二奇者，以其有专穴也。总之为十四经云。

○注者，所以释经也。其训释之义，凡有三焉：训字一义也，释身体腑脏名物一义也，解经一义也。其载穴法分寸，则圈以别之。

○各经既于本经详注处所，其有他经交会处，但云见某经，不必复赘。

○经脉流注，本经曰历，曰循，曰至，曰抵；其交会者曰会，曰过，曰行。其或经行之处，既非本穴，又[1]非交会，则不以统之。

○奇经八脉，虽不若十二经之有常道，亦非若诸络脉之微妙也。任督二脉之直行者，既已列之十四经，其阴阳维、跷、冲、带六脉，则别具编末，以备参考。

目录

上卷　手足阴阳流注篇

中卷　十四经脉气所发篇

下卷　奇经八脉篇　附：仰伏人尺寸图

---

[1] 又：原作"人"，据小獭甫庵本改。

十四经发挥卷上：手足阴阳流注篇

许昌　滑寿　著

凡人两手足，各有三阴脉、三阳脉，以合为十二经也。

三阴，谓太阴、少阴、厥阴；三阳，谓阳明、太阳、少阳也。人两手足，各有三阴脉、三阳脉，相合为十二经也。手三阴，谓太阴肺经、少阴心经、厥阴心包经；手三阳，谓阳明大肠经、太阳小肠经、少阳三焦经。足三阴，谓太阴脾经、少阴肾经、厥阴肝经；足三阳，谓阳明胃经、太阳膀胱经、少阳胆经。谓之经者，以血气流行，经常不息者而言；谓之脉者，以血理分派[1]行体者而言也。

手之三阴，从脏走至手；手之三阳，从手走至头。足之三阳，从头下走至足；足之三阴，从足上走入腹。

手三阴从脏走至手：谓手太阴起中焦，至出大指之端；手少阴起心中，至出小指之端；手厥阴起胸中，至出中指之端。手三阳从手走至头：谓手阳明起大指次指之端，至上挟鼻孔；手太阳起小指之端，至目内眦；手少阳起小指次指之端，至目锐眦。足三阳从头走至足：谓足阳明起于鼻，至入中指内间；足太阳起目内眦，至小指外侧端；足少阳起目锐眦，至入小指次指间。足三阴从足走入腹：谓足太阴起大指之端，至属脾络胃；足少阴起足心，至属肾络膀胱；足厥阴起大指聚毛，至属肝络胆。足三阴虽曰从足入腹，然太阴乃复上膈挟咽，散舌下；少阴乃复从肾上，挟舌本；厥阴乃复上出额，与督脉会于巅，兼手太阴从肺系横出腋下；手少阴从心系上肺出腋下；手厥阴循胸出胁，上抵腋下。此又秦越人所谓诸阴脉皆至颈胸而还者也。而厥阴则又上出于巅，盖厥阴之

---

[1] 派：小猎甫庵本作"裹"。

尽也。所以然者，示阴无可尽之理，亦犹易之硕果不食，示阴无可尽之义也。然易之阴阳以气言，人身之阴阳以脏象言，气则无形，而脏象有质，气阴而质阴也。然则无形者贵乎阳，有质者贵乎阴欤？

络脉传注，周流不息。

络脉者，本经之旁支，而别出以联络于十二经者也。本经之脉，由络脉而交他经；他经之交，亦由是焉。传注周流，无有停息也。夫十二经之有络脉，犹江汉之有沱潜也；络脉之传注于他经，犹沱潜之旁导于他水也。是以手太阴之支者，从腕后出次指端，而交于手阳明；手阳明之支者，从缺盆上挟口鼻，而交于足阳明；足阳明之支者，别跗上，出大指端，而交于足太阴；足太阴之支者，从胃别上膈，注心中而交于手少阴；手少阴则直自本经少冲穴，而交于手太阳，不假支授，盖君者出令者也；手太阳之支者，别颊上至目内①眦，而交②于足太阳；足太阳之支③者，从髆内左右别下合腘中，下至小指外侧端，而交于足少阴；足少阴之支者，从肺出，注胸中而交于手厥阴；手厥阴之支者，从掌中循小指次指出其端，而交于手少阳；手少阳之支者，从耳后出，至目锐眦而交于足少阳；足少阳之支者，从跗上入大指爪甲，出三毛而交于足厥阴；足厥阴之支者，从肝别贯膈，上注肺而交于手太阴也。

故经脉者：行血气，通阴阳，以荣于身者也。

通结上文，以起下文之义。经脉之流行不息者，所以运行血气，流通阴阳，以荣养于人身者也。不言络脉者，举经以该之。

其始从中焦，注手太阴、阳明，阳明注足阳明、太阴，太阴注手少阴、太阳，太阳注足太阳、少阴，少阴注手心主少阳，少阳注足少

① 内：原作"而"，据明刻《薛氏医按》本改。
② 交：原作"入"，据明刻《薛氏医按》本改。
③ 支：原作"交"，据明刻《薛氏医按》本改。

阳、厥阴，厥阴复还注手太阴。

始于中焦，注手太阴，终于注足厥阴，是经脉之行一周身也。其气常以平旦为纪，以[1]漏水下百刻，昼夜流行，与天同度，终而复始也。

气，营气；纪，统纪也。承上文言经脉之行，其始则起自中焦，其气则常以平旦为纪也。营气，常以平旦之寅时为纪，由中焦而始注手太阴，以次流行也；不言血者，气行则血行，可知漏水下百刻，昼夜流行。与天同度者，言一昼夜漏下百刻之内，人身之经脉流行，无有穷止，与天同一运行也。盖天以三百六十五度四分度之一为一周天，而终一昼夜。人之荣卫，则以五十度周于身，气行一万三千五百息，脉行八百一十丈，而终一昼夜，适当明日之寅时，而复会于手太阴，是与天同度，终而复始也。或云：昼夜漏刻有长短，其营气盈缩当何如？然漏刻虽有短长之殊，而五十度周身者，均在其中，不因[2]漏刻而有盈缩也。

右本篇正文，与《金兰循经》[3]同。

十四经发挥卷上

---

[1] 以：此上原有"句"字，据小濑甫庵本删。
[2] 因：原作"同"，据明刻《薛氏医按》本改。
[3] 《金兰循经》：又名《金兰循经取穴图解》，元太医院针灸科教授忽泰编。此书正文源自王惟一《铜人腧穴针灸图经》。

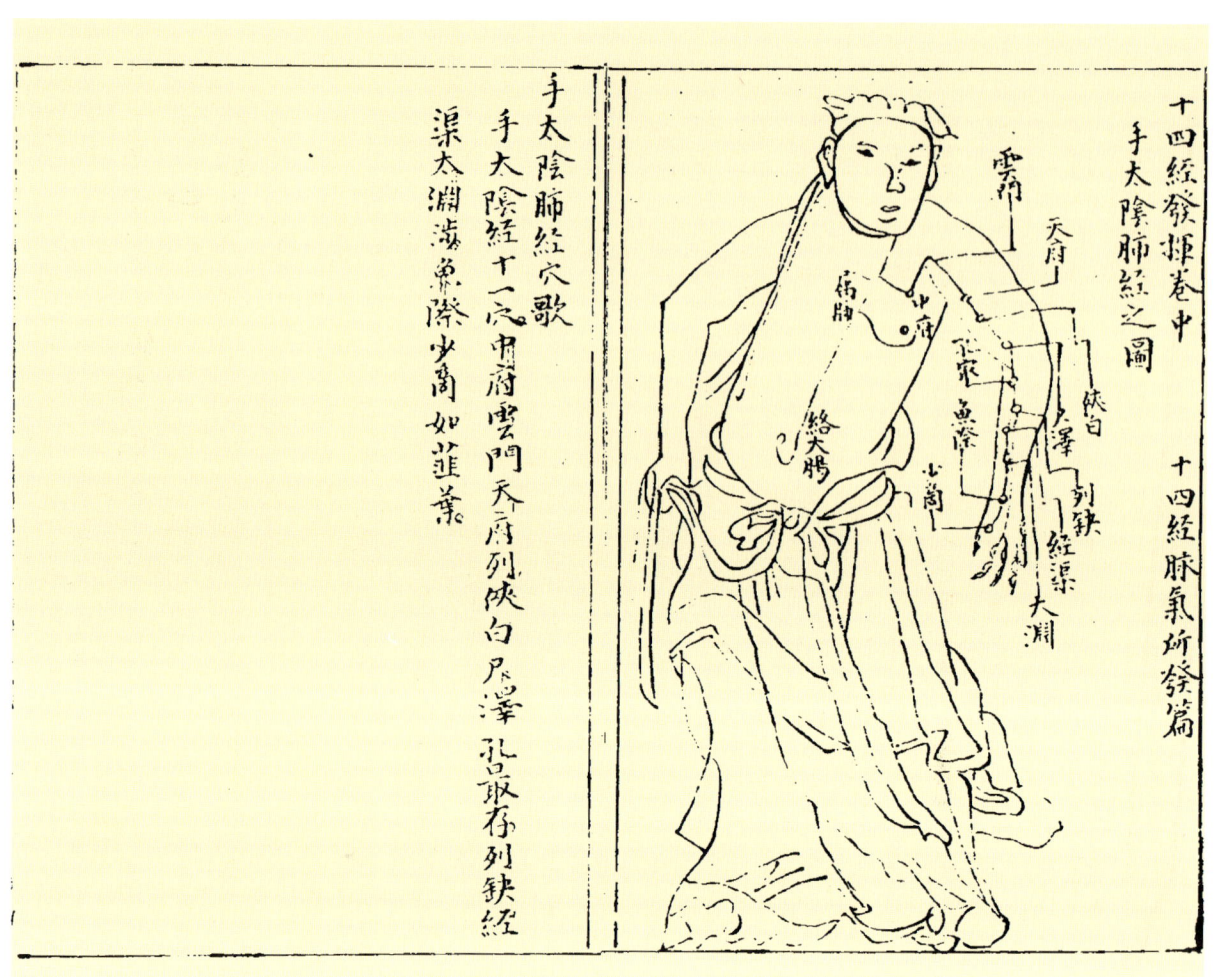

十四经发挥卷中：十四经脉气所发篇

手太阴肺经之图（图见上）

手太阴肺经穴歌

手太阴肺十一穴，中府云门天府列，侠白尺泽孔最存，列缺经渠太渊涉，
鱼际少商如韭叶。

手太阴,肺之经 凡十一穴、左右共二十二穴。○是经多气少血

肺之为脏,六叶两耳,四垂如盖,附着于脊之第三椎中,有二十四空,行列分布诸脏清浊之气,为五脏华盖云。

手太阴之脉,起于中焦,下络大肠,还循胃口,上膈属肺。

起,发也;络,绕也,还复也;循,巡也,又依也,沿①也;属,会也。中焦者,在胃中脘,当脐上四寸之分;大肠,注见本经;胃口,胃上下口也;胃上口,在脐上五寸上脘穴;下口,在脐上二寸下脘穴分也;膈者,隔也,凡人心下有膈膜与脊胁周回相着,所以遮膈浊气,不使上薰于心肺也。手太阴起于中焦,受足厥阴之交也,由是循任脉之外,足少阴经脉之里,以次下行,当脐上一寸水分穴之分,绕络大肠。手太阴、阳明相为表里也。乃复行本经之外,上循胃口,迤逦上膈而属会于肺,荣气有所归于本脏也。

从肺系横出腋下,下循臑内,行少阴心主之前,下肘中。

肺系,谓喉咙也;喉以候气,下接于肺。肩下肋上际曰腋,膊下对腋处为臑,肩肘之间也。臑尽处为肘,臂节也。自肺脏循肺系出而横行,循胸部第四行之中府云门,以出腋下,下循臑内,历天府、侠白,行手少阴手心主之前,下入肘中,抵尺泽穴也。盖手少阴循臑臂,出小指之端,手心主循臑臂,出中指之端,手太阴则行乎二经之前也。○中府穴,在云门下一寸,乳上三肋间,动脉应手陷中。云门,在巨骨下,侠气户傍二寸陷中,动脉应手,举臂取之。天府,在腋下三寸臑②内廉动脉中。侠白,在天府下去肘五寸动脉中。尺泽,在肘中约纹上动脉两筋中。

---

①治:原作"沿",据小濑甫庵本改。
②臑:此上原有"以取之",据小濑甫庵本删。

循臂内上骨下廉，入寸口上鱼[1]，循鱼际，出大指之端。

肘以下为臂。廉，隅也，边也。手掌后高骨傍，动脉为关。关前动脉为寸口。曰鱼，曰鱼际云者，谓掌骨之前，大指本节之后，其肥肉隆起处，统谓之鱼。鱼际，则其间之穴名也。既下肘中，乃循臂内，上骨之下廉，历孔最、列缺，入寸口之经渠、太渊以上鱼，循鱼际出大指之端，至少商穴而终也。端，杪也。○孔最穴，去腕上七寸。列缺，去腕侧上一寸五分，以手交叉头指（当作食指）末[2]，筋骨罅中络穴也。经渠，在寸口陷中。太渊，在掌后陷中。鱼际，在大指本节后内侧散脉中。少商，在大指端内侧，去爪甲如韭叶，白肉内宛宛中。

其支者，从腕后直出次指内廉，出其端。

臂骨尽处为腕，脉之大隧为经，交经者为络。本经终于出大指之端矣，此则从腕后列缺穴，达次指内廉出其端，而交于手阳明也。

是动，则病肺胀满，膨膨而喘咳，缺盆中痛，甚则交两手而瞀，此为臂厥，是主肺所生病者。咳嗽上气，喘渴，烦心，胸满，臑臂内前廉痛，掌中热。气盛有余，则肩背痛，风寒（寒字疑衍），汗出中风，小便数而欠。虚则肩背痛，寒，少气不足以息，溺色变，卒遗矢无度。盛者，寸口大三倍于人迎。虚者，寸口反小于人迎也。

---

①鱼：此下原衍"句"字，据《灵枢·经脉》删。
②末：底本版蚀缺字，据《窦太师流注指要赋》补。

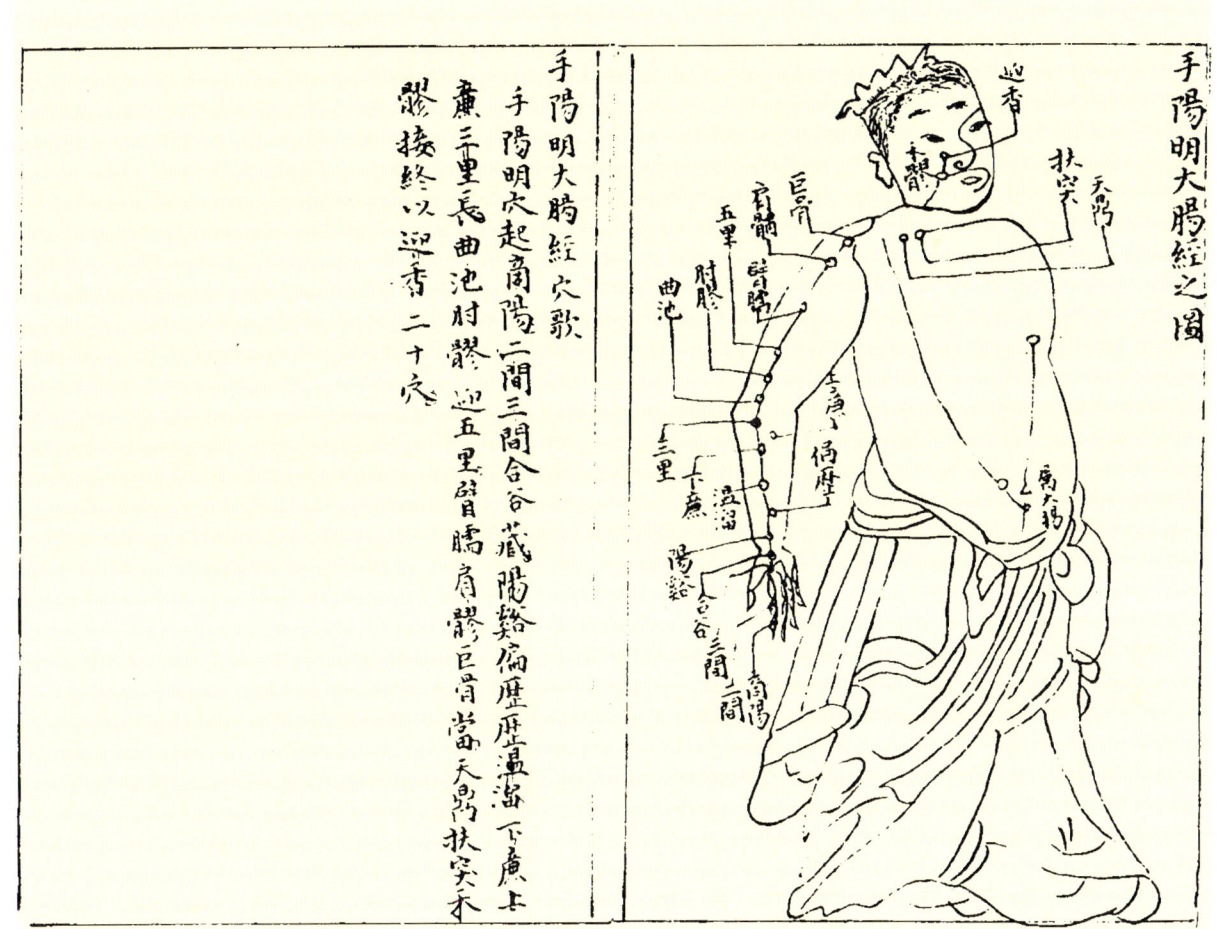

手阳明大肠经之图（图见上）

手阳明大肠经穴歌

手阳明穴起商阳，二间三间合谷藏，阳溪偏历历温溜，下廉上廉三里长；
曲池肘髎迎五里，臂臑肩髃[1]巨骨当，天鼎扶突禾髎接，终以迎香二十穴。

---

① 髃：原作"髎"，据原图及小獭甫庵本改。

手阳明，大肠之经凡二十穴、左右共四十穴。○是经气血俱多[1]

大肠长二丈一尺，广四寸，当脐右回十六曲。

手阳明之脉，起于大指次指之端，循指上廉，出合谷两骨之间，上入两筋之中。大指次指：大指之次指，谓食指也。手阳明，大肠经也。凡经脉之道，阴脉行手足之里，阳脉行手足之表。此经起于大指次指之端商阳穴，受手太阴之交，行手阳之分也。由是循指之上廉，历二间、三间，以出合谷两骨之间，复上入阳溪两筋之中。○商阳，在手大指次指内侧，去爪甲角如韭叶。二间，在手大指次指本节前，内侧陷中。三间，在手大指次指本节后，内侧陷中。合谷，在手大指次指歧骨间陷中。阳溪，在腕中上侧两筋陷中。

循臂上廉，入肘外廉，循臑外前廉，上肩。

自阳溪而上，循臂上廉之偏历、温溜、下廉、上廉、三里，入肘外廉之曲池，循臑外前廉，历肘髎、五里、臂臑，络臑会，上肩，至肩髃穴也。○偏历，在腕中后三寸。温溜，在腕后，小士五寸，大士六寸。下廉，在辅骨下，去上廉一寸。上廉，在三里下一寸[2]。三里，在曲池下二寸，按之肉起。曲池，在肘外辅骨屈肘曲骨之中，以手拱胸取[3]之。肘髎，在肘大骨外廉陷中。五里，在肘上三寸，行向里，大脉中央[4]。臂臑，在肘上七寸。臑会，见手少阳经，手阳明之络也。肩髃，在肩端，两骨间陷者宛宛中，举臂有空。

出髃骨之前廉，上出柱骨之会上。

肩端两骨之间，为髃骨；肩胛上际会处，为天柱骨。出髃骨前廉，循巨骨穴，上出柱骨之会，上会于大椎。○巨骨穴，在肩端上，

---

① 经气血俱多：此五字原无，据本书体例及小獭肯庵本补。
② 下一寸：原作"十寸"，据明刻《薛氏医按》本改。
③ 取：原版阙，据小獭肯庵本补。
④ 央：原无，据小獭肯庵本补。

行两叉骨间陷中。大椎，见督脉，手足三阳督脉之会。

下入缺盆，络肺，下膈，属大肠。

自大椎而下入缺盆，循足阳明经脉外，络绕肺脏。复下膈，当天枢之分会，属于大肠也。○缺盆、天枢，见足阳明经。

其支别者，从缺盆上颈，贯颊，入下齿缝中。

头茎为颈，耳以下曲处为颊，口前小者为齿。其支别者，自缺盆上行于颈，循天鼎、扶突上贯于颊，入下齿缝中。○天鼎在颈，缺盆上扶突[1]后一寸。扶突，在气舍后一寸五分，仰而取之。又云：在人迎后一寸五分。

还出挟口，交人中，左之右，右之左，上挟鼻孔。

口唇上，鼻柱下，为人中。既入齿缝，复出挟两口吻，相交于人中之分，左脉之右，右脉之左，上挟鼻孔，循禾髎、迎香，而终以交于足阳明也。○人中穴，见督脉，为手阳明、督脉之会。禾髎，在鼻孔下，挟水沟旁五分。迎香，在禾髎上一寸，鼻孔旁五分。是动，则病齿痛颈肿，是主津液所生病者。目黄，口干，鼽衄，喉痹，肩前臑痛，大指次指痛，不用。气盛[2]有余，则当脉所过者热肿；虚，则寒栗不复。盛者，人迎大三倍于寸口；虚者，人迎反小于寸口也。

---

[1] 上扶突：上，小獭甫庵本作"直"；扶，原作"挟"，据小獭甫庵本改。
[2] 盛：小獭甫庵本无此字。

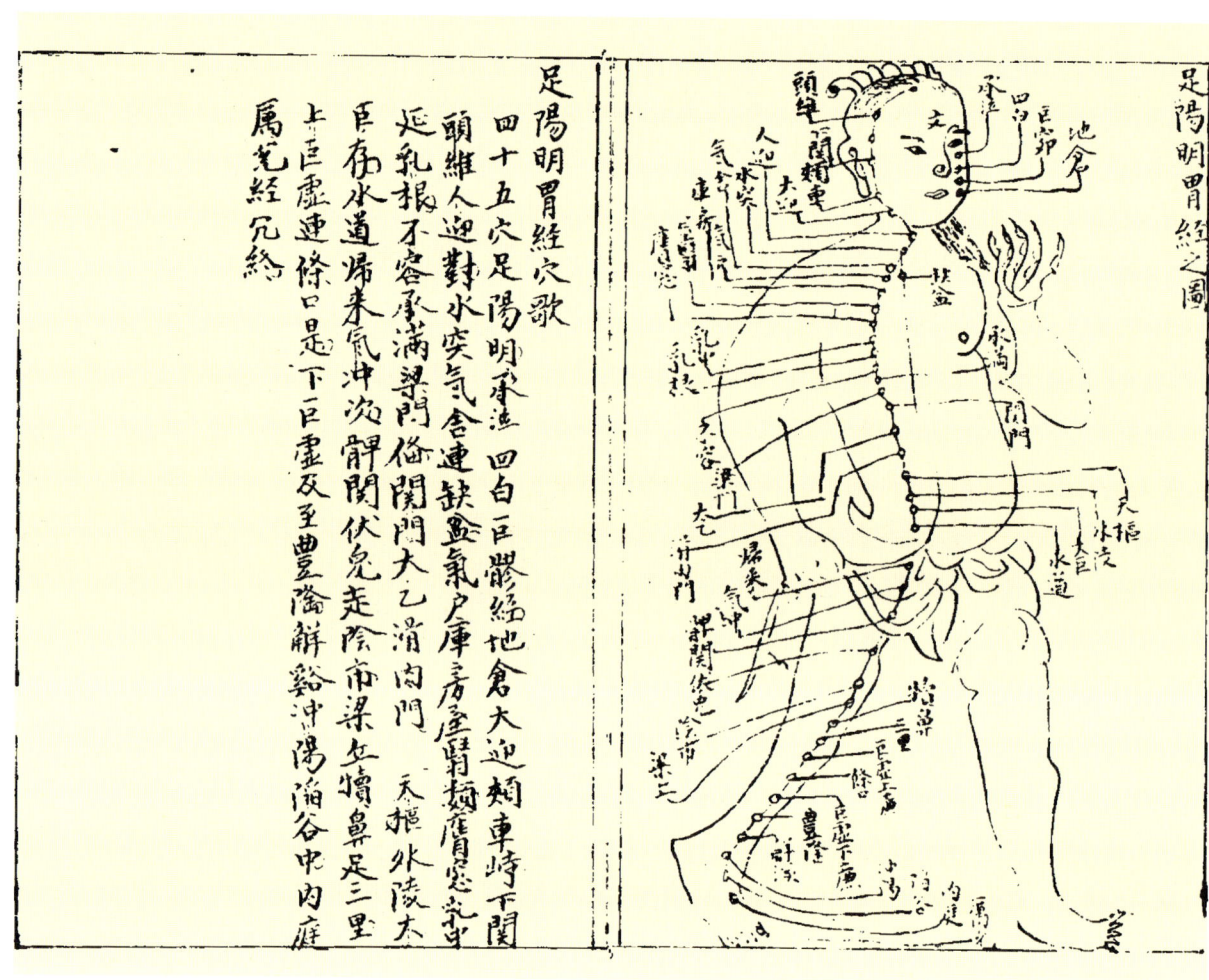

足阳明胃经之图（图见上）

足阳明胃经穴歌

四十五穴足阳明，承泣四白巨髎经，地仓大迎颊车峙，下关头维人迎对；
水突气舍连缺盆，气户库房屋翳屯[1]，膺窗乳中延乳根，不容承满梁门起[2]；
关门太乙滑肉门，天枢外陵大巨存，水道归来气冲次，髀关伏兔走阴市；
梁丘犊鼻足三里，上巨虚连条口是，下巨虚下有[3]丰隆，解溪冲阳陷谷中，
内庭厉兑经穴终。

---

[1] 屯：底本版蚀不清，据小狮甫庵本补。
[2] 起：原作"备"，据明刻《薛氏医按》本改。
[3] 下有：原作"及至"，据《类经图翼》卷六、《医宗金鉴·刺灸心法要诀》改。

足阳明，胃之经 凡四十五穴、左右共九十穴。○是经气血俱多

胃大一尺五寸，纡屈曲伸，长二尺六寸。

足阳明之脉，起于鼻交頞中，旁约太阳之脉，下循鼻外，入上齿中，还出挟口环唇，下交承浆。

頞，鼻茎也，鼻山根为頞。足阳明起于鼻两旁迎香穴，由是而上，左右相交于頞中，过睛明之分，下循鼻外，历承泣、四白、巨髎，入上齿中，复出循地仓，挟两口吻，环绕唇下，左右相交于承浆之分也。○迎香，手阳明经穴。睛明，足太阳经穴，手足太阳、少阳、足阳明五脉之会。承泣，在目下七分，直瞳子。四白，在目下一寸，直瞳子。巨髎，在鼻孔旁八分，直瞳子。地仓，挟口吻旁四分。承浆，见任脉，足阳明、任脉之会。

却循颐后下廉，出大迎，循颊车，上耳前，过客主人，循发际，至额颅。

腮下为颔，颔中为颐，囟前为发际，发际前为额颅。自承浆却循颐后下廉，出大迎，循颊车，上耳前，历下关，过客主人，循发际，行悬厘、颔厌之分，经头维，会于额颅之神庭。○大迎，在曲颔前一寸三分，骨陷中动脉。颊车，在耳下曲颊端陷中。下关，在客主人下，耳前动脉下廉，合口有空，开口则闭。客主人、悬厘、颔厌三穴，并足少阳经，皆手足少阳、阳明之交会。头维，在额角发际，本神旁一寸五分，神庭旁四寸五分。神庭穴，见督脉，足太阳、阳明、督脉之会。

其支别者，从大迎前下人迎，循喉咙，入缺盆，下膈，属胃络脾。

胸两旁高处为膺；膺上横骨为巨骨；巨骨上陷中为缺盆。其支别者，从大迎前下人迎，循喉咙，历水突、气舍，入缺盆，行足

少阴俞府之外，下膈。当上脘、中脘之分，属胃络脾。○人迎，在颈大脉动应手，挟结喉旁一寸五分。水突，在颈大筋前，直人迎下，气舍上。气舍，在颈直人迎下，挟天突陷中。缺盆，在肩下横骨陷中。俞府，见足少阴经。上脘，见任脉，足阳明、手太阳任脉之会。中脘，见任脉，手太阳、少阳，足阳明所生任脉之会。

其直行者，从缺盆下乳内廉，下挟脐，入气冲中。

直行者，从缺盆而下，下乳内廉，循气户、库房、屋翳、膺窗、乳中、乳根、不容、承满、梁门、关门、太乙、滑肉门，下挟脐，历天枢、外陵、大巨、水道、归来诸穴，而入气冲中也。○气户，在巨骨下，俞府旁二寸陷中。库房，在气户下一寸六分陷中，仰而取之。屋翳，在库房下一寸六分陷中，仰而取之。膺窗，在屋翳下一寸六分陷中。乳中穴，当乳是。乳根穴，在乳下一寸六分陷中，仰而取之。不容，在幽门旁，相去各一寸五分。承满，在不容下一寸。梁门，在承满下一寸。关门，在梁门下一寸。太乙，在关门下一寸。滑肉门，在太乙下一寸，下挟脐。天枢，在挟脐二寸。外陵，在天枢下一寸。大巨，在外陵下一寸。水道，在大巨下三寸。归来，在水道下二寸。气冲，一名气街，在归来下，鼠鼷上一寸，动脉应手宛宛中。自气户至乳根（去中行各四寸）；自不容至滑肉门（去中行各三寸）；自天枢至归来（去中行各二寸）。

其支者，起胃下口，循腹里，下至气冲中而合。

胃下口，下脘之分。《难经》云：太仓①下口为幽门者是也。自属胃处，起胃下口，循腹里，过足少阴肓俞之外、本经之里，下至气冲中，与前之入气冲者合。

以下髀关，抵伏兔，下入膝膑中，下循骭外廉，下足跗，入中指外

①仓：原作"会"，据小猎苃庵本改。

间。

抵，至也。股外为髀。髀前膝上起肉处为伏兔，伏兔后交文为髀关；挟膝筋中为膑。胫骨为骭。跗，足面也。既相合气冲中，乃下髀关，抵伏兔，历阴市、梁丘，下入膝膑中，经犊鼻，下循骭外廉之三里、巨虚上廉、条口、巨虚下廉、丰隆、解溪，下足跗之冲阳、陷谷，入中指内间之内庭，至厉兑而终也。○髀关，在膝上伏兔后交纹中（一作交分）。伏兔，在膝上六寸起肉，正跪坐而取之。一云膝盖上七寸。阴市，在膝上三寸，伏兔下陷中，拜而取之。梁丘，在膝上二寸两筋间。犊鼻，在膝膑下，骭骨上，骨解大筋中。三里，在膝眼下三寸，骭骨外大筋内宛宛中，举足取之，极重按之，则跗上动脉止矣。巨虚上廉，在三里下三寸，举足取之。条口，在下廉上一寸，举足取之。巨虚下廉，在上廉下三寸，举足取之。丰隆，在外踝上八寸，下骭外廉陷中，别走太阴。解溪，在冲阳后一寸五分，腕上陷中。冲阳，在足跗上五寸，骨间动脉，去陷谷三寸。陷谷，在足大指次指间，本节后陷中。内庭，在足大指次指外间陷中。厉兑，在足大指次指去爪甲如韭叶。

其支者，下膝三寸而别，以下入中指外间。

此支自膝下三寸，循三里穴之外别行而下，入中指外间，与前之内庭[1]厉兑合也。

其支者，别跗上，入大指间，出其端。

此支自跗上冲阳穴，别行入大指间，斜出足厥阴行间穴之外，循大指下出其端，以交于足太阴。

是动，则病洒洒然振寒，善伸，数欠，颜黑。病至则恶人与火，闻木音则惕然而惊，心欲动，独闭户牖而处。甚[2]则欲上高而歌，弃衣而走，贲响腹胀，是为骭厥，是主血所生病者。狂，疟，温淫，

---

[1] 别行而下，入中指外间，与前之内庭：此十四字版阙，据明刻《薛氏医按》本改。
[2] 甚：原作"其"，据小獭甫庵本改。

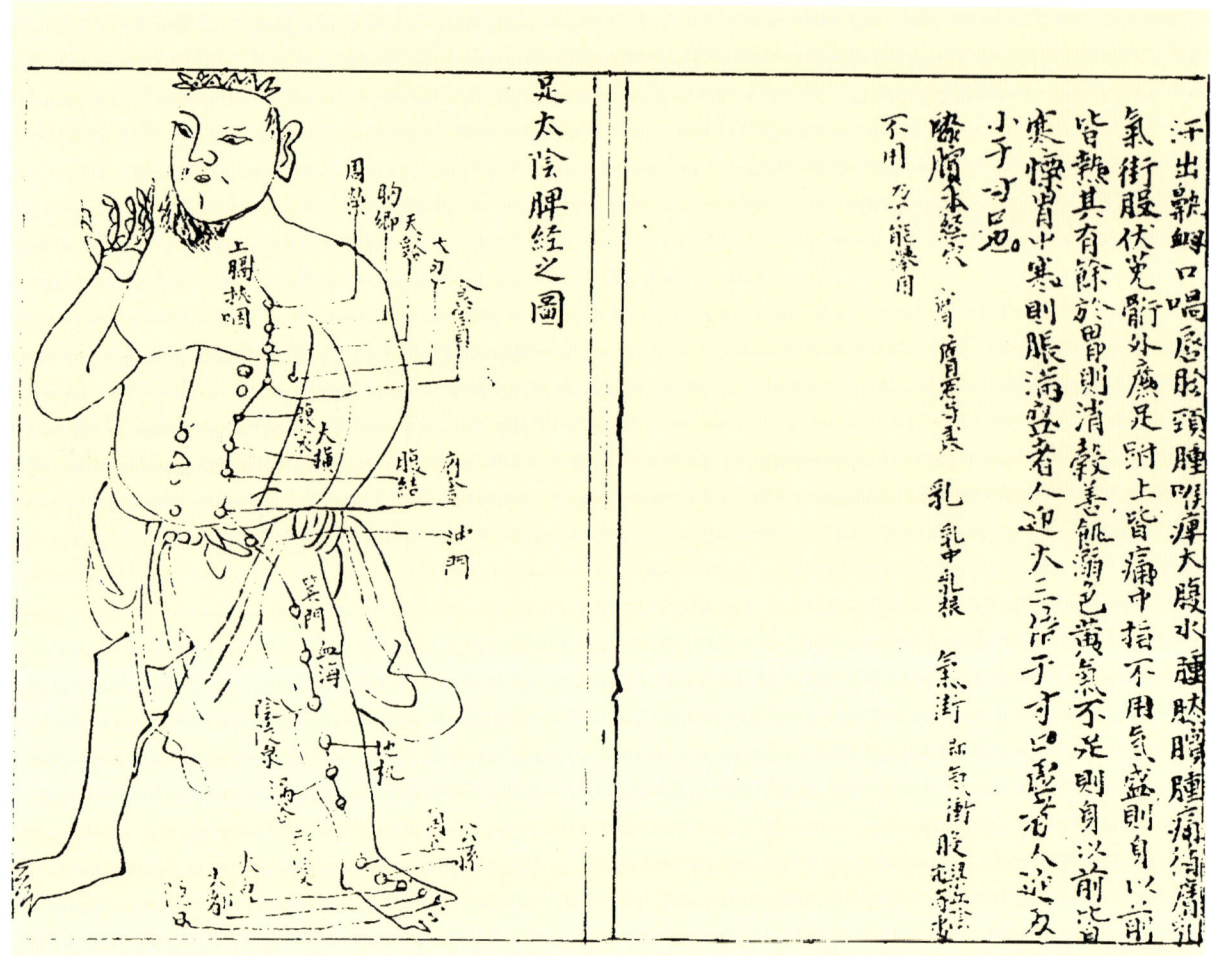

汗出，齘衄，口喎，唇胗，颈肿，喉痹，大腹水肿，膝膑肿痛。循膺乳、气街、股伏兔、骬外廉，足跗上皆痛，中指不用。气盛则身以前皆热。其有余于胃，则消谷善饥，溺色黄；气不足，则身以前皆寒栗；胃中寒，则胀满。盛者，人迎大三倍于寸口；虚者，人迎反小于寸口也。

膝膑本经穴　　宾膺窗等处　　乳乳中、乳根　气街即气冲　股梁丘、阴市等处　不用乃不能举用[①]

足太阴脾经之图（图见上）

---

① 膝膑……乃不能举用：小濑甫庵本无此注释文字。

足太阴脾经穴歌

二十一穴太阴脾，隐白大都太白随，公孙商丘三阴交，漏谷地机阴陵坳。
血海箕门冲门开，府舍腹结大横排，腹哀食窦连天溪，胸乡周荣大包随。

足太阴，脾之经 凡二十一穴、左右共四十二穴。○是经多气少血

脾广三寸，长五寸，掩①乎太仓，附着于脊之第十一椎。

足太阴之脉，起于大指之端，循指内侧白肉际，过覈骨后，上内踝前廉。

覈骨，一作核骨，俗云孤拐骨是也。足跟后两旁起骨为踝骨。足太阴起大指之端隐白穴，受足阳明之交也。由是循大指内侧白肉际大都穴，过核骨后，历太白、公孙、商丘，上内踝前廉之三阴交也。○隐白，在足大指内侧端，去爪甲角如韭叶。大都，在足大指本节后陷中。太白，在足内侧核骨下陷中。公孙，在足大指本节后一寸，别走阳明。商丘，在足内踝下微前陷中。三阴交，在内踝上三寸，骨下陷中。

上腨内，循骱骨后，交出厥阴之前。

---

① 掩：原作"搔"，据小獭甫庵本、《针灸大成》改。

腨，腓肠也。由三阴交上腨内，循骱骨后之漏谷，上①行二寸，交出足厥阴经之前，至地机、阴陵泉。○漏谷，在内踝上六寸，骨下陷中。地机，在膝下五寸。阴陵泉，在膝下内侧，辅骨下陷中，伸足取之。

上循膝股内前廉，入腹，属脾络胃。

脾内为股；脐上下为腹。自阴陵泉上循膝股内前廉之血海、箕门，迤逦入腹，经冲门、府舍，会中极、关元，复循腹结、大横会下脘，历腹哀、过日月、期门之分，循本经之里，下至中脘、下脘之际，以属脾络胃也。○血海，在膝膑上内廉白肉际二寸中。箕门，在鱼腹上越筋间，阴股内动脉中。冲门，上去大横五寸，在府舍下横骨端约中动脉。府舍，在腹结下三寸。中极，关元，并见任脉，皆足三阴任脉之会。腹结，在大横下一寸三分。大横，在腹哀下三寸五分，直脐旁。下脘，见任脉，足太阴任脉之会。腹哀，在日月下一寸五分。日月，见足少阳经，足太阴、少阳、阳②维之会。期门，见足厥阴经，足太阴、厥阴、阴维之会也。冲门、府舍、腹结、大横、腹哀，去腹中行各四寸半。

上膈，挟咽，连舌本，散舌下。

咽，所以咽物者，居喉之前，至胃长一尺六寸，为胃系也。舌本，舌根也。由腹哀上膈，循食窦、天溪、胸乡、周荣，由周荣外，曲折向下至大包。又③自大包外，曲折向上，会中府上行，行人迎之里，挟咽，连舌本，散舌下而终焉。○食窦，在天溪下一寸六分，举臂取之。天溪，在胸乡下一寸六分，仰而取之。胸乡，在周荣穴下一寸六分陷中，仰而取之。周荣，在中府下一寸六分陷中，仰而取之。大包，在渊腋下三寸，渊腋见足少阳。中府，见手

①上：原作"止"，据小猎甫庵本改。
②阳：原版阙，据小猎甫庵本补。
③又：原作"人"，据小猎甫庵本改。

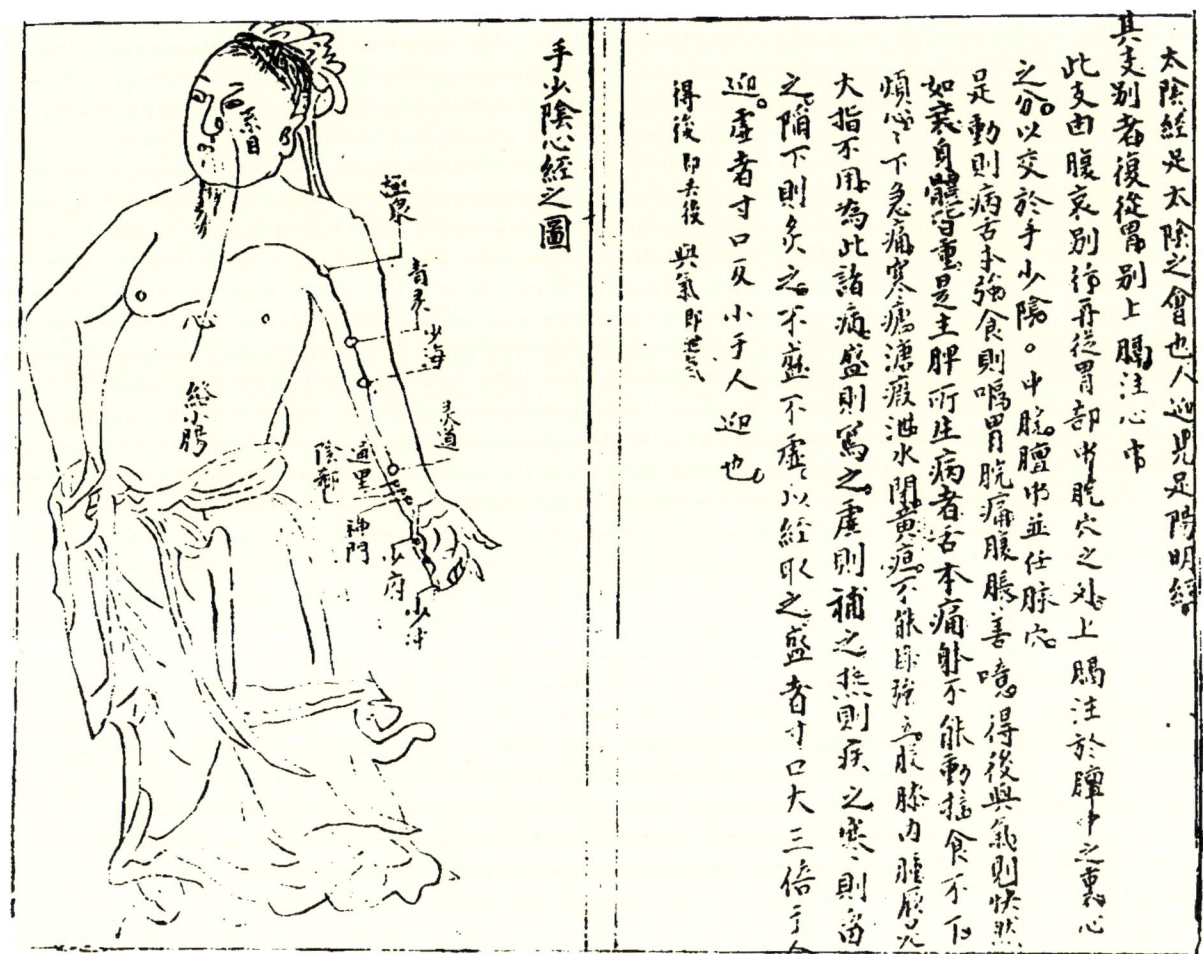

太阴经，足太阴之会也。人迎，见足阳明经。

其支别者，复从胃别上膈，注心中。

此支由腹哀别行，再从胃部中脘穴之外上膈，注于膻中之里心之分，以交于手少阴。○中脘、膻中，并任脉穴。

是动，则病舌本强，食则呕、胃脘痛、腹胀、善噫，得后与气则快然如衰，身体皆重，是主脾所生病者。舌本痛，体不能动摇，食不下，烦心，心下急痛，寒疟，溏，瘕泄，水闭，黄疸，不能卧，强立股膝内肿厥，足大指不用。为此诸病[1]。盛则泻之，虚则补之，热则疾之，寒则留之，陷下则灸之，不盛不虚，以经取之。盛者，寸口大三倍于人迎；虚者，寸口反小于人迎也。

得后 即去后　与气 即泄气

手少阴心经之图（图见上）

---

[1] 为此诸病：小獭莆庵本无此四字，义长。

手少阴心经穴歌

九穴元依[1]手少阴，极泉青灵少海深，灵道通里阴郄邃，神门少府少冲寻。

手少阴，心之经 凡九穴，左右共十八穴。○是经多气少血

心形如未放莲花，居肺下膈上，附着于脊之第五椎。

手少阴之脉，起于心中，出属心系，下膈，络小肠。

心系有二，一则上与肺相通，而入肺两大叶间；一则由肺叶而下，曲折向后，并脊膂，细络相连，贯脊髓，与肾相通，正当七节之间。盖五脏系皆通于心，而心通五脏系也。手少阴经起于心，循任脉之外属心系，下膈，当脐上二寸之分，络小肠。

其支者，从心系，上挟咽，系目系。

支者，从心系出任脉之外，上行而挟咽系目也。

其直者，复从心系，却上肺，出腋下。

直者，复从心系，直上，至肺脏之分。出循腋下，抵极泉也。穴在臂内腋下筋间，动脉入胸。

---

[1] 元依：此二字小獭甫庵本无，《十四经合参》《校注十四经发挥》作"心经"，义长。

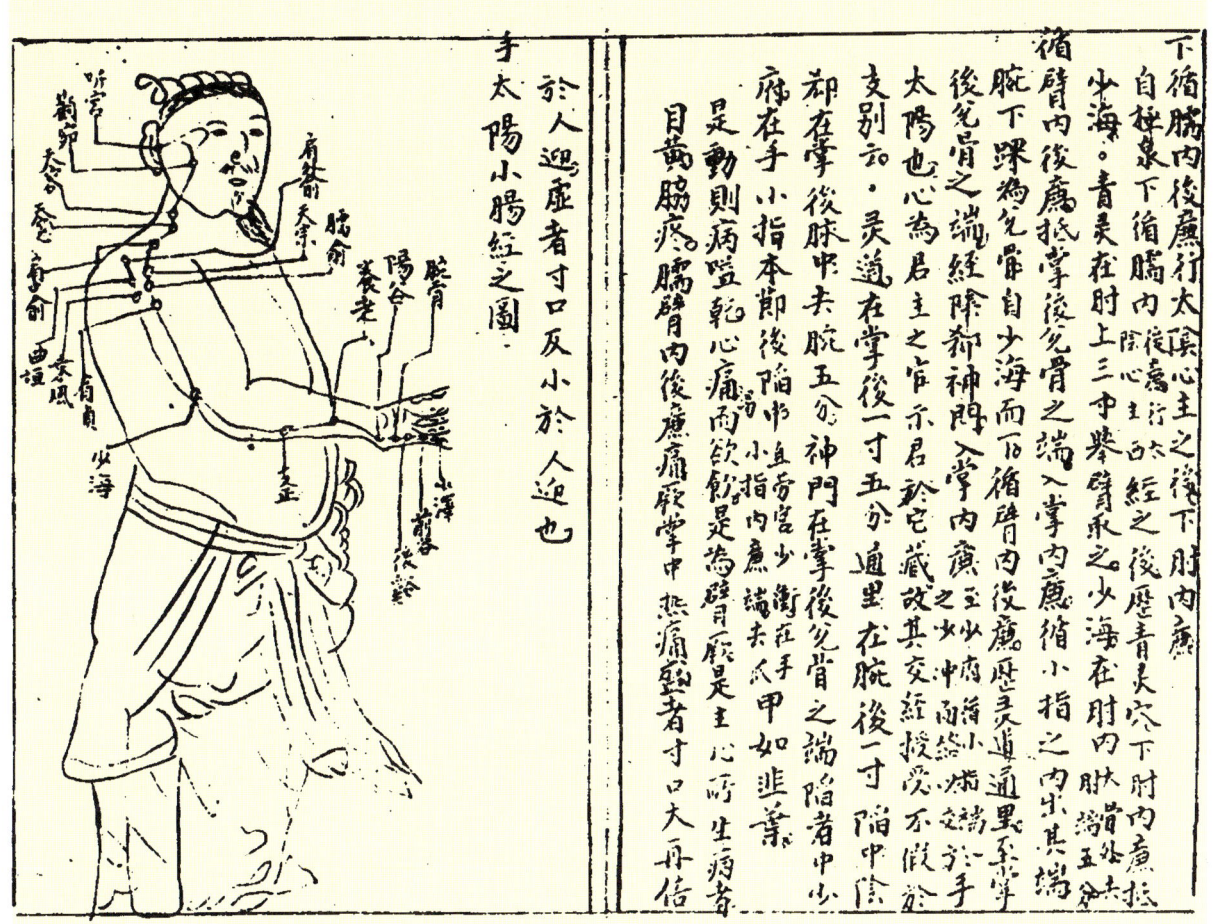

下循臑内后廉，行太阴心主之后，下肘内廉。

自极泉下循臑内后廉，行太阴心主两经之后，历青灵穴，下肘内廉，抵少海。○青灵，在肘上三寸，举臂取之。少海，在肘内大骨外，去肘端五分。

循臂内后廉，抵掌后兑骨之端，入掌内廉，循小指之内出其端。

腕下踝为兑骨。自少海而下，循臂内后廉，历灵道、通里，至掌后锐骨之端，经阴郄、神门，入掌内廉，至少府，循小指端之少冲而终，以交于手太阳也。心为君主之官，示君于他脏，故其交经授受，不假于支别云。○灵道，在掌后一寸五分。通里，在腕后一寸陷中。阴郄，在掌后脉中，去腕五分。神门，在掌后锐骨之端陷者中。少府，在手小指本节后陷中，直劳宫。少冲，在手小指内廉端，去爪甲如韭叶。

是动，则病嗌干，心痛，渴而欲饮，是为臂厥，是主心所生病者。目黄，胁痛，臑臂内后廉痛，厥，掌中热痛。盛者，寸口大再倍于人迎；虚者，寸口反小于人迎也。

手太阳小肠经之图（图见上）

手太阳小肠经穴歌

手太阳穴一十九，少泽前谷后溪偶，腕骨阳谷养老连，支正小海肩贞走；
臑俞天宗与秉风，曲垣①肩外复肩中，天窗天容上颧髎，却耳中循到听宫②。

手太阳，小肠之经 凡十九穴，左右共三十八穴。○是经多血少气

小肠长三丈二尺，左回叠积十六曲。胃之下口，小肠上口也，在脐上二寸，水谷于是入焉。后下③一寸，为水分穴，则小肠下口也，至是而泌别清浊，水液入膀胱，滓秽入大肠。

手太阳之脉，起于小指之端，循手外侧上腕④，出踝中。

臂骨尽处为腕；腕下兑骨为踝。本经起小指端少泽穴，由是循手外侧之前谷、后溪上腕，出踝中，历腕骨、阳谷、养老穴也。○少泽，在手小指外侧端，去爪甲角一分陷中。前谷，在手小指外侧，本节前陷中。后溪，在手小指外侧，本节后陷中。腕骨，在手外侧腕前，起骨下陷中。阳谷，在手外侧腕中，兑骨下陷中。养老，在手踝骨上一空，腕后一寸陷中⑤。直上循臂骨下廉，出肘内侧两筋之间，上循臑外后廉，出肩解，绕肩胛，交肩上。

脊两旁为膂，膂上两骨为肩解，肩解下成片骨为肩胛一名髃。

---

①垣：原作"短"，据小獭甫庵本改。
②却耳中循到听宫：小獭甫庵本作"却入耳中循听宫"。
③后下：小獭甫庵本作"脐上"，义长。
④腕：原作"脘"，据小獭甫庵本改。下同。
⑤踝骨上一空，腕后一寸陷中：此句底本无，录写重复杂乱，据小獭甫庵本补。下句正文误作注文，据改。

自养老穴直上，循臂骨下廉支正穴，出肘内侧两骨之间，历小海穴，上循臑外后廉，行手阳明、少阳之外上肩，循肩贞、臑俞、天宗、秉风、曲垣、肩外俞、肩中俞诸穴，乃上会大椎，因左右相交于两肩之上。○支正，在腕后五寸。小海，在肘内大骨外，去肘端五分陷中。肩贞，在肩曲胛下，两骨解间，肩髃后陷中。臑俞，在挟肩髎（手少阳穴）后大骨下，胛上廉陷中。天宗，在秉风后大骨下陷中。秉风，在天髎外肩上小髃后，举臂有空。曲垣，在肩中央曲胛陷中，按之应手痛。肩外俞，在肩胛上廉，去脊三寸陷中。肩中俞，在肩胛内廉，去脊二寸陷中。大椎，见督脉，手足三阳督脉之会。

入缺盆，络心，循咽下膈，抵胃，属小肠。

自交肩上入缺盆，循肩向腋下行，当膻中之分络心，循胃系下膈，过上脘、中脘，抵胃下，行任脉之外，当脐上二寸之分，属小肠。膻中、上脘、中脘，并见任脉会穴也。

其支者，别从缺盆循颈上颊，至目锐眦①，却入耳中。

目外角为锐眦。支者，别从缺盆，循颈之天窗、天容上颊，抵颧髎，上至目锐眦，过瞳子髎，却入耳中，循听宫而终也。○天窗，在颈大筋前曲颊下，扶突后，动脉应手陷中。天容，在耳曲颊后。颧髎，在面颧骨下廉，锐骨端陷中。瞳子髎，足少阳经穴。听宫，在耳中珠子大如赤小豆。

其支者，别挟上頞，抵鼻，至目内眦，斜络于颧。

目下为頞，目大角为内眦。其支者，别循挟上頞，抵鼻，至目内眦睛明穴，以交于足太阳也。睛明，足太阳经穴。

是动，则病嗌痛颔肿，不可回顾，肩似拔，臑似折，是主液所生病者。耳聋，目黄，颊肿，颈颔，肩髃、肘臂外后廉痛。盛者，人迎大再倍于寸口；虚者，人迎反小于寸口也。

①眦：原作"眥"，据小獭甫庵本改。下同。

足太阳膀胱经之图（图见上）

足太阳膀胱经穴歌

足太阳穴六十三，睛明攒竹曲差参，五处承光通天上，络却玉枕天柱崒；

大杼风门引肺俞，厥阴心俞膈俞注，肝俞胆俞脾俞同，胃俞三焦肾俞遇[1]；

大肠小肠膀胱俞，中膂白环两俞输。自从大杼至白环，相去脊中三寸间。

上髎次髎中复下[2]，会阳承扶殷门亚，浮郄委阳委中镩，髀内挟脊跗分当。

太阳行背第三行，魄户膏肓与神堂，噫嘻膈关魂门旁[3]，阳纲意舍仍[4]胃仓，

肓门志室胞之肓，二十椎下秩边藏。合腘以下合阳是，承筋承山居其次。

飞阳附阳泊昆仑，仆参申脉连金门，京骨束骨交[5]通谷，小指外侧至阴续。

---

① 遇：小猎甫庵本作"中"。
② 次髎中复下：小猎甫庵本作"次中复下髎"。
③ 旁：原作"房"，据小猎甫庵本改。
④ 仍：小猎甫庵本作"及"，义长。
⑤ 交：原作"义"，据小猎甫庵本改。

足太阳,膀胱之经 凡六十三穴,左右共一百二十六穴。○是经多血少气

膀胱重九两二铢,纵广九寸,居肾下之前,大肠之侧。当脐上一寸,水分穴之处,小肠下口,乃膀胱上际也(水液由是承[1]焉)。

足太阳之脉,起于目内眦,上额,交巅上。

目大角为内眦,发际前为额,脑上为巅。巅,顶也。足太阳起目内眦睛明穴,上额,循攒竹,过神庭,历曲差、五处、承光、通天,自通天斜行,左右相交于巅上之百会也。○睛明,在目内眦。攒竹,在眉头陷中。神庭,见督脉,足太阳督脉之会也。曲差,在神庭傍一寸五分,入发际。五处,挟上星傍一寸五分。承光,在五处后一寸五分。通天,在承光后一寸五分。百会,见督脉,足太阳督脉之交会也。

其支别者,从巅至耳上角。

支别者,从巅之百会,抵耳上角,过率谷、浮白、窍阴穴,所以散养于经脉也。率谷、浮白、窍阴三穴见足少阳经,足太阳少阳之会也。

其直行者,从巅入络脑,还出别下项。

脑,头髓也;颈上为脑,脑后为项。此直行者,由通天穴后,循络却、玉枕,入络脑(复出下项,抵天柱也)。○络却,在通天后一寸五分。玉枕,在络却后一寸五分,挟脑户傍一寸五分,枕骨上,入发际三寸。脑户,督脉穴,足太阳督脉之会。天柱,在颈大筋外[2]廉,挟项,发际陷中。

循肩髆内,挟脊抵腰中,入循膂,络肾,属膀胱。

肩后之下为肩髆,椎骨为脊,尻上横骨为腰,挟脊为膂。自天柱而下,过大椎、陶道,却循肩髆内,挟脊两傍下行,历大杼、风门、肺俞、厥阴俞、心俞、膈俞、肝俞、胆俞、脾俞、胃俞、三焦俞、肾俞、

---

[1] 承:小獭甫庵本作"渗入"二字。
[2] 外:底本版阙,据明刻《薛氏医按》本补。

大肠俞、小肠俞、膀胱俞、中膂内俞[1]、白环俞，由是抵腰中，入循膂，络肾，下属膀胱也。大椎，见督脉，手足三阳督脉之会。陶道，见督脉，足太阳督脉之会。大杼，在项后第一椎下。风门，在第二椎下[2]。肺俞，在第三椎下。厥阴俞，在第四椎下。心俞，在第五椎下。膈俞，在第七椎下。肝俞，在第九椎下。胆俞，在第十椎下，正坐取之。脾俞，在第十一椎下。胃俞，在第十二椎下。三焦俞，在第十三椎下。肾俞，在第十四椎下，与脐平。大肠俞，在第十六椎下。小肠俞，在第十八椎下，挟脊。膀胱俞，在第十九椎下。中膂内俞，在第二十椎下，挟脊起肉[3]。白环俞，在第二十一椎下，伏而取之。自大杼至白环俞诸穴，并背部第二行，相去脊中各一寸五分。

其支别者，从腰中下挟脊[4]贯臀，入腘中。

臀，尻也。挟腰髋骨两旁为机，机后为臀；腓肠上，膝后曲处为腘。其支别者，从腰中循腰髁，下挟脊，历上髎，次髎，中髎，下髎。（按：腰髁即腰监骨。人脊椎骨有二十一节，自十六椎节向下为腰监骨，挟脊附着之处。其十七至二[5]十凡四椎，为腰监骨所撑附，而八髎穴则挟脊第一二空云云也。会阳在尾髎骨两旁，则二十一椎乃复见而终焉。又按，督脉当脊中，起于长强，在二十一椎下。等而上之，至第十六椎下为阳关穴，其二十椎至十七椎皆无穴，乃知为腰监骨所掩明矣）。会阳下贯臀，至承扶、殷门、浮郄、委阳，入腘中之委中穴也。○上髎，在第一空，腰髁下一寸，挟脊陷中。次髎，在第二空挟脊陷中。中髎，在第三空挟脊陷中。下髎，在第四空挟脊陷中。会阳，在尾髎骨两旁。承扶，在尻臀下，股阴上纹中。殷门，在肉郄下六寸。浮郄，在委阳上一寸，展膝得之。委阳，在承扶下六寸，屈身[6]取之，足太阳之后，出于腘中外廉两筋间。委中，在腘中央约纹中动脉。

其支别者，从髆内左右别下，贯胛挟脊内，过髀枢。

---

① 中膂内俞：小猎甫庵本作"中膂俞"，下一个"中膂内俞"同。
② 下：原无，据明刻《薛氏医按》本补。以下"第十椎下""第十九椎下"同。
③ 肉：原作"内"，据小猎甫庵本改。
④ 挟脊：小猎甫庵本无此二字。
⑤ 二：原作"三"，据《十四经合参》卷八改。
⑥ 身：原阙，据明刻《薛氏医按》本补。

膂肉曰胂，夹脊肉也。其支者，为挟脊两旁第三行，相去各三寸之诸穴。自天柱而下，从髀内左右别行，下贯胛膂，历附分、魄户、膏肓、神堂、譩譆、膈关、魂门、阳纲、意舍、胃仓、肓门、志室、胞肓、秩边，下历尻臀，过髀枢也。股外为髀，捷②骨之下为髀枢。○附分，在第二椎下，附项内廉。魄户，在第三椎下。膏肓，在第四椎下，近五椎上，取穴时令人正坐，曲脊，伸两手，以臂着膝前，令端直，手大指与膝头齐，以物支肘，毋令臂动摇。神堂，在第五椎下。譩譆，在肩髆内廉，挟第六椎下。膈关，在第七椎下，正坐开肩取之。魂门，在第九椎下。阳纲，在第十椎下。意舍，在第十一椎下。胃仓，在第十二椎下。肓门，在第十三椎下又肋间。志室，在第十四椎下，并坐正取之。胞肓，在第十九椎下。秩边，在第二十椎下，并伏而取之。

循髀外，从后廉，下合腘中，以下贯腨③内，出外踝之后，循京骨，至小指外侧端。

腨，腓肠也。循髀外后廉，髀枢之里，承扶之外一寸五分之间而下，与前之入腘中者相合，下行循合阳穴，下贯腨内，历承筋、承山、飞阳、跗阳，出外踝后之昆仑、仆参、申脉、金门，循京骨、束骨、通谷，至小指外侧端之至阴穴，以交于足少阴也。○合阳，在膝约文中央下三寸。承筋，在腨肠中央陷中。承山，在腨④肠下分肉间。飞阳，在外踝上七寸。跗阳，在外踝上三寸。昆仑，在足外后跟骨上陷中。仆参，在跟骨下陷中，拱足得之。申脉，在外踝下陷中，容爪甲白肉际。金门，在足外踝下。京骨，在足外侧大骨下，赤白肉际陷中。束骨，在足小指外侧，本节后陷中。通谷，在⑤足小指外侧，本节前陷中。至阴，在足小指外侧，

① 肉：原作"内"，据小獭甫庵本改。
② 捷：原作"楼"，据小獭甫庵本改。
③ 腨：原作"端"，据小獭甫庵本改。
④ 腨：此上原有"兊"字，据小獭甫庵本删。
⑤ 在：原作"从"，据明刻《薛氏医按》本改。

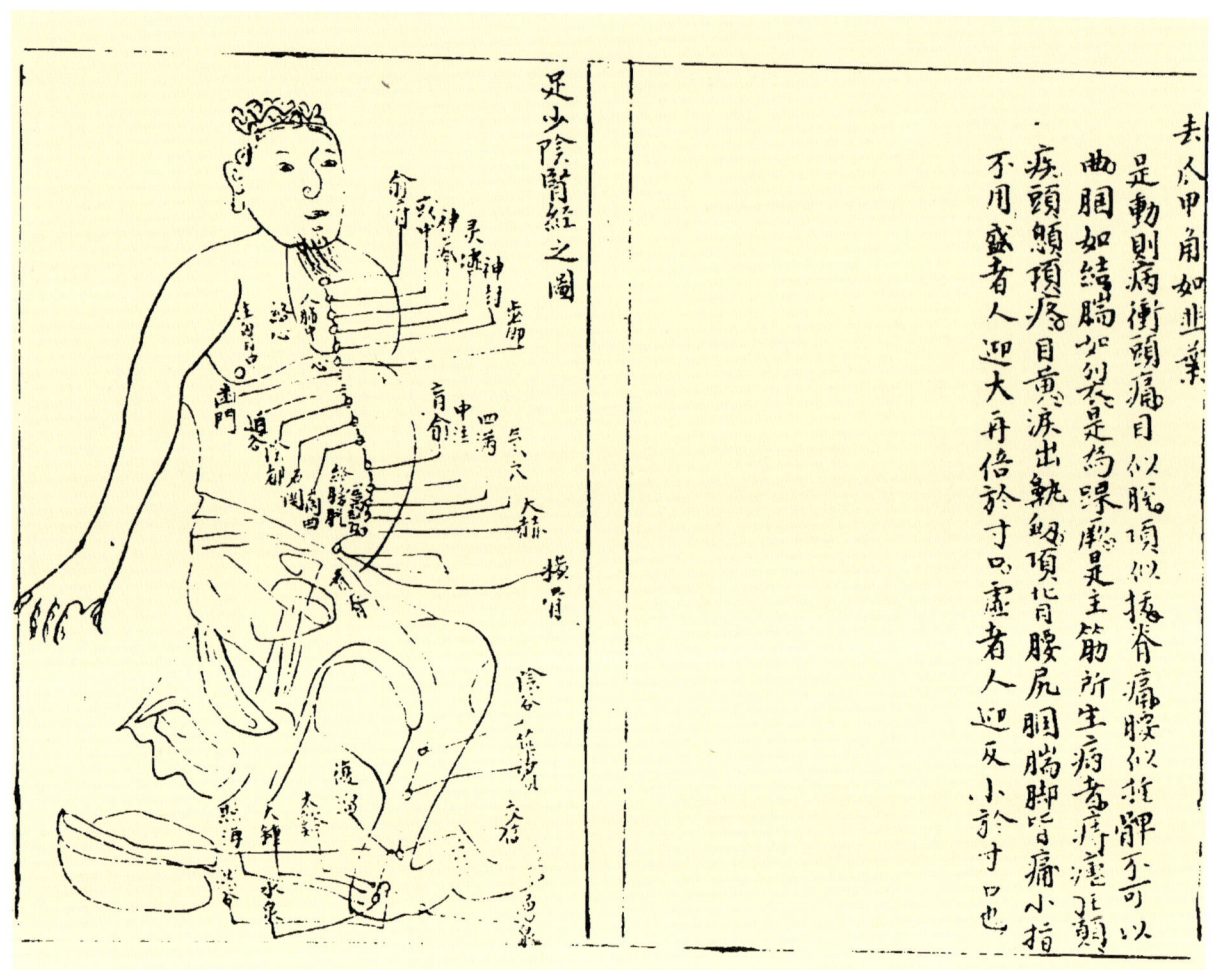

去爪甲角如韭叶。

是动，则病冲头痛，目似脱，项似拔，脊痛，腰似折，髀不可以曲，腘如结，踹如裂，是为踝厥，是主筋所生病者。痔，疟，狂癫疾，头囟项痛，目黄，泪出，鼽衄，项、背、腰、尻、腘、踹、脚皆痛，小指不用。盛者，人迎大再倍于寸口；虚者，人迎反小于寸口也。

足少阴肾经之图（图见上）

足少阴肾经穴歌

足少阴穴二十七，涌泉然谷太溪溢，大钟照海通水泉，复溜交信筑宾连；

阴谷横骨至大赫，气穴四满中注立，肓俞商曲石关蹲[1]，阴都通谷幽门辟；

步廊神封灵墟位，神藏彧中俞府既。

足少阴，肾之经 凡二十七穴，左右共五十四穴。○是经多气少血

肾有两枚，状如石卵，色黑紫，当胃下两旁，入脊膂，附脊之第十四椎，前后与脐平直。

足少阴之脉，起于小指之端，斜趋足心。

趋，向也。足少阴起小指之下，斜向足心之涌泉穴，在足心陷中，屈足卷指宛宛中。

出然谷之下，循足内踝之后，别入跟中，上腨内，出腘内廉。

跟，足跟也。由涌泉转出足内踝然谷穴，上循[2]内踝后太溪穴，别入跟中之大钟、照海、水泉，乃折自大钟之外，上循内踝，行厥阴太阴之后，经复溜、交信，过三阴交，上腨内，循筑宾，出腘内廉，抵阴谷也。○然谷，在足内踝前大骨下陷中。太溪，在足内踝后跟骨上，动脉陷中。大钟，在足跟后冲中。照海，在足内

---

[1] 蹲：原字难以辨识，据明刻《薛氏医按》本改。
[2] 上循：原作"下循"，据明刻《薛氏医按》本改。

踝下。水泉，在太溪下一寸内踝下。复溜，在足内踝上二寸，动脉陷中。交信，在足内踝上二寸，少阴前，太阴后。三阴交穴，见足太阴，足三阴之交会也。筑宾，在足内踝上腨分中。阴谷，在膝内辅骨后，大筋下、小[1]筋上，按之应手，屈膝乃得之。

上股内后廉，贯脊属肾，络膀胱。

由阴谷上股内后廉，贯脊，会于脊之长强穴。还出于前，循横骨、大赫、气穴、四满、中注、肓俞，当肓俞之所，脐之左右，属肾，下脐下，过关元、中极而络膀胱也。○长强，见督脉，足[2]少阴少阳所结会，肾脉别络也。横骨，在大赫下一寸，肓俞下五寸（《千金》云：在阴上横骨中，宛曲如却月中央是）。大赫，在气穴下一寸。气穴，在四满下一寸。四满，在中注下一寸，气海旁一寸。中注，在肓俞下一寸。肓俞，在商曲下一寸，去脐旁五分。自横骨至肓俞，考之《资生经》云：去中行各一寸半。关元、中极并任脉穴，足三阴任脉之会。

其直者，从肾上贯肝膈，入肺中，循喉咙，挟舌本。

其直行者，从肓俞属肾处上行，循商曲、石关、阴都、通谷诸穴，贯肝上，循幽门上膈，历步廊，入肺中，循神封、灵墟、神藏、或中、俞府而上循喉咙，并人迎，挟舌本而终也。○商曲，在石关下一寸。石关，在阴都下一寸。阴都，在通谷下一寸。通谷，在幽门下一寸。幽门，挟巨阙旁各五分。商曲至通谷，去腹中行各五分。步廊，在神封下一寸六分陷中。神封，在灵墟下一寸六分陷中。灵墟，在神藏下一寸六分陷中。神藏，在或中下一寸六分陷中。或中，在俞府下一寸六分陷中。俞府，在巨骨下，璇玑旁二寸陷中。自步廊至或中，去胸中行各二寸，并仰而取之。人迎穴，见足阳明经。

① 小：原作"上"，据小獭苴庵本改。
② 足：原作"之"，据小獭苴庵本改。

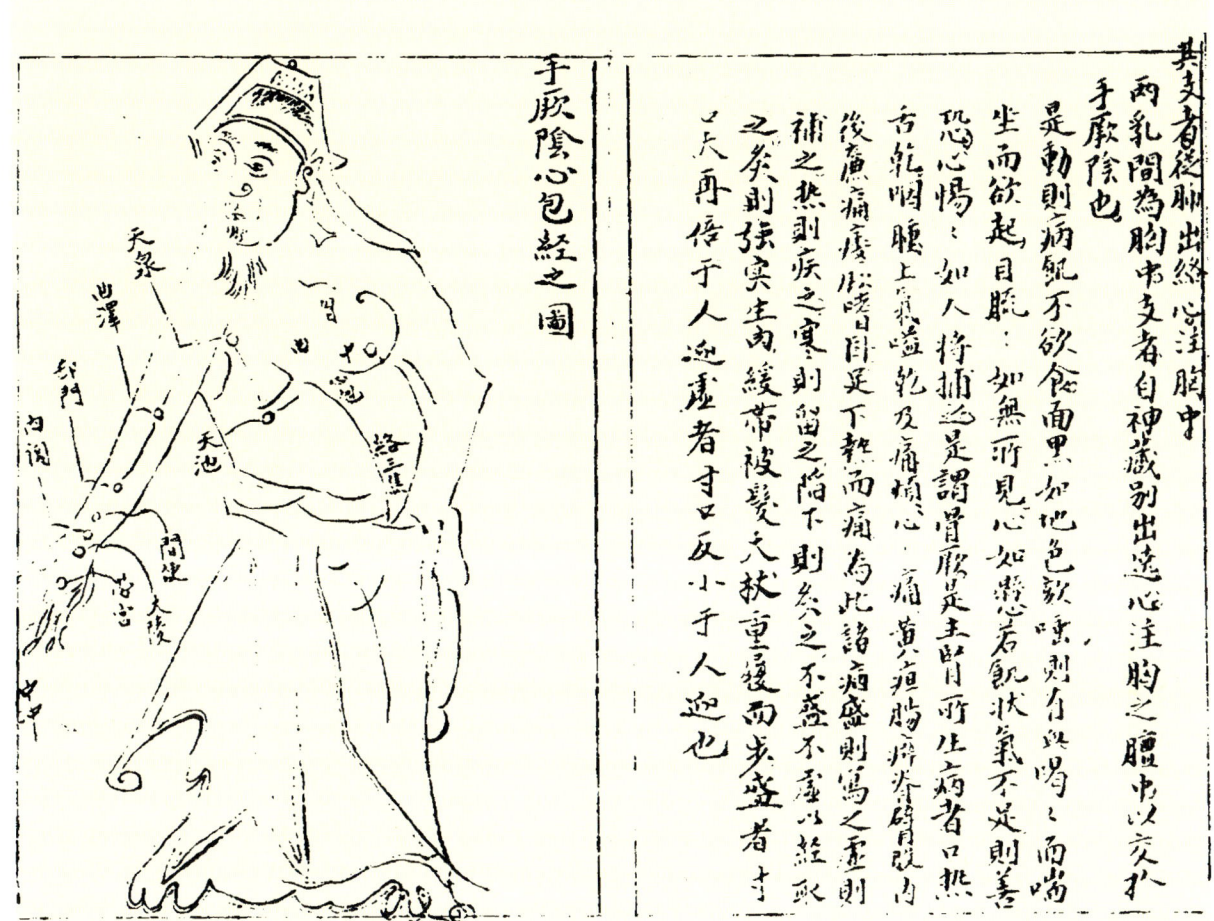

其支者，从肺出络心，注胸中。

两乳间为胸中。支者，自神藏别出绕[1]心，注胸之膻中，以交于手厥阴也。

是动，则病饥不欲食，面黑如地色，咳唾则有血，喝喝而喘，坐而欲起，目䀮䀮如无所见，心如悬，若饥状，气不足则善恐，心惕惕如人将捕之，是谓骨厥，是主肾所生病者。口热，舌干，咽肿，上气，嗌干及痛，烦心，心痛，黄疸，肠澼，脊臀股内后廉痛，痿，厥，嗜卧，足心热而痛。为此诸病，盛则泻之，虚则补之，热则疾之，寒则留之，陷下则灸之，不盛不虚，以经取之。灸则强实生肉，缓带被发，大杖，重履而步[2]。盛者，寸口大再倍于人迎；虚者，寸口反小于人迎也。

手厥阴心包经之图（图见上）

---

① 绕：小猎甫庵本作"达"。
② 灸则强实生肉，缓带被发，大杖，重履而步：小猎甫庵本无此句。

手厥阴心包经穴歌

九穴心包手厥阴，天池天泉曲泽深，郄门间使内关对，大陵劳宫中冲备。

手厥阴，心包之经 凡九穴，左右共十八穴。○是经多血少气

心包，一名手心主，以脏象校之，在心下横膜之上，竖膜之下，与横膜相粘，而黄脂漫裹者，心也。其漫脂之外，有①细筋膜如丝，与心肺相连者，心包也。或问手厥阴经，曰心主，又曰心包络，何也？曰，君火以名，相火以位，手厥阴代君火行事，以用②而言，故曰手心主；以经而言，则曰心包络。一经而二名，实相火也。

手厥阴之脉，起于胸中，出属心包，下膈，历络三焦。

手厥阴，受足少阴之交，起于胸中，出属心包，由是下膈，历络于三焦之上脘、中脘及脐下一寸，下焦之分也。

其支者，循胸出胁，下腋三寸，上抵腋下，下循臑内，行太阴少阴之间，入肘中。

胁上际为腋，自属心包，上循胸出胁，下腋三寸天池穴，上行抵腋下，下循臑内之天泉穴，以介乎太阴、少阴两经之中间，入肘中之曲泽也。○天池，在腋下三寸，乳后一寸，着胁直腋撅肋间。天泉，在曲腋下，去臂二寸，举臂取之。曲泽，在肘内廉下陷中，屈肘得之。

下臂，行两筋之间，入掌中，循中指出其端。

由肘中下臂，行臂两筋之间，循郄门、间使、内关、大陵，入掌中劳宫穴，循中指，出其端之中冲云。○郄门，在掌后，去腕五寸。

---

① 有：原作"在"，据小栎庵本改。
② 用：原作"肘"，据小栎庵本改。

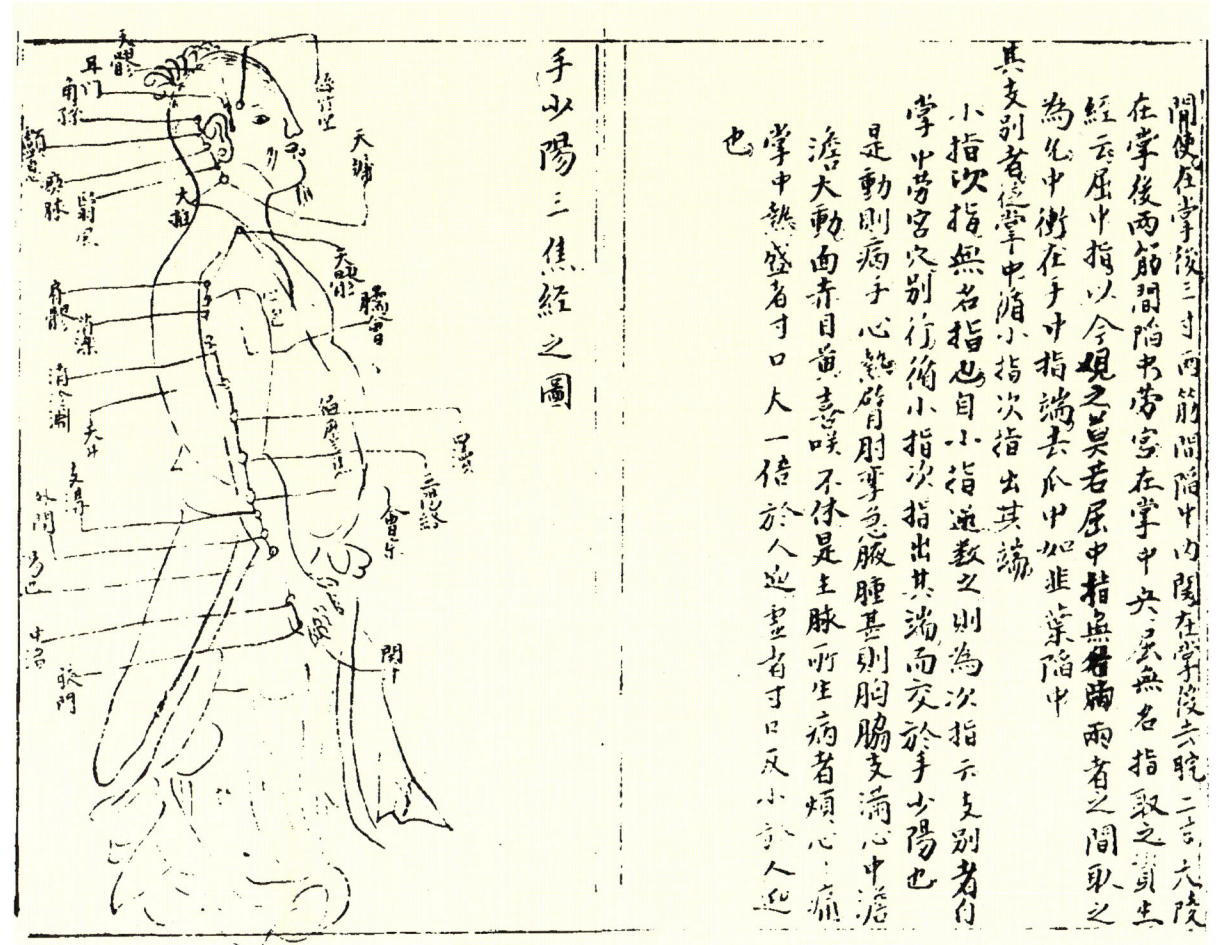

间使,在掌后三寸,两筋间陷中。内关,在掌后,去腕二寸。大陵,在掌后,两筋间陷中。劳宫,在掌中央,屈无名指取之,《资生经》云:屈中指。以今观之,莫若屈中指、无名指两者之间取之为妥[1]。中冲,在手中指端,去爪甲如韭叶陷中。

其支别者,从掌中,循小指次指出其端。

小指次指,无名指也,自小指逆数之,则为次指云。支别者,自掌中劳宫穴别行,循小指次指出其端,而交于手少阳也。

是动,则病手心热,臂肘挛急,腋肿,甚则胸胁支满,心中澹澹大动,面赤,目黄,喜笑不休,是主脉所生病者。烦心,心痛,掌中热。盛者,寸口大一倍于人迎;虚者,寸口反小于人迎也。

手少阳三焦经之图（图见上）

---

① 妥:小獭青庵本作"允"。

手少阳三焦经穴歌

二十三穴手少阳，关冲液门中渚旁，阳池外关支沟会，会宗三阳四渎配；

天井上合①清冷渊，消泺臑会肩髎偏，天髎天牖全翳风，瘈脉颅息角孙通，

耳门禾髎丝竹空。

手少阳，三焦之经 凡二十三穴，左右共四十六穴。○是经多气少血

三焦者，水谷之道路，气之所终始也。上焦在心下下膈，在胃上口。其治在膻中，直两乳间陷者中。中焦在胃中脘，当脐上四寸，不上不下，其治在脐旁。下焦当膀胱上口，其治在脐下一寸。

手少阳之脉，起于小指次指之端，上出次指之间，循手表腕，出臂外两骨之间，上贯肘。

臂骨尽处为腕，臑尽处为肘。手少阳起小指次指端关冲穴。上出次指之间，历液门、中渚，循手表腕之阳池，出臂外两骨之间，循外关、支沟、会宗、三阳络、四渎，乃上贯肘，抵天井穴也。○关冲，在手小指次指之端，去爪甲如韭叶。液门，在手小指次指间陷中。中渚，在手小指次指本节后间陷中。阳池，在手表腕上陷中。外关，在腕后二寸陷中，别走手心主。支沟，在腕后三寸，两骨间陷中。会宗，在腕后三寸，空中一寸。三阳络，在臂上大交脉，支沟上一寸。四渎，在肘前五寸，外廉陷中。天井，在肘外大骨后上一寸，两筋间陷中，屈肘得之，甄权云，曲肘后一寸，又手按膝头取之，两筋骨罅。

循臑外上肩，交出足少阳之后，入缺盆，布膻中，散络心包，下膈，循属三焦。

---

① 上合：原作"合连"，据《针灸聚英》改。又，小濑甫庵本作"合去"，《古今医统大全》作"穴合"。

肩肘之间，膊下对腋处为臑。从天井上行，循臂臑之外，历清冷渊、消泺，行手太阳之里，阳明之外，上肩，循臑会、肩髎、天髎，交出足少阳之后，过秉风、肩井，下入缺盆，复由足阳明之外而交会于膻中，散布络绕于心包，乃下膈，当胃上口以属上焦，于中脘以属中焦，于阴交以属下焦也。○清冷渊，在肘上二寸，伸[1]肘举臂取之。消泺，在肩下臂外间，腋斜肘分下行。臑会，在肩前廉，去肩头三寸。肩髎，在肩端臑上，举臂取之。天髎，在肩，缺盆中上毖骨之际陷中。秉风，见手太阳经，手足少阳、手太阳、阳明之会。肩井，见足少阳经，手足少阳、阳维之会。缺盆，足阳明经穴。膻中[2]，见任脉，心包相火用事之分也。中脘、阴交，见任脉，三焦之募也。任脉，气所发也。

其支者，从膻中，上出缺盆，上项，挟耳后直上，出耳上角，以屈下颊至䪼。

脑户后为项，目下为䪼。其支者，从膻中而上出缺盆之外，上项过大椎，循天髎上，挟耳后，经翳风、瘛脉、颅息，直上出耳上角，至角孙，过悬厘、颔厌，及过阳白、睛明，屈曲下颊至䪼，会颧髎之分也。○大椎，见督脉，手足三阳、督脉之会。天髎，在颈大筋外，缺盆上，天窗后（天窗后，《资生经》作天容），天柱前，完骨下，发际上。悬厘、颔厌，见足少阳经，手足阳明、少阳之交会也。翳风，在耳后尖[3]角陷中，按之引耳中痛。瘛脉，在耳本后，鸡足青脉中。颅息，在耳后青脉中。角孙，在耳郭中间上，开口有空。阳白，见足少阳经，手足阳明、少阳之会。睛明，见足太阳经。颧髎，见手太阳经，手少阳、太阳之会也。

其支者，从耳后入耳中，出走耳前，过客主人前交颊，至目锐眦。

①伸：原作"神"，据小獭苜庵本改。
②膻中：原作"胆中"，为膻中之俗写。本书膻中、胆中互用，以"胆中"居多，均律齐为"膻中"。
③尖：原作"央"，据小獭苜庵本改。

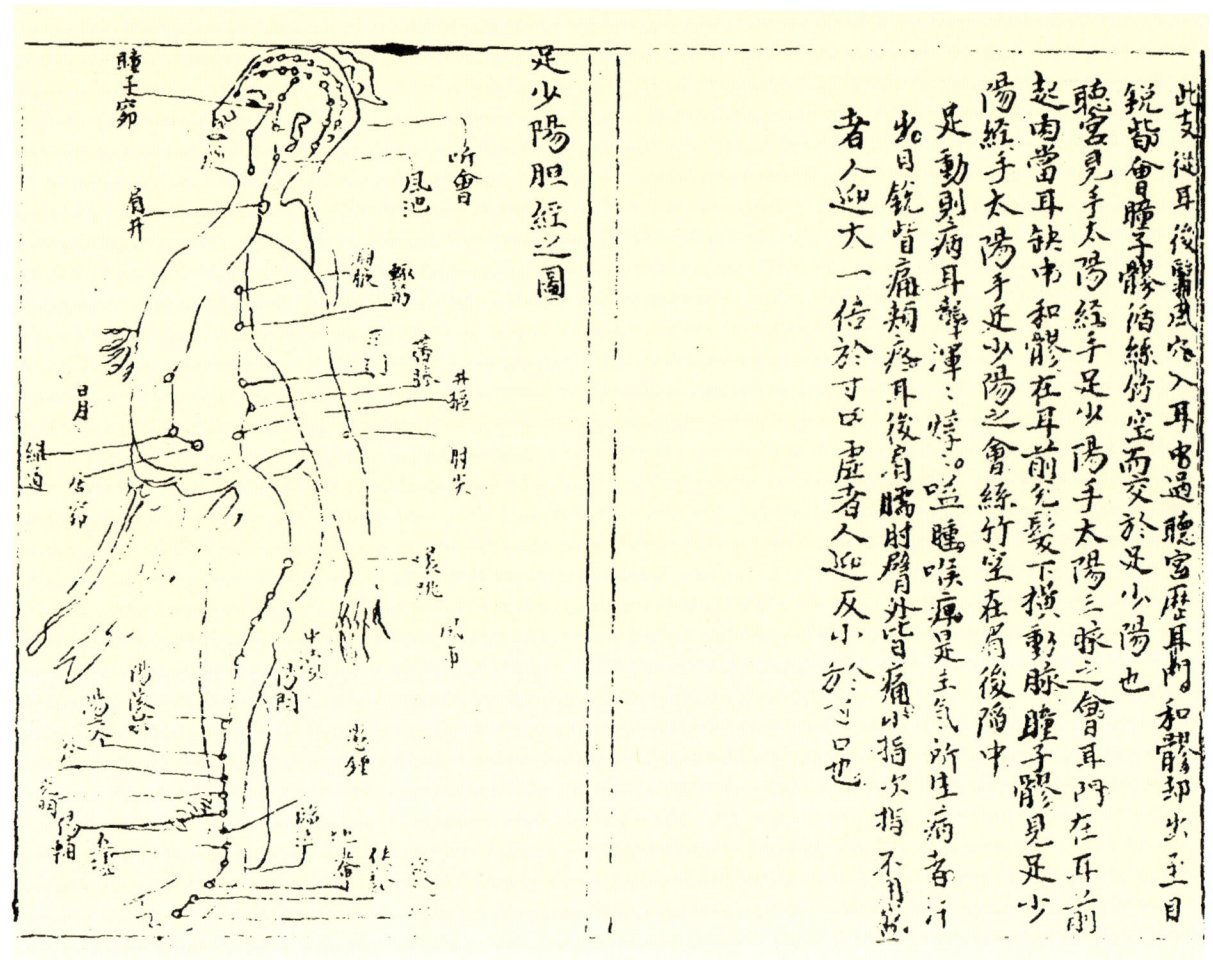

此支从耳后翳风穴，入耳中，过听宫，历耳门、和髎，却出至目锐眦，会瞳子髎，循丝竹空，而交于足少阳也。

听宫，见手太阳经，手足少阳、手太阳，三脉之会。耳门，在耳前起肉，当耳缺中。和髎，在耳前锐发下横动脉。瞳子髎，见足少阳经，手太阳、手足少阳之会。丝竹空，在眉后陷中。

是动，则病耳聋浑浑焞焞，嗌肿，喉痹，是主气所生病者。汗出，目锐眦痛，颊痛，耳后、肩、臑、肘、臂外皆痛，小指次指不用。盛者，人迎大一倍于寸口；虚者，人迎反小于寸口也。

足少阳胆经之图（图见上）

足少阳胆经穴歌

少阳之[1]经瞳子髎，四十三穴行迢迢，听会客主颔厌集，悬颅悬厘曲鬓翘；
率谷天冲浮白次，窍阴完骨本神企，阳白临泣开目窗，正营承灵及脑空；
风池肩井渊腋长，辄筋日月京门当，带脉五枢维道续，居髎环跳下中渎；
阳关阳陵复阳交，外丘光明阳辅高，悬钟丘墟足临泣，地五侠溪窍阴毕。

此维[2]头部，自瞳子髎至风池，凡二十[3]穴，作三折。向外而行。始瞳子髎，至完骨，是一折。又自完骨外折，上至阳白、会睛明，是一折。又自睛明上行，循临泣、风池，是一折。缘其穴曲折外，多难为斜率，故此作一至二十，次第以该之。一瞳子髎，二听会，三客主人，四颔厌，五悬颅，六悬厘[4]，七曲鬓，八率谷，九天冲，十浮白，十一窍阴，十二完骨，十三本神，十四阳白，十五临泣，十六目窗，十七正营，十八承灵，十九脑空，二十风池。

足少阳，胆之经 凡四十三穴，左右共八十六穴。○是经多气少血

胆在肝之短叶间，重三两三铢，包精汁三合。

足少阳之脉，起于目锐眦，上抵头角，下耳后。

足少阳经，起目锐眦之瞳子髎，于是循听会、客主人，上抵头角，循颔厌，下悬颅、悬厘，由悬厘外循耳上发际，至曲鬓、率谷，由率谷外折，下耳后，循天冲、浮白、窍阴、完骨，又自完骨外折，上过角孙，循本神，过曲差，下至阳白，会睛明。复从睛明上行，循临泣、目窗、正营、承灵、脑空、风池云。○瞳子髎，在目外眦五分。听会，在耳前陷中，上关下一寸，动脉宛宛，张口得之。客主人，在耳前起骨上廉，开口有空，动脉宛宛中。颔厌，在曲角下，

---
① 之：小濑甫庵本作"足"，义长。
② 维：小濑甫庵本作"经"，可参。
③ 二十：原作"三寸"，据小濑甫庵本改。
④ 厘：原作"钟"，据小濑甫庵本改。

颔厌（一名脑空）上廉。悬颅，在曲角[1]上颔厌中。悬厘，在曲角上颔厌下廉。曲鬓，在耳上发际，曲隅陷中，鼓颔有孔。率谷，在耳上如前三分，入发际一寸五分，陷者宛宛中。天冲，在耳后发际二寸耳上，如前三分。浮白，在耳后入发际一寸。窍阴，在完[2]骨上，枕骨下，摇动有空。完骨，在耳后入发际四分。角孙，见手少阳经，手足、少阳之会。本神，在曲差旁一寸五分，入发际四分。曲差，见足太阳经。阳白，在眉上一寸，直瞳子。睛明，见足太阳经，手足太阳、少阳、足阳明五脉之会。临泣，在目上直入发际五分陷中。目窗，在临泣后一寸。正营，在目窗后一寸。承灵，在正营后一寸五分。脑空，在承灵后一寸五分，挟至枕骨下陷中。风池，在颞颥后发际陷中。

循颈行手少阳之前，至肩[3]上，却交出手少阳之后，入缺盆。

自风池，循颈，过天牖穴，行手少阳脉之前，下至肩，上循肩井，却左右相交，出手少阳之后。过大椎、大杼、秉风，当秉风前，入缺盆之外。○天牖，见手少阳经。肩井，在肩上陷中，缺盆上大骨前一寸半，以三指按取之，当中指下陷中者是。大椎，见督脉，手足三阳督脉之会。大杼，见足太阳经，足太阳、少阳之会。秉风，见手太阳经，手太阳、阳明、手足少阳之会。缺盆，见足阳明经。

其支者，从耳后，入耳中，出走耳前，至目锐眦后。

其支者，从耳后颞颥间，过翳风之分，入耳中，过听宫，出走耳前，复自听会至目锐眦，瞳子髎之分也。○翳风，见手少阳经，手足少阳之会。听宫，见手太阳经，手足少阳、太阳、三脉之会。听会、瞳子髎，见前。

① 曲角：小濑甫庵本作"曲周"，上下文曲角均同。
② 完：原作"脘"，据小濑甫庵本改。
③ 肩：原作"角"，据小濑甫庵本改。

其支者，别目锐眦，下大迎。合手少阳抵于頞，下加颊车，下颈合缺盆，以下胸中贯膈，络肝，属胆。

其支者，别自目外瞳子髎而下大迎，合手少阳于頞，当颧髎穴之分，下临颊车，下颈，循本经之前，与前之入缺盆者相合，下胸中天池之外，贯膈，即期门之所，络肝，下至日月之分，属于胆也。○大迎，见足阳明经。颧髎、颊车，手太阳穴。天池，手心主穴，手厥阴、足少阳之会。期门，足厥阴穴。日月，见下文，胆之募也。

循胁里，出气冲，绕毛际，横入髀厌中。

胁，胠也；腋下为胁。曲骨之分为毛际；毛际两旁动脉中为气冲；捷①骨之下为髀厌，即髀枢也。自属胆处，循胁内章门之里，出气冲，绕毛际，遂横入髀厌中之环跳也。○章门，足厥阴穴，足少阳、厥阴之会。气冲，足阳明穴。环跳，在髀枢中。

其直者，从缺盆下腋，循胸过季胁，下合髀厌中，以下循髀阳，出膝外廉。

胁骨之下为季胁。此直者，从缺盆直下腋，循胸，历渊腋、辄筋、日月穴，过季胁，循京门、带脉、五枢、维道、居髎，由居髎入上髎、中髎、长强，而下与前之入髀厌者相合。乃下循髀外，行太阳、阳明之间，历中渎、阳关，出膝外廉，抵阳陵泉也。○渊腋，在腋下三寸宛宛中，举臂取之。辄筋，在腋下三寸，复行一寸，着胁陷中。日月，在期门下五分。京门，在监骨下，腰中挟脊季胁本。带脉，在季胁下一寸八分。五枢，在带脉下三寸。维道，在章门下五寸三分。居髎，在章门下八寸三分，监骨上陷中。上髎、中髎，并见足太阳经，上髎为足少阳、太阳之络，中髎则足少

① 捷：《十四经合参》作"楗"，义长可从。又，此上原衍"街"字，据小濑甫庵本删。

阴、少阳所结之会也。长强，见督脉，足少阴、少阳所结之会。中渎，在髀骨外，膝上五寸，分肉间陷中。阳关，在阳陵泉上三寸，犊鼻外陷中。阳陵泉，在膝下一寸，外廉陷中。

下外辅骨之前，直下抵绝骨之端，下出外踝之前，循足跗上，入小指次指之间。

骱外为辅骨，外踝以上为绝骨；足面为跗。自阳陵泉下外辅骨前，历阳交、外丘、光明，直下抵绝骨之端。循阳辅、悬钟而下，出外踝之前，至丘墟，循足面之临泣、地五会、侠溪，乃上入小指次指之间，至窍阴而终也。○阳交，在足外踝上七寸，斜属二①阳分肉之间。外丘，在足外踝上七寸。光明，在足外踝上五寸。阳辅，在足外踝上四寸，辅骨前，绝骨端，如前三分，去丘墟七寸。悬钟，在足外踝上三寸，动脉中。丘墟，在足外踝下，如前去临泣三寸。临泣，在足小指次指本节后间陷中，去侠溪一寸半。地五会，在足小指次指本节后陷中。侠溪，在足小指次指岐骨间，本节前陷中。窍阴，在足小指次指端，去爪甲如韭叶。

其支者，别跗上，入大指，循岐骨内出其端，还贯爪甲，出三毛。

足大指本节后为岐骨，大指爪甲后为三毛。其支者，自足跗上临泣穴，别行入大指（循岐骨内出大指端，还贯入爪甲，出三毛，交于足厥阴也）。

是动，则病口苦，善太息，心胁痛不能转侧，甚则面微尘，体无膏泽，足外反热，是为阳厥②，是主骨所生病者。头角颔痛，目锐眦痛，缺盆中肿痛，腋下肿马刀挟瘿，汗出，振寒，疟，胸、胁、肋、髀、膝外至胫绝骨外踝前及诸节皆痛，小指次指不用。盛者，人迎大一倍于寸口；虚者，人迎反小于寸口也。

窈《广韵》：力嘲切。深空之貌，即穴陈之谓也。江西席横家针灸书中，诸髎字皆作窈，岂髎、窈声相近而然？今悉依改定。虽然，所

①二：小獭甫庵本作"三"。
②厥：底本模糊不清，据小獭甫庵本补。

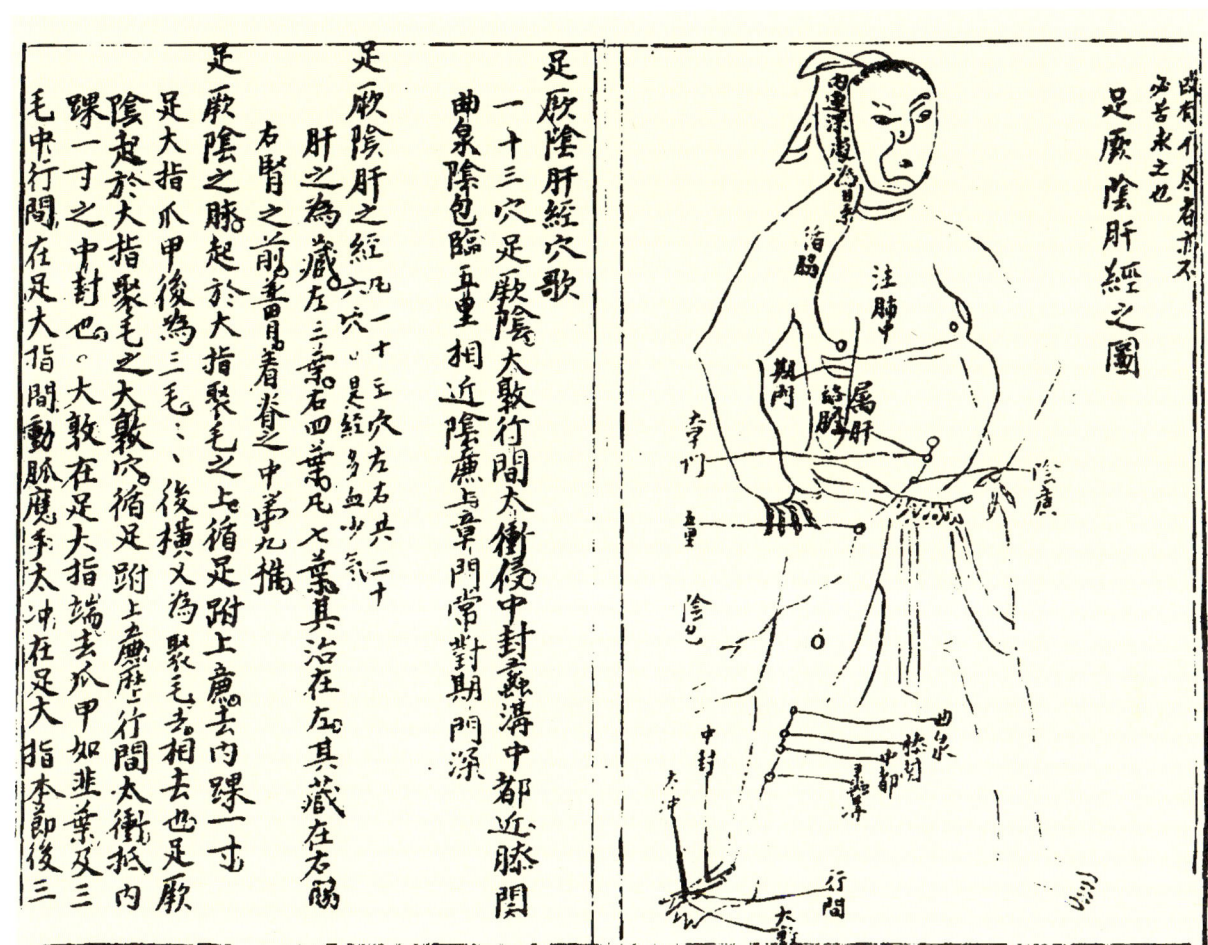

改有不尽者，亦不必苦求之也。

足厥阴肝经之图（图见上）

足厥阴肝经穴歌
一十三穴足厥阴，大敦行间太冲侵，中封蠡沟中都近，膝关曲泉阴包临；
五里相近阴廉上，章门常对期门深。

足厥阴，肝之经凡一十三穴，左右共二十六穴。○是经多血少气

肝之为脏，左三叶，右四叶，凡七叶。其治在左。其脏在右胁右肾之前，并胃，着脊之中第九椎。

足厥阴之脉，起于大指聚毛之上，循足跗上廉，去内踝一寸。

足大指爪甲后为三毛，三毛后横文为聚毛。去，相去也。足厥阴起于大指聚毛之大敦穴，循足跗上廉，历行间、太冲，抵内踝一寸之中封也。○大敦，在足大指端，去爪甲如韭叶，及三毛中。行间，在足大指间，动脉应手。太冲，在足大指本节后三

寸，或去一寸半动脉陷中。中封，在足内踝前一寸陷中，仰而取之。

上踝八寸，交出太阴之后，上腘内廉。

自中封上踝，过三阴交，历蠡沟、中都，复上一寸，交出太阴之后，上腘内廉，至膝关曲泉。○三阴交，见足太阴经，足少阴、太阴、厥阴之交会也。蠡沟，在内踝上五寸。中都，在内踝上七寸，骱骨中。膝关，在犊鼻下二寸陷中。曲泉，在膝内辅骨下，大筋上，小筋下，陷中，屈膝得之，在膝横纹头是[1]。

循股，入阴中，环阴器，抵小腹，挟胃，属肝络胆。

髀内为股，脐下为小腹。由曲泉上行，循股内之阴包、五里、阴廉，遂当冲门、府舍之分，入阴毛中，左右相交，环绕阴器，抵小腹，而上会曲骨、中极、关元，复循章门，至期门之所，挟胃，属肝，下日月之分，络于胆也。○阴包，在膝上四寸，股内廉两筋间。五里，在气冲下三寸，阴股中动脉。阴廉，在羊矢下，去气冲二寸，动脉中。冲门、府舍，见足太阴。曲骨，见任脉，足厥阴、任脉之会。中极、关元，见任脉，足三阴、任脉之会也。章门，在大横外，直脐季[2]肋端，侧卧屈上足，伸下足，举臂取之。期门，直两乳第二肋端，肝之募也。日月，见足少阳经。

上贯膈，布胁肋，循喉咙之后，上入颃颡，连目系，上出额，与督脉会于巅。

目内连深处为目系。颃颡，咽颡也。自期门上贯膈，行食窦之外，大包之里，散布胁肋；上云门、渊腋之间，人迎之外，循喉咙之后，上入颃颡；行大迎、地仓、四白、阳白之外，连目系，上出额，行临泣之里，与督脉相会于巅顶之百会也。○食窦、大包，足

---

①头是：原无，据小狵甫庵本补。
②季：原作"李"，据小狵甫庵本改。

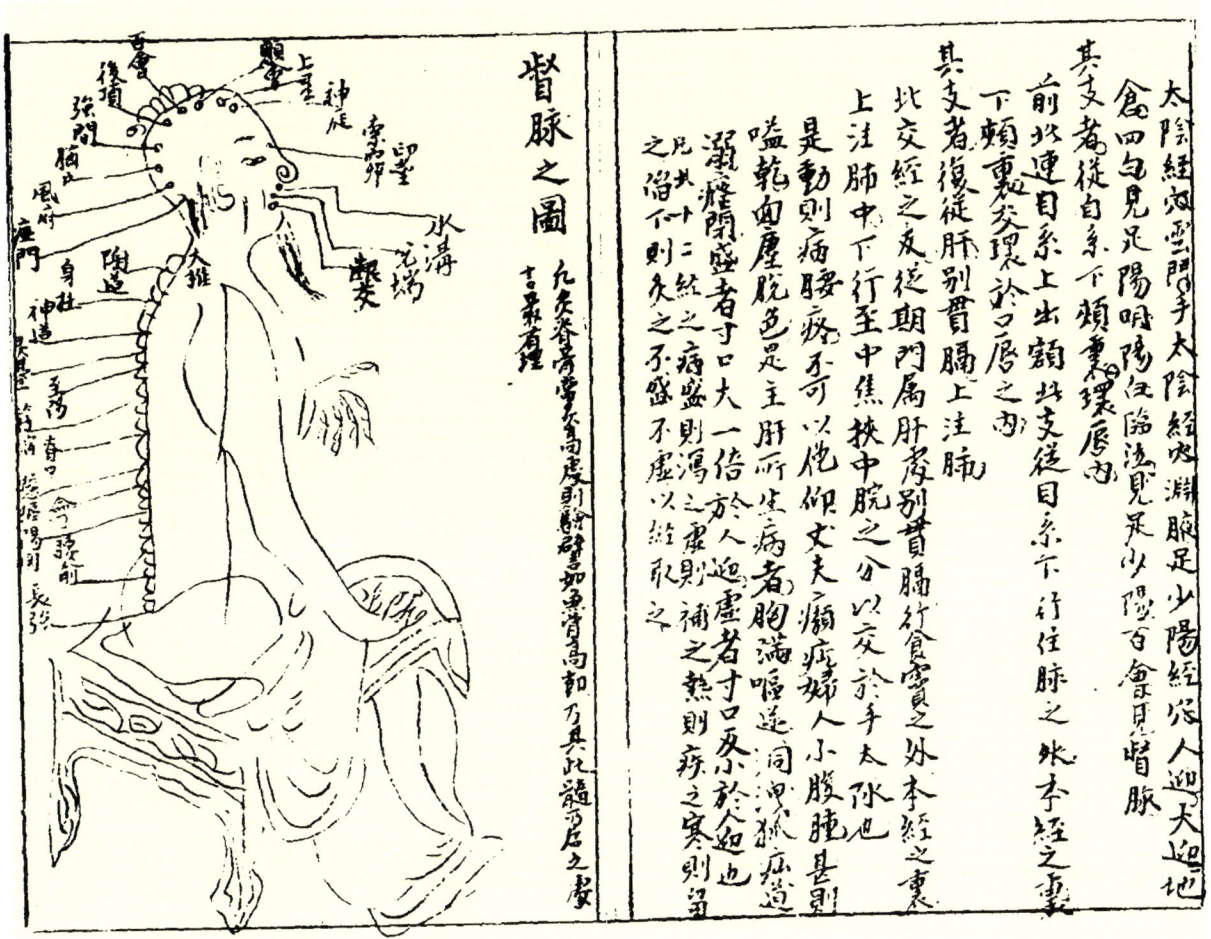

太阴经穴。云门，手太阴经穴。渊腋，足少阳经穴。人迎、大迎、地仓、四白，见足阳明。阳白、临泣，见足少阳。百会，见督脉。

其支者，从目[1]系下颊里，环唇内。

前此连目系，上出额。此支从目系下行任[2]脉之外，本经之里，下颊里，交环于口唇之内。

其支者，复从肝，别贯膈，上注肺。

此交经之支，从期门属肝处别贯膈，行食窦之外，本经之里，上注肺中，下行至中焦，挟中脘之分，以交于手太阴也。

是动，则病腰痛不可以俯仰，丈夫㿉疝，妇人小腹肿。甚则嗌干，面尘脱色，是主肝所生病者。胸满，呕逆，洞泄，狐疝，遗溺，癃闭。盛者，寸口大一倍于人迎；虚者，寸口反小于人迎也。

凡此十二经之病，盛则泻之，虚则补之，热则疾之，寒则留之，陷下则灸之，不盛不虚，以经取之。

督脉之图（图见上）

---

① 目：原作"白"，据小澜甫庵本改。
② 任：原作"住"，据小澜甫庵本改。

督脉经穴歌

督脉背[1]中行，二十七穴始长强，腰俞阳关命门当，悬枢脊中走筋缩，
至阳灵台神道长；身柱陶道大椎俞，哑门风府连脑户，强间后顶[2]百会前；
前顶囟会上星圆，神庭素髎水沟里，兑端龈交斯已矣。

督脉凡二十七穴

督之为言都也，行背部之中行，为阳脉之都纲，奇经八脉之一也。

督脉者，起于下极之腧。

下极之腧，两阴之间，屏翳处也；屏翳两筋间为篡，篡内深处为下极，督脉之所始也。

并如脊里，上至风府，入脑上巅，循额至鼻柱，属阳脉之海也。

脊之为骨，凡二十一椎，通项骨三椎，共二十四椎。自屏翳而起，历长强穴，并脊里而上行，循腰俞[3]、阳关、命门、悬枢、脊中、筋缩、至阳、灵台、神道、身柱、过风门、循陶道、大椎、哑门、至风府入脑。循脑户、强间、后顶、上巅、至百会、前顶、囟会、上星、神庭、循额至鼻柱，经素髎、水沟、兑端、至龈[4]交而终焉。云阳脉之海者，以人之脉络，周流于诸阳之分，譬犹水也，而督脉则为之都纲，故曰阳脉之海。○屏翳，见任脉，任脉别络，扶督脉、冲脉之会。长强，在脊骶端。腰俞，在第二十一椎节下间。阳关，在第十六椎节下间。命门，在第十四椎节下间。悬枢，在第十三椎节下间。脊中，在第十一椎节下间。筋缩，在第九椎节下间。至阳，在第七椎节下间。灵台，在第六椎节下间。神道，在第五椎节下间。身柱，在第三椎节下间。风门，见足太阳，乃督脉、足太阳之

① 背：原作"部"，据小嵌芾庵本改。
② 顶：原作"项"，据小嵌芾庵本改。
③ 腰俞：原作"膀胱"，据小嵌芾庵本改。
④ 龈：原作"断"，据小嵌芾庵本改。

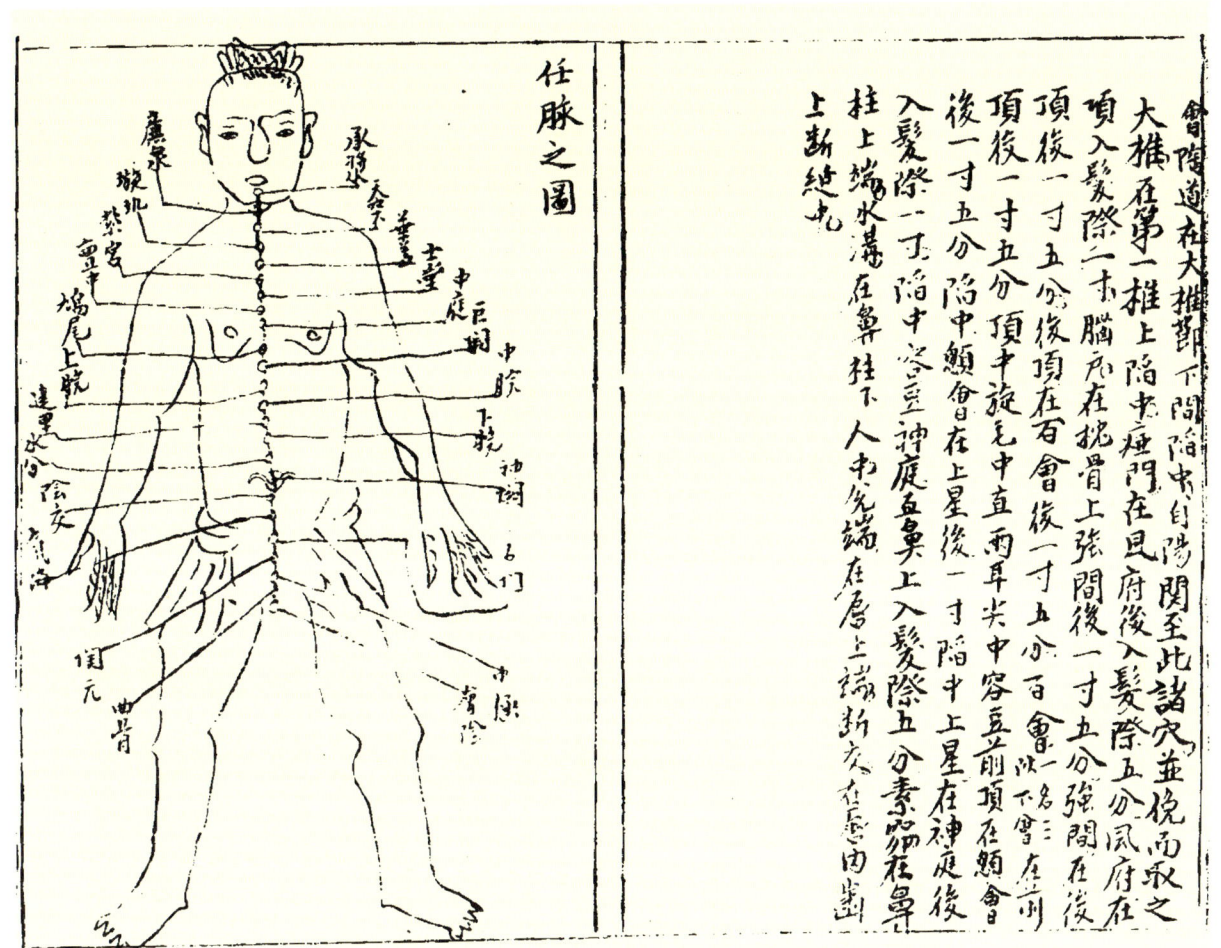

会。陶道，在大椎节下间陷中。自阳关至此诸穴，并俯而取之。大椎，在第一椎上陷中。哑门，在风府后，入发际五分。风府，在项入发际一寸。脑户，在枕骨上，强间后一寸五分。强间，在后顶后一寸五分。后顶，在百会后一寸五分。百会（一名三阳五[1]会），在前顶后一寸五分，顶中旋毛中，直两耳尖，可[2]容豆。前顶，在囟会后一寸五分陷中。囟会，在上星后一寸陷中。上星，在神庭后入发际，一寸陷中容豆。神庭，直鼻上入发际五分。素髎，在鼻柱上端。水沟，在鼻柱下人中。兑端，在唇上端。龈交，在唇内齿上龈缝中。

任脉之图（图见上）

①五：原作"下"，据小獭甫庵本改。
②可：原作"中"，据明刻《薛氏医按》本、小獭甫庵本改。

任脉经穴歌

任脉分三八，起于会阴上曲骨，中极关元到石门，气海阴交神阙立；
水分下脘循建里，中脘上脘巨阙起，鸠尾中庭膻中萃[1]，玉堂紫宫树华盖；
璇玑天突廉泉清[2]，上颐还以承浆承[3]。

任脉 凡二十四穴

任之为言妊也，行腹部中行，为妇人[4]生养之本，奇经之一脉也。

任脉者，起于中极之下，以上毛际，循腹里，上关元，至喉咙，属阴脉之海也。

任与督，一源而二歧，督则由会阴而行背，任则由会阴而行腹。夫人身之有任督，犹天地之有子午也。人身之任督以腹背言，天地之子午以南北言，可以分可以合者也。分之于以见阴阳之不杂，合之于以见浑沦之无间，一而二，二而一者也。任脉起于中极之下，会阴之分也。由是循曲骨，上毛际，至中极，行腹里，上循关元、石门、气海、阴交、神阙、水分、下脘、建里、中脘、上脘、巨阙、鸠尾、中庭、膻中、玉堂、紫宫、华盖、璇玑、天突、廉泉，上颐循承浆，环唇上，至龈交分行，系两目；下之中央，会承泣而终也。云阴脉之海者，亦以人之脉络，周流于诸阴之分，譬犹水也，而任脉则为之总任焉，故曰阴脉之海。○会阴，一名屏翳，在两阴间。曲骨，在横骨上，毛际陷中，动脉应手。中极，在关元下一寸。关元，在脐下三寸。石门，在脐下二寸。气海，在脐下一寸五分。阴交，在脐下一寸。神阙，当脐中。水分，在下脘下一寸，上脐一寸。下脘，在建里下一寸。建里，在中脘下一寸。中脘，在上脘下一寸。《灵枢经》云：髑骬，即岐骨也）以下至天枢（天枢，足阳

---

①萃：原作"慕"，据明刻《薛氏医按》本改。
②清：原无，据小猢猁庵本补。
③承：原无，据小猢猁庵本补。
④妇人：原作"天人"，据小猢猁庵本改。

明经穴，挟脐二寸，盖与脐平直也）长八寸，而中脘居中是也。然人胃有大小，亦不可拘以身寸，但自鹘骬至脐中，以八寸为度，各依部分取之。上脘，在巨阙下一寸，当一寸五分，去蔽骨三寸。巨阙，在鸠尾下一寸。鸠尾，在蔽骨之端，言其骨垂下如鸠形，故以为名，臆前蔽骨下五分也，人无蔽骨者，从岐骨际下行一寸。中庭，在膻中下一寸六分。膻中，在玉堂下一寸六分，两乳间。玉堂，在紫宫下一寸六分。紫宫，在华盖下一寸六分。华盖，在璇玑下二寸（《资生经》云：一寸）。璇玑，在天突下[1]一寸陷中。天突，在颈结喉下一寸宛宛中。廉泉，在颔[2]下结喉上舌本，阴维、任脉之会，仰而取之。承浆，在唇下陷中，任脉、足阳明之会。龈交，见督脉，任、督二脉之会。承泣，见足阳明，跷脉、任脉、足阳明之会也。

按：任督二脉之直行者，为腹背中行诸穴所系，今特取之，以附十二经之后，如《骨空论》所载[3]者，兹不与焉。其余冲、带、维、跷所经之穴，实则寄会于诸经之间尔，诚难与任、督二脉之灼然[4]行腹背者比，故此得以略之。虽然，因略以致详，亦不害于兼取也，故其八脉全篇，仍别出于左方云。

右十四经正文，并与《金兰循经》同。

十四经发挥中卷终

---

① 下：原作"如"，据小獭甫庵本改。
② 颔：原作"颈"，据小獭甫庵本改。
③ 载：原无，据小獭甫庵本补。
④ 然：原作"就"，据小獭甫庵本改。下文"虽然"原作"虽就"，亦据改。

十四经发挥卷下：奇经八脉篇

脉有奇常，十二经者，常脉也；奇经八脉，则不拘如常，故谓之奇经。盖以人之气血，常行于十二经脉，其诸经满溢，则流入奇经焉。奇经有八脉：督脉督于后，任脉任于前，冲脉为诸脉之海，阳维则维络诸阳，阴维则维络诸阴，阴阳自相维持，则诸经常调；维脉之外有带脉者，束之犹带也；至于两足跷脉，有阴有阳，阳跷得诸太阳之别，阴跷本诸少阴之别。譬犹圣人，图设沟渠，以备水潦，斯无滥溢之患。人有奇经，亦若是也。今总集奇经八脉所发者，气穴处所。共成一篇，附之发挥之后，以备通考云。

督脉

督脉者，起于小腹以下骨中央，女子入系廷孔之端。其络循阴器，合篡间，绕篡后，别绕臀，至少阴，与巨阳中络者合少阴，上股内后廉，贯脊属肾，与太阳起目内眦，上额交巅上，入络脑，还出别下项，循肩膊内，挟脊抵腰中，入循膂络肾，其男子循茎下至篡，与女子等。其少腹直上者，贯脐中央，上贯心，入喉，上颐环唇，上系两目之中。此生病，从少腹上冲心而痛，不得前后为冲疝，其女子不孕，癃痔，遗溺，嗌干，治在督脉。○督脉之别，名曰长强，侠膂，上项散，上头，下当肩胛左右，别走太阳，入贯膂。实则脊强，虚则头重，取之所别。故《难经》曰：督脉者，起于下极之腧，并于脊里，上至风府，入属于脑，上巅，循额至鼻柱，属阳脉之海也。此为病，令人脊强反折。○督脉，从头循脊骨入骶，长四尺五寸，凡二十七穴穴见前。

按：《内经》督脉所发者二十八穴，据法，十椎下一穴名中枢，阴尾骨两旁二穴名长强，共有二十九穴，今多龈交一穴，少中枢一穴，会阳二穴，则系督脉别络，与少阳会，故止载二十七穴。穴见前。

任脉

任脉者，与冲脉皆起于胞中，循脊里，为经络之海。其浮而外者，循腹上行，会于咽喉，别而络唇口。血气盛，则肌肉热。血独盛，则渗灌皮肤，生毫毛。妇人有余于气，不足于血，以其月事数下，任冲并伤故也。任冲之交脉，不营其口唇，故髭须不生，是以任脉为病，男子内结七疝，女子带下瘕聚。故《难经》曰：任脉起于中极之下，以上毛际。循腹里，上关元，至咽喉，上颐，循面入目，属阴脉之海。○凡此任脉之行，从胞中上注目，长四尺五寸，总二十四穴。穴见前。

按《内经》云：任脉所发者二十八穴。经阙一穴，实有二十七穴，内龈交一穴，属督脉，承泣二穴属足阳明、跷脉，故止载二十四穴。穴见前。

阳跷脉

阳跷脉者，起于跟中，循外踝上行，入风池。其为病也，令人阴缓而阳急。两足跷脉，本太阳之别，合于太阳，其气上行，气并相还，则为濡目，气不营则目不合。男子数其阳，女子数其阴，当数者为经，不当数者为络也。跷脉长八尺。所发之穴，生于申脉外踝下，属足太阴经，以辅阳为郄外踝上，本于仆参跟骨下，与足少阴会于居髎章门下，又与手阳明会于肩髃及巨骨并在肩端，又与手足太阳阳维会于臑俞在肩弭后胛骨上廉，与手足阳明会于地仓口吻两旁，又与手足阳明会于巨髎鼻两旁，又与任脉足阳明会于承泣目下七分。以上为阳跷脉之所发，凡二十穴，阳跷脉病者宜刺之。

阴跷脉

阴跷脉者，亦起于跟中，循内踝上行，至咽喉，交贯冲脉。此为病者，令人阳缓而阴急。故曰跷脉者，少阴之别，别于然谷之后，上内踝之上，直上循阴股入阴，上循胸里，入缺盆，上出人迎之前，入鼻，属目内眦，合于太阳。女子以之为经，男子以之为络。两足跷脉，长八尺，而阴跷之郄在交信内踝上二寸，阴跷脉病者取此。

冲脉

冲脉者，与任脉皆起于胞中，上循脊里，为经络之海。其浮于外者，循腹上行，会于咽喉，别而络唇口。故曰：冲脉者，起于气冲，并足少阴之经，挟脐上行，至胸中而散。此为病，令人逆气里急。《难经》则曰：并足阳明之经。以穴考之，足阳明挟脐左右各二寸而上行，足少阴挟脐左右各五分而上行。《针经》所载，冲脉与督脉，同起于会阴，在其腹也，行乎幽门、通谷、阴都、石关、商曲、肓俞、中注、四满、气穴、大赫、横骨，凡二十二穴，皆足少阴之分也。然则冲脉并足少阴之经明矣。

阳维脉

阳维，维于阳。其脉起于诸阳之会，与阴维皆维络于身。若阳不能维于阳，则溶溶不能自收持。其脉气所发，别于金门在足外踝下太阳之郄，以阳交为郄在外踝上七寸，与手足太阳及跷脉会于臑俞肩后胛上廉，与手足少阳会于天髎在缺盆上，又会于肩井肩上；其在头也，与足少阳会于阳白在眉上，上于本神及临泣，上至正营，循于脑空，下风池；其与督脉会，则在风府及哑门。《难经》云：阳维为病，苦寒热。

此阳维脉气所发，凡二十四穴。

阴维脉

阴维，维于阴，其脉起于诸阴之交。若阴不能维于阴，则怅然失志。其脉气所发者，阴维之郄，名曰筑宾见足少阴。与足太阴会于腹哀、大横，又与足太阴、厥阴会于府舍、期门，与任脉会于天突、廉泉。《难经》云：阴维为病，苦心痛。

此阴维脉气所发，凡十二①穴。

带脉

带脉者，起于季胁，回身一周。其为病也，腰腹纵容，如囊水之状。其脉气所发，在季胁下一寸八分，正名带脉，以其回身一周如带也。又与足少阳会于维道。

此带脉所发，凡四穴。

以上杂取《素问》《难经》《甲乙经》《圣济总录》中，参合为篇。

十四经发挥卷下终

---

① 十二：原作"二十二"，据小獭甫庵本改。

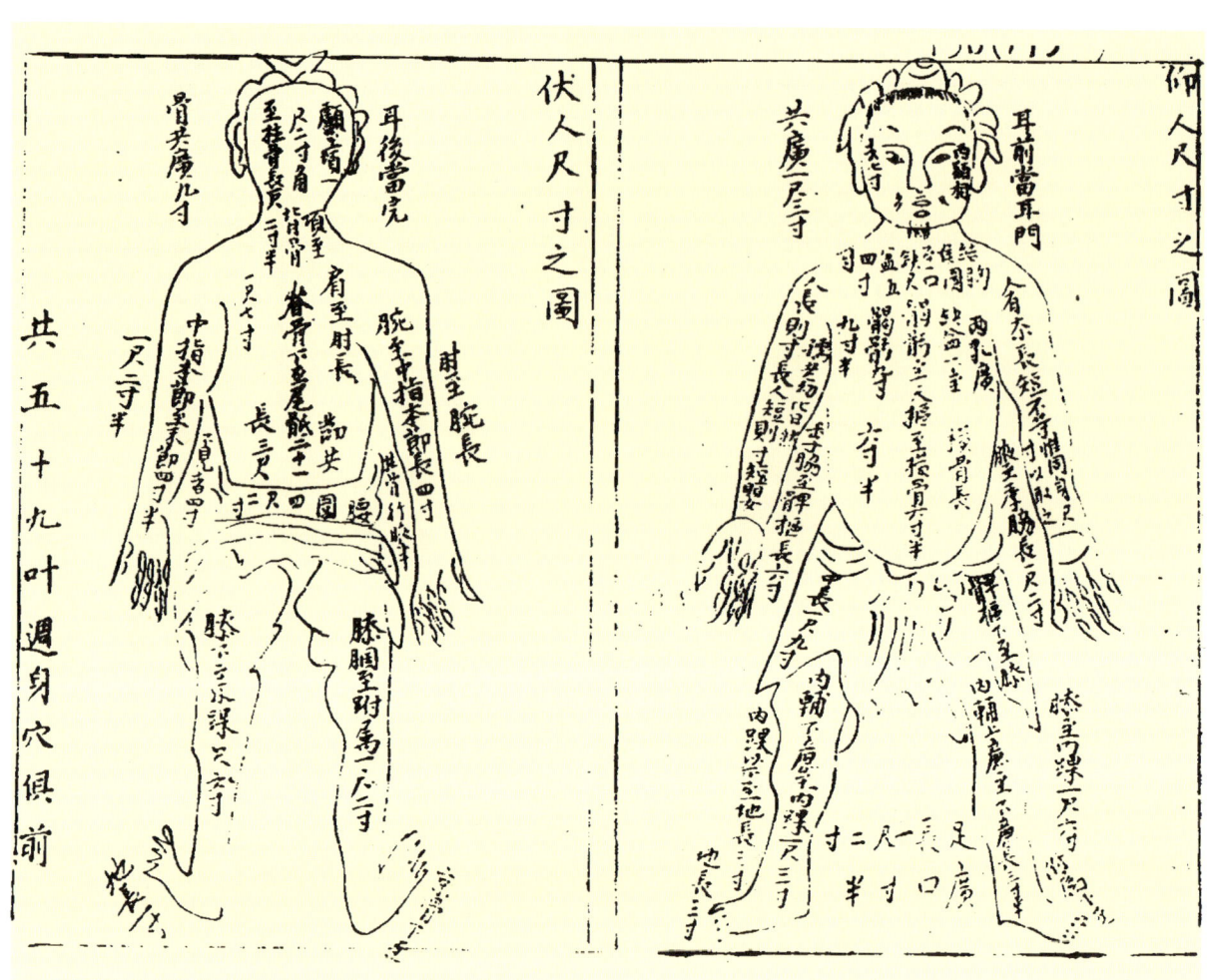

仰人尺寸之图（图见上）

伏人尺寸之图（图见上）

共五十九叶，周身穴俱前

奇经八脉考

明·李时珍 撰　陈丽云 校订

明崇祯十三年刻本

《奇经八脉考》，不分卷，明代李时珍撰。约成书于明隆庆六年（1572）。专论奇经八脉的循行路线和主治病证，对奇经理论的研究，为临床辨证、气功和养生提供了依据，充实并发展了经络学说。本次整理以明崇祯十三年武林钱蔚起本附录为底本。

重刻《脉学》《奇经八脉考》序

余奉中丞夏公教，既刻《本草纲目》矣；临川令袁君与李君时珍，乡人也。复取其《脉学》与《奇经八脉考》示余，曰：李君平生学力尽在此，幸并刻之为全书。余念古良医治疾，未有不先诊脉者，自轩岐已然。辨人鬼，别男女，特其粗尔。微茫呼吸之间，而生死轻重系焉。如济北才人，颜色不变，而在死法中，其脉病也。故曰"无数者同之，有数者异之。"苟不明乎脉之法，则所同者多矣。脉学者，专辨《脉诀》之误也。今之医者，无不诵《脉诀》。而李君谓非叔和著，特条列而正之，然非李君之言也，宋陈无择尝斥为高阳生作矣；亦非无择之言也，朱晦翁尝讥其鄙浅伪书矣。《脉诀》行而《脉经》隐，《脉诀》之误既明，《脉经》其可复兴乎？《奇经八脉》者，其名出于《难经》，而其论原于《素问》，以非十二经之正，故谓之奇经也。昔淳于意拜受公乘阳庆脉书奇咳术，即此世之医者，且不能举其数，况通其义乎。叔和曰：天雨降下，沟渠溢满，圣人不能图也；脉络流溢，诸经不能复拘也。然则八脉可以不讲乎？八脉明，而脉理尽矣；脉理尽，而病无不察，可以穷吾治之之方矣。语云：人之所病，病疾多；而医之所病，病道少。通乎脉学，又通乎八脉之学，道其患少也乎哉？因并刻附于本草之后。

癸卯秋七月上澣长洲张鼎思书

题奇经八脉考

　　奇经八脉，闻之旧矣，而不解其奥。今读濒湖李君《八脉考》，原委精详，经络贯彻，顿觉蒙开塞决，胸次豁然，诚仙医二家入室指南也。然匪易牙[1]，亦未易味之。李君博极群书，参讨今古，九流百氏，咸有撰述，此特其一脔[2]尔。因僭述其概而题之。

隆庆壬申中秋日道南吴哲拜题

奇经八脉考引

　　《奇经八脉考》者，李君濒湖所撰辑以活人者也。经有正有奇，独考奇者，奇经，人所略，故致详焉。并病原治法，靡不条具，若指诸掌，岂惟医学有赖，玄修之士亦因以见身中造化真机矣。用心之勤如此，何其仁哉！濒湖世儒，兼以医鸣，一门父子兄弟，富有著述，此特见一斑耳。问不佞，尝推其直谅多闻之益，因僭识简端，以告后之君子。

明万历丁丑小暑日同里日岩顾问顿首书

---

①易牙：春秋时齐国人，擅长以调和之事操作烹饪，时中国史上著名的厨师。
②一脔（luán 峦）：一小块肉。喻本书仅为众多著述中的小部分。

奇经八脉考

蕲人濒湖李时珍撰辑

奇经八脉总说

凡人一身有经脉、络脉，直行曰经，旁支曰络。经凡十二，手之三阴三阳、足之三阴三阳是也；络凡十五，乃十二经各有一别络，而脾又有一大络，并任、督二络为十五也《难经》作阴络、阳络。共二十七气，相随上下，如泉之流，如日月之行，不得休息。故阴脉营于五脏，阳脉营于六腑，阴阳相贯，如环无端，莫知其纪，终而复始。其流溢之气，入于奇经，转相灌溉，内温脏腑，外濡腠理。奇经凡八脉，不拘制于十二正经，无表里配合，故谓之奇。盖正经犹夫沟渠，奇经犹夫湖泽，正经之脉隆盛则溢于奇经。故秦越人比之天雨降下，沟渠溢满，霶霈妄行，流于湖泽，此发《灵》《素》未发之秘者也。八脉散在群书者，略而不悉。医不知此，罔探病机；仙不知此，难安炉鼎。时珍不敏，参考诸说，萃集于左，以备学仙、医者筌蹄[1]之用云。

八脉

---

[1] 筌蹄：喻指工具。筌，捕鱼用竹器。蹄，捕兔网。

奇经八脉者，阴维也，阳维也，阴跷也，阳跷也，冲也，任也，督也，带也。阳维起于诸阳之会，由外踝而上行于卫分；阴维起于诸阴之交，由内踝而上行于营分，所以为一身之纲维也。阳跷起于跟中，循外踝上行于身之左右；阴跷起于跟中，循内踝上行于身之左右，所以使机关之跷捷也。督脉起于会阴，循背而行于身之后，为阳脉之总督，故曰阳脉之海；任脉起于会阴，循腹而行于身之前，为阴脉之承任，故曰阴脉之海；冲脉起于会阴，夹脐而行，直冲于上，为诸脉之冲要，故曰十二经脉之海；带脉则横围于腰，状如束带，所以总约诸脉者也。是故阳维主一身之表，阴维主一身之里，以乾坤言也；阳跷主一身左右之阳，阴跷主一身左右之阴，以东西言也；督主身后之阳，任、冲主身前之阴，以南北言也；带脉横束诸脉，以六合言也。是故医而知乎八脉，则十二经、十五络之大旨得矣；仙而知乎八脉，则虎龙升降、玄牝幽微之窍妙得矣。

阴维脉

阴维起于诸阴之交，其脉发于足少阴筑宾穴，为阴维之郄，在内踝上五寸腨肉分中。上循股内廉，上行入小腹，会足太阴、厥阴、少阴、阳明于府舍在腹哀下三寸，去腹中行四寸半；上会足太阴于大横、腹哀大横在腹哀下一寸五分，腹哀在日月下一寸五分，并去腹中行四寸半，循胁肋会足厥阴于期门直乳下一寸半。上胸膈，挟咽，与任脉会于天突、廉泉，上至顶前而终天突在结喉下四寸半宛宛中，廉泉在结喉下二寸中央是穴。凡一十四穴。

阳维脉

阳维起于诸阳之会，其脉发于足太阳金门穴，在足外踝下一寸五分。上外踝七寸，会足少阳于阳交，为阳维之郄在外踝上七寸，斜属二阳之间。循膝外廉，上髀厌，抵少腹侧，会足少阳于居髎在章门下八寸，监骨上陷中。循胁肋斜上肘上，会手阳明、手足太阳于臂臑在肘上七寸，两筋罅陷中，肩髃下一寸。过肩前，与手少阳会于臑会、天髎臑会在肩前廉，去肩端三寸宛宛中。天髎在缺盆中，上毖骨[1]际陷中央。却会手足少阳、足阳明于肩井在肩上陷中，缺盆上大骨前一寸五分。入肩后，会手太阳、阳跷于臑俞在肩后大骨下胛上廉陷中。上循耳后，会手足少阳于风池在耳后发际陷中。上脑空承灵后一寸半，夹玉枕骨下陷中、承灵正营后一寸半、正营目窗后一

---

[1] 毖（bì 必）骨：又作"蔽骨"。指肩胛骨上角处。

寸、目窗临泣后一寸、临泣在瞳仁直上，入发际五分陷中，下额与手足少阳、阳明五脉会于阳白眉上一寸，直瞳仁相对，循头入耳，上至本神而止本神，直耳上入发际中。凡三十二穴。

二维为病

越人曰：阳维、阴维者，维络于身，溢畜不能环流灌溉诸经者也。故阳维起于诸阳之会，阴维起于诸阴之交。阳维维于阳，阴维维于阴，阴阳不能自相维，则怅然失志，溶溶不能自收持。又曰：阳维为病苦寒热，阴维为病苦心痛。溶溶，缓慢貌。

张洁古曰：卫为阳，主表，阳维受邪为病在表，故苦寒热；营为阴，主里，阴维受邪为病在里，故苦心痛。阴阳相维，则营卫和谐矣；营卫不谐，则怅然失志，不能自收持矣。何以知之？仲景云：病常自汗，是卫气不与营气和也，宜桂枝汤和之。又云：服桂枝反烦不解，先刺风池、风府，却与桂枝汤。此二穴，乃阳维之会也。谓桂枝后，尚自汗发热恶寒，其脉寸浮尺弱而反烦，为病在阳维，故先针此二穴。仲景又云：脏无他病时，发热自汗出而不愈，此卫气不和也，桂枝汤主之。

又曰：阴维为病，苦心痛，治在三阴之交。太阴证则理中汤，少阴证则四逆汤，厥阴证则当归四逆汤、吴茱萸汤主之。

李濒湖曰：阳维之脉，与手足三阳相维，而足太阳、少阳则始终相联附者，寒热之证，惟二经有之，故阳维为病亦苦寒热。盖卫气昼行于阳，夜行于阴，阴虚则内热，阳虚则外寒。邪气在经，内与阴争而恶寒，外与阳争而发热。则寒热之在表而兼太阳证者，有汗当用桂枝，无汗当用麻黄；寒热之在半表半里而兼少阳证者，当用小柴胡加减治之。若夫营卫惵卑[1]而病寒热者，黄芪建中及八物汤之类主之。洁古独以桂枝一证属之阳维，似未扩充。至于阴维为病主心痛，洁古独以三阴温里之药治之，则寒中三阴者宜矣，而三阴热厥作痛，似未备矣。盖阴维之脉，虽交三阴而行，实与任脉同归。故心痛多属少阴、厥阴、任脉之气上冲而然。暴痛无热，久痛无寒，按之少止者为虚，不可按近者为实。凡寒痛，兼少阴及任脉者，四逆汤；兼厥阴者，当归四逆汤；兼太阴者，理中汤主之。凡热

---

[1] 营卫惵（dié 蝶）卑：《伤寒论·平脉论》："卫气弱，名曰惵；荣气弱，名曰卑。惵卑相搏，名曰损。"

痛，兼少阴及任脉者，金铃散、延胡索散；兼厥阴者，失笑散；兼太阴者，承气汤主之。若营血内伤，兼夫任、冲、手厥阴者，则宜四物汤、养营汤、妙香散之类。因病药之，如此则阴阳虚实，庶乎其不差矣。

王叔和《脉经》曰：寸口脉，从少阴斜至太阳，是阳维脉也。动苦肌肉痹痒，皮肤痛，下部不仁，汗出而寒，又苦颠仆、羊鸣，手足相引，甚者失音不能言，宜取客主人在耳前起骨上廉，开口有空。乃手足少阳、阳明之会。

又曰：寸口脉，从少阳斜至厥阴，是阴维脉也。动苦癫痫僵仆、羊鸣，又苦僵仆、失音，肌肉痹痒，应时自发，汗出恶风，身洗洗然也。取阳白、金门见前、仆参见阳跷。

濒湖曰：王叔和以癫痫属阴维、阳维，《灵枢经》以癫痫属阴跷、阳跷，二说义异旨同。盖阳维由外踝而上，循阳分而至肩肘，历耳额而终行于卫分诸阳之会；阴维由内踝而上，循阴分而上胁至咽，行于营分诸阴之交。阳跷起于跟中，循外踝上行于股外，至胁肋肩髃，行于一身之左右，而终于目内眦；阴跷起于跟中，循内踝上行于股内，阴气行于一身之左右，至咽喉，会任脉，而终于目内眦。邪在阴维、阴跷则发癫，邪在阳维、阳跷则发痫。痫动而属阳，阳脉主之；癫静而属阴，阴脉主之。大抵二疾当取之四脉之穴，分其阴阳而已。

王叔和曰：诊得阳维脉浮者，暂起目眩，阳盛实者，苦肩息，洒洒如寒。

诊得阴维脉沉大而实者，苦胸中痛，胁下支满，心痛。其脉如贯珠者，男子两胁下实，腰中痛；女子阴中痛，如有疮状。

《素问·腰痛论》曰：阳维之脉，令人腰痛，痛上怫然肿。刺阳维之脉与太阳合腨间，去地一尺。

王启玄[1]曰：阳维起于阳，则太阳之所生，并行而上至腨下，复与太阳合而上也。去地一尺，乃承山穴也，在锐腨肠之下，分肉[2]间陷中，可刺七分。

肉里之脉，令人腰痛，不可以咳，咳则筋缩急。刺肉里之脉为二痏[3]，在太阳之外，少阳绝骨之后。

王启玄曰：肉里之脉，少阳所生，阳维脉气所发，绝骨之后，阳维所过分肉穴也。在足外踝直上绝骨

①王启玄：即王冰，号启玄子，唐代医家。
②肉：原作"内"，据下文改。
③痏（wěi伟）：穴位。

之端，如后二分筋肉分间，刺可五分。

飞阳之脉，令人腰痛，痛拂拂然，甚则悲以恐。

启玄曰：此阴维之脉也，去内踝上五寸腨分中，并少阴经而上也。刺飞阳之脉，在内踝上一寸，少阴之前，与阴维之会，筑宾穴也。

《甲乙经》云：太阳之络，别走少阴者，名曰飞阳。

阴跷脉

阴跷者，足少阴之别脉。其脉起于跟中，足少阳然谷穴之后然谷在内踝前下一寸陷中，同足少阴循内踝下照海穴在内踝下五分，上内踝之上二寸，以交信为郄交信在内踝骨上，少阴前、太阴后廉筋骨间。直上循阴股入阴，上循胸里入缺盆，上出人迎之前，至咽咙，交贯冲脉，入颃内廉，上行属目内眦，与手足太阳、足阳明、阳跷五脉会于睛明而上行睛明在目内眦外一分宛宛中。凡八穴。

张紫阳[1]《八脉经》云：八脉者，冲脉在风府穴下，督脉在脐后，任脉在脐前，带脉在腰，阴跷脉在尾闾前阴囊下，阳跷脉在尾闾后二节，阴维脉在顶前一寸三分，阳维脉在顶后一寸三分。凡人有此八脉，俱属阴神，

[1] 张紫阳：即张伯端，字平叔，号紫阳，北宋道家。

闭而不开，惟神仙以阳炁冲开，故能得道。八脉者，先天大道之根，一炁之祖。采之惟在阴跷为先，此脉纔动，诸脉皆通。次督、任①、冲三脉，总为经脉造化之源。而阴跷一脉，散在丹经，其名颇多，曰天根，曰死户，曰复命关，曰酆都鬼户，曰死生根，有神主之，名曰桃康，上通泥丸，下透涌泉。倘能知此，使真炁聚散，皆从此关窍，则天门常开，地户永闭，尻脉②周流于一身，贯通上下，和炁自然上朝，阳长阴消，水中火发，雪里花开，所谓"天根月窟闲来往，三十六宫都是春"。得之者，身体轻健，容衰返壮，昏昏默默，如醉如痴，此其验也。要知西南之乡乃坤地，尾闾之前，膀胱之后，小肠之下，灵龟之上，此乃天地逐日所生，炁根产铅之地也，医家不知有此。

濒湖曰：丹书论及阳精、河车，皆往往以任、冲、督脉、命门、三焦为说，未有专指阴跷者。而紫阳《八脉经》所载经脉，稍与医家之说不同。然内景隧道，惟返观者能照察之，其言必不谬也。

阳跷脉

---

① 任：原作"脉"，据文义改。
② 尻脉：督脉。

阳跷者，足太阳之别脉。其脉起于跟中，出于外踝下足太阳申脉穴在外踝下五分陷中，容爪甲白肉际。当踝后绕跟，以仆参为本在跟骨下陷中，拱足得之。上外踝上三寸，以附阳为郄在外踝上三寸，足太阳之穴也。直上循股外廉，循胁后胛，上会手太阳、阳维于臑俞在肩后大骨下胛上廉陷中。上行肩髆外廉，会手阳明于巨骨在肩尖端上行两叉骨罅间陷中，会手阳明、少阳于肩髃在髆骨头，肩端上，两骨罅陷宛宛中，举臂取之有空。上人迎夹口吻，会手足阳明、任脉于地仓夹口吻旁四分外，如近下有微脉动处。同足阳明上而行巨窌夹鼻孔旁八分，直瞳子，平水沟，复会任脉于承泣在目下七分，直瞳子陷中，至目内眦，与手足太阳、足阳明、阴跷五脉会于睛明穴见阴跷下。从睛明上行入发际，下耳后，入风池而终风池在耳后，夹玉枕骨下发际陷中。凡二十二穴。

《难经》曰：跷脉从足至目，长七尺五寸，合一丈五尺。

《甲乙经》曰：跷脉有阴阳，何者当其数？曰：男子数其阳，女子数其阴，当数者为经，不当数者为络。气之在身也，如水之流，如日月之行不休。故阴脉营其脏，而阳脉营其府，如环之无端，莫知其纪，终而复始。其流溢之气，内溉脏腑，外濡腠理。

二跷为病

秦越人《难经》曰：阴络者，阴跷之络；阳络者，阳跷之络。阴跷为病，阳缓而阴急；阳跷为病，阴缓而阳急。

王叔和《脉经》曰：阴跷脉急，当从内踝以上急，外踝以上缓；阳跷脉急，当从外踝以上急，内踝以上缓。

又曰：寸口脉前部左右弹者，阳跷也。动苦腰背痛，又为癫痫、僵仆、羊鸣，恶风、偏枯，瘨①痹，身体强。又曰：微涩为风痫，并取阳跷，在外踝上三寸，直绝骨是穴附阳穴也。

又曰：寸口脉后部左右弹者，阴跷也。动苦癫痫、寒热，皮肤淫痹，又为少腹痛，里急，腰及髋窌下相连，阴中痛，男子阴疝，女子漏下不止。髋，髀骨也；窌，腰下穴也。

又曰：癫痫瘈疭，不知所苦，两跷之下，男阳女阴。

张洁古曰：跷者，捷疾也。二脉起于足，使人跷捷也。阳跷在肌肉之上，阳脉所行，通贯六腑，主持诸表，故名为阳跷之络；阴跷在肌肉之下，阴脉所行，通贯五脏，主持诸里，故名为阴跷之络。阴跷为病，阴急则阴厥胫直，五络不通，表和里病；阳跷为病，阳急则狂走，目不昧，表病里和。阴病则热，可灸照海、阳陵泉在膝下一寸䯒

---

① 瘨（qún 群）：手足麻痹。

外廉陷中，足少阳之合也，筋病治此；阳病则寒，可针风池、风府风府在项后入发际一寸，大筋内宛宛中，督脉、太阳、阳维之会也。又曰：在阳表者当汗之，在阴里者当下之。又曰：癫痫昼发灸阳跷，夜发灸阴跷。

《素问·腰痛论》曰：腰痛不可举者，申脉、仆参举之太阳之穴，阳跷之本也。又曰：会阴之脉，令人腰痛，痛上漯漯然汗出，汗干令人欲饮，饮已欲走，刺直阳之脉上三痏。在跷上郄下五寸横居，视其盛者，出血。

王启玄云：足太阳之脉，循腰下会于后阴，故曰会阴。直阳之脉，挟脊下行，贯臀至腘，循腨，过外踝之后条直而行者，故曰直阳之脉也。跷，为阳跷所生，申脉穴也。跷上郄下，乃承筋穴也，即腨中央如外陷者中也。太阳脉气所发，禁针刺，但视其两腨中央有血络盛满者，乃刺之出血。

又曰：昌阳之脉，令人腰痛，痛引膺，目䀮䀮然，甚则反折，舌卷不能言。刺内筋为三①痏，在内踝上，大筋前，太阴后，上踝二寸所。

王启玄云：阴跷起于然谷之后，上内踝之上，循阴股入阴，而循腹入胸里、缺盆，上出人迎之前，入頄

① 三：《素问·刺腰痛论》作"二"。

内廉，属目内眦，会于太阳、阳跷而上行，故病状如此。内筋即阴跷之郄，交信穴也。

《素问·缪刺论》曰：邪客于足阳跷之脉，令人目痛，从内眦始。刺外踝之下半寸所各二痏即中脉也，左刺右，右刺左，如人行十里顷而已。

《灵枢经》曰：目中赤痛，从内眦始，取之阴跷交信穴也。

又曰：风痉反折，先取足太阳及腘中及血络出血，若中有寒邪，取阴跷及三毛上及血络出血。

李濒湖曰：足太阳，京骨穴也，在足外侧小指本节后大骨下，赤白际陷中，针三分，灸七壮。腘中，委中穴也，在曲膝后横文中，针三分。阴跷取交信穴，见前。三毛，大敦穴也，在足大指外侧三毛中，肝脉之井也，针三分，灸三壮。血络者，视其处有络脉盛满者，出其血也。

又曰：阴跷阳跷，阴阳相交，阳入阴，阴出阳，交于目锐眦。阳气盛则瞋目，阴气盛则瞑目。热厥取足太阳、少阳。

《甲乙经》曰：人病目闭不得视者，卫气留于阴，不得行于阳，留于阴则阴气盛，阴气盛则阴跷满，不得入于阳则阳气虚，故目闭也。

病目不得瞑者，卫气不得入于阴，常留于阳，留于阳则阳气满，阳气满则阳跷盛，不得入于阴则阴气虚，故目不瞑也。

《灵枢》曰：五谷入于胃也，其糟粕、津液、宗气分为三隧。故宗气积于胸中，出于喉咙，以贯心肺而行呼吸焉。营气者，泌其津液，注之于脉，化而为血，以荣四末，内注五脏六腑，以应刻数焉。卫气者，出其悍气之慓疾，而先于四末分肉皮肤之间，而不休焉。昼日行于阳，夜行于阴，常从足少阴分间，行于五脏六腑。今厥气客于五脏六腑，则卫气独卫其外，行于阳，不得入于阴。行于阳则阳气盛，阳气盛则阳跷陷，不得入于阴则阴气虚，故目不瞑也。治当补其不足，泻其有余，以通其道而去其邪，饮以半夏汤一剂，阴阳已通，其卧立至。其方用流水千里以外者八升，扬之万遍，取其清五升煮之，炊以苇薪火，沸，置秫米一升，治半夏五合，徐炊令至一升半，去其滓，饮汁一小杯，日三，稍益，以知为度。故其病新发者，覆杯则卧，汗出则已，久者三饮而已。

李濒湖云：《灵枢》有云足太阳之筋为目上纲，足阳明之筋为目下纲。寒则筋急目不合，热则筋纵目不开。又云壮者血气盛、肌肉滑，营卫不失其常，故昼精而夜瞑；老人气血衰、气道涩，卫气内伐，故昼不精而夜不瞑。又云多卧者肠胃大而皮肤涩，分肉不解，卫气行迟故也。张子和云思气所至为不眠，为嗜卧；巢元方云脾病困倦而嗜卧，胆病多烦而不眠；王叔和《脉经》云：水流夜疾有声者，土休故也，人亦应之。人夜卧则脾不动摇，脉为之数疾也。一云脾之候在睑，睑动则知脾能消化也，脾病则睑涩嗜卧矣。数说皆论目闭、目不瞑，虽不言及二跷，盖亦不离乎阴阳营卫虚实之理，可互考者也。

冲脉

冲为经脉之海，又曰血海，其脉与任脉皆起于少腹之内胞中。其浮而外者，起于气冲一名气街，在少腹毛中两旁各二寸，横骨两端动脉宛宛中，足阳明穴也，并足阳明、少阴二经之间，循腹上行至横骨足阳明，去腹中行二寸；少阴，去腹中行五分，冲脉行于二经之间也。横骨在阴上横骨中，宛如偃月，去腹中行一寸半，挟脐左右各五分上行，历大赫横骨上一寸，去腹中行一寸半、气穴即胞门，一名子户，大赫上一寸，去腹中行一寸半，少阴、冲脉之会、四满气穴上一寸、中注四满上一寸、肓腧中注上一寸、商曲肓腧上一寸、石关商曲上一寸、阴都石关上一寸、通谷阴都上一寸、幽门通谷上一寸，夹巨阙两旁，各五分陷中，至胸中而散，凡二十四穴。

《灵枢经》曰：冲、任皆起于胞中，上循背里，为经络之海。其浮而外者，循腹右上行，会于咽喉，别而络唇口。血气盛则充肤热肉，血独盛则渗灌皮肤，生毫毛。妇人有余于气，不足于血，月下数脱血，任冲并伤，脉不荣其口唇，故髭须不生。宦者去其宗筋，伤其冲脉，血泻不复，皮肤内结，唇口不荣，故须亦不生。天宦不脱于血，而任冲不盛，宗筋不强，有气无血，唇口不荣，故须亦不生。

《素问·水热穴论》曰：三阴之所交，结于脚也。踝上各一行者，此肾脉之下行也，名曰太冲。

王启玄曰：肾脉与冲脉并下行，循足，合而盛大，故曰太冲。一云冲脉起于气冲，冲直而通，故谓之冲。

《素问·阴阳离合论》曰：圣人南面而立，前曰广明，后曰太冲。太冲之地，名曰少阴，其冲在下，名曰太阴。

启玄曰：心脏在南，故前曰广明；冲脉在北，故后曰太冲。足少阴肾脉与冲脉合而盛大，故曰太冲。两脉相合为表里也。冲脉在脾之下，故曰其冲在下，名曰太阴。

《灵枢经》曰：帝曰：少阴之脉独下行，何也？岐伯曰：不然。夫冲脉者，五脏六腑之海也。其上者出于颃颡[1]，渗诸阳，灌诸精。其下者注于少阴之大络，起于肾下，出于气街，循阴股内廉，斜入腘中，伏行骭骨内廉，并少阴之经，下入内踝之后，入足下。其别者并于少阴，渗三阴，斜入踝，伏行出属跗属下，循跗上入大指之间，渗诸络而温足胫肌肉。故其脉常动。别络结则跗上不动，不动则厥，厥则寒矣。

王海藏曰：手少阳三焦相火为一腑，右肾命门为相火，心包主亦名相火，其脉同诊。肾为生气之门，出而治脐下，分三歧，上冲夹脐，过天枢，上至膻中两乳间，元气所系焉。又足三焦太阳之别，并足太阳正路入

---

[1] 颃颡（háng sǎng 杭嗓）：咽喉。

络膀胱约下焉。三焦者，从头至心、心至脐、脐至足，为上中下三焦，其实真元一气也，故曰有脏无腑。《脉诀》云：三焦无状空有名，寄在胸中膈相应。一云其腑在气街中，上焦在胃上口，治在膻中；中焦在胃管，治在脐旁；下焦在脐下膀胱上口，治在脐。经曰：原气者，三焦之别使也。肾间动气者，真元一气，分为三路，人之生命也，十二经之根本也。

李濒湖曰：三焦即命门之用，与冲、任、督相通者，故附着于此。

冲脉为病

越人《难经》曰：冲脉为病，逆气而里急。

《灵枢经》曰：气逆上，刺膺中，陷下者与下胸动脉。腹痛，刺脐左右动脉，按之立已；不已，刺气街，按之立已。

李东垣曰：秋冬之月，胃脉四道为冲脉所逆，胁下少阳脉二道而反上行，名曰厥逆。其证气上冲，咽不得息而喘息有音，不得卧。宜调中益气汤加吴茱萸五分，随气多少用之《脾胃论》。夏月有此，乃大热之证，用黄连、黄檗、知母各等分，酒洗炒为末，白汤和丸，每服一二百丸，空心白汤下，即以美膳压之，不令停留胃中，直至下元，以泻冲脉之邪也。盖此病随四时寒热温凉治之。

又曰：凡逆气上冲，或兼里急，或作躁热，皆冲脉逆也。若内伤病，此宜补中益气汤加炒蘗、炒连、知母，以泄冲脉。凡肾火旺及任、督、冲三脉盛者，则宜用酒炒黄蘗、知母，亦不可久服，恐妨胃也。或腹中刺痛，或里急，宜多用甘草。或虚坐而大便不得者，皆属血虚，血虚则里急，宜用当归。逆气里急，膈咽不通，大便不行者，宜升阳泻热汤主之 方见《兰室秘藏》。麻木，厥气上冲，逆气上行，妄闻妄见者，宜神功丸主之 方见《兰室秘藏》。

孙真人《千金方》云：咳唾手足厥逆，气从小腹上冲胸咽，其面翕热如醉，因复下流阴股，小便难，时复冒者，寸脉沉，尺脉微，宜茯苓五味子汤，以治其气冲。其方用茯苓、五味子二钱，桂心、甘草一钱，水煎服。胸满者去桂。

程篁墩曰：太平侯病膻中痛，喘呕吞酸，脐上一点气上至咽喉如冰，每子后申时辄发，医以为大寒，不效。祝橘泉曰：此得之大醉及厚味过多，子后申时，相火自下腾上，故作痛也。以二陈加芩、连、栀子、苍术，数饮而愈。

《素问·痿论》曰：治痿独取阳明者，何也？曰：阳明者，五脏六腑之海也，主润宗筋，宗筋主束骨而利机关。冲脉者，经脉之海，主渗灌溪谷，与阳明合于宗筋，会于气街。而阳明为之长，皆属于带脉，而络于督脉。故阳明虚则宗筋纵，带脉不引，故足痿不用。治之当各补其营而通其腧，调其虚实，和其逆顺，筋脉骨肉，各以其时受月，则病已谓肝甲乙、心丙丁、脾戊己，主气法时月也。

李东垣曰：暑月病甚，则传肾肝，为痿厥。痿，乃四肢痿软；厥，乃四肢如火或如冰。心烦，冲脉气逆上，甚则火逆，名曰厥逆。故痿厥二病，多相须也。经曰：下气不足则痿厥心悗。宜以清燥去湿热之药，或生脉散合四苓散，加酒洗黄蘗、知母，以泄其湿热。李濒湖曰：湿热成痿，乃不足中有余也。宜渗泄之药；若精血枯涸成痿，乃不足中之不足也，全要峻补之药。

《灵枢经》曰：胸气有街，腹气有街，头气有街，胫气有街。故气在头者，止之于脑；气在胸者，止之膺与背腧；气在腹者，止之背腧与冲脉于脐之左右之动脉；气在胫者，止之于气街与承山踝上以下。取此者，用毫针，先按在上，久应手乃刺而与之。所治者，头痛、眩仆、腹痛、中满暴胀，及有新积作痛。

《素问·举痛论》曰：寒气客于冲脉，冲脉起于关元，随腹直上。寒气客则脉不通，脉不通则气因之，故喘动应手。

王叔和《脉经》曰：两手脉浮之俱有阳，沉之俱有阴，阴阳皆盛，此冲、督之脉也。冲、督之脉，为十二经之道路也。冲、督用事，则十二经不复朝于寸口，其人若恍惚狂痴。

又曰：脉来中央坚实，径至关者，冲脉也。动苦少腹痛，上抢心，有瘕疝、遗溺、胁支满烦，女子绝孕。

又曰：尺寸俱牢，直上直下，此乃冲脉，胸中有寒疝也。

张仲景曰：伤寒动气在右，不可发汗，汗之则衄而渴，心苦烦，饮水即吐先以五苓散，次以竹叶汤；不可下，下之则津液内竭，头眩、咽燥、鼻干、心悸竹叶汤。动气在左，不可发汗，汗之则头眩汗不止，筋惕肉瞤，此为难治或先用防风白术牡蛎汤，次用小建中汤；不可下，下之则腹里拘急不止，动气反剧，身虽有热反欲拳先服甘草干姜汤，次服小建中汤。动气在上，不可发汗，汗之则气上冲，正在心端李根汤；不可下，下之则掌握热烦，身热汗泄，欲水自灌竹叶汤。动气在下，不可发汗，汗之则无汗，心中大烦，骨节疼、头痛目运，恶寒吐谷先服大陈皮汤，次服小建中汤；不可下，下之则腹满，卒起头眩，食则下清谷，心下痞坚甘草泻心汤。

李濒湖曰：此乃脐之左右上下，有气筑筑然牢而痛，正冲、任、足少阴、太阴四经病也。成无己注文，以为左肝右肺，上心下脾，盖未审四脏乃兼邪耳。

岐伯曰：海有东西南北，人亦有四海以应之。胃者水谷之海，其输上在气街，下至三里；冲脉为十二经之海，其输上在于大杼，下出于巨虚之上下廉；膻中者，为气之海，其输上在于柱骨之上下，前在人迎；脑为髓之海，其输上在于盖，下在风府。气海有余，气满、胸中悗息，面赤；气海不足，则气少不足以言。血海有余，则常想其身大，怫然不知其所病；血海不足，亦常想其身小，狭然不知其所病。水谷之海有余，则腹满；水谷之海不足，则饥不受食。髓海有余，则轻劲多力，自过其度；髓海不足，则脑转耳鸣，胫酸眩冒，目无所见，懈怠安卧。

任脉

任为阴脉之海。其脉起于中极之下，少腹之内，会阴之分在两阴之间，上行而外出，循曲骨横骨上毛际陷中，上毛际，至中极脐下四寸，膀胱之募，同足厥阴、太阴、少阴并行腹里，循关元脐下三寸，小肠之募，三阴任脉之会，历石门即丹田，一名命门，在脐下二寸，三焦募也，气海脐下一寸半宛宛中，男子生气之海，会足少阳、冲脉于阴交脐下一寸，当膀胱上口，三焦之募。循神阙脐中央、水分脐上一寸，当小肠下口，会足太阴于下脘脐上二寸，当胃下口，历建里脐上三寸，会手太阳、少阳、足阳明于中脘脐上四寸，胃之募也。上上脘脐上五寸、巨阙鸠尾下一寸，心之募也，鸠尾蔽骨下五分，中庭膻中下一寸六分陷中，膻中玉堂下一寸六分，直两乳中间，玉堂紫宫下一寸六分，紫宫华盖下一寸六分，华盖璇玑下一寸，璇玑天突下一寸，上喉咙，会阴维于天突、廉泉天突在结喉下四寸宛宛中，廉泉在结喉上、舌下、中央。上颐，循承浆，与手足阳明、督脉会唇下陷中。环唇上，至下龈交，复出分行，循面，系两目下之中央，至承泣而终目下七分，直瞳子陷中，二穴。凡二十七穴。《难经》《甲乙经》并无循面以下之说。

任冲之别络，名曰尾翳。下鸠尾，散于腹。实则腹皮痛，虚则痒搔。

《灵枢经》曰：缺盆之中，任脉也，名曰天突，其侧动脉人迎，足阳明也。

任脉为病

《素问》曰：任脉为病，男子内结七疝，女子带下瘕聚。

又曰：女子二七而天癸至，任脉通，太冲脉盛，月事以时下；七七任脉虚，太冲脉衰，天癸竭，地道不通，故形坏而无子。

又曰：上气有音者，治其缺盆中谓天突穴也，阴维、任脉之会，刺一寸，灸三壮。《脉经》曰：寸口脉来紧细实，长至关者，任脉也。动苦少腹绕脐，下引横骨，阴中切痛，取关元治之。

又曰：横寸口边，脉丸丸者，任脉也。苦腹中有气如指，上抢心不得俯仰，拘急。

督脉

督乃阳脉之海。其脉起于肾下胞中，至于少腹，乃下行于腰、横骨围之中央，系溺孔之端，男子循茎下至篡，女子络阴器，合篡间，俱绕篡后屏翳穴前阴、后阴之间也，别绕臀至少阴，与太阳中络者合。少阴上股内廉，由会阳在阴尾尻骨两旁，凡二穴贯脊，会于长强穴，在骶骨端与少阴会，并脊里上行，历腰腧二十一椎下、阳关十六椎下、命门十四椎下、悬枢十三椎下、脊中十一椎下、中枢十椎下、筋缩九椎下、至阳七椎下、灵台六椎下、冲道五椎下、身柱三椎下、陶道大椎下、大椎一椎下，与手足三阳会合。上哑门项后入发际五分，会阳维，入系舌本，上至风府项后入发际一寸，大筋内，宛宛中，会足太阳、阳维同入脑中。循脑户在枕骨上、强间百会后三寸、后顶百会后一寸半上巅，历百会项中央旋毛中、前顶百会前一寸半、囟会百会前三寸，即囟门、上星囟会前一寸，至神庭囟会前二寸，直鼻上，入发际五分，为足太阳、督脉之会。循额中至鼻柱，经素髎鼻准头也、水沟即人中会手足阳明；至兑端在唇上端，入龈交上齿缝中，与任脉、足阳明交会而终。凡三十一穴。督脉别络，自长强走任脉者，由少腹直上，贯脐中央，上贯心，入喉，上颐，环唇，上系两目之下中央，会太阳于目内眦睛明穴见阴跷下，上额，与足厥阴同会于巅，入络于脑。又别自脑下项，循肩胛，与手足太阳、少阳会于大杼第一椎下两旁，去脊中一寸五分陷中，内挟脊，抵腰中，入循膂，络肾。

《难经》曰：督脉、任脉四尺五寸，合共九尺。

《灵枢经》曰：颈中央之脉，督脉也，名曰风府。

张洁古曰：督者，都也，为阳脉之都纲。任者，妊也，为阴脉之妊养。

王海藏曰：阴跷、阳跷同起跟中，乃气并而相连。任脉、督脉同起中极之下，乃水沟而相接。

滑伯仁曰：任、督二脉，一源而二岐，一行于身之前，一行于身之后。人身之有任、督，犹天地之有子、午，可以分，可以合。分之以见阴阳之不离，合之以见浑沦之无间，一而二、二而一者也。

李濒湖曰：任督二脉，人身之子午也，乃丹家阳火阴符升降之道，坎水离火交媾之乡。故魏伯阳《参同契》云：上闭则称有，下闭则称无。无者以奉上，上有神德居。此两孔穴法，金气亦相须。崔希范《天元入药镜》云：上鹊桥，下鹊桥，天应星，地应潮；归根窍，复命关，贯尾闾，通泥丸。《大道三章直指》云：修丹之士，身中一窍，名曰玄牝。正在乾之下、坤之上，震之西、兑之东，坎离交媾之地，在人身天地之正中，八脉、九窍、十二经、十五络联辏，虚间一穴，空悬黍珠，医书谓之任、督二脉。此元气之所由生，真息之所由起，修丹之士，不明此窍，则真息不生，神化无基也。俞琰注《参同契》云：人身血气，往来循环，昼夜不停，医书有任、督二脉，人能通此二脉，则百脉皆通。《黄庭经》言：皆在心内运天经，昼夜存之自长生。天经乃吾身之黄道，呼吸往来于此也。鹿运尾闾，能通督脉，龟纳鼻息，能通任脉，故二物皆长寿。此数说，皆丹家河车妙旨也，而药物火候，自有别传。

王海藏曰：张平叔言铅乃北方正气，一点初生之真阳，为丹母，其虫为龟，即坎之二阴也，地轴也；一阳为蛇，天根也。阳生于子藏之命门，元气之所系，出入于此，其用在脐下，为天地之根，玄牝之门，通厥阴，分三岐为三车。一念之非，降而为漏；一念之见，守而成铅。升而接离，补而成乾，阴归阳化，是以还元。至虚至静，道法自然，飞升而仙。

督脉为病

《素问·骨空论》云：督脉生疾，从小腹上冲心而痛，不得前后，为冲疝，女子为不孕、癃痔、遗溺、嗌干，治在骨上谓腰横骨上毛际中，曲骨穴也，甚者在脐下营脐下一寸，阴交穴也。

王启玄曰：此乃任冲二脉之病，不知何以属之督脉。李濒湖曰：督脉虽行于背，而别络自长强走任脉者，则由小腹直上贯脐，中贯心，入喉，上颐，环唇，而入于目之内眦。故显此诸证，启玄盖未深考尔。

《素问》曰：督脉实则脊强反折，虚则头重高摇之，挟脊之有过者，取之所别也。

秦越人《难经》曰：督脉为病，脊强而厥。

王海藏曰：此病宜用羌活、独活、防风、荆芥、细辛、藁本、黄连、大黄、附子、乌头、苍耳之类。

张仲景《金匮》云：脊强者，五痉之总名。其证卒口噤、背反张而瘛疭。诸药不已，可灸身柱、大椎、陶道穴。

又曰：痉家脉，筑筑而弦，直上下行。

王叔和《脉经》曰：尺寸俱浮，直上直下，此为督脉。腰背强痛，不得俯仰，大人癫病，小儿风痫。

又曰：脉来中央浮，直上下动者，督脉也。动苦腰背膝寒，大人癫，小儿痫，宜灸顶上三壮。

《素问·风论》曰：风气循风府而上，则为脑风；风入系头，则为目风眼寒。

王启玄云：脑户乃督脉、足太阳之会故也。

带脉

带脉者，起于季胁足厥阴之章门穴，同足少阳循带脉穴章门足厥阴、少阳之会，在季胁骨端，肘尖尽处是穴；带脉穴属足少阳经，在季胁下一寸八分陷中，围身一周，如束带然。又与足少阳会于五枢带脉下三寸、维道章门下五寸三分，凡八穴。

《灵枢经》曰：足少阴之正，至腘中，别走太阳而合，上至肾，当十四椎，出属带脉。

杨氏曰：带脉总束诸脉，使不妄行，如人束带而前垂，故名。妇人恶露，随带脉而下，故谓之带下。

带脉为病

秦越人曰：带之为病，腹满，腰溶溶如坐水中溶溶，缓慢貌。

《明堂》曰：带脉二穴，主腰腹纵，溶溶如囊水之状。妇人小腹痛，里急后重，瘈疭，月事不调，赤白带下，可针六分，灸七壮。

张洁古曰：带脉之病，太阴主之，宜灸章门二穴三壮。

《素问》曰：邪客于太阴之络，令人腰痛引小腹控䏚，不可以养息䏚，谓季胁下之空软处。

张仲景曰：大病瘥后，腰以下有水气，牡蛎泽泻散主之。若不已，灸章门穴。

王叔和曰：带脉为病，左右绕脐，腰脊痛，冲阴股也。

王海藏曰：小儿癫疝，可灸章门三壮而愈，以其与带脉行于厥阴之分，而太阴主之。

又曰：女子经病血崩，久而成枯者，宜涩之益之；血闭久而成竭者，宜益之破之。破血有三治：始则四物入红花，调黄芪、肉桂；次则四物入红花，调鲮鲤甲、桃仁、桂，童子小便和酒煎服；末则四物入红花，调易老没药散。

张子和曰：十二经与奇经七脉，皆上下周流，惟带脉起少腹之侧，季胁之下，环身一周，络腰而过，如束带之状。而冲任二脉，循腹胁，夹脐旁，传流于气冲，属于带脉，络于督脉；冲、任、督三脉，同起而异行，一源而三岐，皆络带脉。因诸经上下往来，遗热于带脉之间，客热鬱抑,白物满溢,随溲而下,绵绵不绝,是为白带。《内经》云:思想无穷,所愿不得,意淫于外,入房太甚,发为筋痿,及为白淫。白淫者,白物淫衍,如精之状,男子因溲而下,女子绵绵而下也。皆从湿热治之,与治痢同法。赤白痢乃邪热传于大肠,赤白带乃邪热传于小肠,后世皆以赤为热,白为寒,流误千载,是医误之矣。

又曰:《资生经》载一妇人患赤白带下,有人为灸气海未效,次日为灸带脉穴。有鬼附耳云,昨日灸亦好,只灸我不着,今灸着我,我去矣,可为酒食祭我。其家如其言祭之,遂愈。予初怪其事,因思晋景公膏肓二鬼之事,乃虚劳已甚,鬼得乘虚居之。此妇亦或劳心虚损,故鬼居之。灸既着穴,不得不去。自是凡有病此者,每为之按此穴,莫不应手酸痛,令归灸之,无有不愈。其穴,在两胁季肋之下一寸八分。若更灸百会穴尤佳。《内经》云:上有病,下取之;下有病,上取之。又曰:上者下之,下者上之,是矣。

刘宗厚曰:带下多本于阴虚阳竭,营气不升,经脉凝涩,卫气下陷,精气积滞于下焦奇经之分蕴酿而成。

以带脉为病得名，亦以病形而名。白者属气，赤者属血，多因醉饱房劳，服食燥热所至；亦有湿痰流注下焦者，肾肝阴淫湿胜者；或惊恐而木乘土位，浊液下流；或思慕无穷，发为筋痿，所谓二阳之病发心脾也；或余经湿热，屈滞于少腹之下；或下元虚冷，子宫湿淫。治之之法，或下或吐，或发中兼补，补中类利，燥中兼升发，润中兼温养，或温补，或收涩，诸例不同，亦病机之活法也。

巢元方《病源》曰：肾着病，腰痛冷如冰，身重腰如带五千钱，不渴，小便利，因劳汗出，衣里冷湿而得，久则变为水也。《千金》用肾着汤，《三因》用渗湿汤，东垣用独活汤主之。

气口九道脉

手检图曰：肺为五脏华盖，上以应天，解理万物，主行精气、法五行、应四时、知五味。气口之中，阴阳交会，中有五部，前后左右，各有所主，上下中央，分为九道。诊之则知病邪所在也。

李濒湖曰：气口一脉，分为九道，总统十二经，并奇经八脉。各出诊法，乃岐伯秘授黄帝之诀也。扁鹊推之，独取寸口以决死生。盖气口为百脉流注朝会之始故也。三部虽传，而九道沦隐，故奇经之脉，世无人知。今撰为图，并附其说于后，以泄千古之秘藏云。

经络考

明·张三锡 撰
衣兰杰 衣兰娟 张卫茜 校订

明崇祯十七年刻本

　　《经络考》一卷，明代医家张三锡（字叔承，别号嗣泉）撰。成书于明万历三十七年（1609），为张氏《医学六要》之一。内容主要有十二经脉循行、所主病候、所属脏腑解剖图、十四经穴歌、分寸歌、人体部位及经脉分属等。是"将《素》《难》《灵枢》等经及滑伯仁《十四经发挥》纂其最要者"，书中文字多出于上述文献，除滑氏外，较多引用马莳《内经注》。本书论经络系统而全面，简明扼要，但很少个人见解或发挥。明代王肯堂曾校订此书，评价较高。本书所收为明崇祯十七年（1644）聚锦堂刻本。

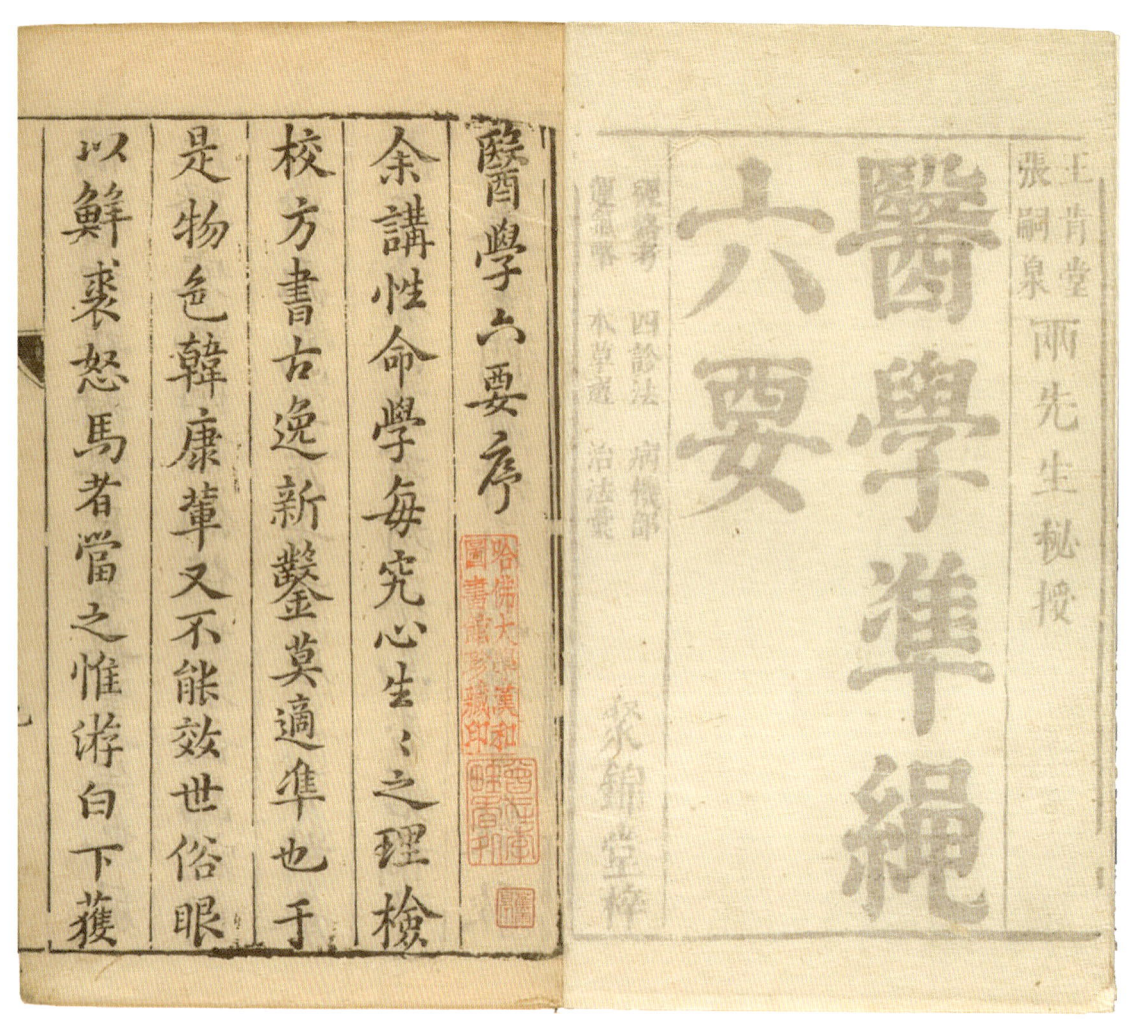

医学六要序

　　余讲性命学，每究心生生之理，检校方书，古逸新凿，莫适准也，于是物色韩康辈，又不能效世俗眼，以鲜裘怒马者当之。惟游白下，获偶医曹张叔承氏，容与书生也，风流骚客也，偶傥剑侠也。名山幽壑间有叔承焉，五侯七贵座上有叔承焉，平康小曲有叔承焉，杏仓橘井、董奉之门有叔承焉。第见徵歌选伎，刻烛裁诗，叵罗流金，麈尾捉玉，而青囊伎俩，敛尽若无。及叩四气五味，六化七方，殆若倾天河而东注，入瑯嬛而纵观，悬秦镜以毕照，颐指仓公、淳于意诸人，供吐咳而左右奔走也。余始肃然，而与曰：叔承壶隐哉，想其容与之致，风流偶傥之襟，总属自性妙明，自然疏通百脉，所谓诵而能解，解而能明，明而能彰，足以治群寮，足以佐王侯，足以补造化之偏，端属若人哉。交欢久之，出《医学六要》示我，且自谓：每从短檠敝几，苦心三十年而竣。余何幸得从安期羡门游，且僭发金匮玉函之秘也。受而卒业，复肃然而兴曰：叔承医圣哉[1]。

---

[1]叔承医圣哉：本序前后文字错乱，现据明崇祯十七年白下青照堂刻本校正，不分别出注。

矜世傳者歛祍千而踈通百脈因具
要譚何容易醫道索難靈樞表
謂一萬畢譚何容卒俾不夭人于
之若心人寰千百世法病有機治法
我得六要而懸肘運氣有傳

化之偏端屬若人我河間東垣融一偏
學六要示我且自謂湯液之滕墟若註
若心三十年而竣余獨直令人于天地
羨門遊且借業金貴而間握言工之
受而卒業復肅然言者燕石十襲

想其自性妙明，疏通百脉。因具知考经络之为要，《素》《难》《灵枢》表章羽翼，铎醒矇聋，俾不夭人于针砭。至于四诊有法，病有机治法有汇，本草有选，运气有传，望闻问切，原百病之愈，河间、东垣融一偏之倚。如兵有律，据汤液之胜场；若注无讹，称羲轩之良辅。

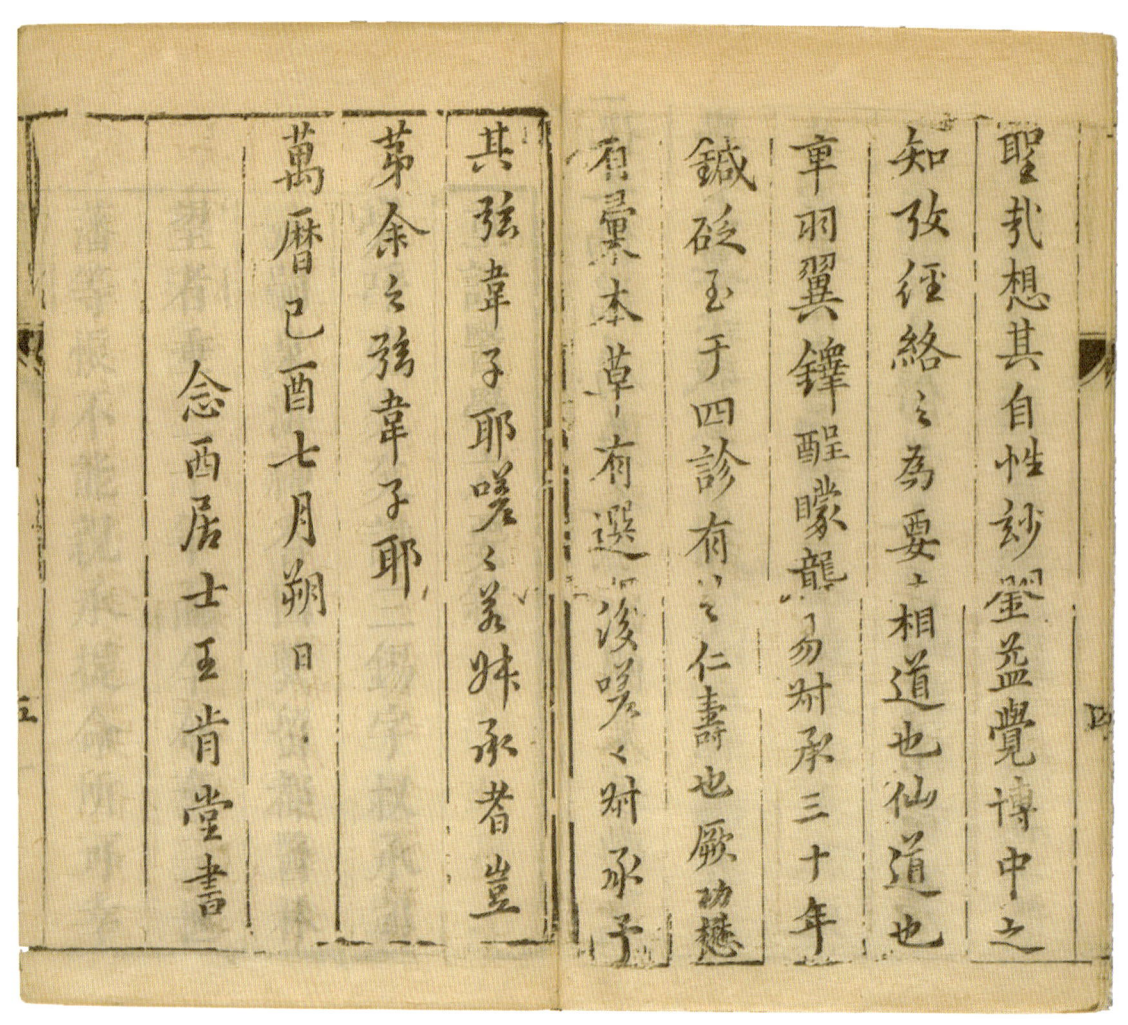

直令人于天地如鱼于水,岂不参赞两间,握玄工之第一乎。嘻嘻!宝陈言者燕石十袭,矜世传者敝帚千金。益觉博中之要,谈何容易。医道,相道也,仙道也,得一万毕,谈何容易。叔承三十年之苦心,人寰千百世之仁寿也。厥功懋哉,得《六要》而悬肘后。嗟嗟叔承,予其弦韦子耶;嗟嗟若叔承者,岂第余之弦韦子耶。

万历己酉七月朔日　念西居士王肯堂书

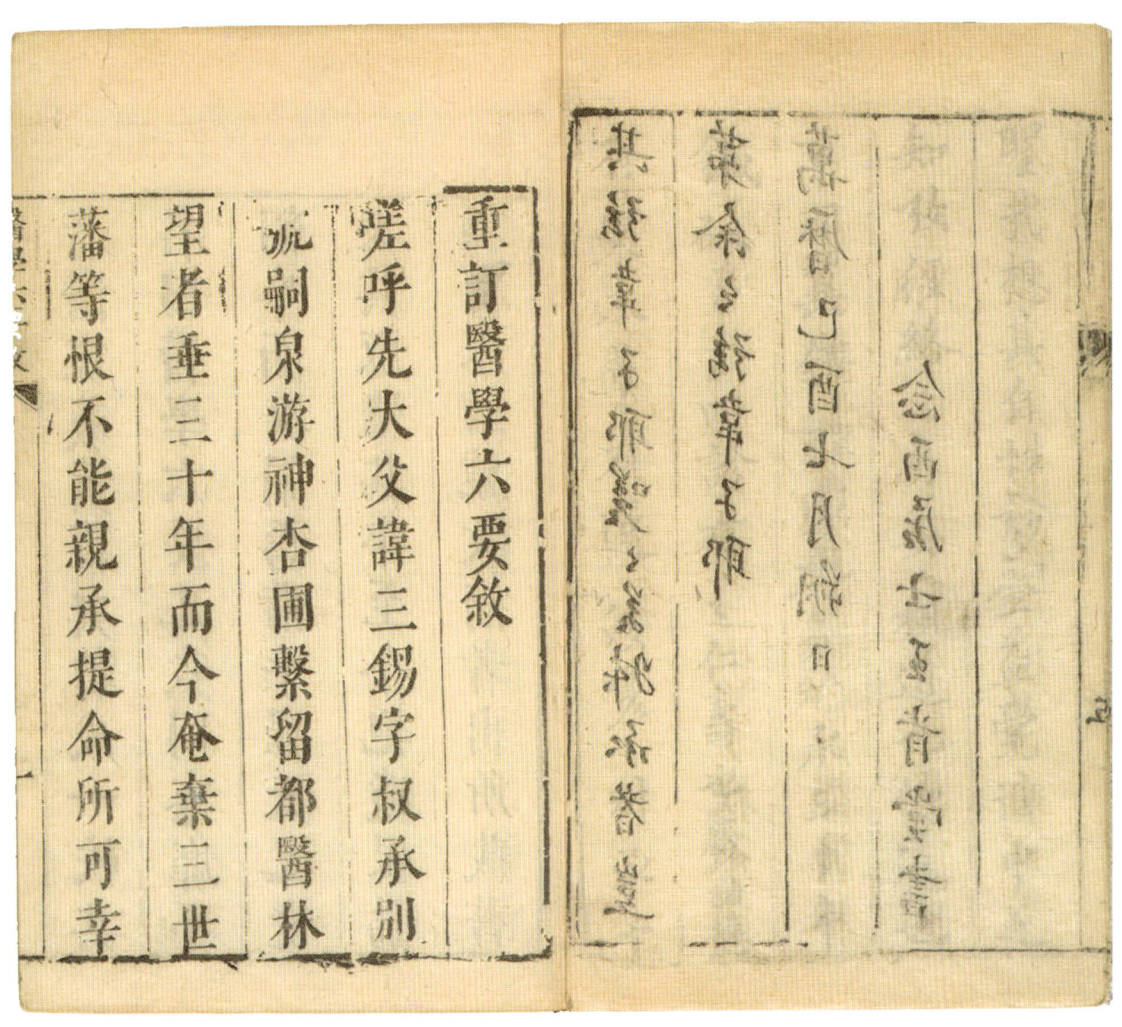

《重订医学六要叙》

嗟呼，先大父讳三锡，字叔承，别号嗣泉。游神杏圃，系留都医林望者，垂三十年。而今奄弃三世，藩等恨不能亲承提命。所可幸者，潜窥羲黄蕴奥，勒成一帙，其名曰《医学六要》。凡我同志，靡不朝吟而夕诵焉。惜乎罹天之变，火其版，烬其半，至今抱遗恨焉。赖有朱君，号敬桥者，出所藏书付之剞劂氏。补残缺，订讹伪，而依然复行矣。是集也，于先人遗编，用是阐明，而绍绎之，亦可补于后学之指南云。

时

崇祯岁在甲申仲秋之吉

直　太医院医士　孙男　张维藩　尔德甫全

圣济殿承德郎上林苑监左监丞　管院判事

孙男张维翰　述泉甫谨述

眷晚生邓林材　子章甫顿首填讳

经络考自序

张三锡曰：脏腑阴阳，各有其经。四肢筋骨，各有所主。明其部以定经，循其流以寻源。舍此而欲知病之所在，犹适燕而南行，岂不愈劳而愈远哉。方书云：不读十二经络，开口动手便错，诚确论也。世人以经络为针灸家书，皆懵然罔究，妄举妄谭。即如头痛一症，左右分经，前后异位。同一腹痛也，而有中脘、当脐、少腹之分。同一害眼也，而有大眦、小眦、黑珠、白珠、上下胞之异。在肺而用心药，则肺病不去而复损心经。在血而用气药，则气反伤而血病益滋。东垣曰：伤寒，邪在太阳经，误用葛根汤，则引邪入阳明，是葛根乃阳明经药，非太阳经药也。即此而推，其夭于药者，不知其几矣。仁人君子，慎勿轻议，当留心于此焉。今将《素》《难》《灵枢》等经，及滑伯人《十四经络发挥》，纂其最要者为《经络考》。

经络序终

六要说

夫医，上自炎黄秦汉，下迄唐宋金元，其书汗牛充栋不为不多。第纯驳不同，繁则嫌其泛杂，简又失之缺略，且义例乖违，篇章纰缪。遵行不易，披会亦难。锡，家世业医，致志三十余年，仅得古人治病大法有八，曰阴、曰阳、曰表、曰里、曰寒、曰热、曰虚、曰实，而气血痰火尽该于中。医学大旨有六，曰诊法、曰经络、曰病机、曰药性、曰治法、曰运气。盖诊法不明，安知病情，故首刻四诊法。经络不分，安知病根；病机不察，安知传变，故次经络考，次病机部。药性不熟，何以处方？

纲目虽备，切要惟紧，故次本草选。治病无法，何以取效，且不知天地阴阳五行生化之源，何以明经，故次治法汇，次运气略。匪敢妄附己见，实博采群书，各萃其要焉。耳即间效一得，亦已试之，良规不刊之大法也。其言详而尽，其法简而易学者，诚一究心焉。则诊法谙矣，经络分矣，而病机，而本草，则又精且察矣。施治有方，运气默会，则又体生化之理，而随投随应矣。有不一一中的，而登轩岐卢扁之堂奥者乎？虽曰六要，实为医学之全书，具目者当自得之。

叔承　张三锡谨识

仰人尺寸之图（图见上）

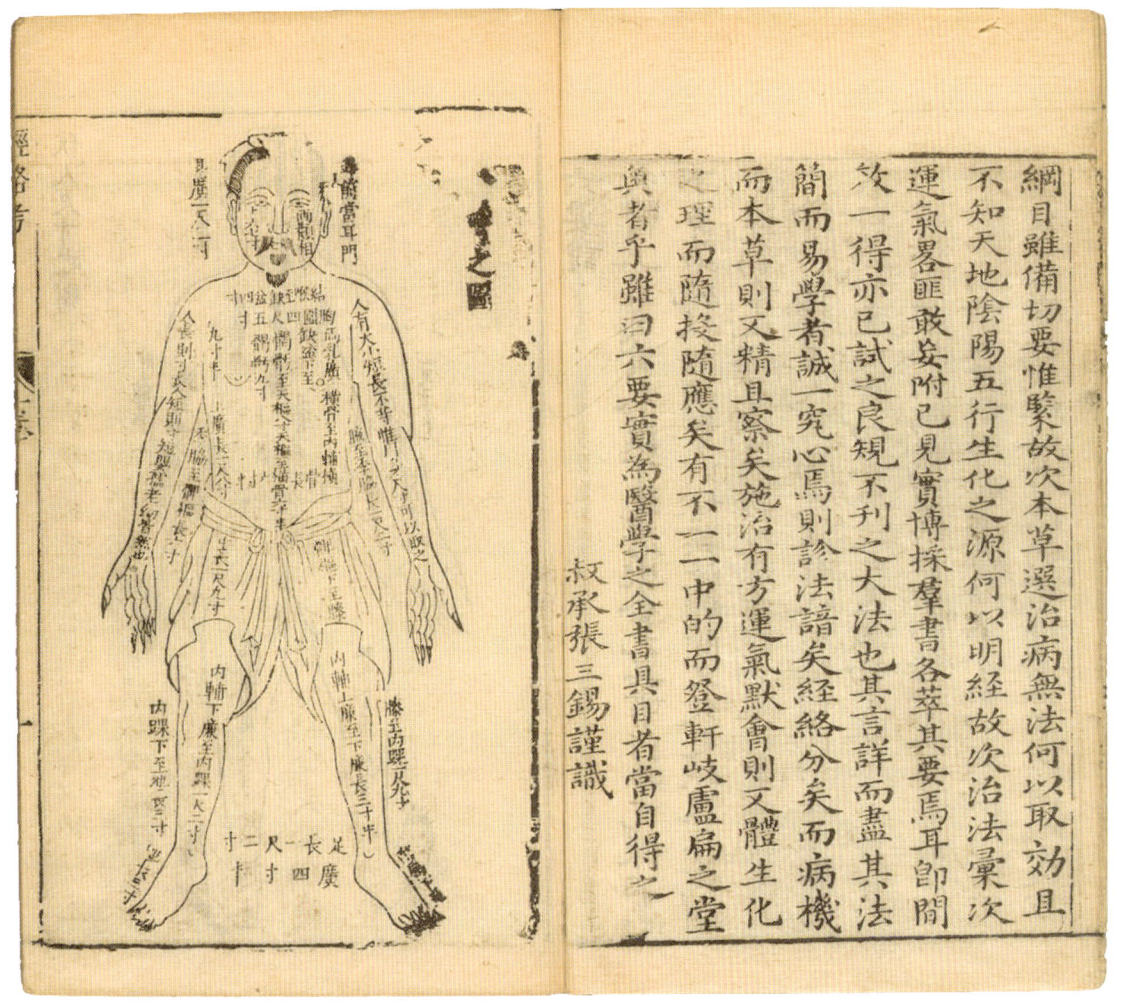

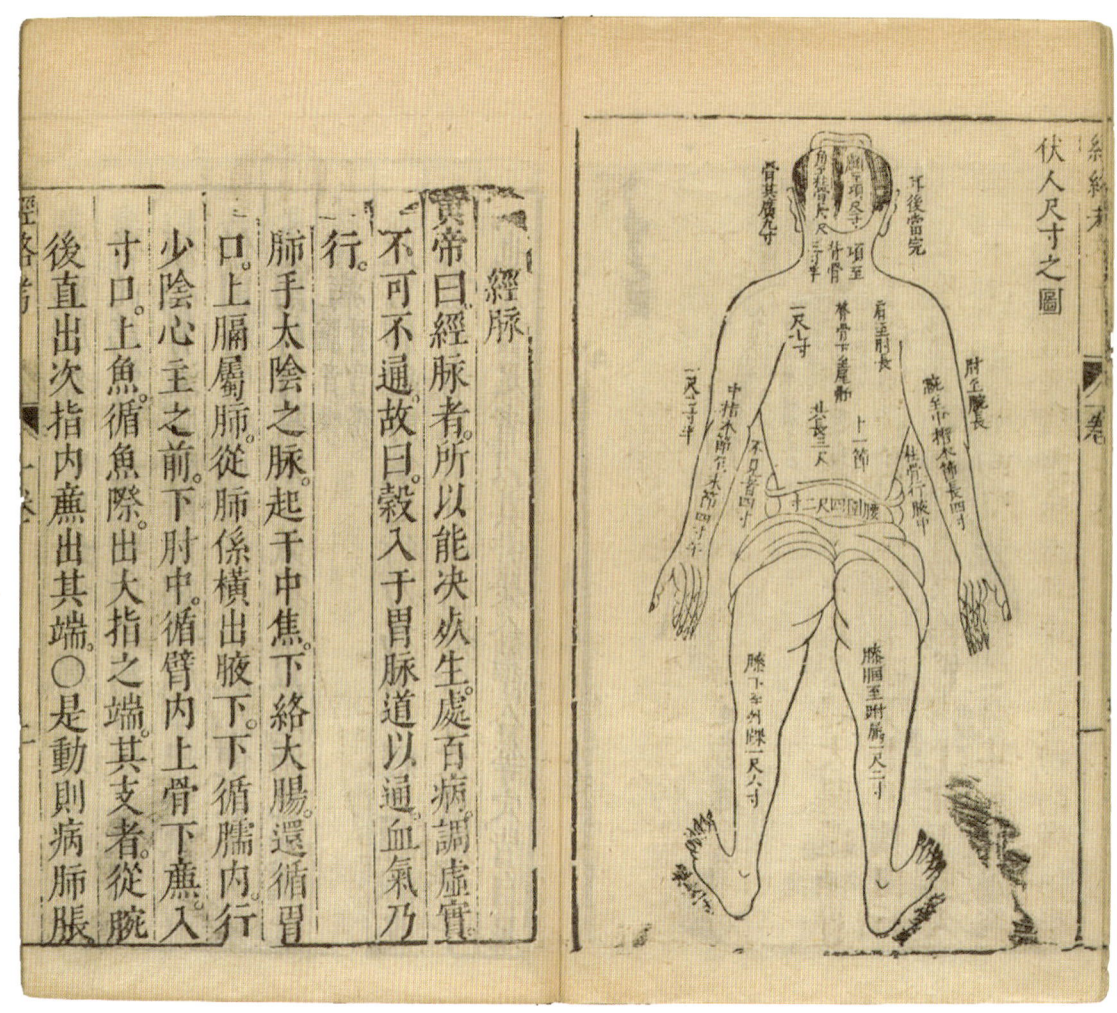

伏人尺寸之图（图见上）

经脉

黄帝曰：经脉者，所以能决死生，处百病，调虚实，不可不通。故曰：谷入于胃，脉道以通，血气乃行。

肺手太阴之脉，起于中焦，下络大肠，还循胃口，上膈属肺，从肺系横出腋下，下循臑内，行少阴、心主之前，下肘中，循臂内上骨下廉，入寸口，上鱼，循鱼际，出大指之端。其支者，从腕后直出次指内廉，出其端。

是动则病肺胀

满。膨膨然而喘咳，缺盆中痛，甚则交两手而瞀，此为臂厥，是主肺所生病者。咳，上气，喘咳，烦心，胸满，臑臂①内前廉痛厥，掌中热。气盛有余，则肩背痛，风寒，汗出中风，小便数而欠。气虚则肩背痛寒，少气不足以息，溺色变。为此诸病。臑音檽，瞀音务。

此言肺经脉气之行，乃为第一经之经脉也。凡言手者，以其井、荥、俞、经、合等穴，皆起于手也。凡言足者，以其井、荥、俞、经、合等穴，皆自足而始也。起，发也。中焦者，中脘也，在脐上四寸。胃口，胃之上脘，脐上五寸。络，犹兜也，如人横线为络以兜物也。循，巡也。膈，隔也。凡人心下有膈膜，前脐鸠尾，后齐十一椎，即脊骨。周围着脊，所以遮隔浊气，不使上熏心、肺也。肺系者，喉咙也。喉以候气，下接于肺。肩下胁上际曰腋，膊下对腋处为臑，肩肘之间也。臑尽处为肘，肘以下为臂。廉，隅也。手掌后高骨旁动脉为关，关前动脉为寸口。曰鱼、鱼际者，谓掌

① 臂：原作"背"，据《素问灵枢注证发微》改。

骨之前、大指本节之后，其肥肉隆起处，统谓之鱼；鱼际，则其间之穴名也。端，杪也。按：本经《营卫生会》《五味》《邪客》《刺节真邪》等篇，言人身有前三焦者，宗气出于上焦，即所谓积于胸中，又谓之积于膻中也，出喉咙以司呼吸。其营气者，阴精之气也，由中焦之气阳中有阴者，随上焦之气以降于下焦，而生此阴气，故曰清者为营，又谓之营出于中焦者是也。然营气阴性精专，随宗气以运行经隧之中，故谓之营行脉中者是也。其卫气者，阳精之气也，由下焦之气阴中有阳者，随中焦之气以升于上焦，以生此阳气，故曰浊者为卫，又谓之卫气出于下焦者是也。然卫气阳性慓悍，不随宗气而行，而自行于各经皮肤分肉之间，故谓之卫行脉外是也。兹手太阴之脉，起于中焦，以至下文云云，本言宗气与营气同行，而卫气不与焉者也。即《灵枢经·营卫生会篇》所谓：与营俱行阳二十五度，行阴亦二十五度，为一周也，故五十度而复大会于手太阴矣。然此特言脉经运行之始尔。起于中焦者，即《生会篇》所谓：中焦亦并胃中，出上焦之后，此所受气者，泌糟粕，蒸津液，化其精微，上注于肺脉者是也。言由谷气入胃，其精微之气，起于中焦，下络大肠，以肺与大肠相为表里也。转巡胃出上口，属之于肺。即从肺系横出腋下，盖由胸部第四行之中府、云门以出腋下，下循臑内，历天府、侠白，行少阴心经，手厥阴心主包络两经之前，下入肘内，抵尺泽穴。即《生会篇》所谓：上焦出于胃上口，并咽以上，贯膈而布胸中，走腋，循太阴之分而行者也。既下肘中，乃循臂内上骨之下廉，历孔最、列缺，入寸口之经渠、太渊，以上鱼，循鱼际，出大指之端，至少商而止也。

其支者，如木之有枝，以其自直行之脉而旁行之也。臂骨尽处为腕，脉之大隧为经，交经者为络。盖本经脉虽终于大指，而络脉之行，从腕后之列缺

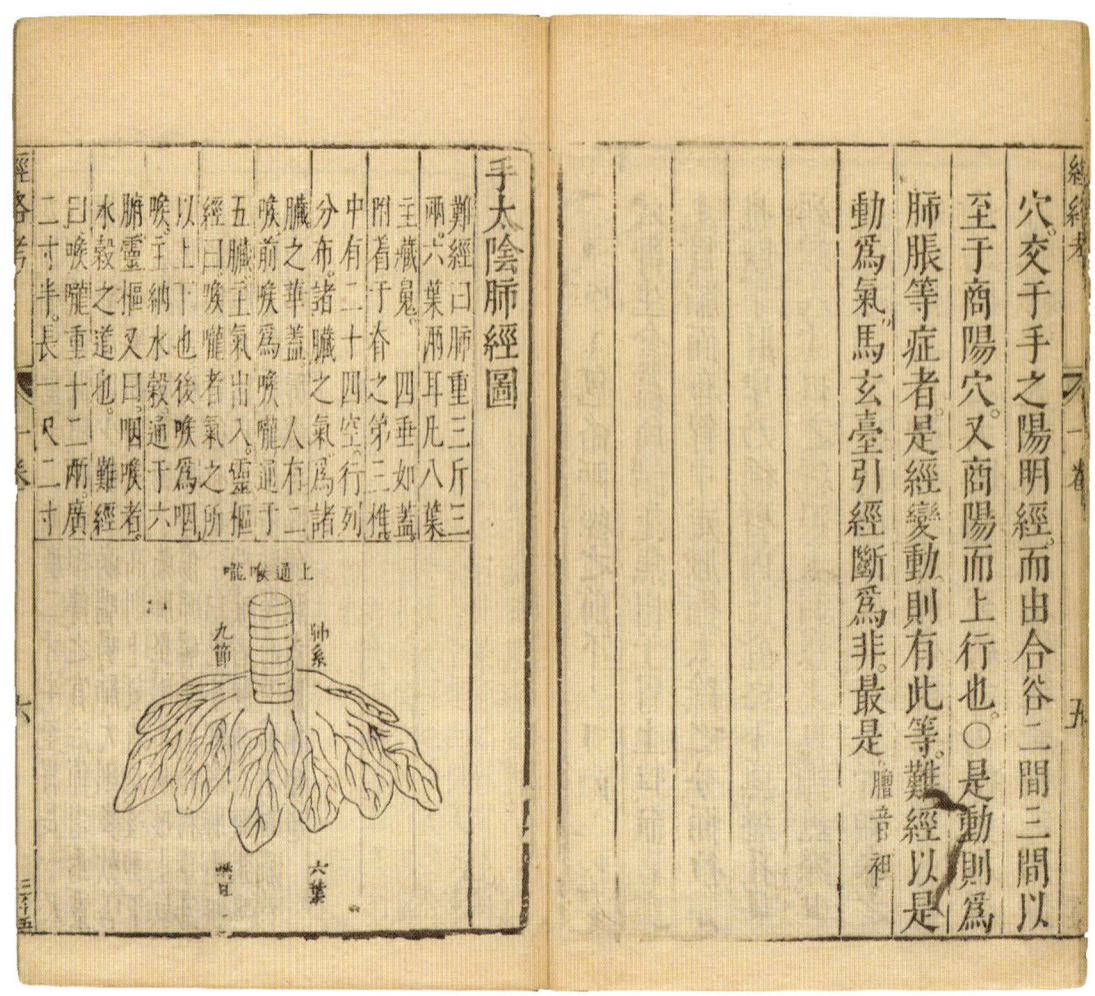

穴，交于手之阳明经，而由合谷、二间、三间以至于商阳穴，又商阳而上行也。

是动则为肺胀等症者，是经变动则有此等。《难经》以是动为气，马玄台引经断为非，最是。膻，音袒。

手太阴肺经图（图见上）

《难经》曰：肺重三斤三两，六叶两耳，凡八叶，主藏魄。四垂如盖，附着于脊之第三椎，中有二十四空，行列分布诸脏之气，为诸脏之华盖。人有二喉，前喉为喉咙，通于五脏，主气出入。《灵枢经》曰：喉咙者，气之所以上下也。后喉为咽喉，主纳水谷，通于六腑。《灵枢》又曰：咽喉者，水谷之道也。《难经》曰：喉咙重十二两，广二寸半，长一尺二寸。

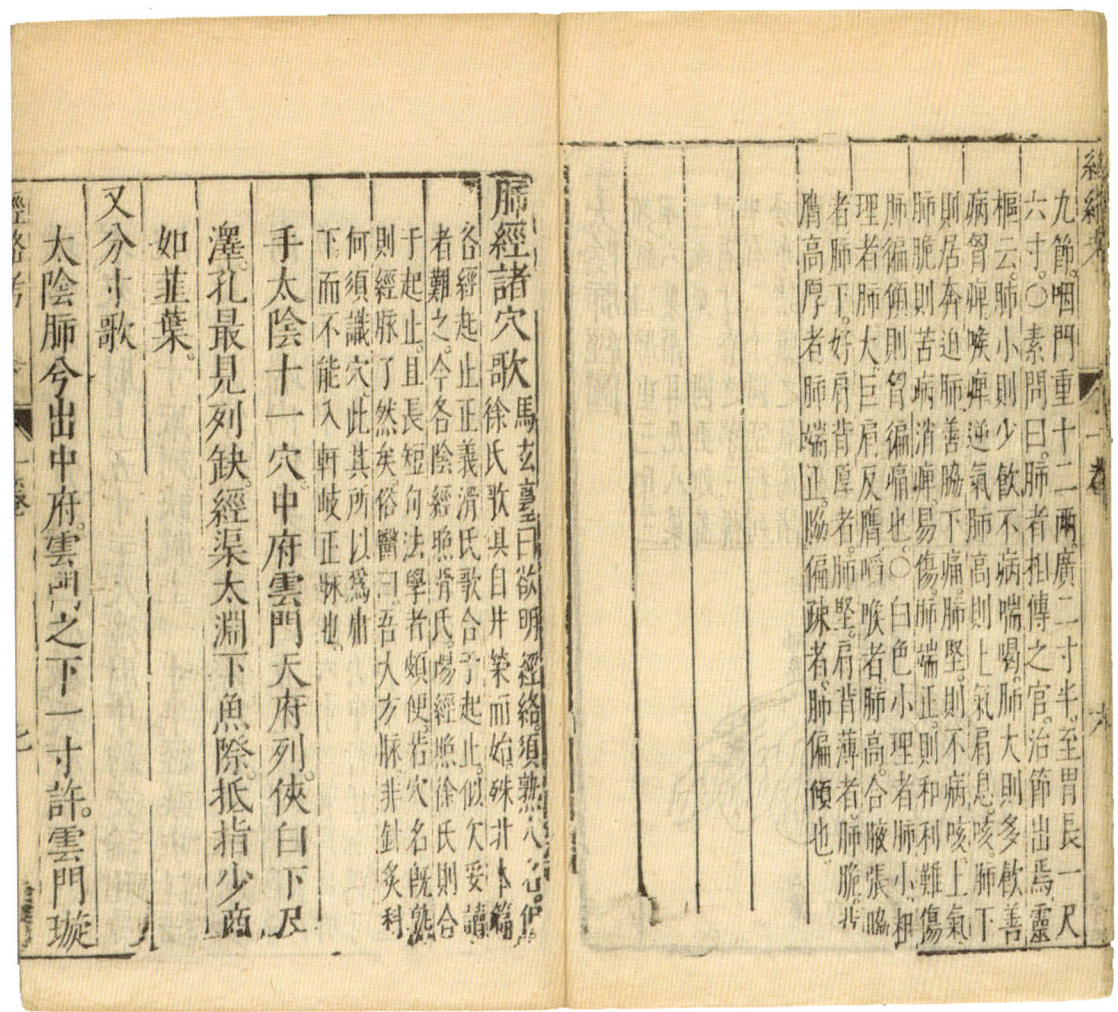

九节。咽门重十二两，广二寸半，至胃长一尺六寸。

《素问》曰：肺者相傅之官，治节出焉。《灵枢》云：肺小则少饮，不病喘喝；肺大，则多饮，善病胸痹、喉痹、逆气；肺高，则上气、肩息、咳；肺下，则居贲迫肺，善胁下痛；肺坚，则不病咳、上气；肺脆，则苦病消瘅，易伤；肺端正，则和利难伤；肺偏倾，则胸偏痛也。

白色小理者肺小，粗理者肺大，巨肩反膺、陷喉者肺高，合腋张胁者肺下，好肩背厚者肺坚，肩背薄者肺脆，背膺高厚者肺端正，胁偏疏者肺偏倾也。

肺经诸穴歌

马玄台曰：欲明经络，须熟穴名。但《徐氏歌》俱自井荥而始，殊非本篇各经起止正义，《滑氏歌》，合于起止，似欠妥，读者难之。今各阴经照滑氏，阳经照徐氏，则合于起止，且长短句法学者颇便，若穴名既熟，则经脉了然矣。俗医曰：吾大方脉，非针灸科何须识穴，此其所以为庸下，而不能入轩岐正脉也。

手太阴十一穴，中府云门天府列，侠白下尺泽，孔最见列缺，经渠太渊下鱼际，抵指少商如韭叶。

又分寸歌

太阴肺兮出中府，云门之下一寸许，云门璇

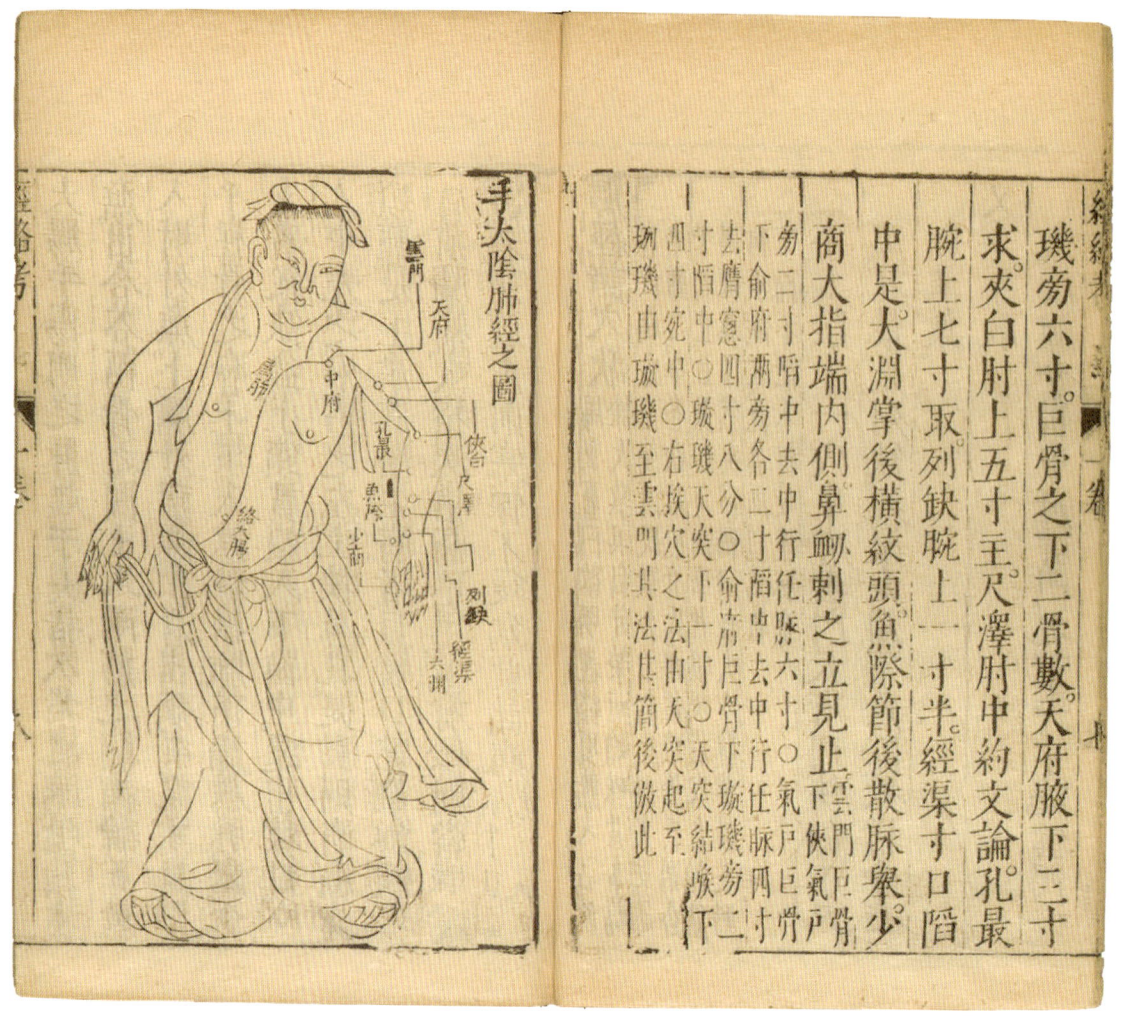

玑旁六寸，巨骨之下二骨数，

　　天府腋下三寸求，侠[1]白肘上五寸主，尺泽肘中约纹论，孔最腕上七寸取，

　　列缺腕上一寸半，经渠寸口陷中是，太渊掌后横纹头，鱼际节后散脉举，

　　少商大指端内侧，鼻衄刺之立见止。

云门，巨骨下侠气户旁二寸陷中，去中行任脉六寸。

气户，巨骨下俞府两旁各二寸陷中，去中行任脉四寸，去膺窗四寸八分。

俞府，巨骨下，璇玑旁二寸陷中。

璇玑，天突下一寸。

天突，结喉下四寸宛中。

右挨穴之法由天突起至璇玑，由璇玑至云门，其法甚简，后仿此。

手太阴肺经之图（图见上）

---

[1] 侠：原为"夹"，据上文"肺经诸穴歌"改。

大肠手阳明之脉，起于大指次指之端，循指上廉，出合谷两骨之间，上入两筋之间，循臂上廉，入肘外廉，上臑外前廉，上肩，出髃骨之前廉，出乎柱骨之会上，下入缺盆，络肺，下膈，属大肠。其支者，从缺盆上颈贯颊，入下齿中，还出挟口，交人中，左之右，右之左，上挟鼻孔。

是动则病齿痛，颈肿，是主津液所生病者。目黄，口干，鼽衄，喉痹，肩前臑痛，大指次指痛不用。气有余，则当脉所过者热肿，虚则寒栗不复。为此诸病。髃，牛口反。颊，鸠药切。鼽音求，衄音忸。

此言大肠经脉气之行，乃为第二经也。大指次指者，手大指之次指，即第二指，名食指是也。肺经本出于大指，而大肠经则出于次指，兹言大指次指者，乃大指之次指，非言既出于大指，而又出于次指也。合谷①者，本经穴也俗名虎口。肩端两骨间为髃骨。肩胛上际处为天柱骨。缺盆，足阳明胃经穴也。头茎为颈，耳以下曲处为颊。

言大肠者，乃手阳明经之脉，

① 谷：原为"骨"，底本"合谷""合骨"互用，今律齐，下同，不再出注。

受手太阴之交，遂起于次指之端，循此次指之商阳、二间、三间之上廉，出合谷穴，在两骨之间，又上阳溪穴，即两筋间，又循臂之上廉、偏历、温溜、下廉、上廉、三里，入肘外廉之曲池穴，上循臑外之前廉，历肘髎、五里、臂臑，以上肩之肩髃穴，又出髃骨之前廉，循巨骨穴，上出天柱骨之会上，会于大椎，自大椎而下，入缺盆，循足阳明经脉外，络绕肺脏，复下膈，当天枢之外，会属于大肠。

其支别者，虽由偏历而入，又自缺盆上行于颈，循天鼎、扶突，上贯于颊，入下齿缝中，复出夹口两吻，相交于人中之内，左脉往右，右脉往左，上挟鼻孔，循禾髎、迎香而终，以交于足阳明胃经也。此经有病，则见目黄鼻衄等症。

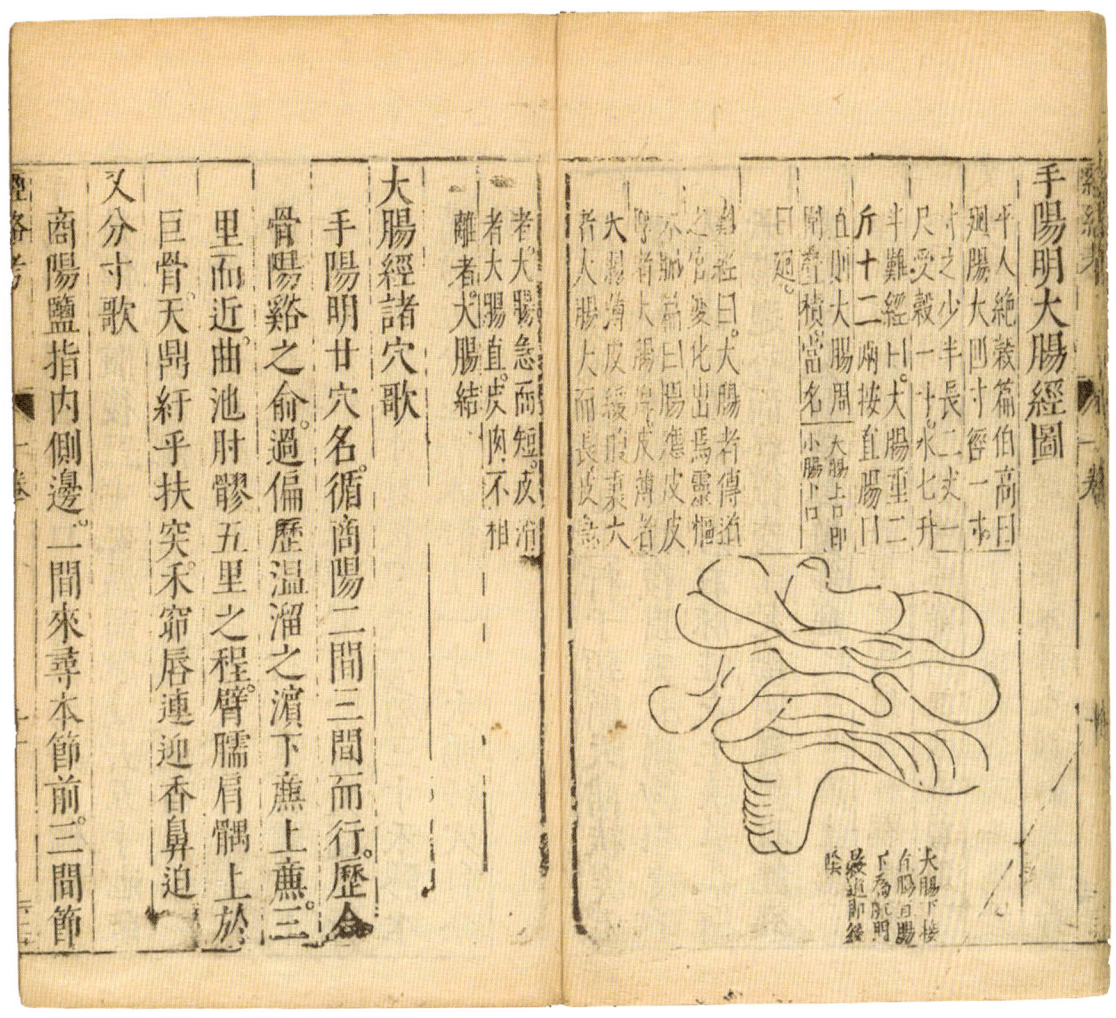

手阳明大肠经图（图见上）

《平人绝谷》篇伯高曰：回肠大四寸，径一寸寸之少半，长二丈一尺。受谷一升，水七升半。《难经》曰：大肠重二斤十二两。按：直肠曰直，则大肠周围叠积，当名曰回。大肠上口即小肠下口

《难经》曰：大肠者，传道之官，变化出焉。《灵枢·本藏》篇曰：肠应皮，皮厚者大肠厚，皮薄者大肠薄，皮缓腹里大者大肠大而长，皮急者大肠急而短，皮滑者大肠直，皮肉不相离者大肠结。

大肠经诸穴歌

手阳明廿穴名，循商阳二间三间而行，历合谷阳溪之俞，过偏历温溜之滨，下廉上廉三里而近，曲池肘髎五里之程，臂臑肩髃上于巨骨，天鼎纡乎扶突，禾髎唇连迎香鼻迫。

又分寸歌

商阳临指内侧边，二间来寻本节前，三间节

后陷中取，合谷虎口岐骨间，
阳溪上侧腕中是，偏历腕后三寸安，温溜腕后去五寸，池前五寸下廉看，
池前三寸上廉中，池前二寸三里逢，曲池曲骨纹头尽，肘髎大骨外廉近，
大筋中央寻五里，肘上三寸行向里，臂臑肘上七寸量，肩髃肩端举臂取，
巨骨肩尖端上行，天鼎喉旁四寸真，扶突天突旁三寸，禾髎水沟旁五分，
迎香禾髎上一寸，大肠经穴自分明。左右共四十穴

手阳明大肠经之图（图见上）

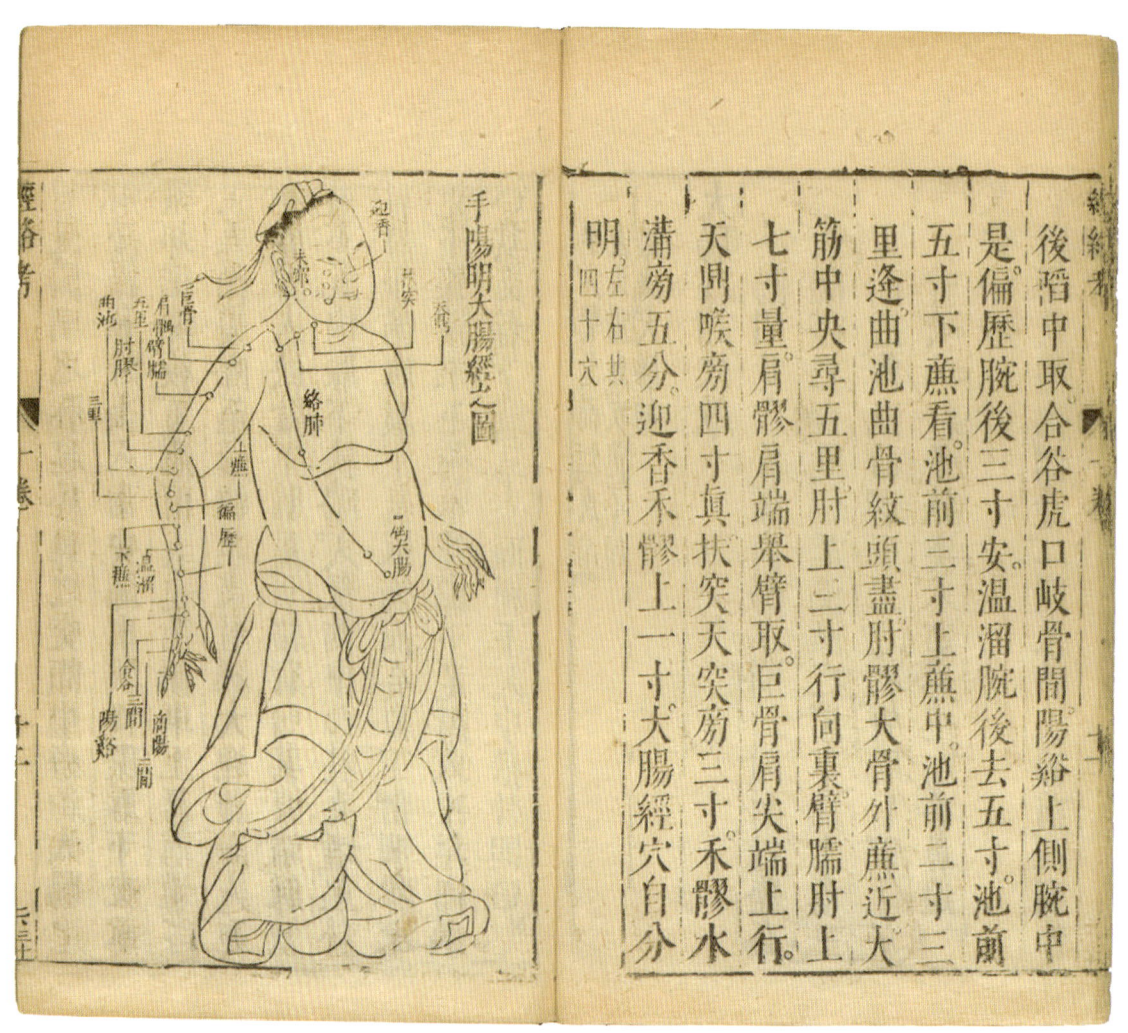

胃足阳明之脉，起于鼻之交頞中，旁约太阳之脉，下循鼻外，上入齿中，还出挟口环唇，下交承浆，却循颐后下廉，出大迎，循颊车，上耳前，过客主人，循发际，至额颅；其支者，从大迎前下人迎，循喉咙，入缺盆，下膈，属胃络脾；〇其直者，从缺盆下乳内廉，下挟脐，入气街中；〇其支者，起于胃口，下循腹里，下至气冲而合，以下髀关，抵伏兔，下膝膑中，下循胫外廉，下足跗，入中指内间；〇其支者，下廉三寸而别，下入中指外间；〇其支者，别跗上，入大指间，出其端。〇是动则病洒洒振寒，善呻数欠颜黑，病至则恶人与火，闻木音则惕然而惊，心欲动，独闭户塞牖而处，甚则欲上高而歌，弃衣而走，贲响腹胀，是为骭厥。是主血所生病者，狂疟温淫汗出，鼽衄，口㖞唇胗，颈肿喉痹，大腹水肿，膝膑肿痛，循膺、乳、气街、股、伏兔、骭外廉、足跗上皆痛，中指不用。气盛则身已前皆热，其有余于胃，则消谷善饥，溺色黄；气不足则身①已前皆寒慄，胃中寒则胀满。颃，音遇。颅，音卢。

① 身：原作"色"，据《素问灵枢注证发微》卷二十三改。

骱，音比，去声。膑，音宾。跗，音抚。数，音数、朔。贲，音奔。骭，音骱。呱，音呱。胗，音诊

　　此言胃经脉气之行，乃为第三经也。额鼻茎也，山根为頞，郤却同。腮下为颔，颔中为颐。腮前为发际，发际前为额颅。股内为髀，髀前膝上起肉处为伏兔，伏兔后为髀关。挟膝筋中为膑，胫骨为骭，足面为跗。○足阳明受手阳明之交，起于鼻之两旁迎香穴，上行而左右相交于頞中，过睛明之分，下循鼻外，历承泣、四白、巨髎，上入齿中，还出挟口两吻地仓，环绕唇下，左右相交于承浆，却循顺后下廉，出大迎循颊车，上耳前，历下关，过客主人，循发际行悬厘、颔厌之分，经头维，会于额颅之神庭；○其支别者，从大迎前下人迎，循喉咙，历水突、气舍，入缺盆，行足少阴俞府之外，下膈，当上脘、中脘之分属胃络脾；○其直行者，从缺盆而下，下乳内廉，循气户、库房、屋翳、膺窗、乳中、乳根、不容、承满、梁门、关门，下挟脐，历天枢、外陵、大巨、水道、归来诸穴，而入气冲中 即气

衝；○其支者，自属胃处，起胃下口，循腹里，过足少阴肓俞之外，本经之里，下至气冲中，与前入气冲者合，既相合于气冲中，乃下髀关，抵伏兔，历阴市、梁丘，下入膝膑中，经犊鼻下循足面，曰跗之冲阳、陷谷，入中指外间之内庭，至厉兑穴而终也；○其络脉支别者，自膝下三寸，循三里穴之外，别下历上廉、条口、下廉、丰隆、解溪、冲阳、陷谷，以至内庭、厉兑而合也；○又其支者，别跗上冲阳穴，别行入大指间，出足厥阴行间穴之外，循大指下出其端，以交于足太阴也。○及其动穴验病，则随虚实寒热而见以上诸症于部分也。胃者土也，闻木音则惕然而惊者，土畏木也。

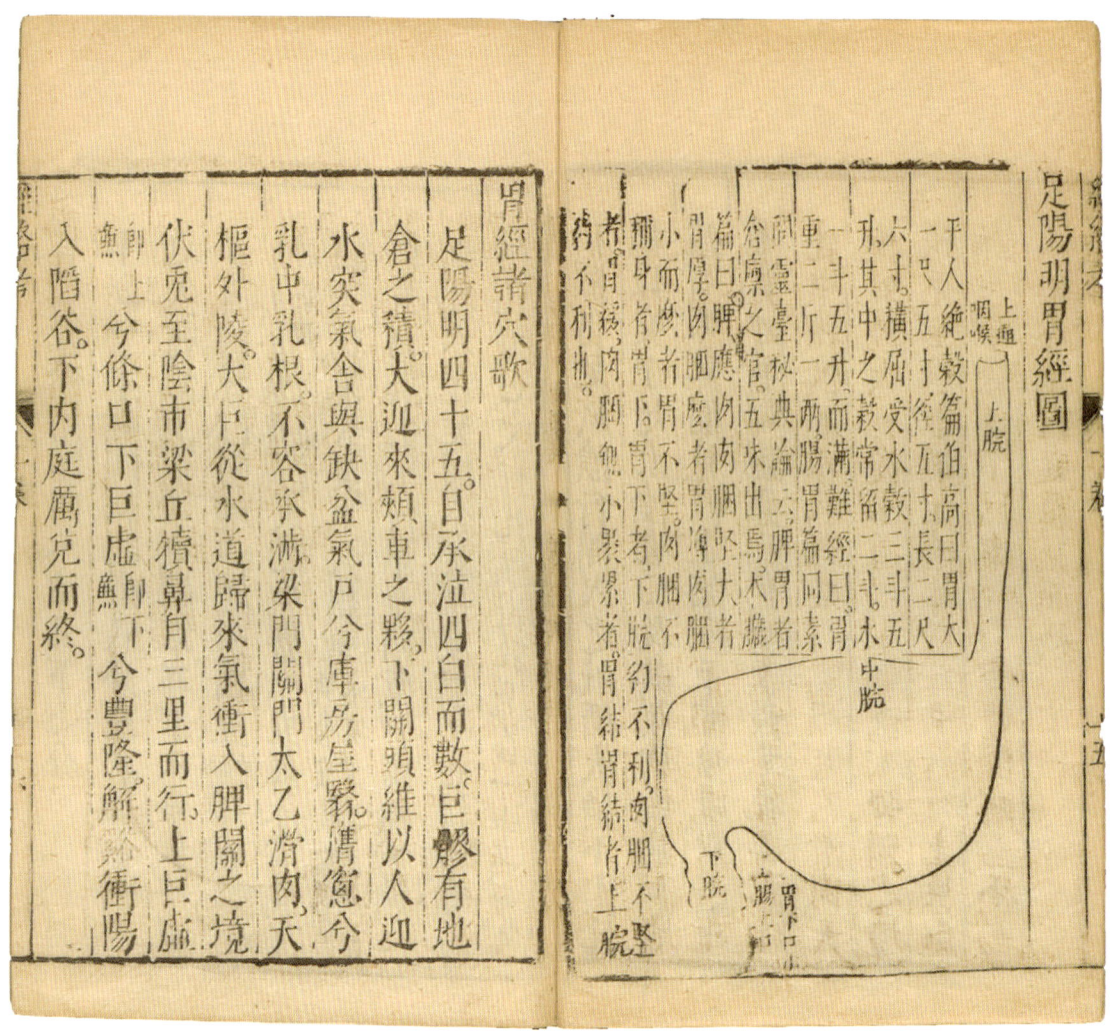

足阳明胃经图（图见上）

《平人绝谷》篇伯高曰：胃大一尺五寸，径五寸，长二尺六寸，横屈受水谷三斗五升。其中之谷常留二斗，水一斗五升而满。《难经》曰：胃重二斤一两。《肠胃》篇同。《素问·灵台秘典论》云：脾胃者，仓廪之官，五味出焉。《本脏》篇曰：脾应肉。肉䐃坚大者胃厚，肉䐃么者胃薄；肉䐃小而么者胃不坚，肉䐃不称身者胃下。胃下者下脘约不利；肉䐃不坚者胃缓，肉䐃无小里累者胃结，胃结者上脘约不利也。

胃经诸穴歌

足阳明四十五，自承泣四白而数，巨髎有地仓之积，大迎来颊车之伙，下关头维以人迎，水突气舍与缺盆。气户兮库房屋翳，膺窗兮乳中乳根，不容承满，梁门关门，太乙滑肉，天枢外陵。大巨从水道归来，气冲入髀关之境，伏兔至阴市梁丘，犊鼻自三里而行。上巨虚即上廉兮条口，下巨虚即下廉兮丰隆，解溪冲阳入陷谷，下内庭厉兑而终。

又分寸歌

胃之经兮足阳明，承泣目下七分寻，四白目下方一寸，巨髎鼻孔旁八分；
地仓夹吻四分近，大迎颔下寸三中，颊车耳下八分穴，下关耳前动脉行。
头维神庭旁四五神庭，督脉穴，在中行发际上五分。头维，去神庭四寸五分，
人迎喉旁寸五真，水突筋前迎下在，气舍突下穴相乘气舍在水突下。
缺盆舍下横骨内，各去中行寸半明，气户璇玑旁四寸，至乳六寸又四分，
库房屋翳膺窗近，乳中正在乳头心。次有乳根出乳下，
各一寸六不相侵自气户至乳根六穴，上下相去各一寸六分，去中行任脉各四寸，
却去中行须四寸，以前穴道与君陈。不容巨阙旁三寸巨阙，任脉穴。脐上六寸五分，
却行幽门寸五新幽门，肾经穴，巨阙旁一寸五分，在胃经、任脉二脉之中，
其下承满与梁门，关门太一滑肉门，上下一寸无多少，共去中行三寸中。
天枢脐旁二寸间，枢下一寸外陵安，枢下二寸大巨穴，枢下四寸水道金，
枢下六寸归来好，共去中行二寸边，气冲鼠鼷上一寸鼠鼷横骨尽处，又去中行四寸专。
髀关膝上有尺二，

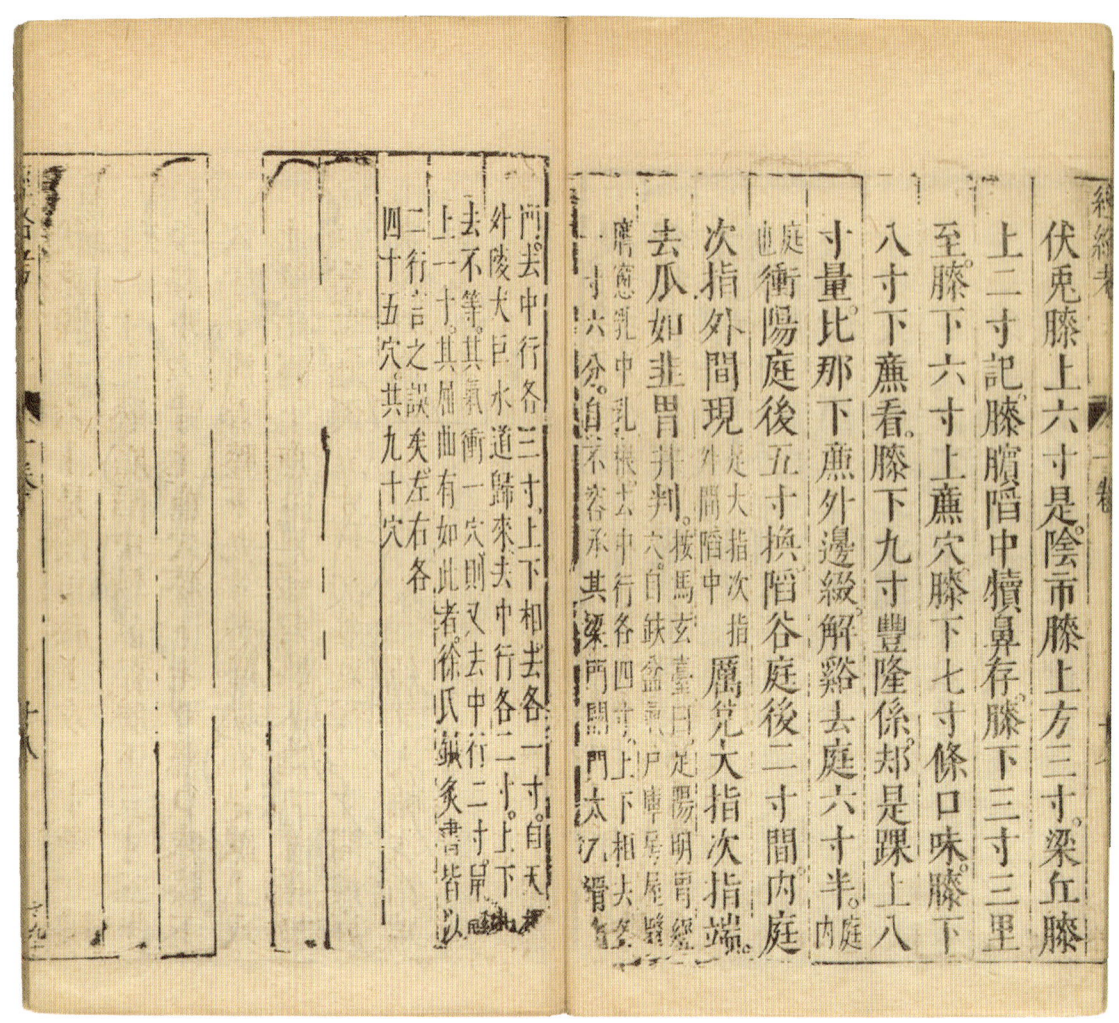

伏兔膝上六寸是，阴市膝上方三寸，梁丘膝上二寸记，

膝膑陷中犊鼻存，膝下三寸三里至，膝下六寸上廉穴，膝下七寸条口味，

膝下八寸下廉看，膝下九寸丰隆系，却是踝上八寸量，以那下廉外边缀。

解溪去庭六寸半庭，内庭也，冲阳庭后五寸换，陷谷庭后二寸间，

内庭次指外间现足大趾次趾外间陷中，厉兑大指次指端，去爪如韭胃井判。

按：马玄台曰：足阳明胃经穴，自缺盆、气户、库房、屋翳、膺窗、乳中、乳根，去中行各四寸。上下相去各一寸六分，自不容、承满、梁门、关门、太乙、滑肉门，去中行各三寸，上下相去各一寸，自天枢、外陵、大巨、水道、归来，去中行各二寸，上下相去不等。其气冲一穴，则又去中行二寸，鼠鼷上一寸。其屈曲有如此者，《徐氏针灸书》皆以二行言之误矣。左右各四十五穴，共九十穴。

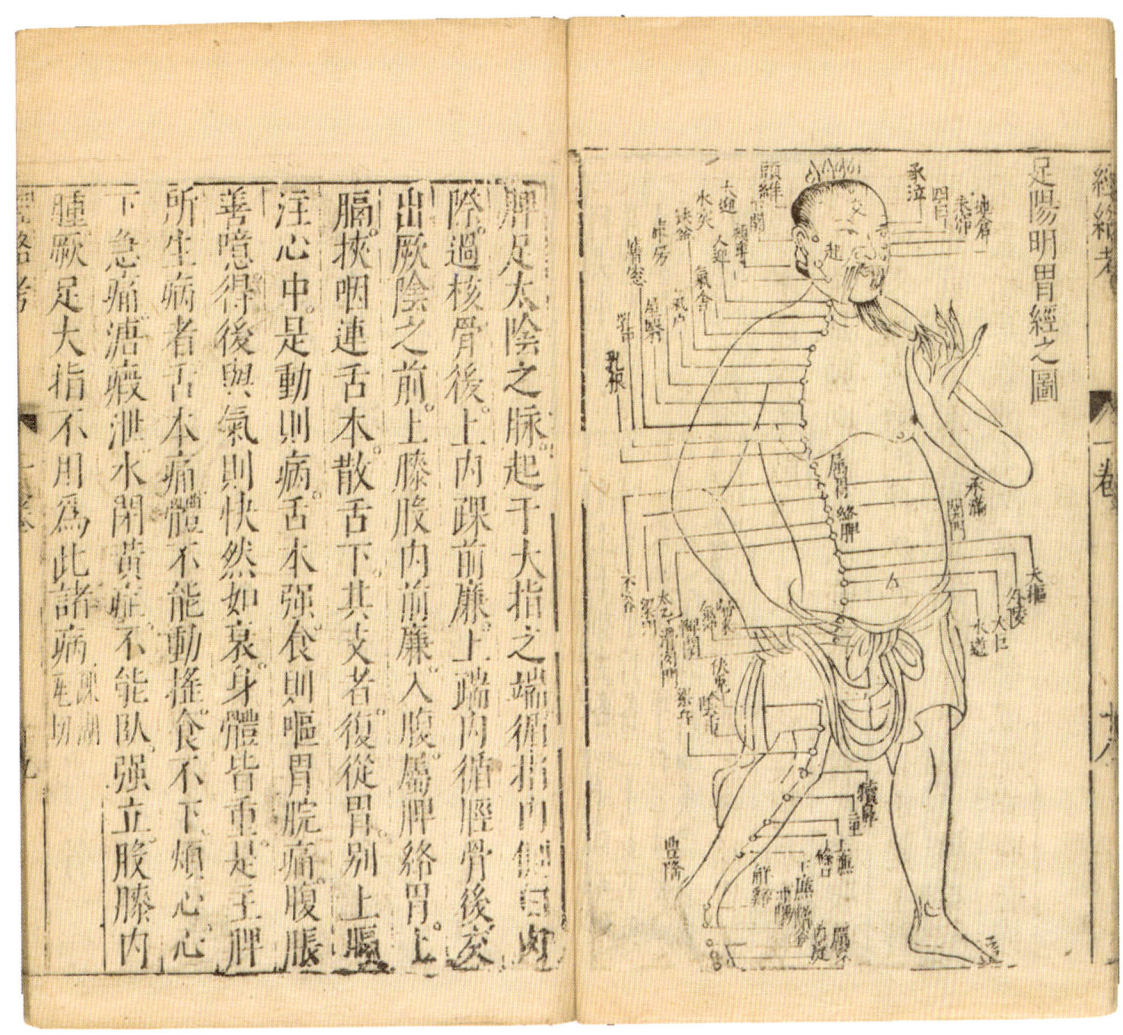

足阳明胃经之图（图见上）

　　脾足太阴之脉，起于大趾之端，循趾内侧白肉际，过核骨后，上内踝前廉，上踹内，循胫骨后，交出厥阴之前，上膝股内前廉，入腹属脾络胃，上膈，挟咽，连舌本，散舌下；其支者，复从胃，别上膈，注心中。是动则病舌本强，食则呕，胃脘痛，腹胀善噫，得后与气则快然如衰，身体皆重。是主脾所生病者，舌本痛，体不能动摇，食不下，烦心，心下急痛，溏瘕泄，水闭黄症，不能卧，强立股膝内肿厥，足大趾不用，为此诸病。踝，湖瓦切此言脾经脉之行,乃为第四经也。核骨,一作覈骨俗之孤拐。足根后两旁起骨为踝骨,腓腹为腨,髀内为股,脐上为腹。咽以嚥物,居喉之前,至胃长一尺六寸,为胃之系。舌本,舌根也。足太阴起大趾端之隐白穴,受足阳明之交也,循大趾内侧白肉际大都穴,过核骨后,历太白、公孙、商丘,上内踝前廉之三阴交,又上腨内,循胻骨后之漏谷,上行二寸,交出足厥阴之前,至地机、阴陵泉,上循膝股前廉之血海、箕门,迤逦入腹,经冲门、府舍、中极、关元;复循腹结、大横,会下脘,历腹哀,过日月、期门之分,循本经之里,下至中脘之际,以属脾络胃,又由腹哀上膈,循食窦、天溪、胸乡、周荣曲折而下至大包,又自大包外曲折向上会中府,上行人迎之里,挟喉,连舌本,散舌下而终;〇其支行者,由腹哀别行,再从胃部中脘穴之外,上膈,注于膻中之里,心之分,以交于手少阴心经也。〇及其动穴验病,则为舌本强等症

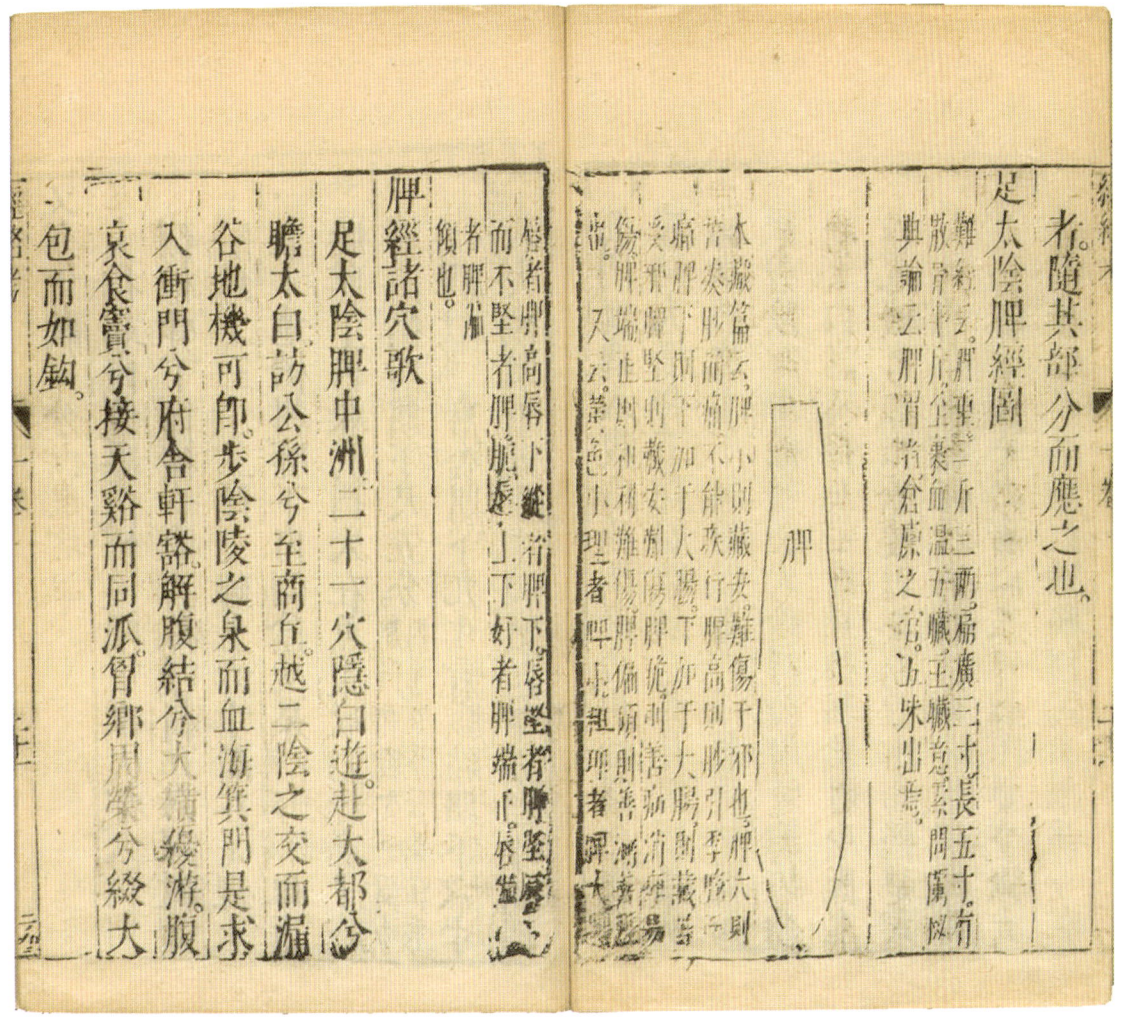

者，随其部分而应之也。

足太阴脾经图（图见上）

《难经》云：脾重二斤三两，扁广三寸，长五寸，有散膏半斤。主裹血，温五脏，主藏意。《素问·灵兰秘典论》云：脾胃者，仓廪之官，五味出焉。《本藏》篇云：脾小则藏安，难伤于邪也，脾大则苦凑胁而痛，不能疾行。脾高则胁引季胁而痛；脾下则下加于大肠，下加于大肠则藏苦受邪。脾坚则脏安难伤；脾脆则善病消瘅易伤。脾端正则和利难伤；脾偏倾则善满善胀也。又云：黄色小理者脾小，粗理者脾大。揭唇者脾高，唇下纵者脾下。唇坚者脾坚，唇大而不坚者脾脆。唇上下好者脾端正，唇偏举者脾偏倾也。

脾经诸穴歌

足太阴脾中洲，二十一穴隐白游，赴大都兮瞻太白，访公孙兮至商丘，越三阴之交而漏谷地机可即，步阴凌之泉而血海箕门是求，入冲门兮府舍轩豁，解腹结兮大横优游，腹哀食窦兮接天溪而同派，胸乡周荣兮缀大包而如钩。

又分寸歌

　　大趾端内侧隐白，节后陷中求大都，太白内侧核骨下，节后一寸公孙呼。

　　商丘内踝微前陷，踝上三寸三阴交，踝上六寸漏谷是，踝上①五寸地机朝。

　　膝下内侧阴陵泉与阳陵泉相对，血海膝膑上内廉，箕门穴在鱼腹取，动脉应手越筋间。

　　冲门期下尺五分期门，肝经穴，巨阙旁四寸五分。巨阙，任脉穴，脐上六寸五分，府舍期下九寸看，腹结期下六寸入，大横期下五寸半。腹哀期下方二寸，期门肝经穴道现，巨阙之旁四寸五，却连脾穴休胡乱。自此以上食窦穴，天溪胸乡周荣贯，相去寸六无多寡，又上寸六中府换肺穴，大包腋下有六寸，渊腋腋下三寸半渊腋，胆经穴，腋下三寸与脾大包穴相连。

　　愚按：马玄台曰：中府，肺穴也。周荣、胸乡、天溪、食窦，脾经穴也。期门，肝经穴也。肝经之下有脾经之腹哀、大横、腹结、府舍、冲门诸穴，则中行开四寸五分。三经之穴，上下相连，左右共

①踝上：《黄帝内经灵枢注证发微》卷二十三作"膝下"。

四十二穴。

足太阴脾经之图（图见上）

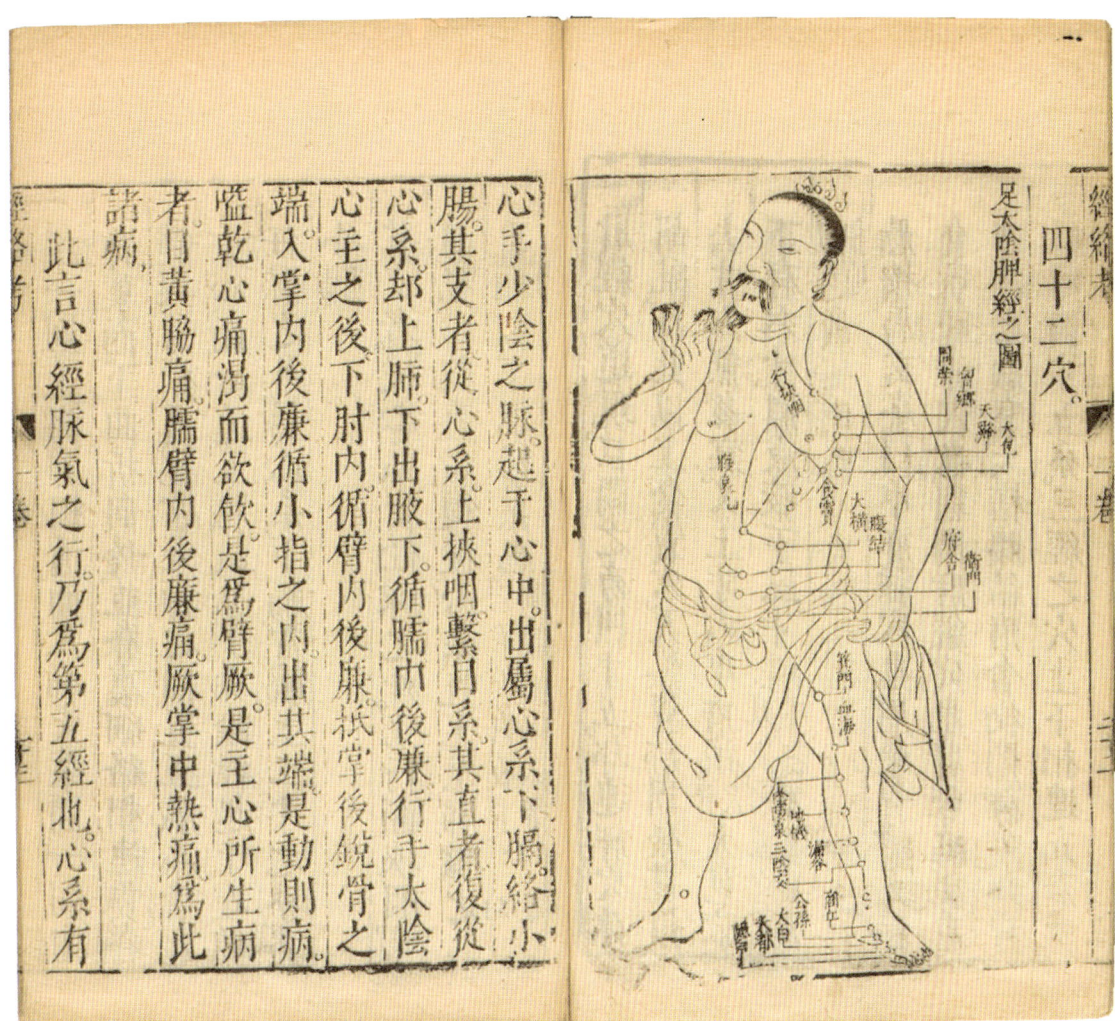

心手少阴之脉，起于心中，出属心系，下膈络小肠；其支者，从心系上挟咽，系目系，其直者，复从心系却上肺，下出腋，下循臑内后廉，行手太阴，心主之后，下肘内，循臂内后廉，抵掌后锐骨之端，入掌内后廉，循小指之内出其端。是动则病嗌干心痛，渴而欲饮，是为臂厥。是主心所生病者，目黄胁痛，臑臂内后廉痛厥，掌中热痛，为此诸病。

此言心经脉气之行，乃为第五经也。心系有

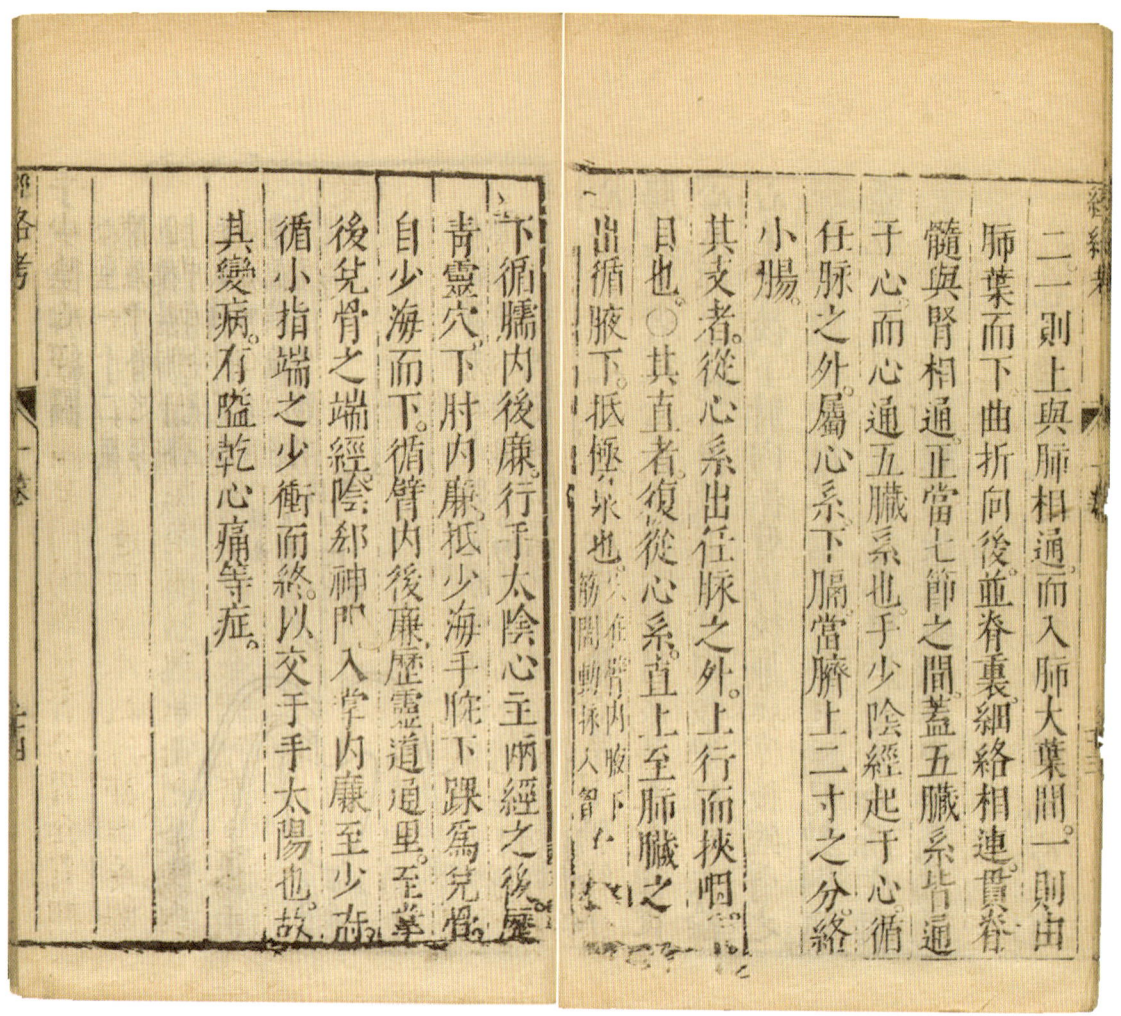

二，一则上与肺相通，而入肺大叶间；一则由肺叶而下，曲折向后，并脊里，细络相连，贯脊髓与肾相通，正当七节之间。盖五脏系皆通于心，而心通五脏系也。手少阴经，起于心，循任脉之外，属心系，下膈，当脐上二寸之分络小肠；

其支者，从心系出任脉之外，上行而挟咽，系目也；○其直者，复从心系，直上至肺脏之分，出循腋下，抵极泉也穴在臂内腋下筋间，动脉入胸。自极泉下循臑内后廉，行手太阴、心主两经之后，历青灵穴，下肘内廉，抵少海，手腕下踝为兑骨，自少海而下，循臂内后廉，历灵道、通里，至掌后兑骨之端，经阴郄、神门入掌内廉，至少府，循小指端之少冲而终，以交于手太阳也。故其变病，有嗌干心痛等症。

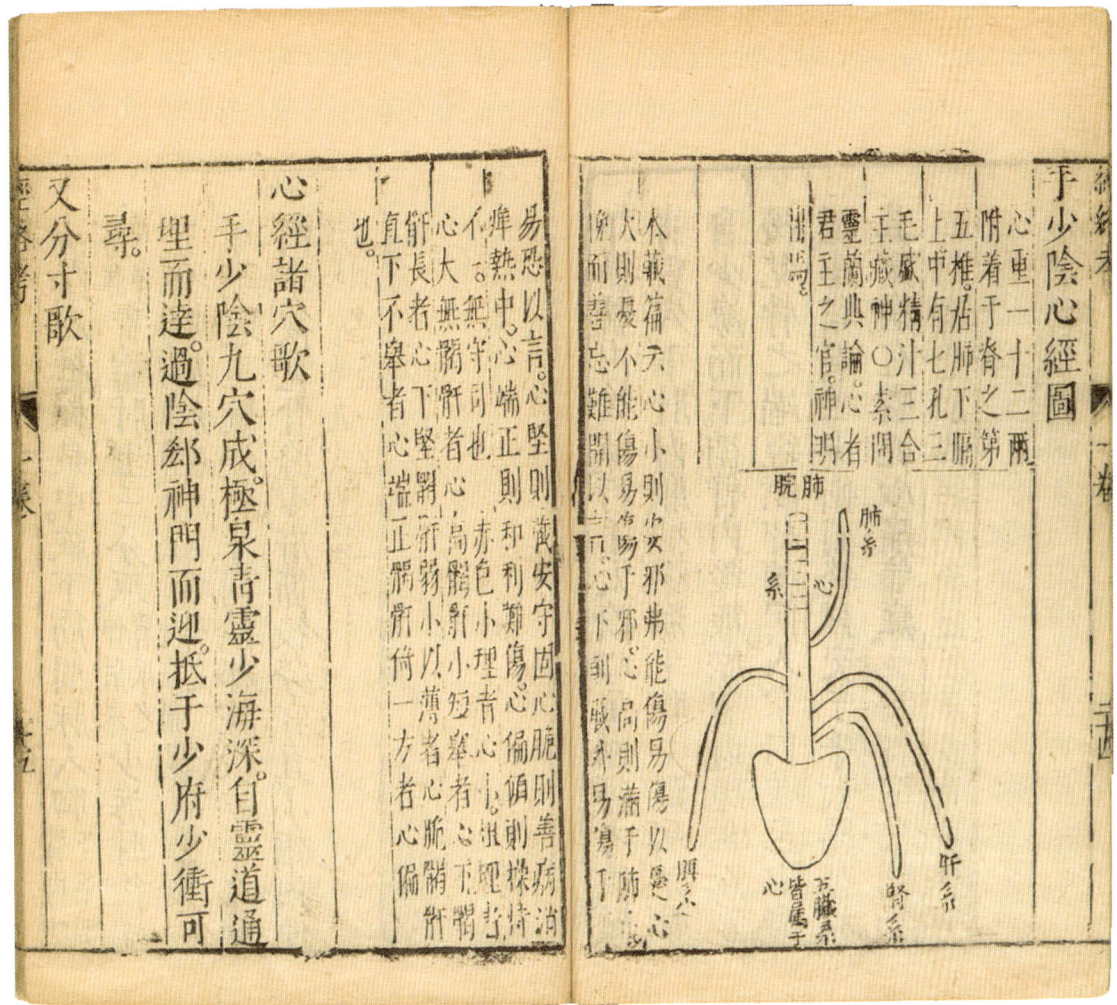

手少阴心经图（图见上）

　　心重一十二两，附着于脊之第五椎，居肺下膈上，中有七孔三毛，盛精汁三合。主藏神。《素问·灵兰秘典论》：心者，君主之官，神明出焉。

　　《本藏》篇六：心小则安，邪弗能伤，易伤以忧；心大则忧不能伤，易伤于邪。心高则满于肺中，悗而善忘，难开以言；心下则藏外易伤于寒，易恐以言。心坚则藏安守固；心脆则善病消瘅热中。心端正则和利难伤；心偏倾则操持不一，无守司也。赤色小理者心小，粗理者心大。无䯏骬者心高，䯏骬小短举者心下，䯏骬长者心下坚，䯏骬弱小以薄者心脆。䯏骬直下不举者心端正，䯏骬倚一方者心偏倾也。

心经诸穴歌

　　手少阴九穴成，极泉青灵少海深，自灵道通理而达，过阴郄神门而迎，抵于少府少冲可寻。

又分寸歌

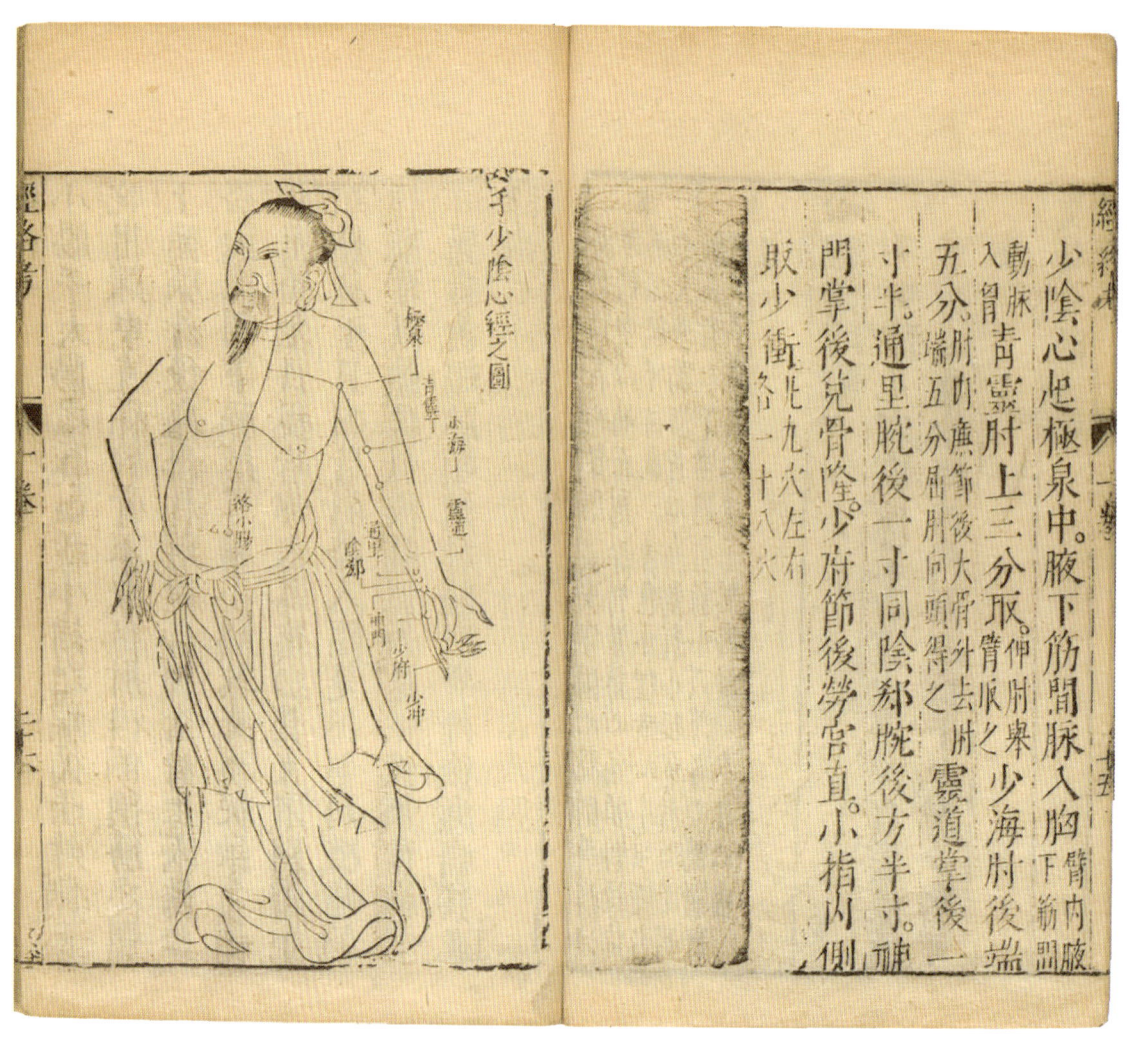

少阴心起极泉中，腋下筋间脉入胸臂内腋下，筋间动脉，入胸。

青灵肘上三分取伸肘，举臂取之，

少海肘后端五分肘内廉节后，大骨外，去肘端五分，屈肘向头得之。

灵道掌后一寸半，通里腕后一寸同。阴郄腕后方半寸，神门掌后兑骨隆。

少府节后劳宫直，小指内侧取少冲。凡九穴，左右各一十八穴

手少阴心经之图（图见上）

小肠手太阳之脉，起于小指之端，循手外侧上腕，出踝中，直循臂骨下廉，出肘内侧两筋之间，上循臑外后廉，出肩解，绕肩胛，交肩上，入缺盆络心，循咽下膈，抵胃属小肠，其支者，从缺盆循颈上颊，至目锐眦，却入耳中；○其支者，别颊上颐抵鼻，至目内眦，斜络入颧。是动则病嗌痛颔肿，不可以顾，肩似拔，臑似折。是主液所生病者，耳聋目黄颊肿，颈颔肩臑肘臂外后廉痛，为此诸病。

此言小肠经脉气之行，乃为第六经也。臂骨尽处为腕，腕下兑骨为踝，脊两旁为膂，膂上两角为肩解，肩解片骨为肩胛，目外角为外眦，目下为颐，目内角为内眦。手太阳起小指少泽穴，受手少阴心经之交也，由是循外侧之前谷、后溪，上腕出踝中，历腕骨、阳谷、养①老穴，直上循臂骨下廉支正，出肘内侧两筋之间，历小海穴，上循臑外廉，行手阳明、少阳之外，上肩，循肩贞、臑俞、天宗、秉风、曲垣、肩外

---

① 养：原作"阳"，据《针灸甲乙经》卷三改。

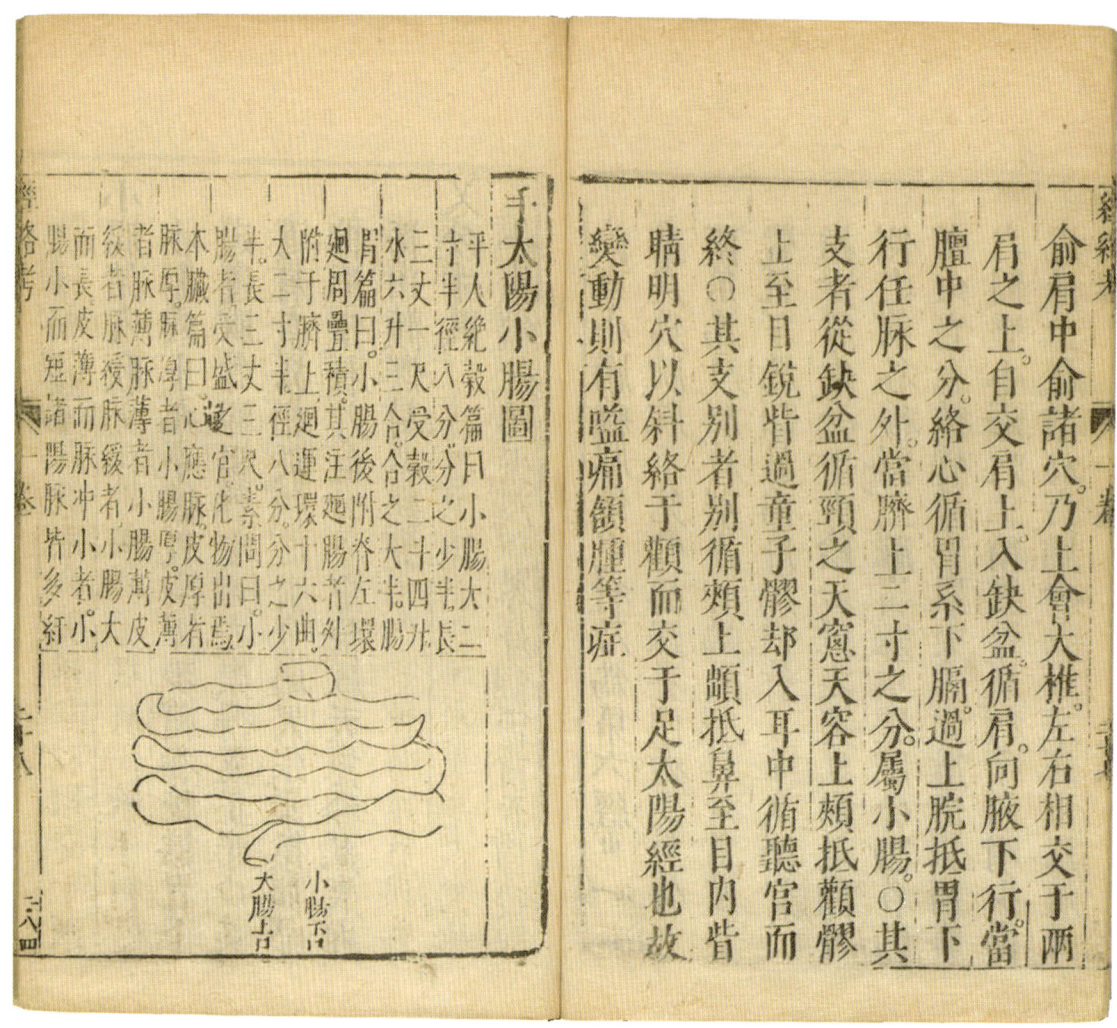

俞、肩中俞诸穴，乃上会大椎，左右相交于两肩之上，自交肩上入缺盆，循肩向腋下行，当膻中之分，络心，循胃系下膈，过上脘抵胃，下行任脉之外，当脐上二寸之分，属小肠；○其支者，从缺盆循颈之天窗、天容，上颊抵颧髎，上至目锐眦，过童子髎，却入耳中，循听宫而终，○其支别者，别循颊，上颅抵鼻，至目内眦睛明穴，以斜络于颧而交于足太阳经也。故变动则有嗌痛颔肿等症。

手太阳小肠图（图见上）

《平人绝谷》篇曰：小肠大二寸半，径八分分之少半，长三丈一尺，受谷二十四升，水六升三合合之大半。《肠胃》篇曰：小肠后附脊，左环回周叠积。其注回肠者，外附于脐上，回运环十六曲，大二寸半，径八分分之少半，长三丈三尺。《素问》曰：小肠者，受盛之官，化物出焉。《本脏》篇曰：心应脉，皮厚者脉厚，脉厚者小肠厚；皮薄者脉薄，脉薄者小肠薄。皮缓者脉缓，脉缓者小肠大而长；皮薄而脉冲小者，小肠小而短。诸阳脉皆多纡

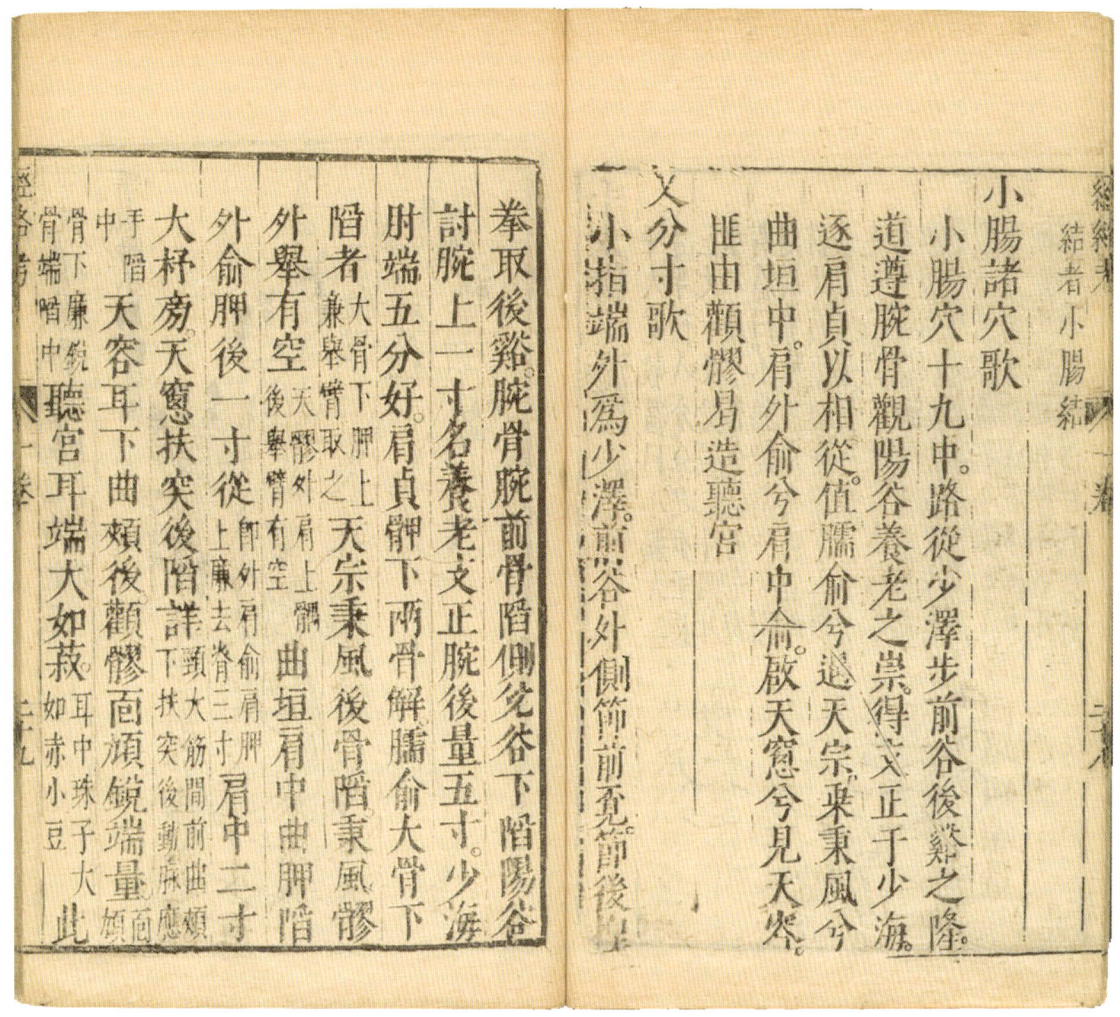

结者,小肠结。

小肠诸穴歌

小肠穴十九中,路从少泽,步前谷后溪之隆;道遵腕骨,观阳谷养老之崇。得支正于少海,逐肩贞以相从,值臑俞兮遇天宗,乘秉风兮曲垣中,肩外俞兮肩中俞,启天窗兮见天容。匪由颧髎,易造听宫。

又分寸歌

小指端外为少泽,前谷外侧节前觅,节后捏拳取后溪,腕骨腕前骨陷侧,
兑骨下陷阳谷讨[1],腕上一寸名养老,支正腕后量五寸。少海肘端五分好,
肩贞胛下两骨解,臑俞大骨下陷者大骨下,胛上廉,举臂取之,
天宗秉风后骨陷,秉风髎外举有空天髎外,肩上髃后,举臂有空,
曲垣肩中曲胛陷。外俞胛后一寸从即外肩俞,肩胛上廉,去脊三寸,
肩中二寸大杼旁,天窗扶突后陷详颈大筋间前曲颊下,扶突后动脉应手陷中,
天容耳下曲颊后,颧髎面頄锐端量面頄骨下廉,锐骨端陷中,
听宫耳端大如菽耳中珠子大如赤小豆,此

①兑骨下陷阳谷讨:原指"兑谷下陷阳谷论",据《经络汇编》改。

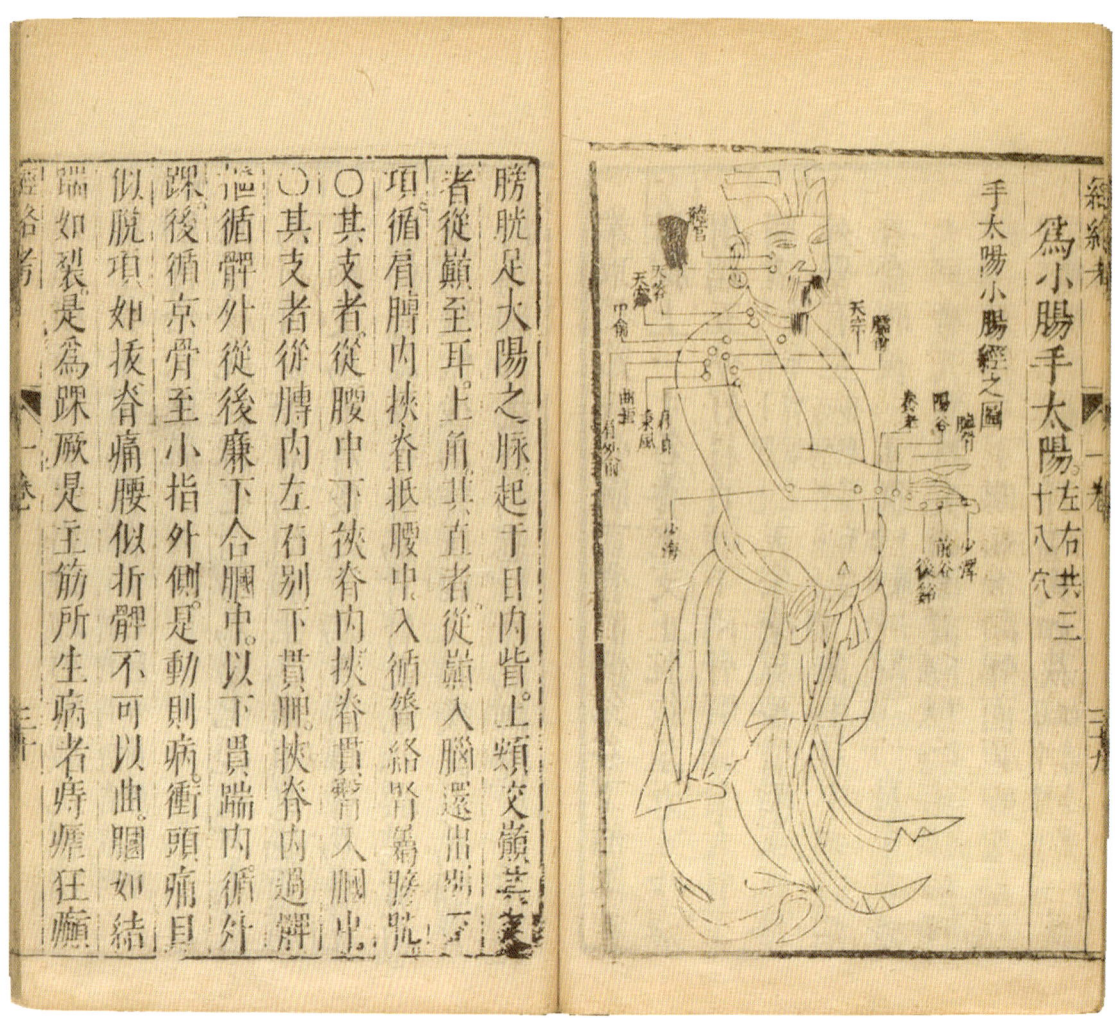

为小肠手太阳左右共三十八穴。

手太阳小肠经之图（图见上）

膀胱足太阳之脉，起于目内眦，上额交巅；其支者，从巅至耳上角；其直者，从巅入脑，还出别下项，循肩髆内，挟脊抵腰中，入循膂，络肾属膀胱；○其支者，从腰中下挟脊内，挟脊贯臀，入腘中；○其支者，从髆内左右，别下贯胛，挟脊内，过髀枢，循髀外从后廉下合腘中，以下贯踹内，循外踝后，循京骨，至小指外侧。是动则病冲头痛，目似脱，项似拔，脊痛腰似折，髀不可以曲，腘如结，踹如裂，是为踝厥。是主筋所生病者，痔疟狂癫疾，头囟项痛，目黄泪出鼽衄，项背腰尻脚皆痛，小指不用，为此诸病。膊，音博。膂，音旅。臀，音屯。腘，音国。胛，音甲。踹，音腨。腘即俗云腿腕。

此言膀胱经脉之行，乃为第七经也。目大角为内眦，发际前为额，脑上为巅顶也。脑，头髓也。脑后为项，肩后之下为肩膊，椎骨为脊，尻上横骨为腰，挟脊为膂。臀，尻也。挟腰髋骨两旁为机，机后为臀，腓腹上、膝后曲处为腘，膂内为胛，即挟脊肉也。股外为髀，捷骨之下为髀挥，腓肠为踹。

足太阳之脉起于目内眦睛明穴，受手太阳之交也，上额，循攒竹过神庭，历曲池、五处、承光、通天，自通天斜行左右交于顶上之百会；○其支行者，从巅至百会抵耳上角，过率谷、浮白、窍阴穴，所以散养于筋脉也；○其直行者，由通天、络郄、玉枕入络脑[1]，复出下项，以抵天柱；又由天柱而下，过大椎、陶道，却循肩膊内、挟脊两旁，相去各一寸半，下行历大杼、风门、肺俞、厥阴俞、心俞、膈俞、肝

① 脑：原作"膈"，据《针灸甲乙经》卷二改。

俞、胆俞、脾俞、胃俞、三焦俞、肾俞、大肠俞、小肠俞、膀胱俞、中俞、内俞、白环俞，由是抵腰中，入循膂，络肾，下属膀胱；○其支别者，从腰中，循腰髋，下挟脊，历上髎、次髎、中髎、下髎、会阳，下贯臀，至承扶、殷门、浮郄、委阳，入腘中之委中穴；○其支别者，为挟脊两旁第三行相去各三寸之诸穴，自天柱而下，从髆内左右别行，下贯胛膂，历附分、魄户、膏肓、神堂、譩嘻膈关、魂门、阳纲、意舍、胃仓、肓门、志室、胞盲、秩边，下历尻臀，过髀枢也，又循髀枢之里、承扶之外一寸五分之间，而下与前之入腘中者相合，下循会阳，下贯腨内，历承筋、承山、飞扬、附阳，出外踝后之昆仑、仆参、申脉、冲门，循京骨、束骨、通谷，至小趾外侧之至阴穴，以交于足少阴肾经也。○故其变动，则有邪气冲头而痛等症。

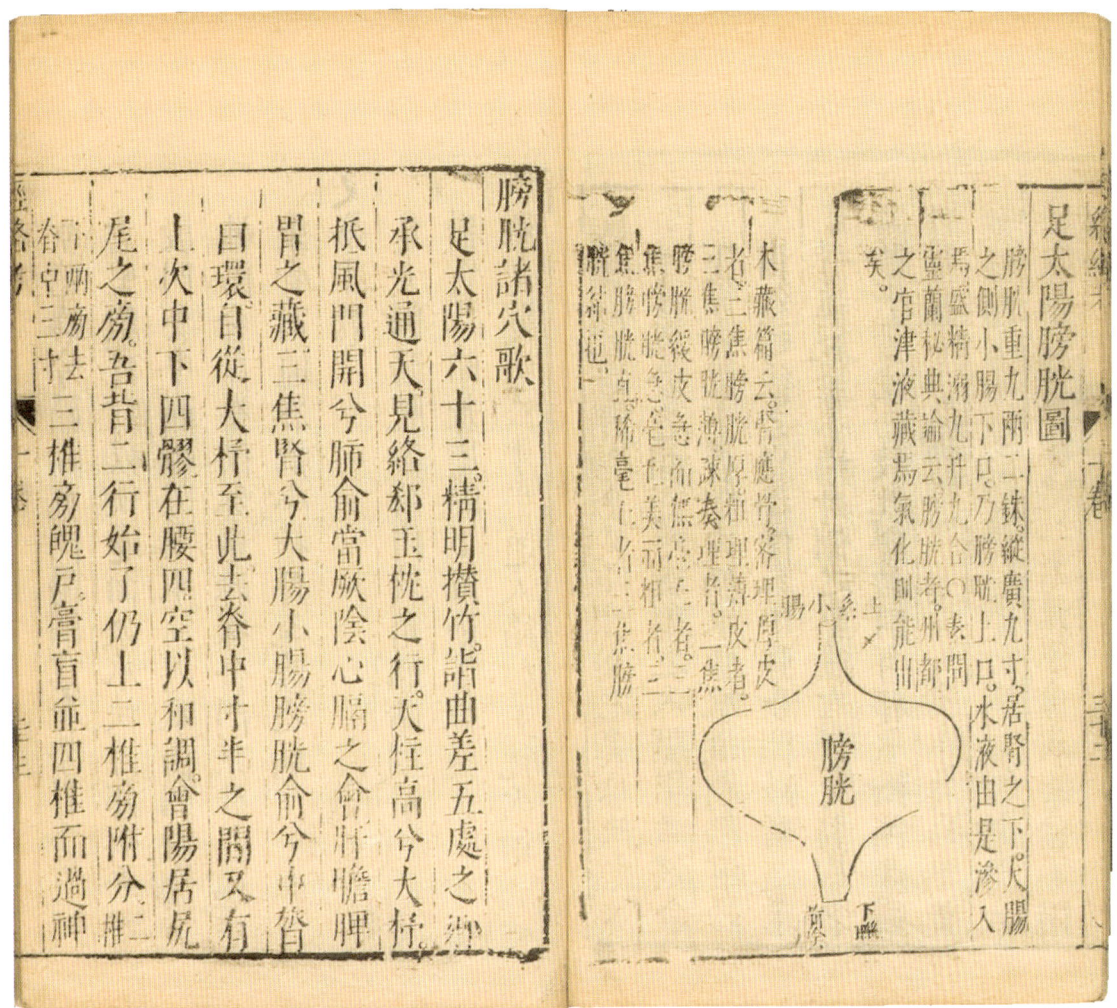

足太阳膀胱图（图见上）

膀胱重九两二铢，纵广九寸，居肾之下，大肠之侧。小肠下口，乃膀胱上口，水液由是渗入焉。盛精溺九升九合。○《素问·灵兰秘典论》云：膀胱者，州都之官，津液藏焉，气化则能出矣。

《本藏》篇云：肾应骨，密理厚皮者，三焦膀胱厚；粗理薄皮者，三焦膀胱薄。疏腠理者，三焦膀胱缓；皮急而无毫毛者，三焦膀胱急；毫毛美而粗者，三焦膀胱直，稀毫毛者，三焦膀胱结也。

膀胱诸穴歌

足太阳六十三，睛明攒竹诣曲差五处之乡，承光通天见络郄玉枕之行。天柱高兮大杼抵，风门开兮肺俞当，厥阴心膈之会，肝胆脾胃之藏。三焦肾兮大肠小肠，膀胱俞兮中膂白环，自从大杼至此，去脊中寸半之间。又有上次中下四髎，在腰四空以和调，会阳居尻尾之旁尻尾，吾背二行始了。仍上二椎旁附分二椎下两旁，去脊中三寸，三椎旁魄户膏肓，并四椎而过神堂。噫嘻兮膈关魂门，阳纲意舍兮胃仓肓门，志室胞肓背以秩边而分。承扶浮郄与委阳，殷门委中而合阳。至承筋与承山，到飞扬与附阳，会昆仑仆参申脉，探金门京骨之场，由束骨而通谷，抵小指外至阴之间。

又分寸歌

　　足太阳，膀胱经，目内眦角始睛明，眉头陷中攒竹取，曲差发际上五分。

　　五处发上一寸是，承光发上二寸半，通天络郄玉枕穴，相去寸五调匀看。

　　玉枕夹脑一寸三，入发二寸枕①骨现，天柱项后发际中，大筋外廉陷中献。

　　自此夹脊开寸五，第一天柱二风门，三椎肺俞厥阴四，心俞五椎之下论，

　　膈七肝九十胆俞，十一脾俞十二胃，十三三焦十四肾魄户对肺俞，神堂则对心俞，魂门对肝俞，意舍对脾俞，志室对肾俞。盖以肺藏魄、心藏神、肝藏魂、脾藏意、肾藏志是谓五神藏也。

　　大肠十六之下椎，小肠十八膀十九，中膂内俞二十椎，

　　白环二十椎下当白环俞即腰俞，以上诸穴可排之。更有上次中下髎，一二

①枕：原作"腕"，据《经络汇编》改。

三四腰空好，会阳阴尾尻骨旁，背部二行诸穴了。又从脊上开三寸，第二椎下为附分，三椎魄户四膏肓，第五椎下神堂尊，第六噫嘻膈关七，第九魂门阳纲十，十一意舍之穴存，十二胃仓穴已分，十三肓门端正存，十四志室不须论，十九胞肓廿秩边，背部三行诸穴匀。又从臀下阴攻取，承扶居于陷中主，浮郄扶下方六分，委阳扶下寸六数。殷门扶下六寸长，腘中外廉两筋乡，委中膝腘约纹里，此下三寸寻合阳，承筋脚裙上七寸，穴在腨肠之中央，承山腨下分肉间，外踝七寸上飞扬，辅阳外踝上三寸，昆仑外跟陷中央，仆参亦在踝骨下，申脉踝下五分张，金门申脉下一寸，京骨外侧骨际量，束脉本节后陷中，通谷节前陷中计，至阴却在小指侧，已上诸穴属膀胱计六十三穴，左右一百二十六。

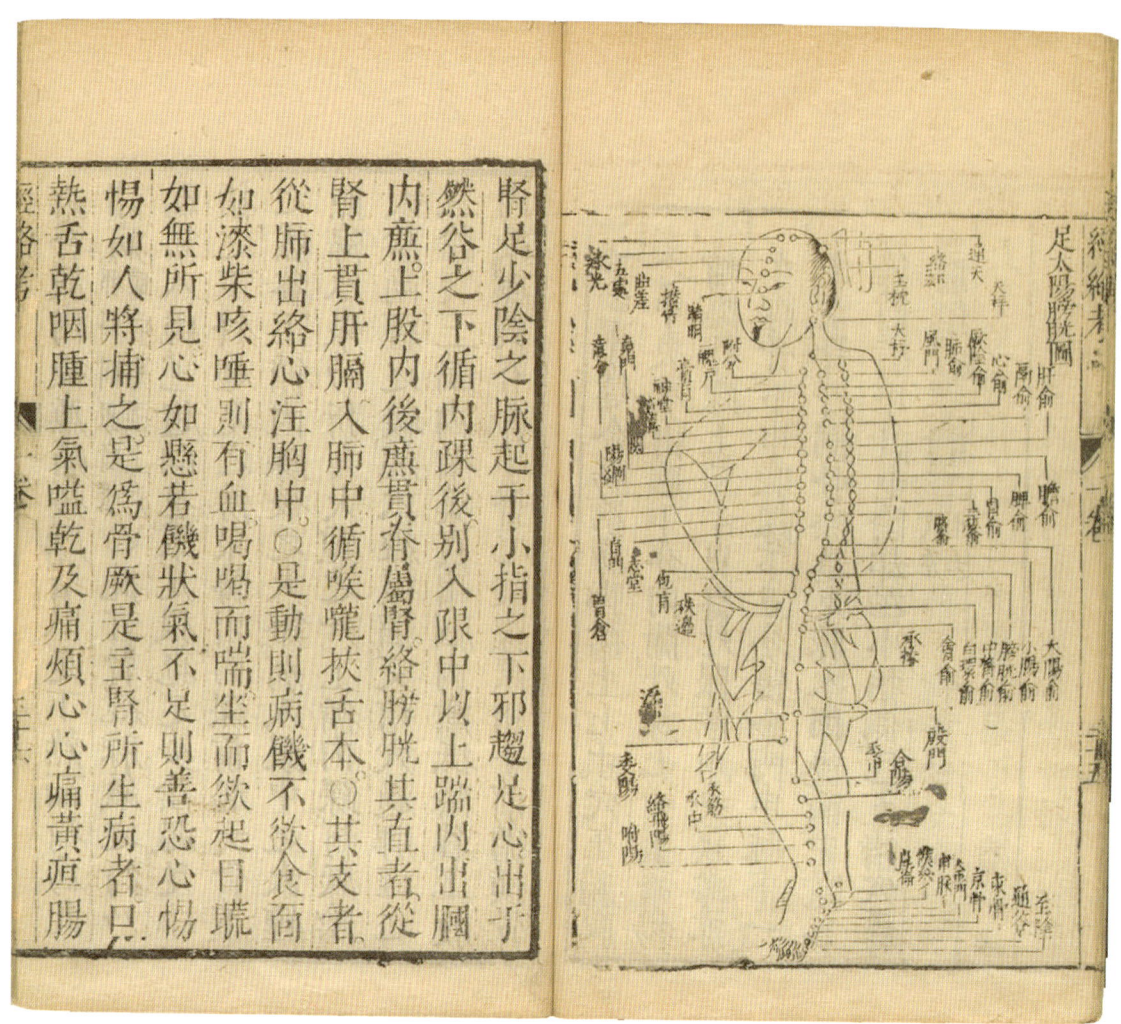

足太阳膀胱经之图（图见上）

肾足少阴之脉，起于小指之下，斜趋足心，出于然谷之下，循内踝后别入跟中，以上踹内，出腘内廉，上股内后廉，贯脊属肾络膀胱；其直者，从肾上贯肝膈，入肺中，循喉咙，挟舌本；○其支者，从肺出络心，注胸中。○是动则病饥不欲食，面如漆柴，咳唾则有血，喝喝而喘，坐而欲起，目䀮䀮如无所见，心如悬若饥状，气不足则善恐，心惕惕如人将捕之，是为骨厥。是主肾所生病者，口热舌干，咽肿上气，嗌干及痛，烦心心痛，黄疸，肠

澼，脊股内后廉痛，痿厥嗜卧，足下热而痛，为此诸病。邪，斜同。跟，音根，䏚音荒，强上声〇

　　此言肾经脉气之行，乃为第八经也。趋，向也。跟，足根也。足少阴起足小趾之下，斜趋足之涌泉，转出内踝前，起大骨下之然谷，下循内踝后之太溪，别入跟中之大钟、照海、水泉；乃折自大钟之外，上循内踝，行厥阴、太阴两经之后，经本经复溜、交信穴，过脾经之三阴交，上腨内，循筑宾，出腘内廉抵阴谷，上股内后廉，贯脊，会于督之长强，还出于前，循横骨、大赫、气穴、四满、中注、肓俞，当肓俞之所、脐之左右属肾，下脐过任脉之关元、中极而络膀胱焉；〇其直行者，从肓俞属肾处上行，循商曲、石关、阴都、通谷诸穴，贯肝，上循幽门上膈，历步廊入肺中，循神封、灵墟、神藏、或中、俞府而上循喉咙，并人迎，挟舌本而终。〇其支者，自神藏别出，绕心，注胸之膻中，以交于手厥阴心包络经也。〇其动穴验病，则有面如漆柴、骨瘦等症。

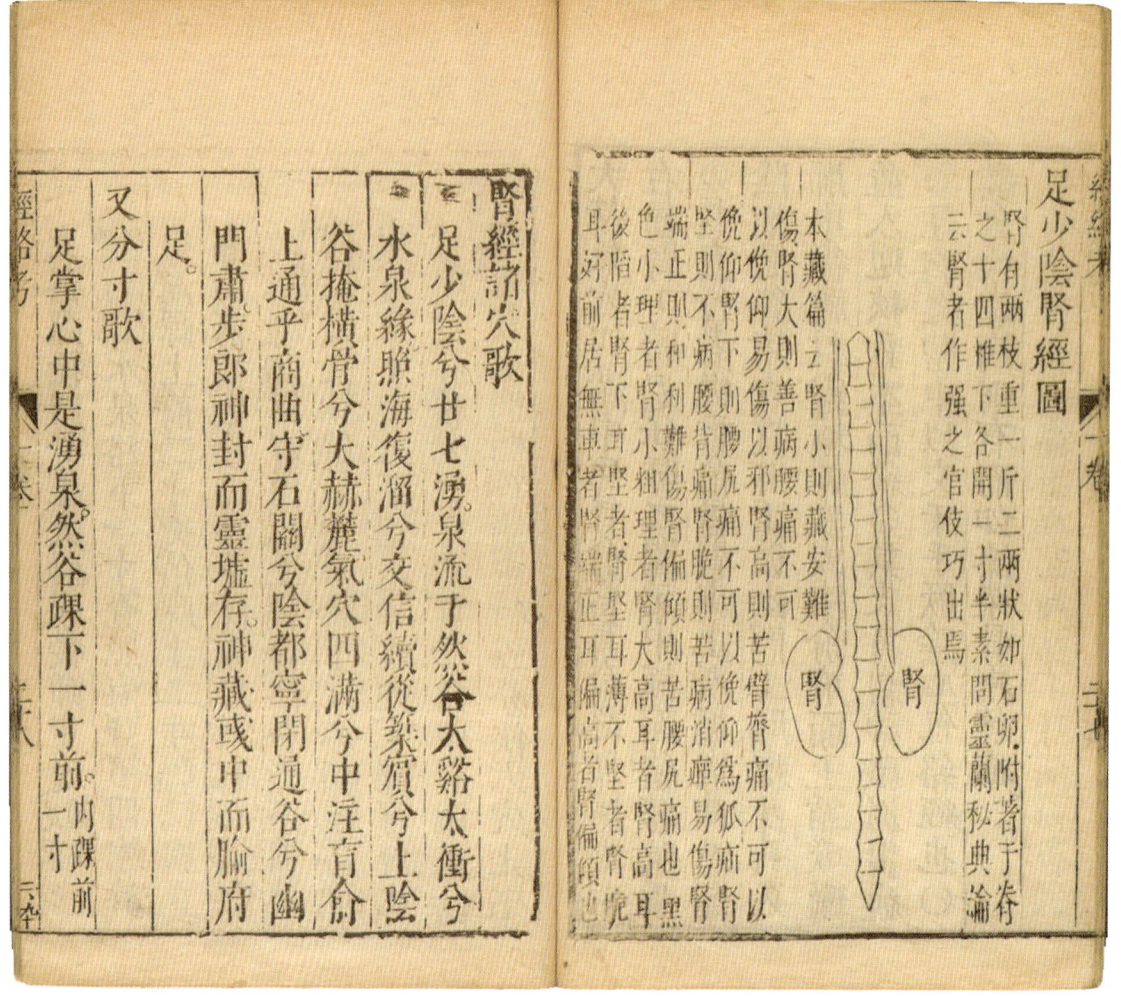

足少阴肾经图

肾有两枝,重一斤二两,状如石卵,附着于脊之十四椎下,各开一寸半。《素问·灵兰秘典论》云:肾者作强之官,伎巧出焉。《本藏》篇云:肾小则藏安难伤;肾大则善病腰痛,不可以俯仰,易伤以邪。肾高则苦背膂痛,不可以俯仰;肾下则腰尻痛,不可以俯仰,为狐疝。肾坚则不病腰背痛;肾脆则苦病消瘅易伤。肾端正则和利难伤;肾偏倾则苦腰尻痛也。黑色小理者肾小,粗理者肾大。高耳者肾高,耳后陷者肾下。耳坚者肾坚,耳薄不坚者肾脆。耳好前居无车者肾端正,耳偏高者肾偏倾也。

肾经诸穴歌

足少阴兮廿七,涌泉流于然谷,太溪太冲兮水泉缘,照海复溜兮交信续,从筑宾兮上阴谷,掩横骨兮大赫麓,气穴四满兮中注,肓俞上通乎商曲,守石关兮阴都,宁闭通谷兮幽门肃,步郎神封而灵墟存,神藏或中而腧府足。

又分寸歌

足掌心中是涌泉,然谷踝下一寸前内踝前一寸,太溪踝后跟骨上，大钟跟后踝中边足踝后踵中，大骨上两筋门也。

水泉溪下一寸觅，照海踝下四寸真，复溜踝上前二寸，交信踝上二寸联，二穴止隔筋前后，太阴之后少阴前前旁骨是复溜，后旁骨是交信，二穴止隔一条筋。

筑宾内踝上腨分，阴谷膝下曲膝间，横骨大赫并气穴，四满中注亦相连，各开中行止寸半，上下相去一寸便。上腨肓俞亦一寸，肓俞脐旁半寸边，肓俞商曲石关来，阴都通谷幽门开，各开中行五分侠，六穴上下一寸裁。步郎神封灵墟存，神藏或中俞府尊，各开中行计二寸，上下寸六六穴同，俞府璇玑旁二寸，取之得法有成功。

马玄台曰：阴都，中脘旁五分。通谷，上脘旁五分。幽门、巨阙，又按：下自横骨、气穴，四满、中注，上下各去一寸。所谓横骨在肓俞下五寸，有以也，但自横骨至中注各开中行一寸半，肓俞、商曲、石关、阴都、通谷、幽门各开中行五分，自步郎、神封、灵墟、神藏、或中、俞府去中行各二寸。其屈曲有如此，《徐氏针灸书》皆以二行言误矣。计二十七

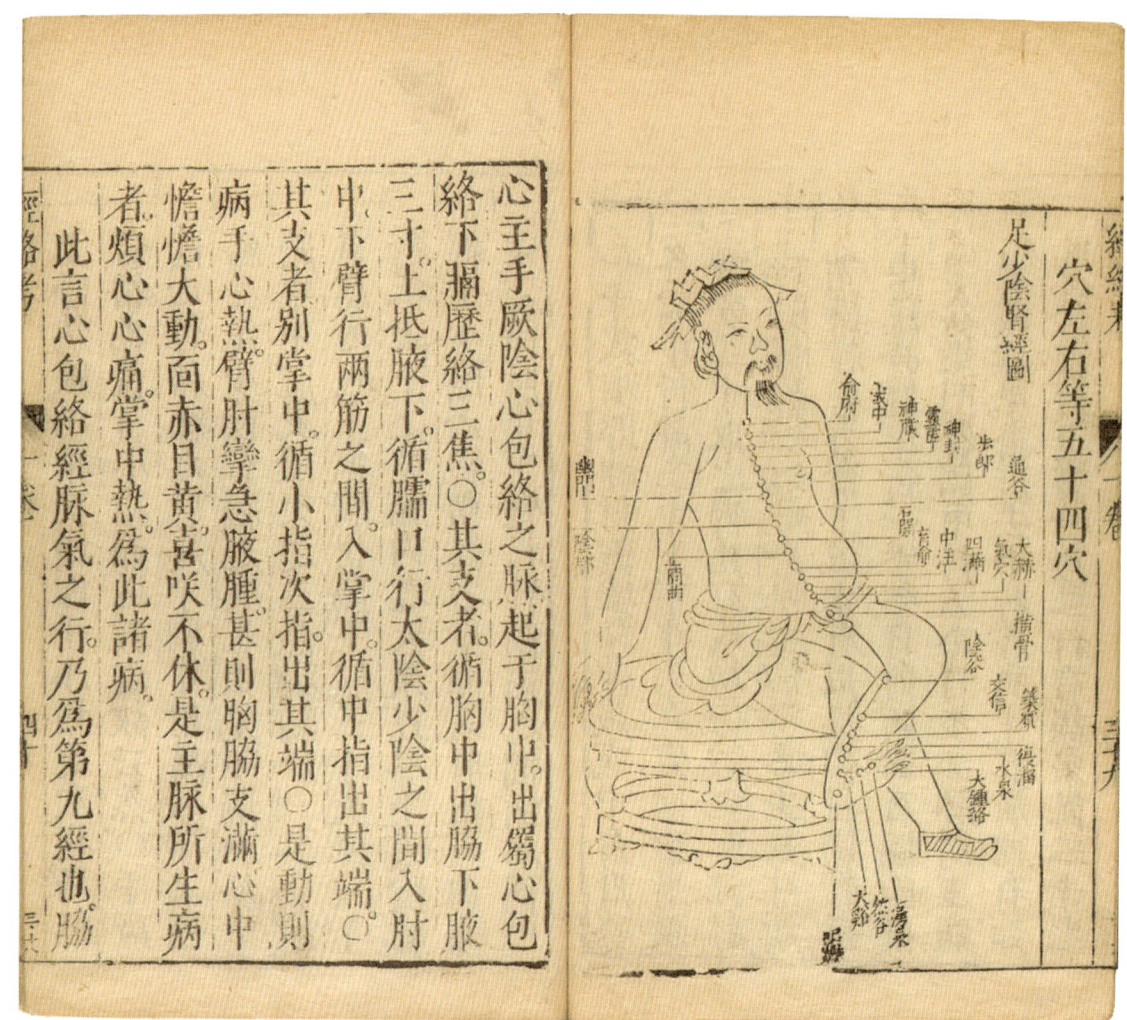

穴，左右等五十四穴。

足少阴肾经图（图见上）

心主手厥阴心包络之脉，起于胸中，出属心包络，下膈，历络三焦。○其支者，循胸中出胁，下腋三寸，上抵腋，下循臑口，行太阴、少阴之间，入肘中，下臂行两筋之间，入掌中，循中指出其端；○其支者，别掌中，循小指次指出其端。○是动则病手心热，臂肘挛急，腋肿，甚则胸胁支满，心中憺憺大动，面赤目黄，喜笑不休。是主脉所生病者，烦心心痛，掌中热，为此诸病。

此言心包络经脉气之行，乃为第九经也，胁

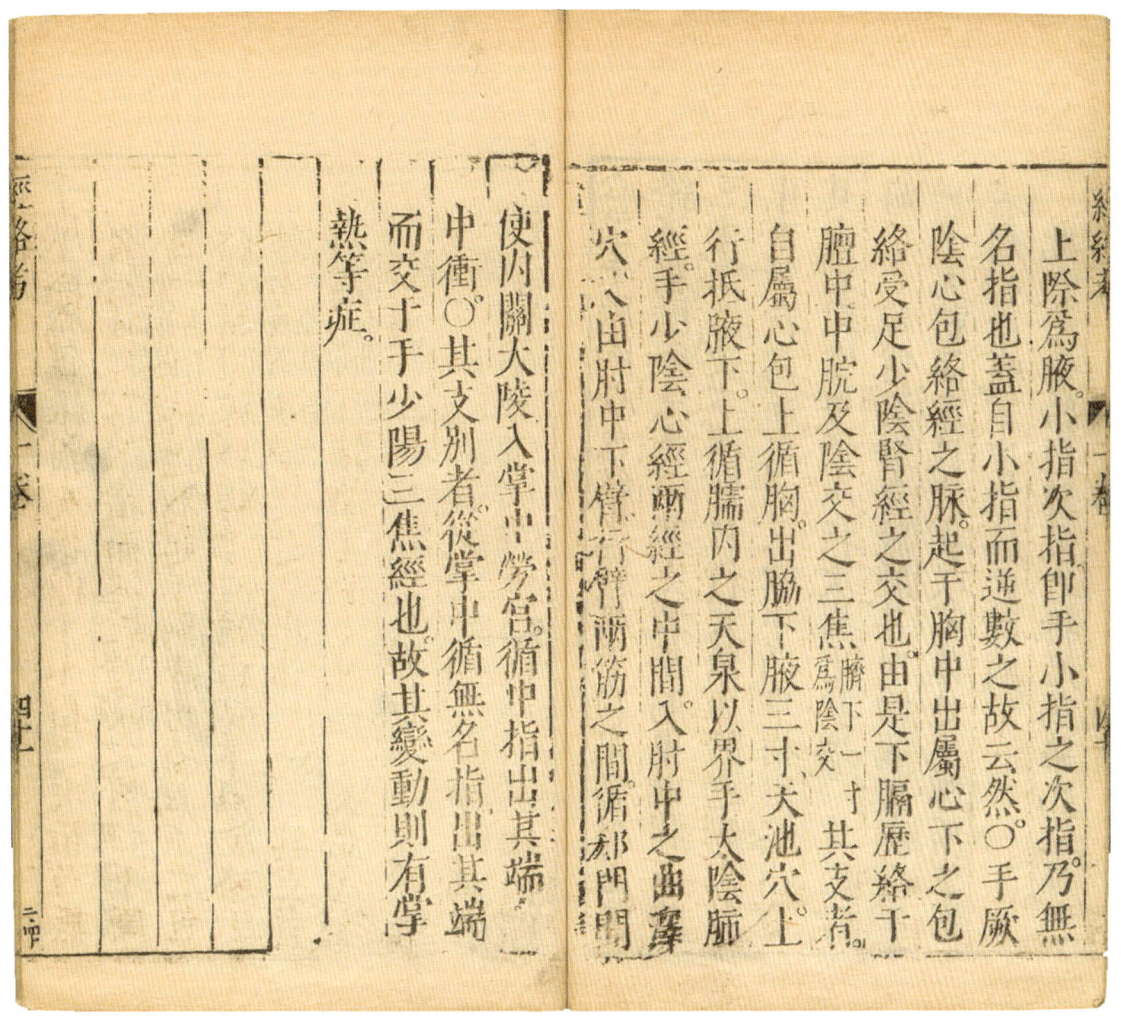

上际为腋。小指次指，即手小指之次指，乃无名指也，盖自小指而逆数之故云然。○手厥阴心包络经之脉，起于胸中，出属心下之包络，受足少阴肾经之交也，由是下膈，历络于膻中、中脘及阴交之三焦脐下一寸为阴交；其支者，自属心包，上循胸出胁，下腋三寸天池穴，上行抵腋下，上循臑内之天泉，以界手太阴肺经、手少阴心经两经之中间，入肘中之曲泽穴，又由肘中下臂，行臂两筋之间，循郄门、间使、内关、大陵入掌中劳宫，循中指出其端中冲；○其支别者，从掌中循无名指，出其端，而交于手少阳三焦经也。故其变动则有掌热等症。

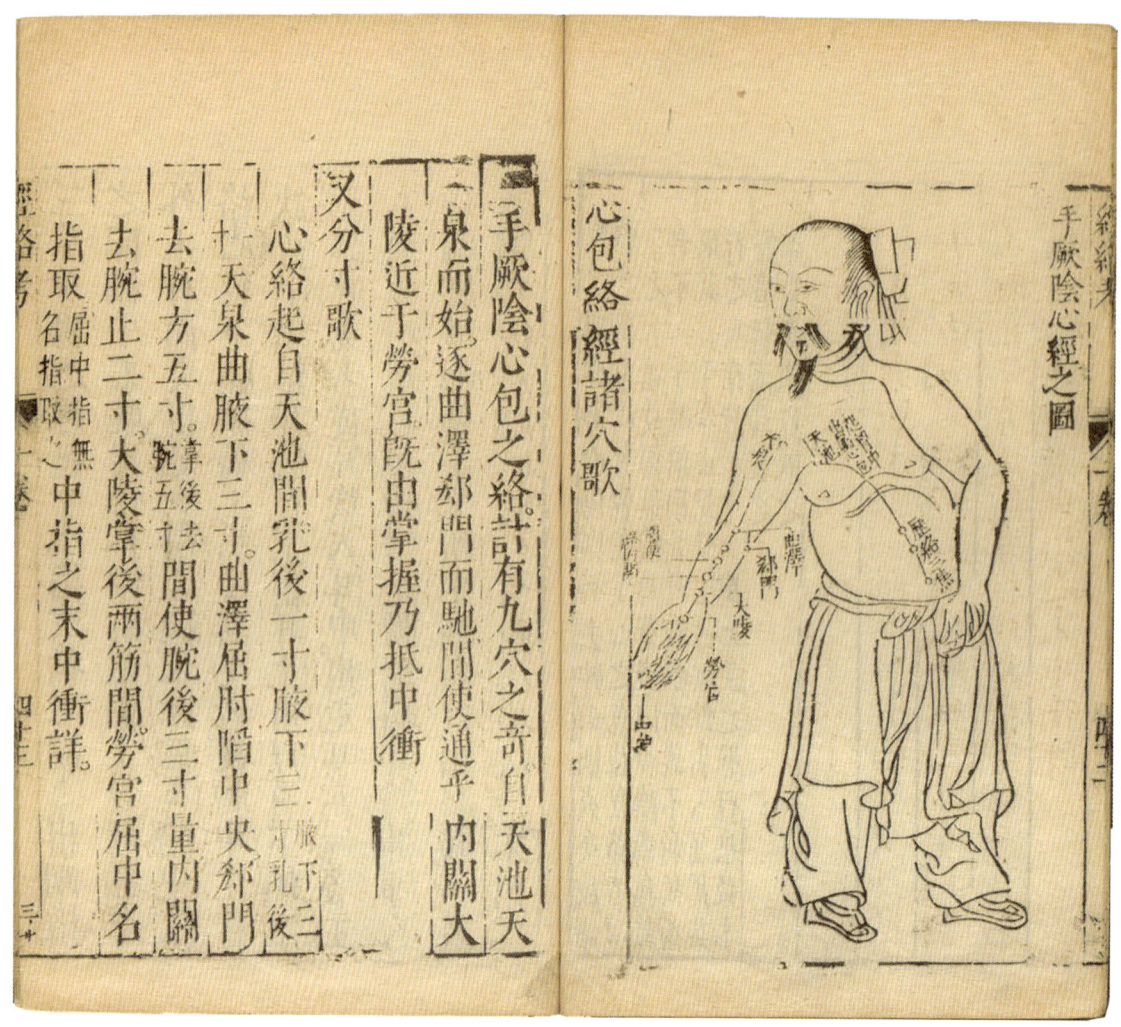

手厥阴心经之图（图见上）

心包络经诸穴歌

手厥阴心包之络，计有九穴之奇，自天池天泉而始，逐曲泽郄门而驰，间使通乎内关，大陵近于劳宫，既由掌握，乃抵中冲。

又分寸歌

心络起自天池间，乳后一寸腋下三_{腋下三寸，乳后一寸}，

天泉曲腋下三寸，曲泽屈肘陷中央，郄门去腕方五寸_{掌后去腕五寸}，

间使腕后三寸量，内关去腕止二寸，大陵掌后两筋间，劳宫屈中名指取_{屈中指无名指取之}，

中指之末中冲详。

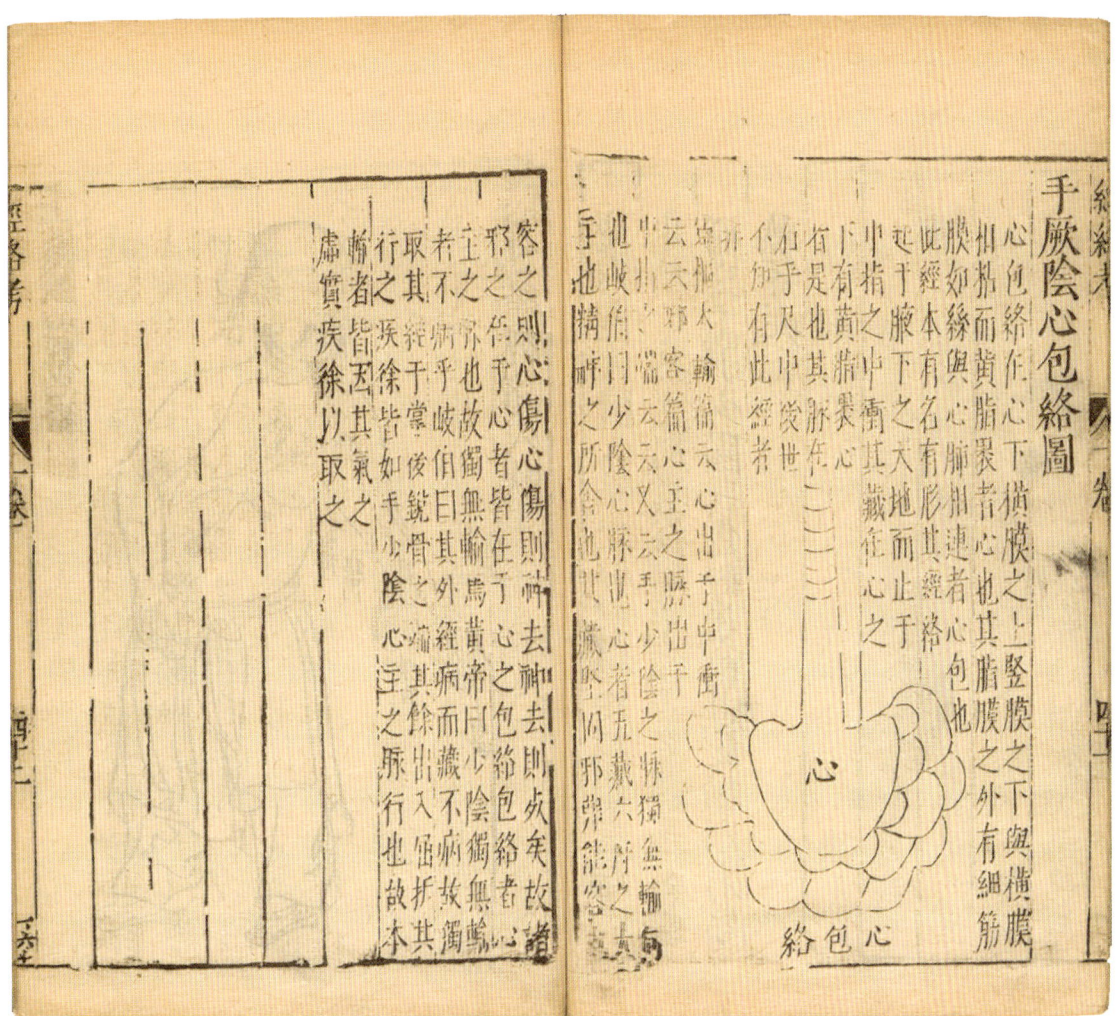

手厥阴心包络图（图见上）

心包络，在心下横膜之上、竖膜之下，与横膜相粘而黄脂裹者，心也。其脂膜之外有细筋膜如丝，与心肺相连者，心包也。此经本有名有形，其经络起于腋下之天地，而止于中指之中冲。其藏在心之下，有黄脂裹心者是也。其脉在右手尺中，后世不知有此经者非。

《灵枢·本输》篇云：心出于中冲云云。《邪客》篇：心主之脉出于中指之端云云。又云：手少阴之脉，独无输何也？岐伯曰：少阴，心脉也。心者，五藏六府之大主也，精神之所舍也。其藏坚，固邪弗能客也。客之则心伤，心伤则神去，神去则死矣。故诸邪之在于心者，皆在于心之包络。包络者，心主之脉也，故独无输焉。黄帝曰：少阴独无输者，不病乎？岐伯曰：其外经病而藏不病，故独取其经于掌后锐骨之端。其余出入屈折，其行之疾徐，皆如手少阴心主之脉行也。故本输者，皆固其气之虚实疾徐以取之。

三焦手少阳之脉，起于小指次指之端，上出两指之间，循手表腕，出臂外两骨之间，上贯肘，循臑外上肩，而交出足少阳之后，入缺盆，布膻中，散络心包，下膈，循属上焦；○其支者，从膻中上出缺盆，上项，系耳后直上，出耳上角，以屈下颊至䪼；○其支者，从耳后入耳中，出走耳前，过客主人前，交颊，至目锐眦。○是动则病耳聋，浑浑焞焞，嗌肿喉痹。是主气所生病者，汗出，目锐眦痛，颊肿，耳后肩臑肘臂外廉痛，小指次指不用，为此诸病。焞，音屯

此言三焦经脉之行，乃为第十经也。臂骨尽处为腕，臑尽处为肘，膊下对腋处为臑，目下为䪼。手少阳起小指次指之端关冲穴即第一指也，上出，历液门，中渚，四指之间，循手表腕之阳池，出臂外两骨之间至天井穴，从天井上行，循臂臑之外，历清冷渊、消铄，行手太阳之里、手阳明之外，上肩，循臂会肩髎、天髎，交出足少阳之后，过秉风、肩井，下入缺盆，复由

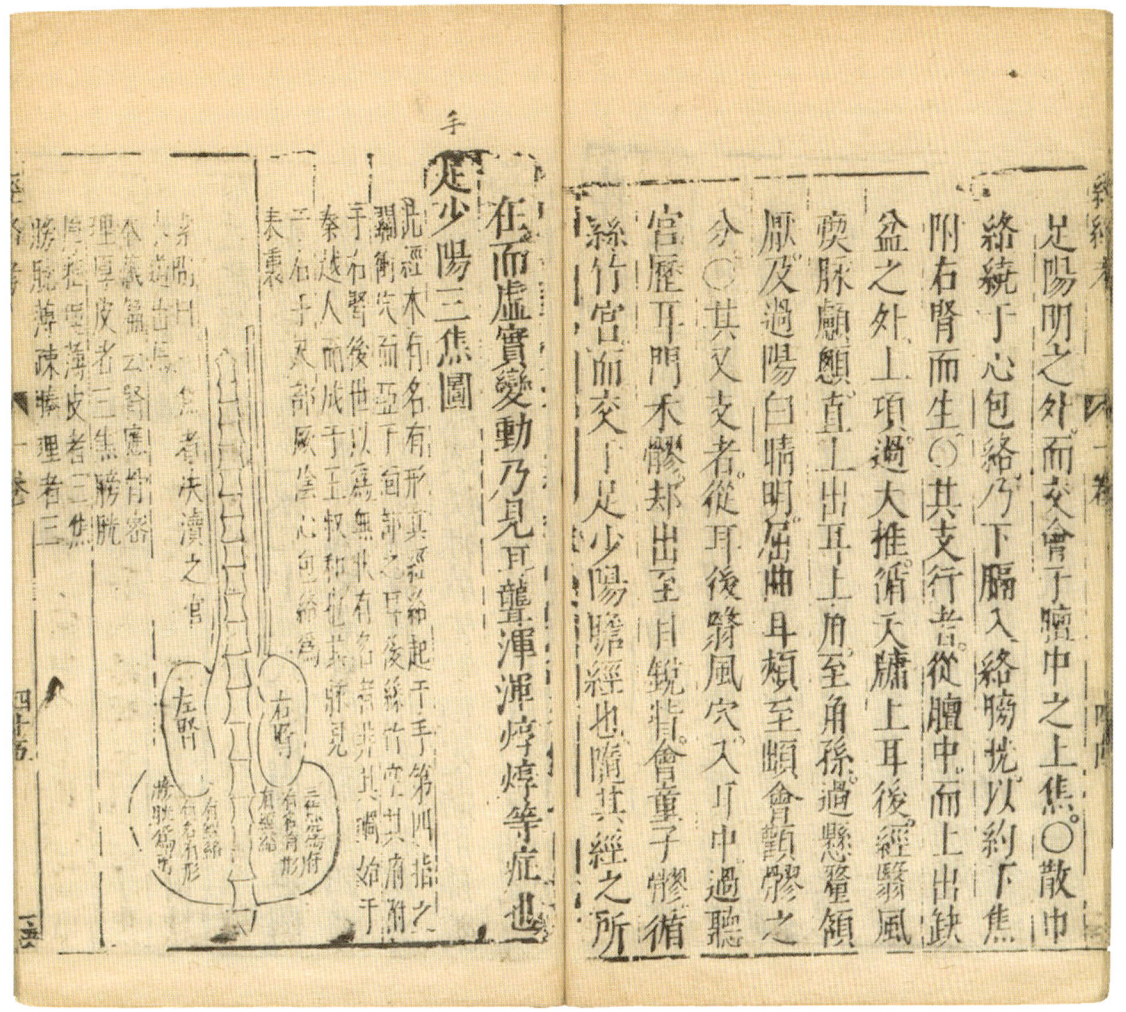

足阳明之外，而交会于膻中之上焦，○散布络绕于心包络，乃下膈，入络膀胱，以约下焦，附右肾而生；○其支行者，从膻中，而上出缺盆之外，上项，过大椎，循天髎，上耳后，经翳风、瘈脉、颅息，直上出耳上角，至角孙，过悬厘、颔厌，及过阳白、睛明，屈曲耳颊至颐，会颧髎之分；○其又支者，从耳后翳风穴入耳中，过听宫，历耳门、禾髎，却出至目锐眦，会童子髎，循丝竹空，而交于足少阳胆经也。随其经之所在，而虚实变动，乃见耳聋浑浑焞焞等症也。

手少阳三焦图（图见上）

此经本有名有形，其经络起于手第四指之关冲穴，而止于面部之耳后丝竹空，其府附于右肾。后世以为无状有名者，非其倚始于秦越人，而成于王叔和也。其脉见于右手尺部，厥阴、心包络为表里。《素问》曰：三焦者，决渎之官，水道出焉。《本藏》篇云：肾应骨。密理厚皮者，三焦、膀胱厚；粗理薄皮者，三焦、膀胱薄。疏腠理者，三

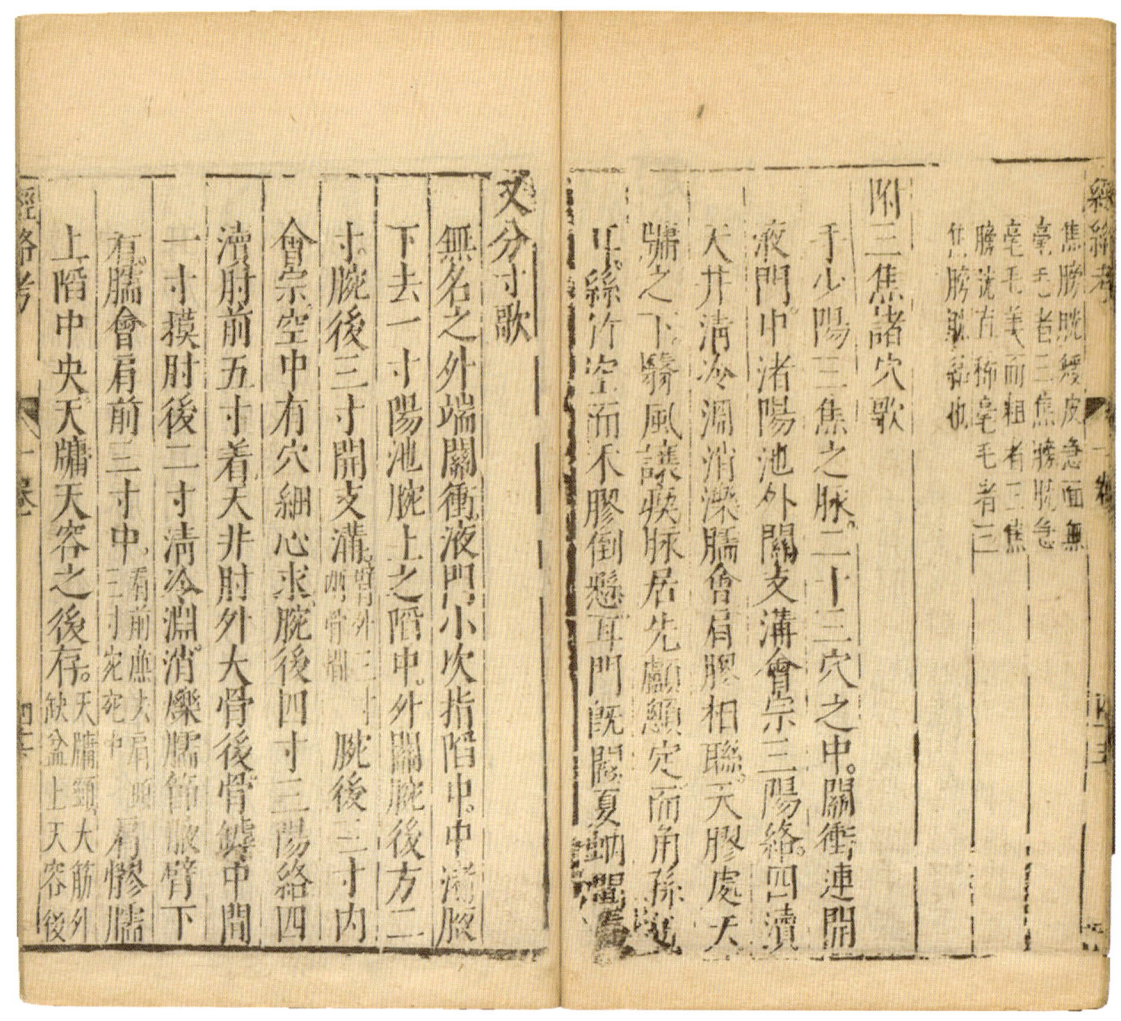

焦、膀胱缓；皮急面无毫毛者，三焦、膀胱急。毫毛美而粗者，三焦、膀胱直；稀毫毛者，三焦、膀胱结也。

附三焦诸穴歌

手少阳三焦之脉，二十三穴之中，关冲连开液门，中渚阳池外关，支沟会宗三阳络，四渎天井清冷渊，消泺臑会肩髎相联，天髎处天牖之下，翳风让瘈脉居先，颅囟定而角孙近耳，丝竹空而禾髎倒悬，耳门既辟夏纳闻焉。

又分寸歌

无名之外端关冲，液门小次指陷中，中渚腋下去一寸，阳池腕上之陷中。

外关腕后方二寸，腕后三寸开支沟 臂外三寸两骨间，

腕后三寸内会宗，空中有穴细心求。腕后四寸三阳络，四渎肘前五寸着，

天井肘外大骨后，骨罅中间一寸摸。肘后二寸清冷渊，消烁对腋臂外[1]看。

会肩前三寸中 肩前廉，去肩头三寸宛宛中，肩髎臑上陷中央，

天牖天容之后存 天牖，颈大筋外，缺盆上，天容后，

---

[1] 对腋臂外：原作"臑节腋臂下"，义不通，亦不合七字韵文，据《十四经穴歌》改。

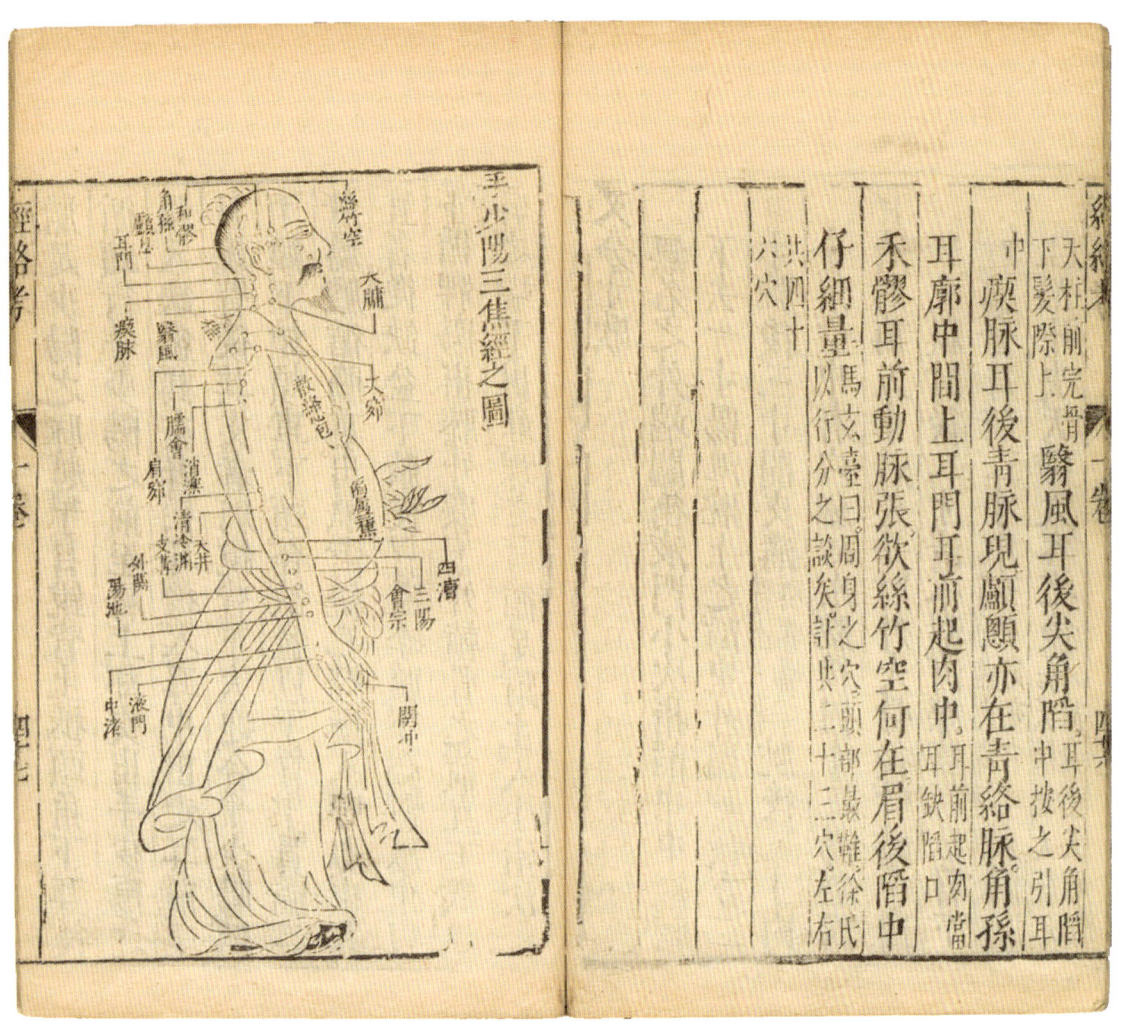

天柱前，完骨下，发际上，翳风耳后尖角陷耳后尖角陷中，按之引耳中。

瘈脉耳后青脉现，颅囟亦在青络脉，角孙耳廓中间上，

耳门耳前起肉中耳前起肉，当耳缺陷口，禾髎耳前动脉张，欲丝竹空何在？

眉后陷中仔细量。马玄台曰：周身之穴，头部最难，徐氏以行分之谈矣。计共二十三穴，左右共四十六穴。

手少阳三焦经之图（图见上）

胆足少阳之脉，起于目锐眦，上抵头角，下耳后，循颈行手少阳之前，至肩上，却交出手少阳之后，入缺盆；其支者，从耳后入耳中，出走耳前，至目锐眦后；其支者，别锐眦，下大迎，合手少阳，抵于颔，下加颊车，下颈合缺盆；以下胸中，贯膈络肝属胆，循胁里，出气街，绕毛际，横入髀厌中；其直者，从缺盆下腋，从胸过季胁，下合髀厌中，以下循髀阳，出膝外廉，下外辅骨之前，直下抵绝骨之端，下出外踝之前，循足跗上，入小指次指之间；○其支者，别跗上，入大指之间，循大趾岐骨内出其端，还贯爪甲，出三毛。○是动则病口苦，善太息，心胁痛不能转侧，甚则面微有尘，体无膏泽，足外反热，是为阳厥。是主骨所生病者，头痛颔痛，目锐眦痛，缺盆中肿痛，腋下肿，马刀侠瘿，汗出振寒，疟，胸、胁肋、髀、膝外至胫绝骨外踝前及诸节皆痛，小指次指不用，为此诸痛。

此言胆经脉气之行，乃为第十一经也。腋下为胁，胁又名胠。曲骨之外为毛际，毛际两旁动脉为气冲，髀骨之下为髀厌，即髀枢也。胁骨之下为季胁属肝经，穴名章门，骭骨为辅骨，外踝以上为绝骨，足面为跗，足大指本节后为歧骨，大指爪甲后为三毛。〇足少阳胆经，起目锐眦之童子髎，由听会、客主人上抵头角，循颔厌，下悬颅、悬厘，由悬厘外循耳，上发际，至曲宾、率谷外折，下耳后，循天冲、浮白、窍阴、完骨。又自完骨外折，循本神，过曲差，下至阳白，会睛明，复从睛明上行，循临泣、目窗、正营、承灵、脑空、风池，至颈过天牖，行手少阳之脉前，下至肩，上循肩井，却左右交出手少阳之后，从耳后颞颥间过翳风之分，入耳中，过听宫，复自锐眦瞳子髎之。分〇其支者，别自目外瞳子髎而下大迎，合手少阳于颔，当颧髎之分，下临颊车，下车下颈，循本经之前，与前之入缺盆者相合，下胸中天池之外，贯膈，即期门之所络肝，下至日月之分，属于胆也，自属胆处，循胁内章门之里至气冲，绕毛际，遂横入髀厌中之环跳穴；○其直行者，从缺盆下腋，循胸，历渊液、辄筋、日月，过季胁，循京门、带脉、五枢、维道、居髎，入上髎、中髎、长强而下，与前之入髀厌者相合，乃下循髀外，行太阳、阳明之间，历中渎、阳关、出膝外廉，抵阳陵泉，又自阳陵泉下于辅骨前，历阳交、外丘、光明，直下抵绝骨之端，循阳辅、悬钟而下，出外踝之前，至丘墟，循足面之临泣、五会、侠溪，乃上入于小指次指之端，至窍阴而终；○其支别者，自足跗面临泣，别行入大指，循岐骨内，出大指端，还贯入爪甲，出三毛，以交于足厥阴肝也。○及其动穴验病，则为口苦者，以胆汁苦也，善太息者，胆气不舒也，为胁痛等症者，随其经而现也。

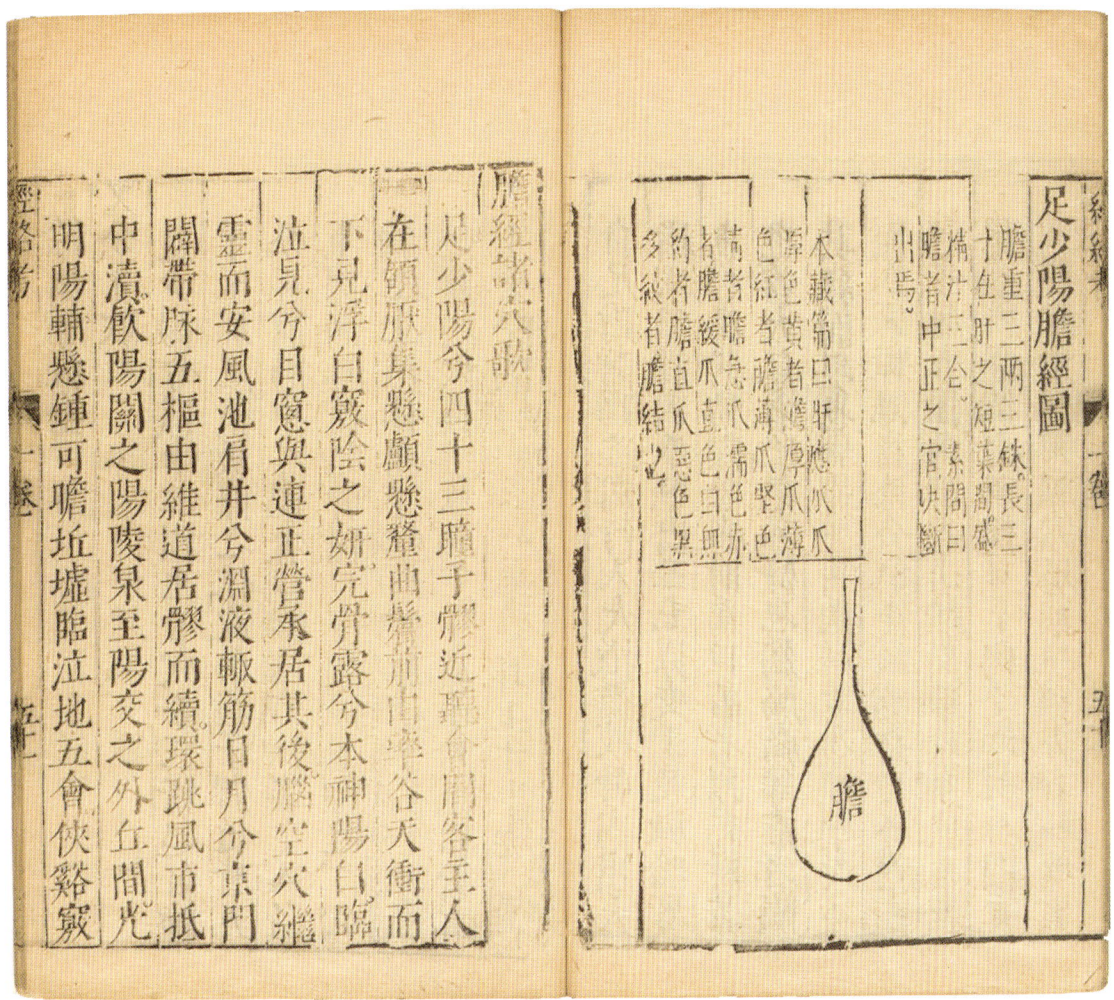

足少阳胆经图（图见上）

胆重三两三铢，长三寸，在肝之短叶间，盛精汁三合。《素问》曰：胆者，中正之官，决断出焉。

《本藏》篇曰：肝应爪，爪厚色黄者胆浓，爪薄色红者胆薄，爪坚色青者胆急，爪濡色赤者胆缓，爪直色白无约者胆直，爪恶色黑多纹者胆结也。

胆经诸穴歌

足少阳兮四十三，瞳子髎近听会间，客主人在颔厌集，悬颅悬厘曲鬓前，由率谷天冲而下，见浮白窍阴之妍，完骨露兮本神，阳白临泣见兮目窗与连，正营承居其后，脑空穴继灵而安，风池肩井兮渊液，辄筋日月兮京门，辟带脉五枢，由维道居髎而续，环跳风市抵中渎，饮阳关之阳陵泉，至阳交之外丘间，光明阳辅悬钟可瞻，丘墟临泣地五会，侠溪窍

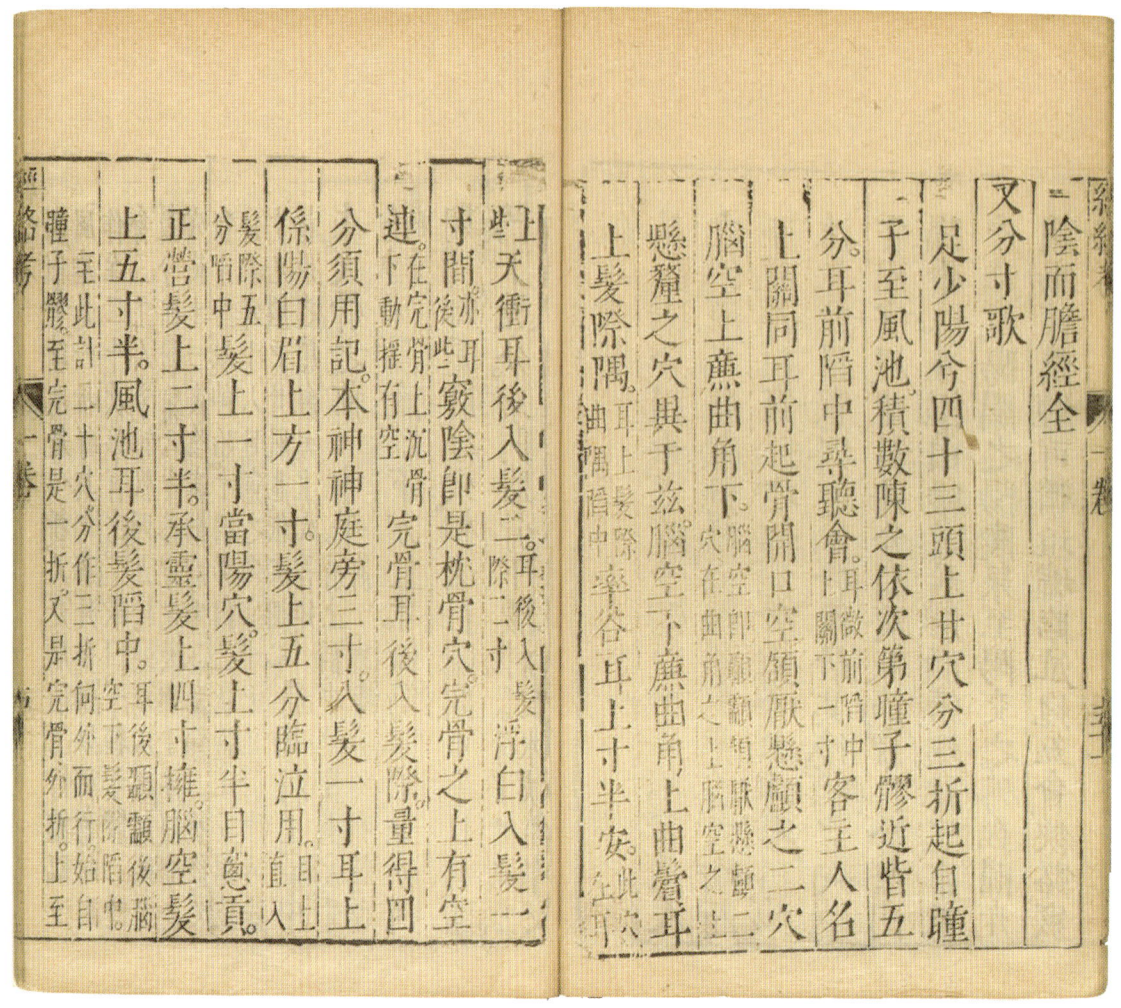

阴而胆经全。

又分寸歌

足少阳兮四十三，头上廿穴分三折，起自瞳子至风池，积数陈之依次第，

瞳子髎近眦五分，耳前陷中寻听会耳微前陷中，上关下一寸。

客主人名上关同，耳前起骨开口空，颔厌悬颅之二穴，脑空上廉曲角下脑空即颞颥、颔厌、悬颅二穴，在曲角之下，脑空之上，

悬厘之穴异于兹，脑空下廉曲角上，

曲鬓耳上发际隅耳上发际曲隅陷中，率谷耳上寸半安此穴在耳上些，

天冲耳后入发二耳后入发际二寸，浮白入发一寸间亦耳后些，

窍阴即是枕骨穴，完骨之上有空连在完骨上，枕骨下，动摇有空。

完骨耳后入发际，量得四分须记，本神神庭旁三寸，入发一寸耳上系。

阳白眉上方一寸，发上五分临泣用目上，直入发际五分陷中，

发上一寸当阳穴，发上寸半目窗贡，正营发上二寸半，承灵发上四寸拥，

脑空发上五寸半，风池耳后发陷中耳后，颞颥后，脑空下，发际陷中。

至此计二十六，分作三折向外而行，始自瞳子髎至完骨是一折；又是完骨外折，上至

阳白会睛明是一折；又是睛明上行循临泣、风池是一折。缘其穴曲外多，难以科牵，故此作至二十次第言之。歌曰：一瞳子髎二听会，三主人兮颔厌四，五悬颅兮六悬厘，第七数兮曲鬓随。八率谷兮九天冲，十浮白兮之穴从，十一窍阴亦相继，十二完骨一折终。又自十三本神始，十四阳白二折随，十五临泣目下穴，十六目窗之穴宜，十七正营十八灵，十九脑户廿风池，依次细心量取之，胆经头上穴吾知。肩井肩上陷中求，大骨之前一寸半肩上陷中，缺盆上，大骨前一寸半，以三指按取，当中指陷中，渊腋腋下方三寸，辄筋期下五分判。期门却是肝经穴，相去巨阙四寸半，日月期门下五分，京门监骨下腰绊监骨下，腰中季胁本夹脊，肾之募。带脉章门下十八，五枢章下四八贯五枢，去带脉三寸，季胁下四寸八分，维道章下五寸三，居髎章下八寸二。章门缘是肝经穴，下脘之旁九寸含，环跳髀枢宛宛中髀枢中，侧卧，屈上足，伸下足，以右手摸穴，左摇撼取之，屈上伸下取穴同。风市垂手中指尽，膝上五寸中渎论髀外，膝上五寸，肉间陷中，阳关阳陵上三寸，阳陵膝下一寸从。阳交外踝上七寸，踝上六寸外丘用，踝上五寸光明穴，踝上四寸阳辅分，踝上三寸悬钟在，丘墟踝前之陷中。此去侠

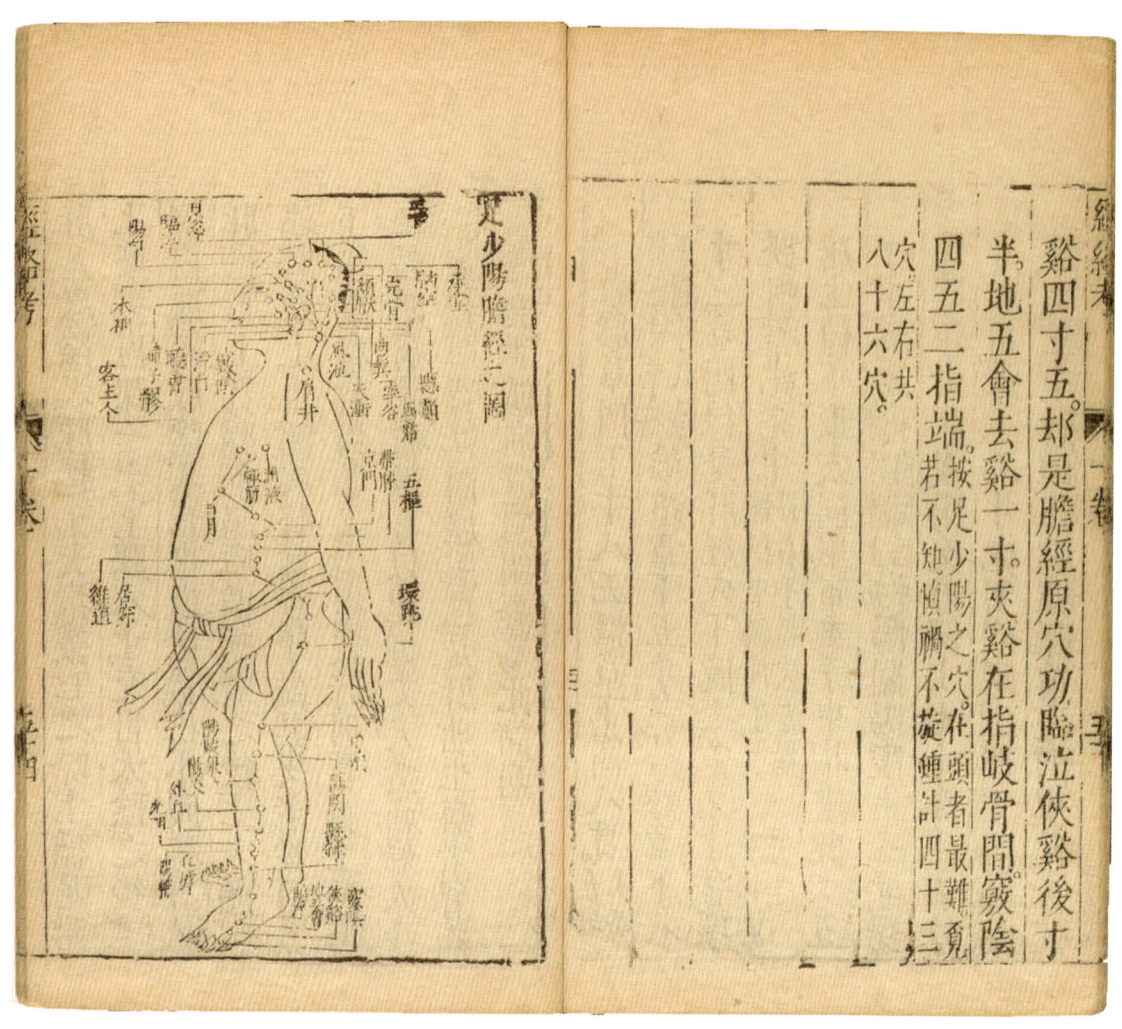

溪四寸五，却是胆经原穴功，临泣侠溪后寸半，地五会去溪一寸，侠溪在指歧骨间，窍阴四五二指端。按足少阳之穴，在头者最难；觅若不知，慎祸不旋踵。计四十三穴，左右共八十六穴。

足少阳胆经之图（图见上）

肝足厥阴之脉，起于大指丛毛之际，上循足跗上廉，去内踝一寸，上踝八寸，交出太阴之后，上腘内廉，循股阴入毛中，过阴器，抵小腹，挟胃属肝络胆，上贯膈，布胁肋，循喉咙之后，上入颃颡，连目系，上出额，与督脉会于巅；其支者，从目系下颊里，环唇内；其支者，复从肝别贯膈，上注肺。是动则病腰痛不可以俯仰，丈夫㿗疝，妇人少腹肿，甚则嗌干，面尘脱色。是肝所生病者，胸满呕逆飧泄，狐疝遗溺闭癃，为此诸病。

此言肝经脉气之行，乃为第十二经也。三毛后横纹为聚毛，髀内为股，脐下为小腹，目内深处为系。颃颡，咽颡也。○足厥阴起于大指聚毛之大敦，循足跗上廉，历行间、太冲，抵内踝前一寸之中封，自中封上踝，过三阴交，历蠡沟、中都，复上一寸，交出太阴之后，上腘内廉，至膝关、曲泉，循股内之阴包、五里、阴廉，遂当冲门、府舍之分，入阴毛中，左右相交，环绕阴器，抵小腹，而上会曲骨、中极、关元，复循章

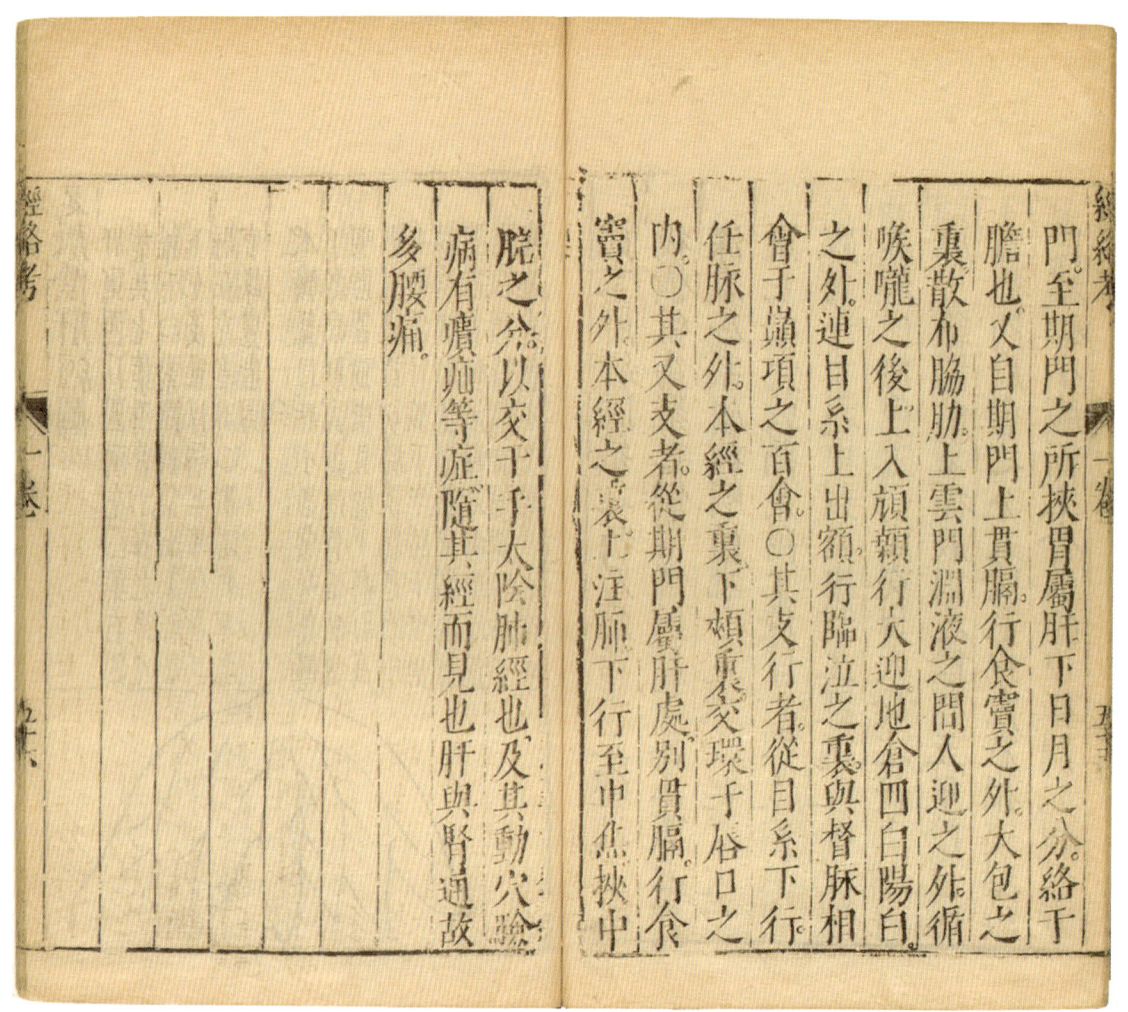

门，至期门之所挟胃属肝，下日月之分络于胆也，又自期门上贯膈，行食窦之外。大包之里，散布胁肋。上云门、渊腋之间，人迎之外，循喉咙之后，上入颃颡，行大迎、地仓、四白、阳白之外，连目系，上出额，行临泣之里，与督脉相会于巅顶之百会；○其支行者，从目系，下行任脉之外、本经之里，下颊里，交环于唇口之内；○其又支者，从期门属肝处，别贯膈，行食窦之外、本经之里，上注肺，下行至中焦，挟中脘之分，以交于手太阴肺经也。及其动穴验病者，有癀疝等症，随其经而见也，肝与肾通，故多腰痛。

足厥阴肝经图

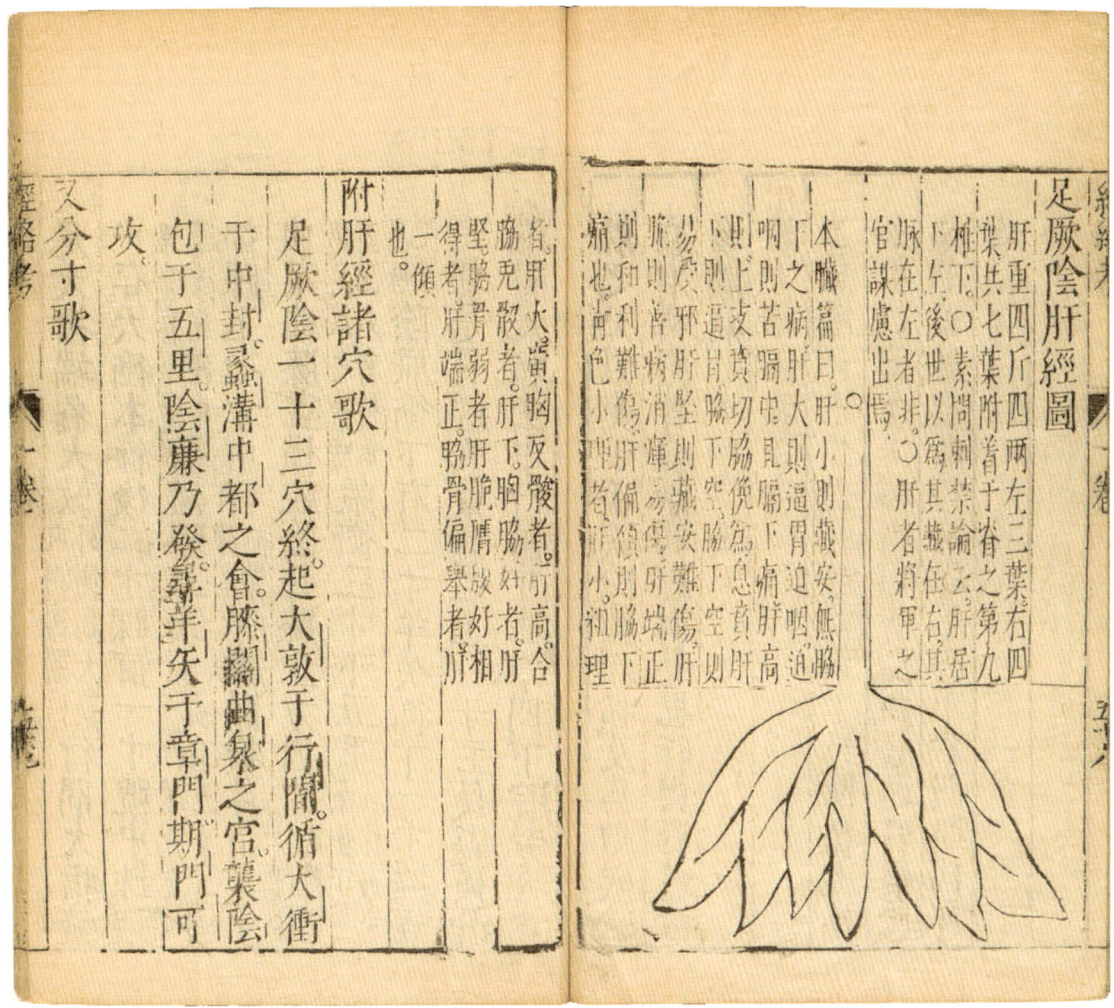

肝重四斤四两，左三叶，右四叶，共七叶，附着于脊之第九椎下。○《素问·刺禁论》云：肝居下左。后世以为其藏在右，其脉在左者非。○肝者，将军之官，谋虑出焉。

《本藏》篇曰：肝小则藏安，无胁下之病。肝大则逼胃迫咽，迫咽则苦膈中，且膈下痛。肝高则上支贲切胁，俛为息贲。肝下则逼胃，胁下空，胁下空则易受邪。肝坚则脏安，难伤。肝脆则善病消瘅，易伤。肝端正则和利，难伤。肝偏倾则胁下痛也。青色小理者，肝小。粗理者，肝大。广胸反骹者，肝高。合胁免骹者，肝下。胸胁好者，肝坚。胁骨弱者，肝脆。膺腹好相得者，肝端正。胁骨偏举者，肝一倾也。

附肝经诸穴歌

足厥阴一十三穴终，起大敦于行间，循大冲于中封。蠡沟中都之会，膝关曲泉之宫。袭阴包于五里，阴廉乃发。寻羊矢于章门，期门可攻。

又分寸歌

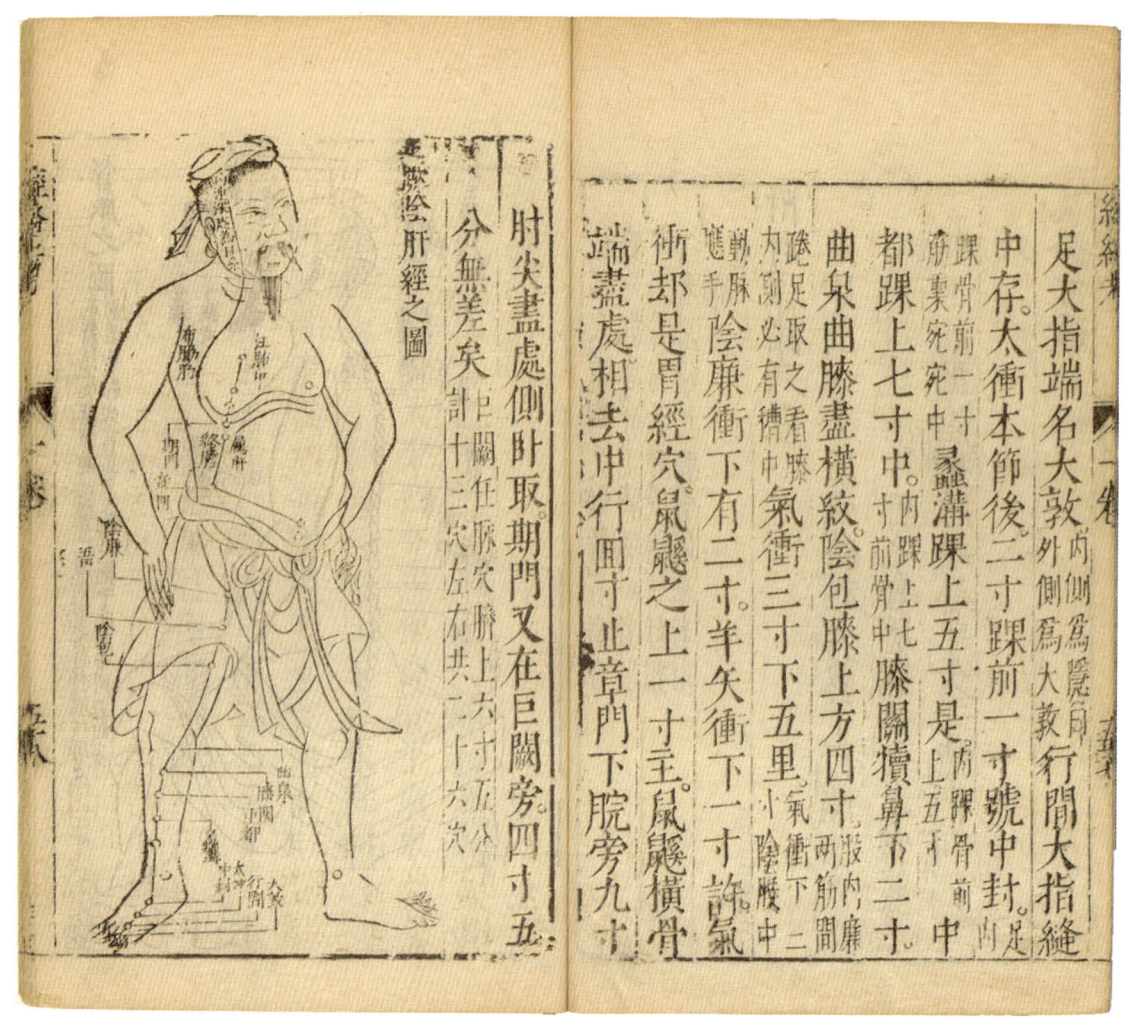

足大指端名大敦内侧为隐白，外侧为大敦，行间大指缝中存，
太冲本节后二寸，踝前一寸号中封足内踝骨前一寸，筋里宛宛中，
蠡沟踝上五寸是内踝骨前上五寸，中都踝上七寸中内踝上七寸前骨中，
膝关犊鼻下二寸，曲泉曲膝尽横纹。
阴包膝上方四寸股内廉两筋间，蜷足取之，看膝内侧必有槽中，
气冲三寸下五里气冲下三寸，阴股中动脉应手，
阴廉冲下有二寸，羊矢冲下一寸许，气冲却是胃经穴，鼠鼷之上一寸主，
鼠鼷横骨端尽处，相去中行四寸止，章门下脘旁九寸，肘尖尽处侧卧取，
期门又在巨阙旁，四寸五分无差矣。巨阙，任脉穴，脐上六寸五分，计十三穴，左右共二十六穴。

足厥阴肝经之图（图见上）

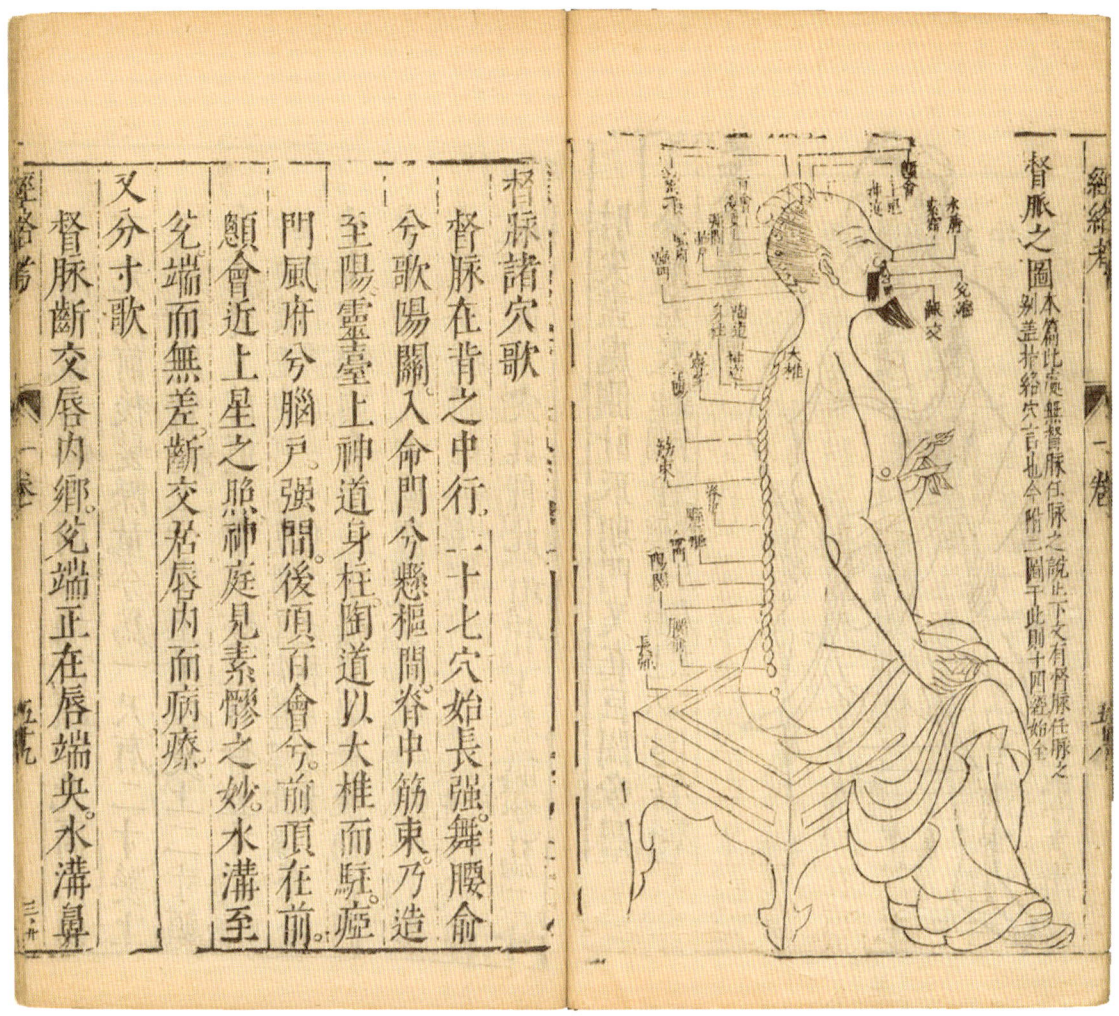

督脉之图　本篇此处无督脉、任脉之说，止下文有督脉、任脉之别，盖指络穴言也。今附二图于此，则十四经始全。（图见上）

督脉诸穴歌

督脉在背之中行，一十七穴始长强，舞腰俞兮歌阳关，入命门兮悬枢间，脊中筋束，乃造至阳灵台上。神道身柱，陶道以大椎而驻。

哑门风府兮，脑户强间。后顶百会兮，前顶在前。

囟会近上星之照，神庭见素髎之妙。水沟至兑端而无差，龈交居唇内而病疗。

又分寸歌

督脉龈交唇内乡，兑端正在唇端央，水沟鼻

下沟中索，素髎宜向鼻端详，

头形北高面南下，先以前后发际量，分为一尺有二寸，发上五分神庭当，

发上一寸上星位，发上二寸囟会良，发上前顶三寸半，发上百会五寸央在顶中央旋毛中，可容豆，两耳尖。性理北溪陈氏曰：略近些子犹天之极星，居北。

会后寸半即后顶，会后三寸强间明，会后脑户四寸半，后发入寸风府行项后发际入一寸，大筋内宛宛中，

发上五分哑门在后发际上五分，项中央宛宛中，仰头取之，入系舌本，神庭至此十穴真。

自此项骨下脊骶，分为二十有四椎，大椎上有项骨在，约有三椎莫算之，尾有长强亦不算，中间廿一可排椎，大椎大骨为第一，二椎节内陶道知，第三椎间身柱在，第五神道不须疑，第六灵台至阳七，第九身内筋缩思，十一脊中之穴在，十二悬枢之穴奇，十四命门肾俞并，十六阳关自可知，二十一椎即腰俞，脊尾骨端长强随。共二十七穴。

任脉之图（图见上）

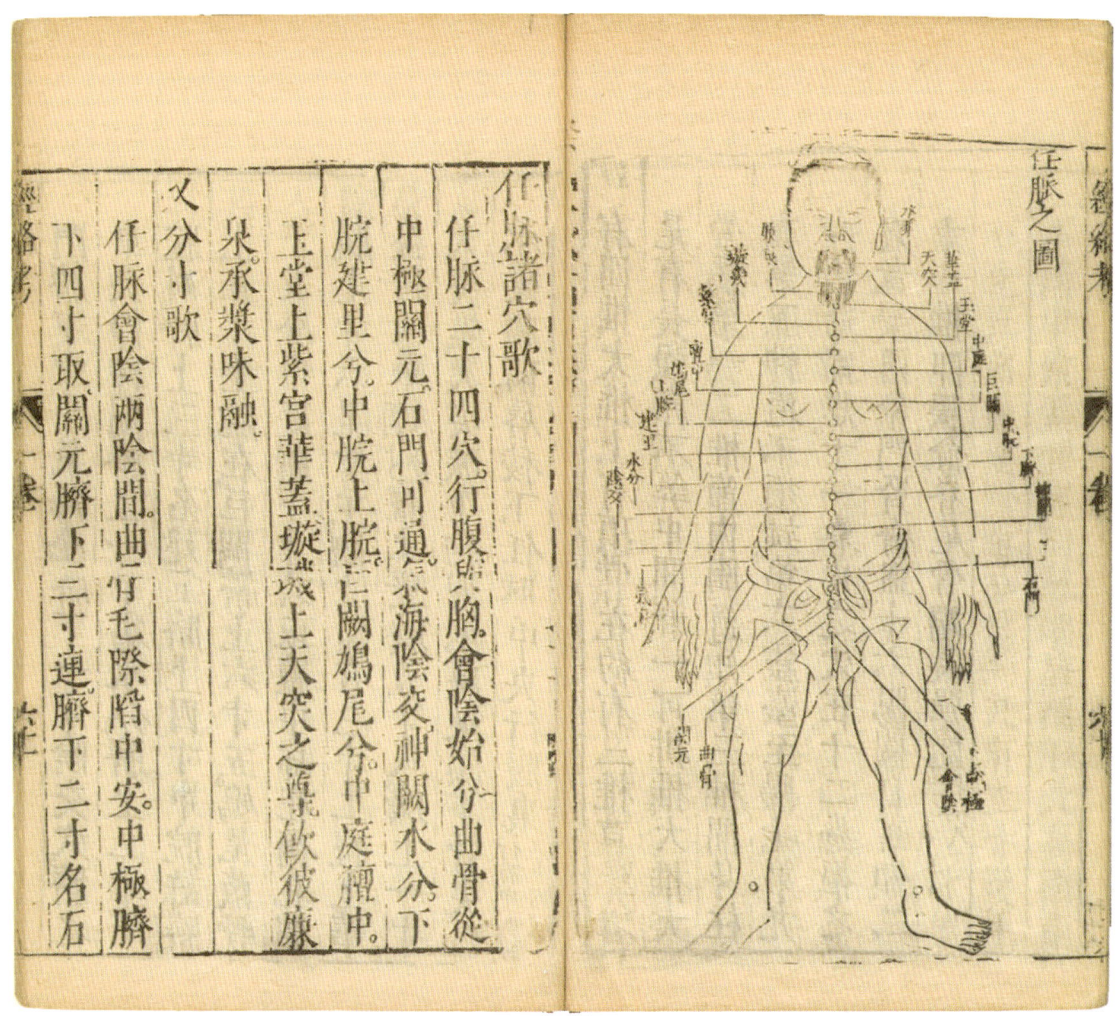

任脉诸穴歌

任脉二十四穴行腹与胸，会阴始兮曲骨从；中极关元，石门可通气海阴交、神阙水分。下脘建里兮中脘上脘，巨阙鸠尾兮中庭膻中，玉堂上紫宫华盖，璇玑上天突之尊；饮彼廉泉，承浆味融。

又分寸歌

任脉会阴两阴间，曲骨毛际陷中安，中极脐下四寸取，关元脐下三寸连。

脐下二寸名石

门，脐下寸半气海全，脐下一寸阴交穴，脐之中央即神阙。

脐上一寸为水分，脐上二寸下脘列。脐上三寸名建里，脐上四寸中脘许。

脐上五寸上脘在，巨阙脐上六寸五，鸠尾蔽骨下五分，中庭膻下寸六取；

膻中却在两乳间，膻上寸六玉堂主，膻上紫宫三寸二，膻上华盖四八举四寸八分，

膻上璇玑五寸八，玑上一寸天突起，天突喉下约四寸，廉泉颔下骨尖已。

承浆颐前唇棱下，任脉中央行腹里。行腹中央。共二十四穴

营卫

黄帝问于岐伯曰：人焉受气？阴阳焉会？何气为营？何气为卫？营安从生？卫于焉会？老壮不同气，阴阳异位，愿闻其说。岐伯对曰：人受气于谷，谷入于胃，以传于五脏六腑，五脏六腑皆受其气。其清者为营，浊者为卫，营居脉中，卫居脉外，营周不休，五十而复大会，阴阳相贯，如环无端。

此详营卫之生会也。始焉谷入于胃，而后能生精微之气，此气出于中焦，以传于肺，而肺

传于五脏六腑，则五脏六腑皆得以受此精微之气矣。其大气积于胸中者，为上焦，所谓宗气流于海者是也上焦即任脉经膻中穴，又名上气海；脐上四寸曰中脘穴，为中焦；脐下一寸曰阴交穴，为下焦。此三焦者，上焦降于中焦，而中焦降之下焦，下焦升于中焦，而中焦升之上焦，犹天道下济，地道上行之象也。上焦为阳，中焦则上半为阳，下半为阴，下焦则为阴。然中焦之下半为阴者，由上节之气降于中焦，而中焦之气随上焦之气，以降于下焦，而生此营气。营气者，阴气也。故曰：清者为营，言由上、中二焦之清气，降而生之者也。下焦之为阴者，阴极生阳，升于中焦，随中焦上半为阳者，以升于上焦，而生此卫气者，阳气也。始于阳气甚微，而至此阳气甚盛，故曰：阳受气于上焦。然此卫气者，乃下焦之浊气升而生之，故曰：浊者为卫。宗气积于胸中，出喉咙以司呼吸，而行十二径遂之中。营则阴性精专，随宗气以行经遂之中，所以营之行者，在于经脉之中也。卫则阳性剽悍滑利，不能入于经脉之隧，故不随宗气而行，而自行于各经皮肤、分肉之间，所以卫之行者，在于经脉之外也。营气之随宗气而行者，一呼脉行三寸，一吸脉行三寸，呼吸定息，则脉行六寸，一日一夜，一万三千五百息，脉行五十度周于身。漏水下百刻，营卫行阳二十五度，行阴亦二十五度，故五十度复会手太阴也。

黄帝曰：余闻上焦如雾，中焦如沤，下焦如渎，此之谓也。

宗气积于上焦，出喉咙以司呼吸，而行十二经遂之中，弥沦布犹如天之有雾也。营气并胃中，出上焦之下，泌别糟粕，蒸为精微之气，而心中之血，赖之以生，凝聚浮沉，如水之有沤也。胃纳水谷，脾实化之，糟粕入于大肠，水液渗入膀胱，故三焦为决渎之官，膀胱为州都之官，正以下焦如渎之畜洩乎水也。然下

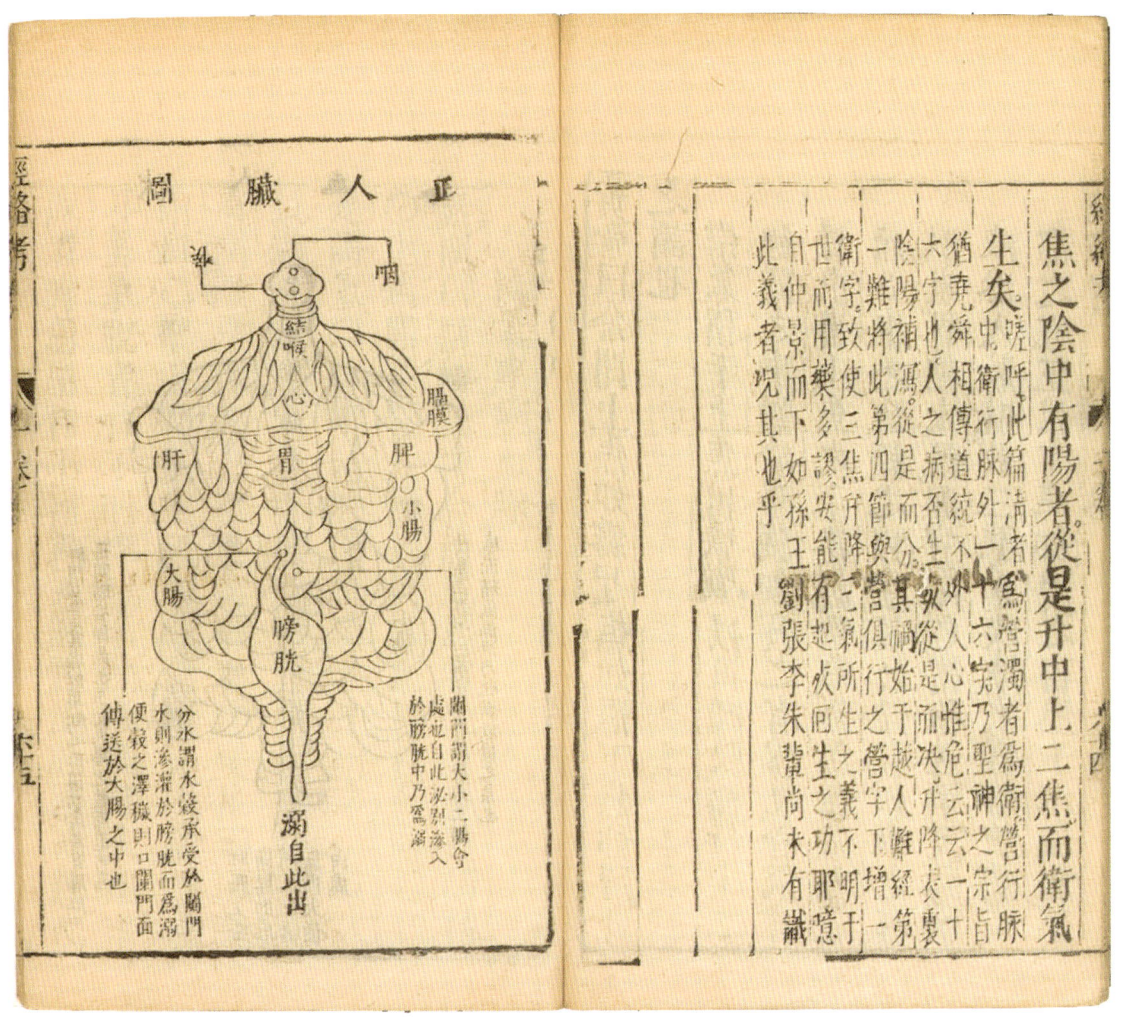

焦之阴中有阳者，从是升中、上二焦，而卫气生矣。嗟呼！此篇清者为营，浊者为卫，营行脉中，卫行脉外，一十六字，乃圣神之宗旨，犹尧舜相传，道统不外，人心惟危云云，一十六字也。人之病否生死，从是而决，升降表里，阴阳补泻，从是而分。其祸始于越人《难经·第一难》，将此第四节与营俱行之"营"字下，增一"卫"字，致使"三焦并降、三气所生"之义不明，于世而用药多谬，安能有起死回生之功耶？噫！自仲景而下，如孙、王、刘、张、李、朱辈，尚未有识此义者，况其他乎？

正人脏图（图见上）

阑门，谓大小二肠会处也。自此泌别渗入于膀胱中，乃为溺。

分水，谓水谷承受于阑门。水则渗灌于膀胱而为溺。便谷之泽秽则自阑门而传送大肠之中也。

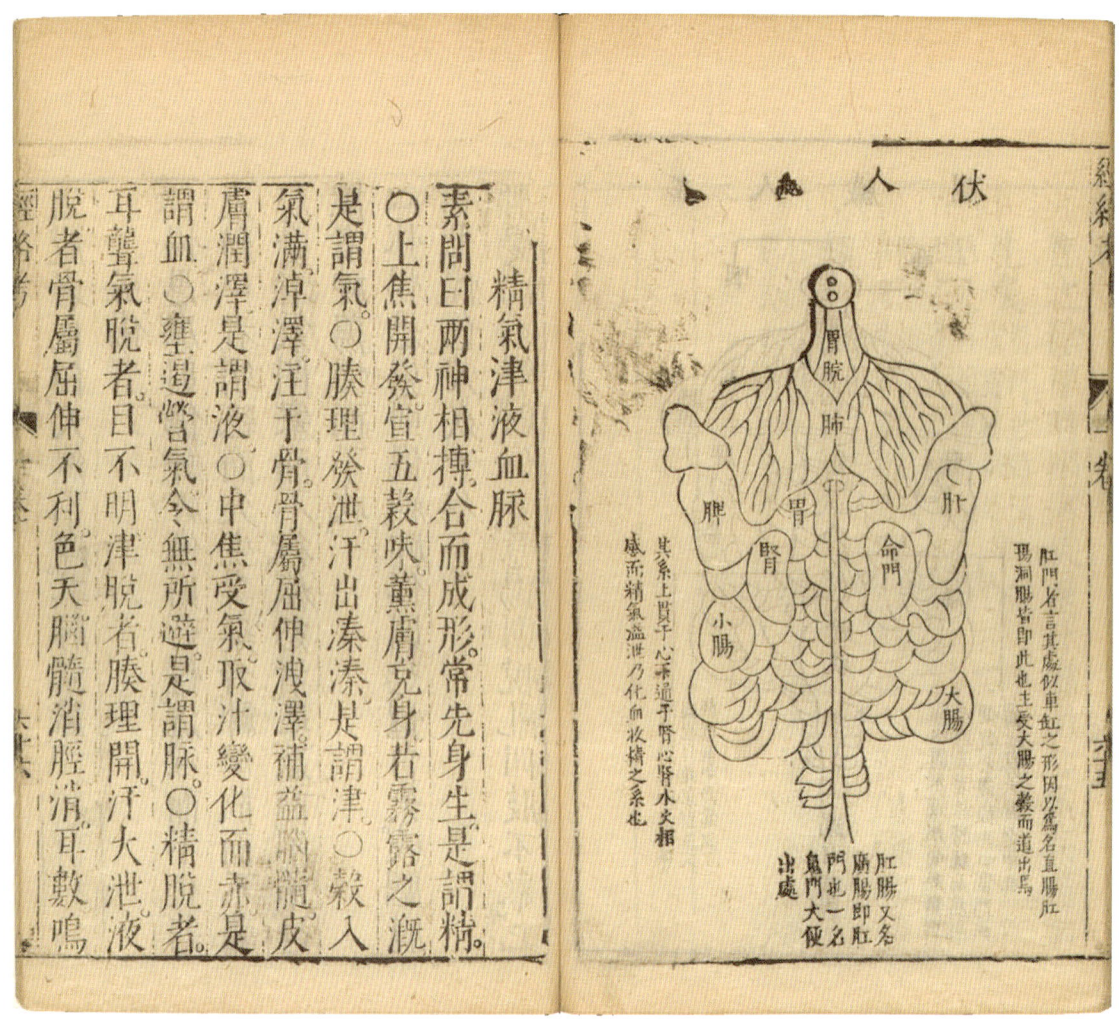

伏人脏图（图见上）

肛门者，言其处似车缸之形，因以为名。直肠、肛肠、洞肠，皆即此也。主受大肠之谷而道出焉。

肛肠，又名广肠，即肛门也。一名鬼门，大便出处。

其系上贯于心，下通于肾，心肾水火相感而精气溢泄，乃化血收精之系也。

精气津液血脉

《素问》曰：两神相搏，合而成形，常先身生，是谓精。〇上焦开发，宣五谷味，薰肤充身，若雾露之溉，是谓气。〇腠理发泄，汗出溱溱，是谓津。谷入气满，淖泽注于骨，骨属屈伸，泄泽，补益脑髓，皮肤润泽，是谓液。〇中焦受气取汁，变化而赤，是谓血。〇壅遏营气，令无所避，是谓脉。〇精脱者，耳聋；气脱者，目不明，津脱者，腠理开，汗大泄，液脱者，骨属屈伸不利，色夭，脑髓消，胫消，耳数鸣；

血脱者，色白，夭然不泽，其脉空虚。

五伤

怵惕思虑则伤神，神伤则恐惧，流淫而不止。悲哀动中者，竭绝而失生。喜乐者，神惮散而不藏。愁忧者，气闭塞而不行。盛怒者，迷惑而不治。恐惧者，神荡惮而不收。

心怵惕思虑则伤神，神伤则恐惧自失，破䐃脱肉，毛悴色夭，死于冬。

脾忧而不解则伤意，意伤则悗乱，四肢不举，毛悴色夭，死于春。

肝悲哀动中则伤魂，魂伤则狂忘不精，不精则不正，当令人筋缩而挛筋，两胁骨不举，毛悴色夭，死于秋。

肺喜乐无极则伤魄，魄伤则狂，狂者意不存人，皮革焦，毛悴色夭，死于夏。

肾盛怒而不止则伤志，志伤则喜忘，腰脊不可以俯仰屈伸，毛悴色夭，死于季夏。

恐惧而不解，则伤精，精伤则骨酸痿厥，精时自下。是故五脏主藏精者也，不可伤，伤则失守而阴虚，阴虚则无气，无气则死矣。

腋

腋，谓臂下，胁上际，属手厥阴心包络经，又属足厥阴肝经。腋前属手太阴肺，腋后属手少阴心，腋下属足厥阴肝，下六寸属足太阴脾之大络。

耳

属足少阴肾经《难经》曰：肾气通于耳。耳前属手足少阳三焦、胆、足阳明胃经之会；耳后属手足少阳三焦、胆经之会。耳下曲颊属足少阳胆、阳明大肠经之会；曲颊前属足少阳胆、阳明大肠经之会；前寸许属手阳明大肠经；曲颊后属足少阳胆经。

鼻

颏中，属足阳明胃经、督脉之会。鼻，属手太阴肺经《素问》：西方白色，入通于肺，开窍于鼻，又属手足阳明、督脉之会《素问》曰：伤寒二日，阳明受之，阳明主肉，其脉夹鼻。故鼻干不得卧侠鼻孔两旁五分，名迎香穴属手、足阳明之会。

口

口者，脾之所主，胃大肠脉之所侠。经曰：中央黄色，入通于脾，开窍于口。又曰：脾气通于口，脾和则知五味矣。

齿

齿，统属足少阴肾经《素问》曰：丈夫五八肾气衰，发堕齿槁。齿分上、下断齿根肉也，上龈属足阳明胃经《素问》曰：邪客足阳明之经，令人鼽衄，上齿寒。《针经》曰：上齿痛，喜寒而恶热，取足阳明之原，冲阳穴；下龈属手阳明大肠经张洁古曰：秦艽去下牙痛，及除本经风湿。《针经》曰：下牙痛，喜热而恶寒，取手阳明之原，合谷穴。

唇

唇，属足太阴脾经《素问》曰：脾者仓廪之本，营之居也，其华在唇。《灵枢》曰：脾者主为胃，使之迎粮，视唇舌好恶以知吉凶。故唇上下好者脾端正，唇偏举者脾偏倾。揭唇者脾高，唇下纵者脾下。唇坚者脾坚，唇大而不坚者脾脆。脾病者唇黄，脾绝者四面肿。又曰：唇者，肌肉之本也，脉不营则肌肉不滑泽，不滑泽则肉满，肉满则肉反，唇反者肉先死，甲日笃，乙日死，又属足阳明胃《灵枢》曰：足阳明所生病者，口㖞唇胗。○胗，古疹字，唇疡也，又属手少阴经《玄珠》曰：上下唇皆赤者，心热也，上唇赤、下唇白，肾虚而心火不降也。又属手太阴肺钱仲阳曰：肺主唇。唇白而泽者吉，白如枯骨者死。唇白当补脾，肺盖脾者，肺之母也。侠口，统属冲任二脉《灵枢》曰：二脉皆起胞中，上循背里，为经络之海；其浮而外者，循腹右上行，会于咽喉而络口唇。故气血盛则生须。上唇侠口，属手阳明大肠经；下唇侠口，属足阳明胃。

舌

舌，属手少阴心经《内经》曰：心气通于舌，心和则知五味矣，又属足太阴脾经张鸡峰曰：脾主四肢，其脉连舌本而络于唇，又属足少阴肾经《灵枢》曰：足少阴正直者，系舌本。《玄珠》曰：舌之下窍，廉泉穴也，肾之津液所潮，又属足厥阴肝经《灵枢》曰：肝者筋之合也，筋者聚于阴器，而络于舌本。舌主五味，以荣养于身，资于脾，以分津液于五脏。故心之本脉，系于舌根；脾之本脉，系于舌旁；肝脉循阴器，络舌本。

颊腮

颔俗呼颧骨，属手足三焦、胆、手太阳小肠经之会，又属手少阴心经《灵枢》曰：心病者颧赤，又属足少阴肾《灵枢》曰：肾病者，颧与颜黑。颊面旁也，属手足少阳三焦、胆、手太阳小肠、足阳明胃经之会。

咽喉

三锡曰：咽以咽物，即食脘也。喉以候气，即气脘也。会厌者，音声之户也。悬雍者，音声之关也。咽与喉，会厌与舌，此四者同在一门，而其用各异。喉以候气，故喉气通于天。咽以纳食，故咽气通于地。会厌管乎其上，以司开阖，掩其厌则食下，不掩则错，在喉之前，必舌抵上颚，则会厌能闭其喉矣。四者交相为用，阙一则饮食废而死矣。属手太阳小肠、少阴心、足太阴脾、足厥阴肝经之会《素问》曰：咽主地气，地气通于嗌，太阴脉布胃中，络于嗌，故腹满而嗌干，又属足少阴肾《素问》曰：邪客于足少阴之络，令人咽痛，不可内食，又属足阳明胃经《灵枢》曰：阳明之脉上通于心，上循咽出于口，又属足厥阴肝、少阳胆《素问》曰：肝者中之将也。取决于胆，咽为之使。《灵枢》曰：足少阳之正，上侠咽，出颐颔。侠咽，属手少阴心、足太阴脾之会。

喉在咽之后，属手太阴肺、足阳明胃、少阴肾、厥阴肝经、任脉之会《灵枢》曰：手太阴肺，正出缺盆，循喉咙。《素问》曰：喉主天气，天气通于肺，即肺系也，又属手少阴心、少阳三焦经《灵枢》曰：少阴正，上走喉咙，出于面。《素问》曰：心咳之状，咳则咽痛。越人曰：三焦之气通于喉，喉咙之声则发矣，又属手足阳明大肠、胃、手少阳三焦经之合手阳明之正，上循喉咙，出缺盆，又属足太阴脾《千金》曰：喉咙者，脾胃之候也。喉咙后，属足厥阴肝、心包络。结喉两旁，应手太阴动脉，属足阳明胃。

四肢

阳主四肢。经曰：四肢者，诸阳之本也。又曰：结阳者肿四肢。又曰：四肢禀气于胃，而不得至经，必因于脾，乃得禀也。脾虚则四肢不用。又曰：四肢懈惰，此脾精之不行也。

筋

肝主筋，而各经俱有，大抵随其脉之所在而连属也。详具《灵枢·筋》篇。

骨

肾主骨，在体为骨，在脏为肾。又曰：肾之合，骨也；

其荣，发也。又曰：少阴者冬脉也，伏行而温于骨髓。骨病忌食苦甘，久立。经曰：多食甘，则骨痛而发落。又曰：苦走骨。骨病无多食苦。又曰：久立伤骨，骨病不屈。经曰：手屈而不能伸者，病在筋；伸而不能屈者，病在骨。

肉

脾主肉。经曰：脾主肉，在体为肉，在脏为脾。又曰：邪在脾胃，则肌肉痛是也。肉之小为会为溪谓肉少处也，肉之大会为谷即多肉处也，分肉之间、溪谷之会，以行荣卫，以会大气。湿伤肉，甘伤肉。又曰：甘走肉。肉病无多食甘。久坐伤肉。

皮

皮肤属肺。经曰：肺之合皮也，其荣毛也。毛折爪枯，为肺绝。经曰：太阴者，行气温于皮毛者也。气不荣则毛焦，皮毛焦则津液去，津液既去，则爪枯毛折，皮肤痛，属心实。经曰：夏脉太过则病身热肤痛心火克肺也，皮肤索泽。索：尽也，精血枯涸，故皮肤润泽之气皆尽也，即仲景皮肤甲错，乃干涩而不滑泽之谓。

髭发

《内经》曰：肾之合骨也，其荣发也。多食甘，则骨痛而发落_{甘益脾，脾克水，肾病也}。女子七岁肾气实，齿更发长，五七阳明脉衰，面始焦，发始堕。丈夫八岁肾气实，齿更发长，五八肾气衰，发堕齿槁。《巢氏病源》曰：足少阳胆之经，其荣在须。足少阴肾之脉，其华在发。冲任二脉为十二经之海，其别络上唇口。若血盛则荣于头发，故须发美；若血气衰弱，经脉虚竭，不能荣润，则发须脱落。《内经》：冲任脉别络唇口。妇人数脱血_{月月行经，故曰数脱血}，冲任之脉不营于口唇，故须不生焉。宦者去其宗筋，伤其冲脉，血泻不复，皮肤内结，唇口不荣，故须不生。有人未尝有所伤，不脱于血，其须不生何也？此天之所不足也。冲任不盛，宗筋不成，有气无血，唇口不荣，故须不生。髭须不黑，而皆黄赤，多热多气；白者，少血少气；美眉者，太阳多血，通髯极须者，少阴多血；美须者，阳明多血。

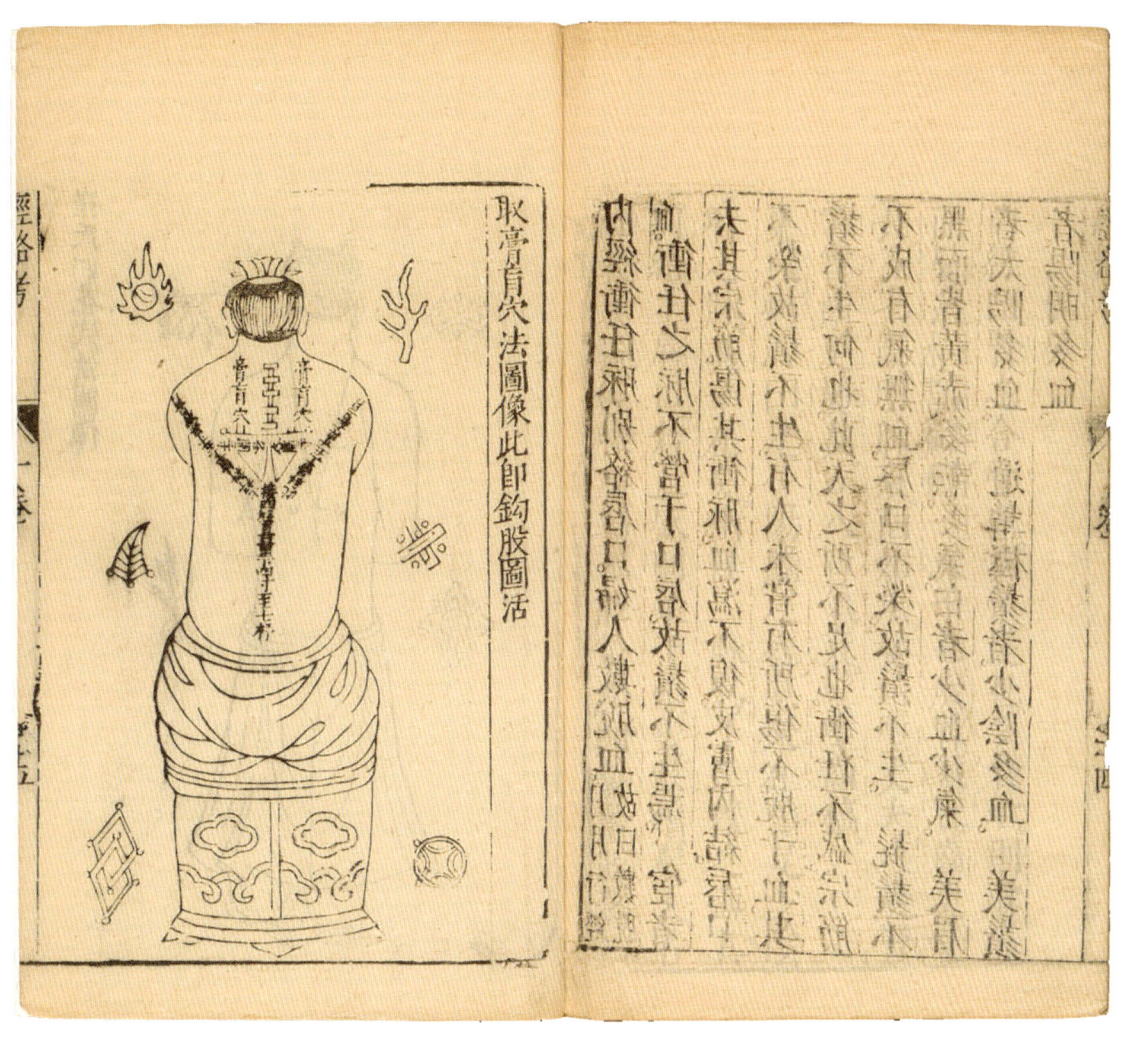

取膏肓穴法图像，此即钩股图活

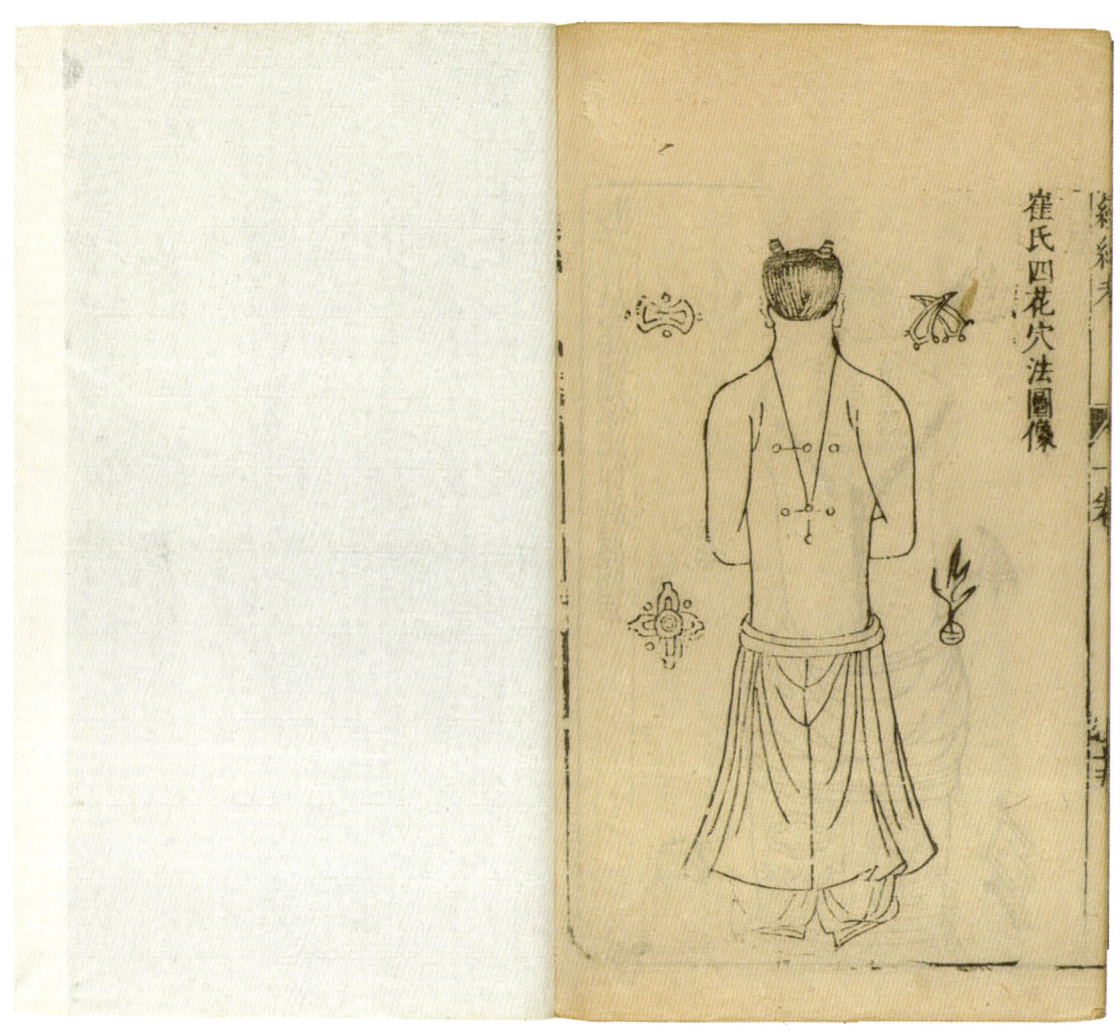

崔氏四花穴法图像

经络汇编

明·翟良 撰　宋亚芳 校订

清顺治十四年刻本

《经络汇编》，又名《脉诀汇编说统》，不分卷。明代翟良（字玉华，约1587—1671年）撰。成书于明崇祯元年（1628）。本书基于人体脏腑属性、生理特点，对十四经脉之循行、属络、经穴部位和主病等予以论述，附有脏腑经脉图及歌诀、手足经起止图、内景图和奇经八脉论等。可"使学人因穴以寻络，因络以寻经，经络了然，直寻病源，庶用药无惑"。因此，本书不仅是针灸推拿学启蒙与普及之作，亦是处方用药之指南。此次出版以清顺治十四年丁酉（1657）刻本为底本，该本为本书现存最早版本。

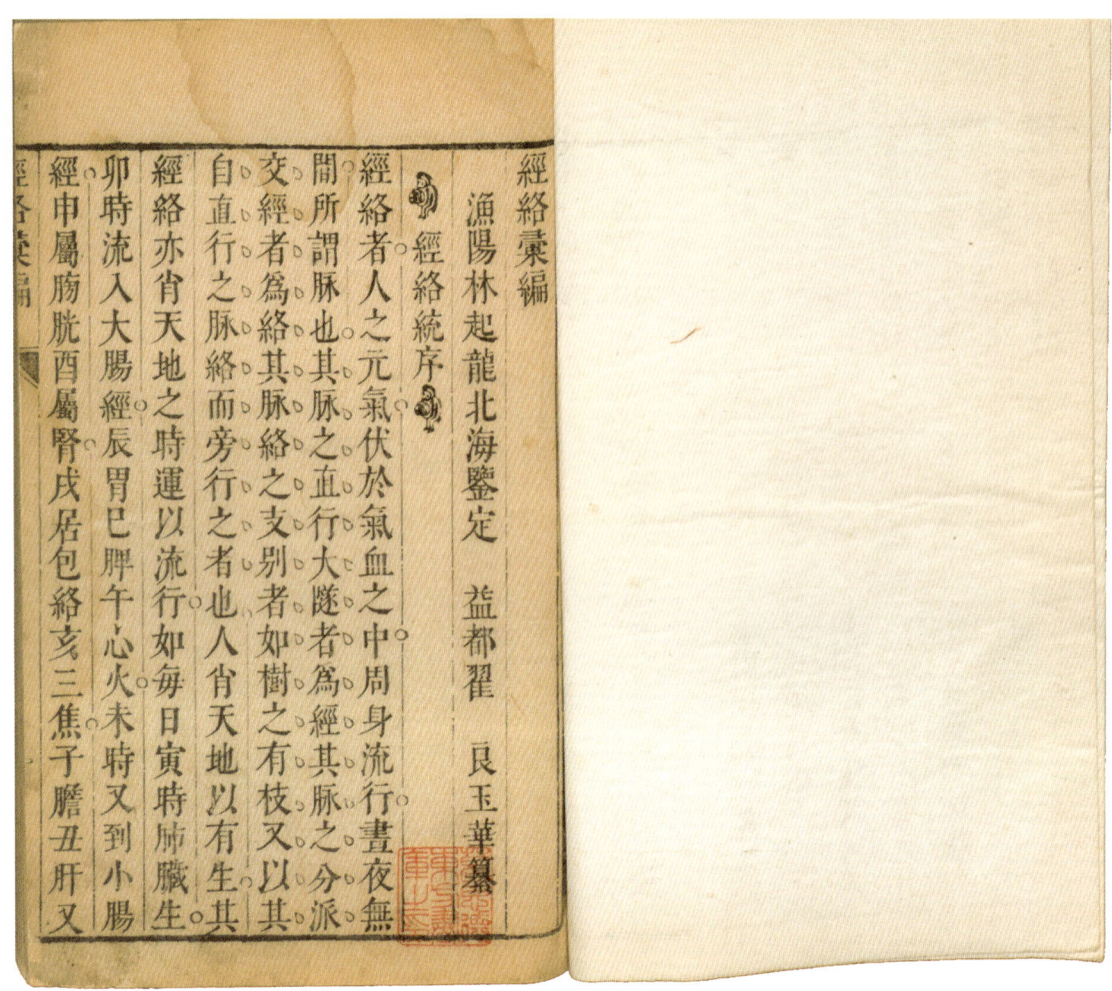

经络汇编

渔阳林起龙北海鉴定·益都翟良玉华纂

经络统序

经络者，人之元气，伏于气血之中，周身流行，昼夜无间，所谓脉也。其脉之直行大隧者为经，其脉之分派交经者为络，其脉络之支别者，如树之有枝，又以其自直行之脉络，而旁行之者也。人肖天地以有生，其经络亦肖天地之时运以流行，如每日寅时肺脏生，卯时流入大肠经，辰胃巳脾午心火，未时又到小肠经，申属膀胱酉属肾，戌居包络亥三焦，子胆丑肝又属肺,十二经脉任流行。十二经之脉,一有壅滞则病,太过、不及则病,外邪入经络亦病。有始在一经,久而传变,为症多端,其症各有经络。如一头疼也,而有左右之分,前后不同;一眼病也,而有大眦、小眦、黑珠、白珠、上下胞之异,当分经络而治。经络不分,倘病在肺经也而用心经药,则肺病不除,徒损其心;病在血分也而用气药,则气受其伤,而血病益甚。至外邪入经络,而为传变之症,尤不可不分经络。东垣曰:伤寒邪在太阳经,误用葛根汤,则引邪入阳明,是葛根乃阳明经药,非太阳经药也。由此推之,患病之夭于药者,不知其几许人矣。方书云:"不明十二经络,开口动手便错。"诚确论也。世之庸医,辄曰吾大方脉也,非针灸科,何必识穴。曾不思先知经络,后能定穴,穴可不识,经络亦可不知乎?此其所以为庸也。今所汇之书,经络最晰。穴不混淆,使学者因穴以寻络,因络以寻经,经络了然,直寻病源,庶用药无惑。仁人君子有实心济世者,当注意于此矣。

释义

曰经,曰络,又曰支别者,是由本经而别走邻经也,如两人走路至分路之处相别而各行之也,误用葛根汤。葛根汤有二方，一太阳，一阳明，其方名虽同而药味不一，所谓误用葛根汤乃阳明经之葛根汤也。

原始

万物生于造化之中，必赖元气积累，渐次而成形。儿在母腹之中，亦赖气血滋长，渐次而成体。人物之生，皆有所本云，何也？太极乃一气耳，太极生两仪，两仪生四象，四象生五行，五行备而万物生矣。当两仪未判之先，总一太极也。太极如卵然，内则阴阳混沌也，至开辟而分天地，轻清为天，重浊为地。天垂象而有日月星辰，地奠形而有山川土石，此两仪生四象也。四象具而五行彰，一生水，水全清，未有渣滓；二生火，火则熏灼溷浊而将凝也；三生木，木则半刚半柔，而体质成矣；四生金，金至刚而体质坚矣；五生土，土则重大，质厚而成形，是五行备矣。五行既备，则阴阳交合，而化生万物也。人得天地之正气而生，既有阴阳，即分男女，故禀乾道之粹者为男，禀坤道之粹者为女，乃钟五行之秀，得气化之全者也。故头圆象天，足方象地，两目以象日月，四肢以象四时，五脏以象五行，六腑以象六气，呼吸以象气机，寤寐以象昼夜，血脉以象江河，毛发以象草木，骨节以象周天之度。

身之中，无不肖乎天地，天地间最灵于物者也。上以治历明时，下以分州画野，中以立纲陈纪。辅相天地之不及，裁成天地之太过，所以参天地而为三才也。其物之动而为兽者，禀阴阳之偏，头体横，四肢皆足而走。其物之动而为禽者，禀阴阳之盛，头向上，而有翼能飞。其物之动而为水族者，禀阴阳之至，无翼足而沉水。植物本乎地，故根入于地，枝叶向乎天，此皆造化自然之妙也。今以人之形化言之。《易》曰：男女媾精，万物化生，盖精血会聚，胎孕乃成。其胎一月如珠露，二月如桃花，三月男女分，四月形象具，五月筋骨成，六月毛发生。七月游其魂而能动左手，八月游其魄而能动右手，九月三转身，十月满足而生也。又曰：一月为胞，精血凝也。二月为胎，形兆胚也。三月阳神为三魂，动生灵也三魂，一曰爽灵，二月胎胱，三曰幽精。四月阴灵为七魄，静镇形也七魄，一名尸狗，二名伏矢，三名雀阴，四名吞贼，五名非毒，六名除秽，七名臭肺。五月五行分脏，以安神也。六月六律定腑，用滋灵也。七月七精开窍，通光明也。八月八景神具，降真灵也。九月宫室罗布，以定精也。十月气足，万象成也。又有云：其脏腑生成之次第，若阴包阳者为男，先生左肾；阳包阴者为女，先生右肾。其次肾生脾，脾生肝，肝生肺，肺生心，以生其胜巳者。肾属水，故五脏由是为阴。其次心生小肠，小肠生大肠，大肠生胆。胆生胃，胃生膀胱，膀胱生三焦，以生其巳胜者。小肠属火，故六腑由是为阳。其次三焦生八脉，八脉生十二经，十二经生十五络。十五络生一百八十系络，系络生一百八十缠络，缠络生三万四千孙络，孙络生三百二十五骨节，骨节生三百二十五大穴，大穴生八万四千毛窍，则耳、目、口、鼻、四肢、百骸之身，皆备矣。且妇人怀孕，其各经逐月滋养胎元，皆有次第。一月足厥阴肝脉养，二月足少阳胆脉养，三月手厥阴心包络脉养，四月手少阳三焦脉养，五月足太阴脾脉养，六月足阳明胃脉养，七月手太阴肺脉养，八月手阳明大肠脉养，九月足少阴肾脉养，十月足太阳膀胱脉养，诸阴阳各养儿三十日，惟手太阳小肠，与手少阴心脉，二脉不养者。以其下主月水，上为乳汁故也。若孕妇病而胎不安，就于所养月分，详其气血多寡，察其有余不足而调之。

释义

肝藏魂，肺藏魄，心藏神，脾藏意与智，肾藏精与志，肝藏魂而居左，所以七月游其魂而左手动也。肺藏魄而居右，所以八月游其魄，而动右手也。

脏腑联络分合详说

人生而百骸俱备，九窍耳目口鼻阳七窍，前后阴二窍皆灵，惟口之一窍，乃饮食之所从入，气息呼吸之道路，门户之首称也。如口之上下口唇，名为飞门，言其动运开张，如物之飞摇也。上下牙齿，名为户门，言其能司出入，如户之启闭也。虽属足阳明经，其本又从肾生，肾主骨，故曰牙齿者骨之余。牙齿以内，则舌居焉。舌乃心之苗，其本又兼脾肾二经，舌上隐窍曰廉泉，舌动而津液涌出，穴在结喉下。又有云：舌根下近牙处一小穴，名玉池穴，下通肾经，舌动而清水出，即肾水上潮，仙家谓之赤龙搅海。上颚之后，如小舌而下垂者，曰悬雍，乃发声之机也。悬雍之下，舌之后，有咽、喉二窍，同出一脘，异涂施化，二道并行，各不相犯。喉在前，主出纳，名吸门。其管坚空，其硬若骨，连接肺本，为气息之路，呼吸出入，下通心肺之窍，以激诸脉之行，此气管也。咽在后，主吞咽，名咽门。其管柔空，其软若皮，下接胃本，为饮食之路，水食同下，并归胃中，此食管也。吸门、咽门之间，又有会厌，其形非肉非骨，由似肉似骨，如钱之大，覆于吸门之上，为声音之关，薄则易于启发，音出快而利便，厚则启发迟，音出慢而声重。吸门气出，则会厌开张，若饮食自口入咽，必由吸门而过，会厌即垂，紧盖吸门，饮食由会厌之上而入咽门，毫不犯喉，言语呼吸，则会厌开张。若当食之时，偶有言语，会厌因之而开张，覆盖不严，则饮食乘气逆入喉门而呛矣。

气管九节，重十二两，长一尺二寸，广二寸，内有十二小孔，孔不外透，乃气息之路，谓之十二重楼，仙家谓之十二等级。下联肺本，以肺乃相傅之官，又为华盖，居诸脏之上，以覆盖诸脏，统一身之气，六叶两耳，中有二十四空，虚如蜂窠，下无透窍，故吸之则满，呼之则虚，一呼一吸，消息自然，无有穷也。主藏魄，重三斤三两，附着于脊之第三椎。肺之下而心系焉。心乃君主之官，形如未放莲花，中有七孔三毛。又有云：其象尖长扁圆，其色黑赤黄，其中窍数，多寡各异，迥不相同，上通于舌，下无透窍，统一身之血。主藏神，重十二两，藏精汁三合，附着于脊之第五椎。外有脂膜包裹，赤黄色为心包络，在心下横膜之上，竖膜之下，与横膜相联，共成一片，周回斜着于脊胁，俗名谓之罗膈。遮隔肠胃浊气，使不得上熏心肺。所谓膻中也，膻在两乳之间，为气之海，清气所居之地，主呼吸而条贯百脉者。包络罗膈，与诸脏腑所联之脂膜，俱系于脊之上下。而包络罗膈，则系于脊之第七节，诸脏系皆于此而通于心，而心亦于是而通诸脏。《经》云：七节之傍，中有小心傍，非傍侧之傍，脊有左右两傍，而小心居于其前，乃神灵之官也，禁不可刺。心有四系：一系上通于肺，肺受清气，下乃灌注，以潮百脉。一系循脊，从左透膈而通于肝。肝乃将军之官，如木甲折之象，左三叶，右四叶，凡七叶，亦有系上络心肺，为血之海，上通于目，下亦无透窍。主藏魂，重四斤四两，附着于脊之第九椎。胆即系于肝之短叶。胆者中正之官，决断出焉，重三两三铢，藏汁三合，一名谓之青肠。一系循脊，近右透膈而通于脾。脾在肝下，乃仓廪之官，与胃同膜而附其上。其色如马肝赤紫，其形如刀镰。闻声则动，动则磨胃，食乃消化。主藏意与智，重三斤三两，长五寸，广三寸，有散膏半斤，主裹血而藏荣，附着于脊之第十椎。一系入肺两大叶间，由肺叶而下，曲折后向，并连脊膂细络，贯脊髓，透膈而通于肾。肾在脾下，肾乃作强之官，形如豇豆，色紫黑，有二枚相并，而附着于脊之十四椎，两傍各一寸五分，右为阳水，左为阴水，相对有横管一条相通，中间有一穴，是命门，乃相火也。《经》云：两个一般无两样，中间一点是真明，正此之谓也。主藏精与志，外有黄脂包裹，内裹淡白，各有带二条，上条系于心，下条过屏翳穴后，趋脊骨下，有大骨在脊之端，如半手许，中有两窍，是肾经带脉过处，上行夹脊，至脑中，是谓髓海。五脏之真，惟肾为根，上下有窍，谷味之液，化为气血，气血壮盛，化生精脉，精脉满足，人乃久生。盖五脏皆有精，而肾乃其聚处，所以谓肾乃精之舍。若肾精绝，则五脏之气血无余，岂能久生乎？所以人当调和饮食，以养后天之气血；保摄精脉，以养先天之元气。此喉之一窍，脏相联络者如此。食管自咽门至胃，长一尺六寸，透膈而通于胃。胃之上口，即食管下口，名为贲门，言其如物之奔而不返也。胃乃仓廪之官，水谷之海，号曰太仓，又谓之黄肠。重三斤十二两，纡曲屈伸；长二尺六寸，广一尺五寸，径五寸；容谷二斗，水一斗五升，为受纳之府，腐化水谷。胃之下口，即小肠上口，名为幽门，言其幽暗隐秘之处，水谷由此而入小肠。小肠乃承受之官，化物出焉。重二斤十四两，长三丈二尺，广二寸半，径八分分之少半，左回叠积，盘十六曲，容谷二斗四升，水六升三合之大半，又谓之赤肠。小肠下口，即大肠上口，名为阑门，言其阑约水谷，从此泌别清浊。其清之如水者，渗入膀胱而为溺。膀胱与小肠，以脂膜相联，有下口，无上口，承受阑门之清而为溺者，亦藉此脂膜以相通也。为其内空，善受湿气，湿气入始化而为溺，为州都之官，津液藏焉，气化则能出矣。重九两二铢，纵广九寸，盛溺九升三合。又谓之黑肠，其浊之滓秽者，传入大肠。大肠乃传导之官，变化出焉，重二斤十二两，长二丈一尺，广四寸，径一寸、寸之少半，右回叠积盘十六曲，盛谷一斗，水七升半，又名回肠。大肠下口，即直肠上口，名为魄门。直肠下口，名为肛门，滓秽之物，从此出矣。此咽之一窍，腑相联络系者如此 胆在肝中，无窍通腑；三焦无形，借形为形，所以不曾续于腑之联络中。详说在各脏腑图论内。脏腑有相合者、有不相合者，有大相悬绝者。脏与脏相合者，心肺也；脏与脏相悬绝者，肺肾也；脏与腑相合者，肝胆也、脾胃也。腑与腑相合者，胃与小肠，小肠与大肠也。膀胱虽附于小肠，非有孔道贯通者，是脂膜与小肠相联而淡渗耳。项中有二窍，前则喉，后则咽，玉茎亦有二窍，上则溺管，下则精管。妇人牝漏之内，亦有二窍，其溺孔在上，小便从此而出，或病淋浊，亦从此出；其

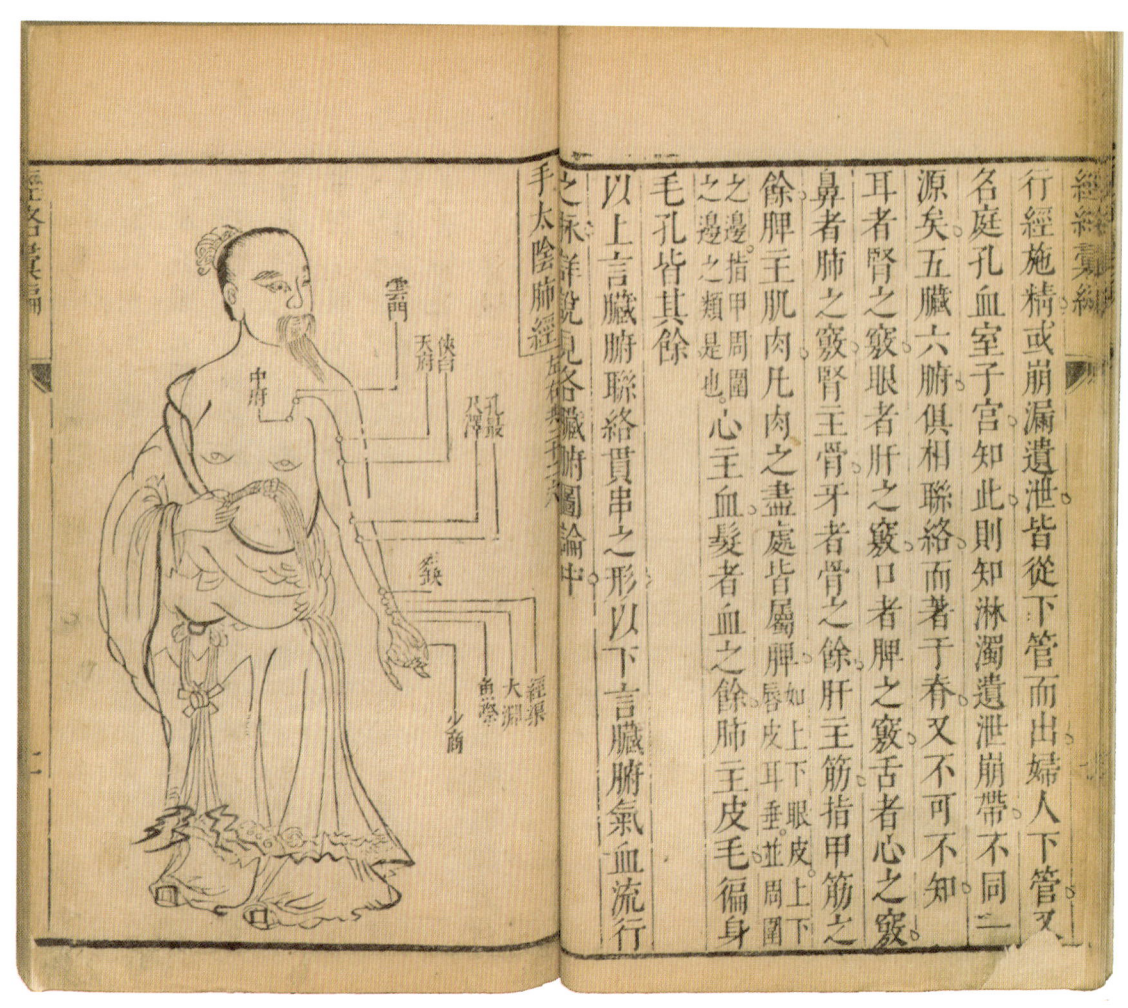

行经施精，或崩漏遗泄，皆从下管而出。妇人下管，又名庭孔、血室、子宫。知此，则知淋浊、遗泄、崩带，不同一源矣。五脏六腑，俱相联络，而着于脊，又不可不知。耳者肾之窍，眼者肝之窍，口者脾之窍，舌者心之窍，鼻者肺之窍。肾主骨，牙者骨之余。肝主筋，指甲筋之余。脾主肌肉，凡肉之尽处皆属脾如上下眼皮、上下唇皮、耳垂，并周围之边，指甲周围之边之类是也。心主血，发者血之余。肺主皮毛，遍身毛孔皆其余。以上言脏腑联络贯串之形、以下言脏腑气血流行之脉，详说见各脏腑图论中。

手太阴肺经（图见上）

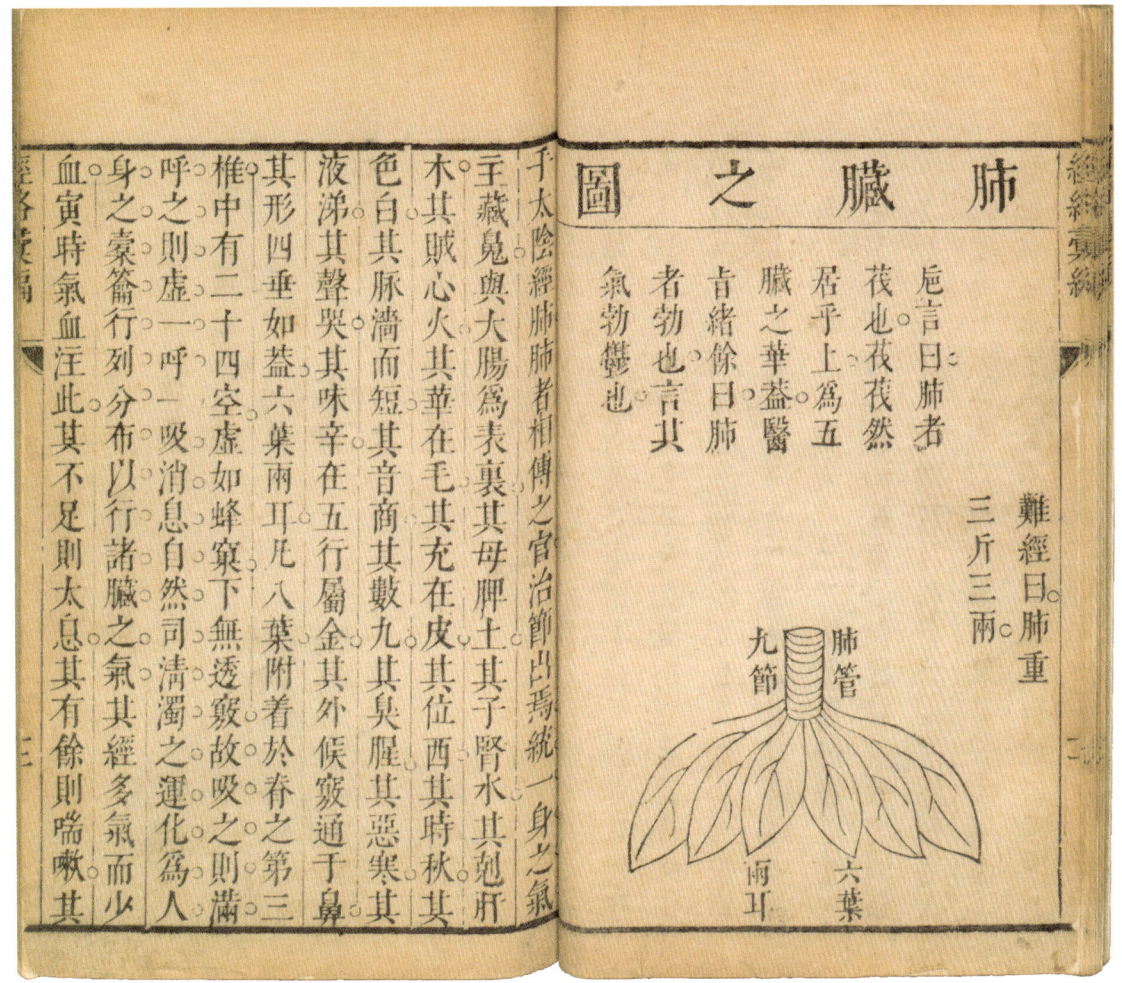

肺脏之图（图见上）

《厄言》曰：肺者，茷也，茷茷然居乎上，为五脏之华盖。《医旨绪余》曰：肺者勃也，言其气勃郁也。

《难经》曰：肺重三斤三两。

手太阴经肺，肺者，相傅之官，治节出焉。统一身之气，主藏魄，与大肠为表里。其母脾土，其子肾水。其克肝木，其贼心火。其华在毛，其充在皮。其位西，其时秋，其色白，其脉涩而短，其音商，其数九，其臭腥，其恶寒，其液涕，其声哭，其味辛。在五行属金，其外候窍通于鼻。其形四垂如盖，六叶两耳，凡八叶，附着于脊之第三椎，中有二十四空，虚如蜂窠，下无透窍，故吸之则满，呼之则虚，一呼一吸，消息自然。司清浊之运化，为人身之橐籥，行列分布以行诸脏之气。其经多气而少血，寅时气血注此。其不足则太息，其有余则喘嗽。其平脉浮短，其贼脉洪。其死丙丁日。其畜马，其谷稻，上为太白星。其见证也，善嚏，悲愁欲哭，洒淅寒热，缺盆中痛，腹痛，肩背痛，脐右少腹胀痛，小便数，溏泄，皮肤痛及麻木，喘、少气，颊上气见。形寒饮冷则伤肺。实则梦兵戈竞扰，虚则梦田野平原。忧伤肺，喜胜忧，热伤皮毛，寒胜热，辛伤皮毛，苦胜辛。辛走气，气病毋多食辛。多食苦，则皮肤槁而毛拔。其经之脉，起于中焦，受足厥阴之交，下络大肠，复行本经之外，还循胃口，迤逦上膈，而会属于肺脏。从肺系出而横行胸部四行之中府、云门，以出腋下；下循臑内，历天府、侠白，行少阴心经、手厥阴心主包络两经之前，下入肘中，抵尺泽，循臂内上骨之下廉，历孔最、列缺穴，入寸口之经渠、太渊，以上循鱼际，出大指之端少商穴；而络脉之支行者，从腕后列缺穴，达次指内廉，出其端，而交于手阳明经，由合骨二间三间以至于商阳穴，又自商阳而上行也。

释义

此言肺经脉气之行，乃十二经第一经之经脉也。起：发也。中焦：中脘也，在脐上四寸，肺脉起于中焦者，中焦与胃相并，言由谷气入胃，其精微之气起于中焦。

上注于肺脉也。络：犹兜也，如人横线为络，以兜物也，下络大肠者，以肺与大肠为表里。循：巡也。胃口：胃之上脘在脐上五寸。还循胃口者：言转巡胃出上口，又属之于膈上之肺也。膈：隔也。凡人心下有膈膜，周围著节所以遮隔浊气，不使上熏心肺也。肺系者喉咙也，喉以候气，下接于肺。肩下、肋上际曰腋，膊下、对腋处为臑，肩肘之间也，臑尽处为肘，肘以下为臂。廉：隅也。手掌后高骨之下脉动处为关，关前脉动处为寸口。曰鱼：鱼际者，谓掌后高骨之前，大指本节之后，其肥肉隆起处，统谓之鱼，鱼际则其间之穴名也。合谷：二间三间商阴，又手阳明大肠之穴名也。

肺脏诸穴歌

手太阴十一穴，中府云门天府列，侠白下尺泽，孔最见列缺，经渠太渊下鱼际，抵指少商如韭叶。

又分寸歌

太阴肺兮出中府，云门之下一寸许，云门璇玑旁六寸，巨骨之下二骨数，

天府腋下三寸求，侠白肘上五寸主，尺泽肘中约文论，孔最腕下七寸取，

列缺腕上一寸半，经渠寸口陷中是，太渊掌后横纹头，鱼际节后散脉举，

少商大指端内侧，鼻衄刺之立见止。璇玑，任脉

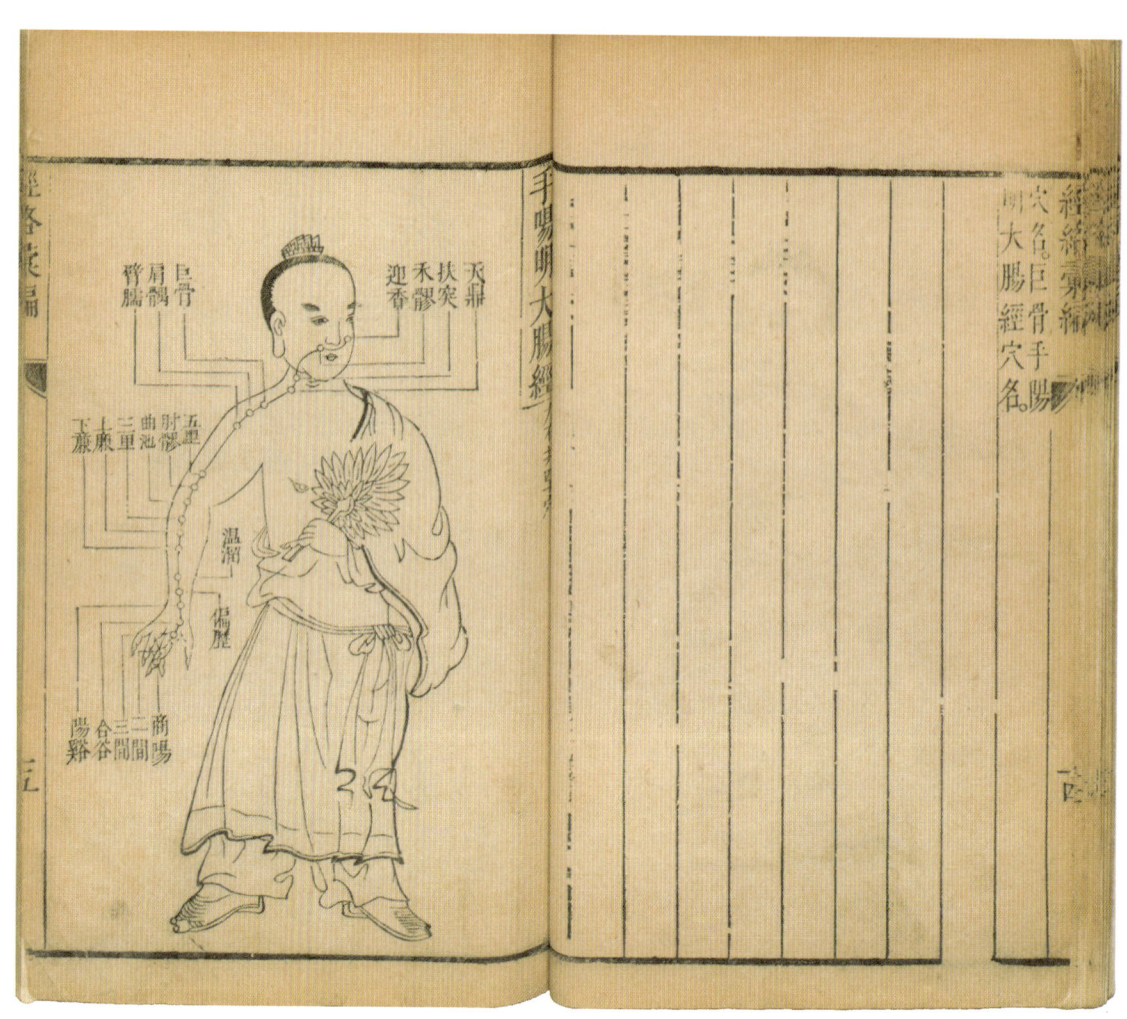

穴名。巨骨，手阳明大肠经穴名。

手阳明大肠经（图见上）

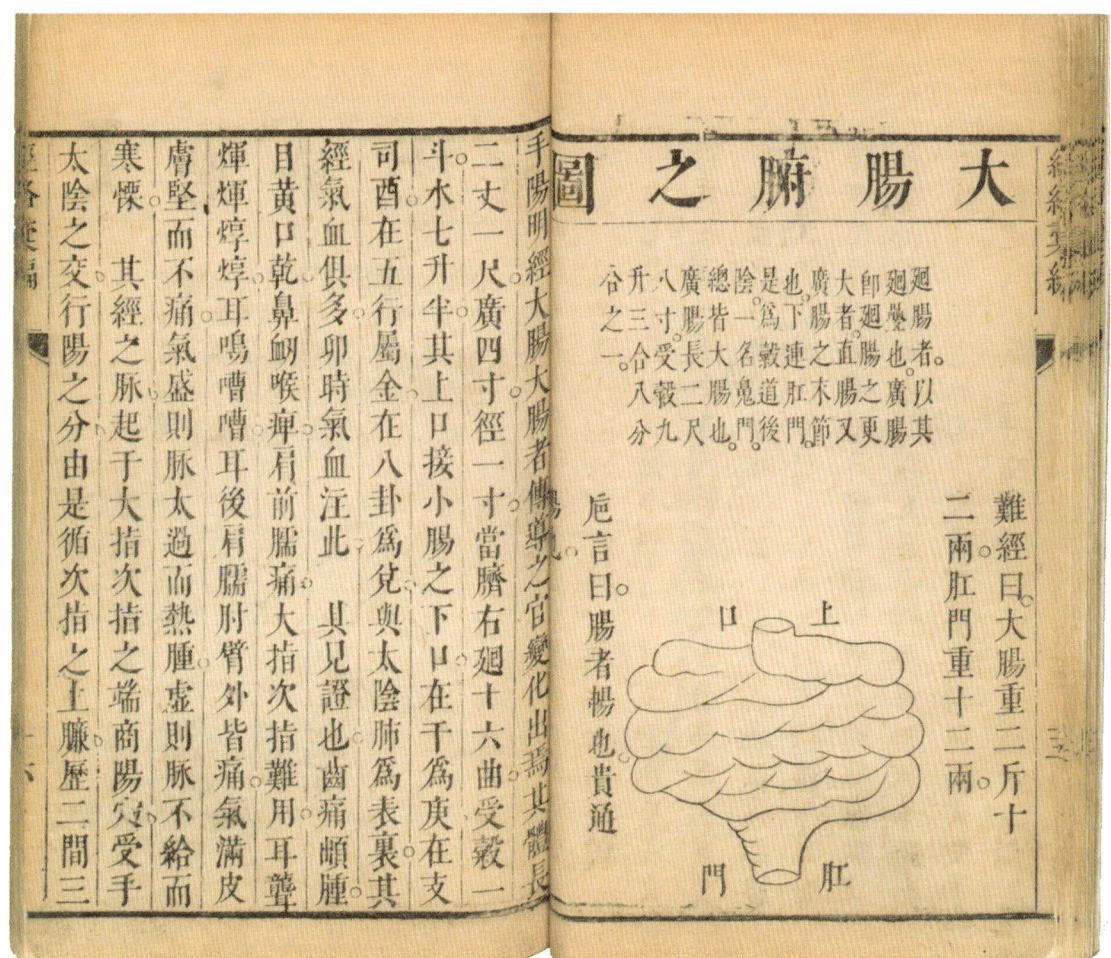

大肠腑之图（图见上）

回肠者，以其回叠也；广肠即回肠之更大者；直肠，又广肠之末节也，下连肛门，是为谷道、后阴，一名魄门，总皆大肠也。广肠长二尺八寸，受谷九升三合八分合之一。

《难经》曰：大肠重二斤十二两，肛门重十二两。

《卮言》曰：肠者畅也，贵通畅也。

手阳明经大肠，大肠者，传导之官，变化出焉。其体长二丈一尺，广四寸，径一寸，当脐右回十六曲，受谷一斗，水七升半，其上口接小肠之下口。在干为庚，在支司酉，在五行属金，在八卦为兑，与太阴肺为表里。其经气血俱多，卯时气血注此。其见证也，齿痛颊肿，目黄口干，鼻衄喉痹，肩前臑痛，大指次指难用，耳聋辉辉焞焞，耳鸣嘈嘈，耳后、肩臑、肘臂外皆痛。气满，皮肤坚而不痛；气盛，则脉太过而热肿；虚则脉不给而寒慄。其经之脉，起于大指次指之端商阳穴，受手太阴之交，行阳之分。由是循次指之上廉，历二间、三间以出合谷两骨之间，复上入阳溪两筋之中；自阳溪而上，循臂上廉之偏历、温溜、下廉、上廉、三里，入肘外廉之曲池，循臑外前廉，历肘髎、五里、臂臑，络手少阳之臑会，上肩至本经之肩髃，出肩髃之前廉，循巨骨上行，会督之大椎，由大椎而下，入足阳明之缺盆，循足阳明之外络，绕肺脏，复下膈，当胃经天枢之分会属于大肠；其支者，自缺盆上行于颈，循天鼎、扶突上贯于颊，入下齿缝中，由齿缝复出侠口两吻，相交于人中之内，左脉之右，右脉之左，上侠鼻孔，循禾髎、迎香，以交于足之阳明经，而由承泣、四白、巨髎、地仓至头维，又自头维而下行也。

释义

此言大肠经脉气之行，乃第二经也。大指次指者，手大指之次指，即第二指，名食指是也。肺经本出于大指，而大肠经则出于次指，兹言大指次指者，乃大指之次指，非言既出于大指，而又出于次指也。合谷者：本经穴也，俗名虎口。肩端两骨间为髃骨，臑会，手少阳三焦穴。名大柱①：督脉穴。名缺盆、天枢：胃经穴。名承泣、四白、巨髎、地仓、头维：足阳明经之穴名也。

大肠经诸穴歌

① 大柱：疑为"大椎"。

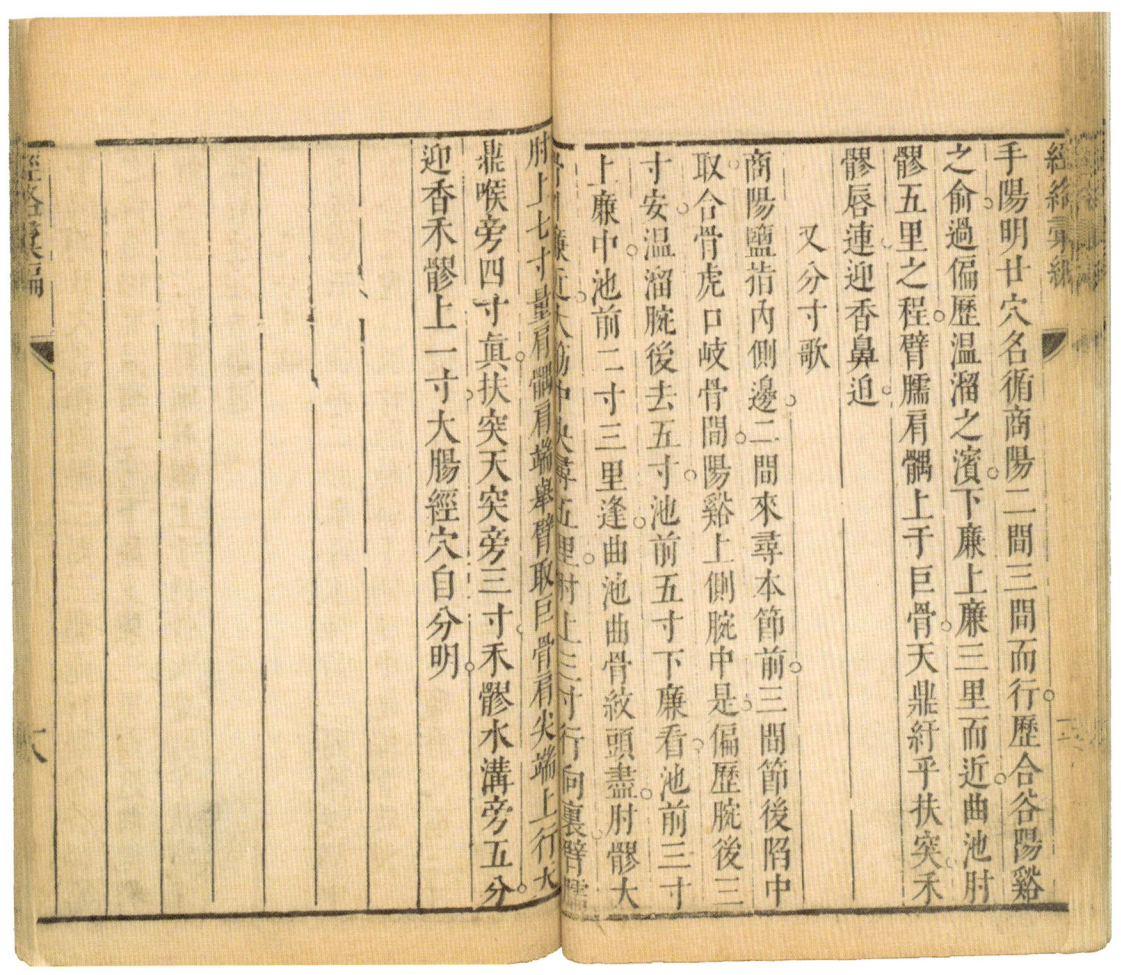

手阳明廿穴名，循商阳二间三间而行，历合谷阳溪之俞，过偏历、温溜之滨，下廉上廉三里而近，曲池肘髎五里之程，臂臑、肩髃上于巨骨，天鼎纡乎扶突，禾髎唇连，迎香鼻迫。

又分寸歌

商阳盐指[1]内侧边，二间来寻本节前，三间节后陷中取，合谷虎口岐骨间；
阳溪上侧腕中是，偏历腕后三寸安，温溜腕后去五寸，池前五寸下廉看，
池前三寸上廉中，池前二寸三里逢，曲池曲骨纹头尽，肘髎大骨外廉近；
大筋中央寻五里，肘上三寸行向里，臂臑肘上七寸量，肩髃肩端举臂取；
巨骨肩尖端上行，天鼎喉旁四寸真，扶突天突旁三寸，禾髎水沟旁五分，
迎香禾髎上一寸，大肠经穴自分明。

---

[1] 盐指：食指。

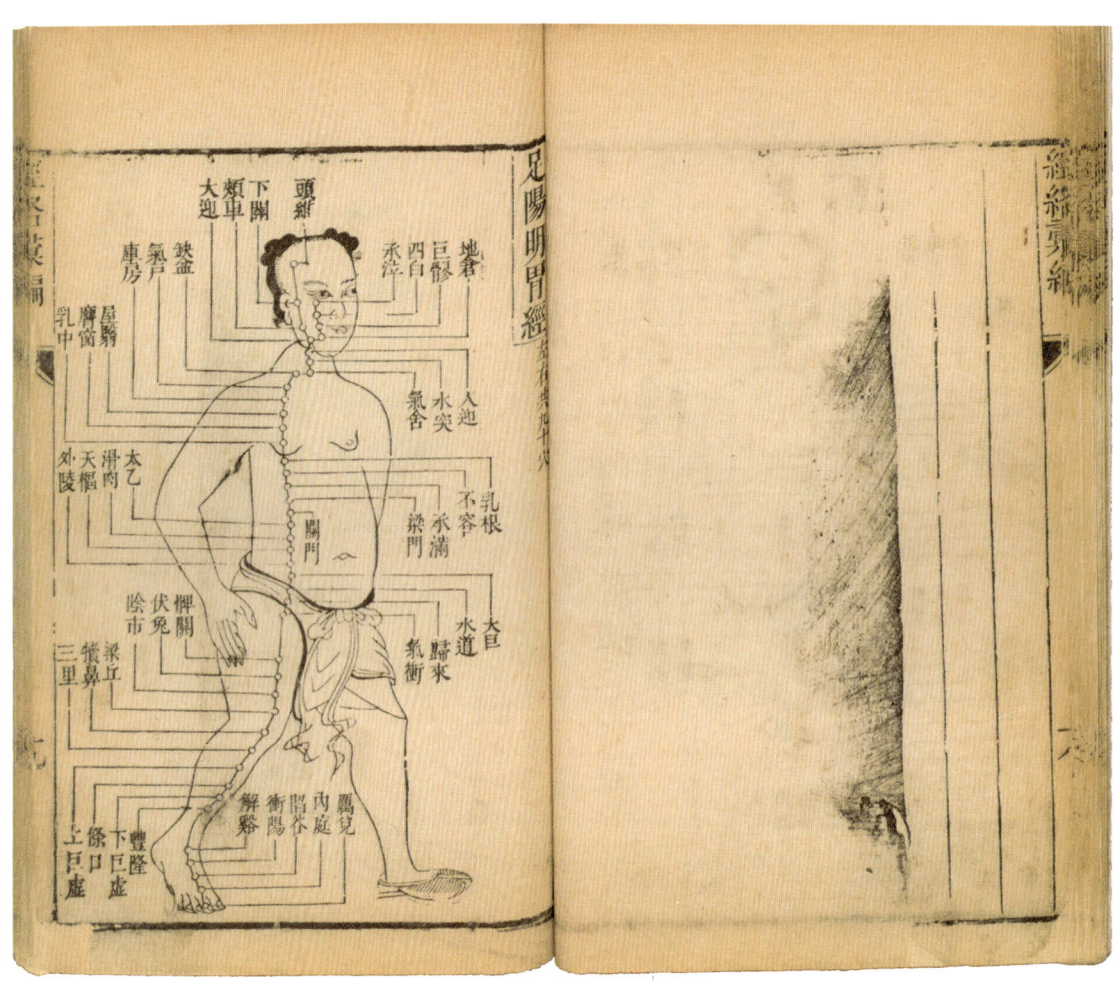

足阳明胃经（图见上）左右共九十穴

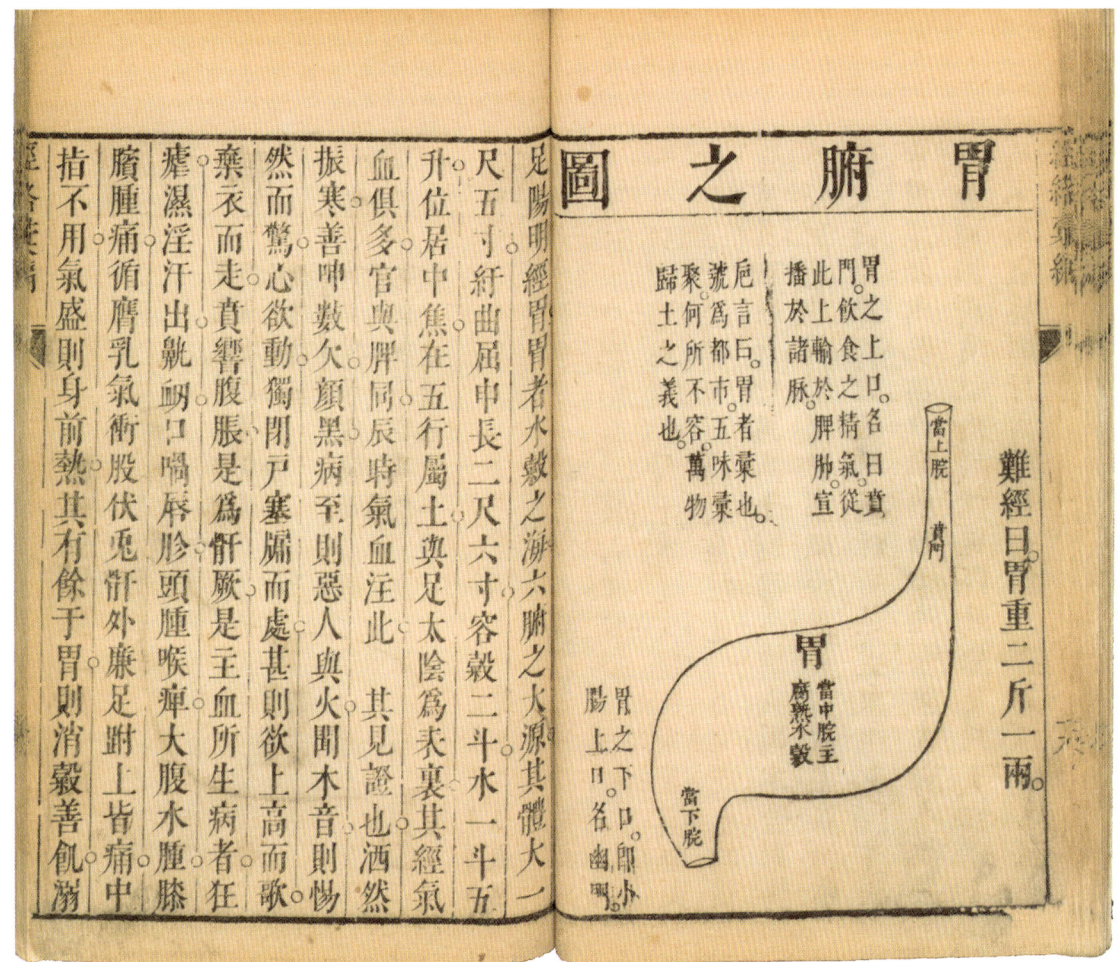

胃腑之图（图见上）

胃之上口，名曰贲门，饮食之精气，从此上输于脾、肺，宣播于诸脉。

《厄言》曰：胃者汇也，号为都市，五味汇聚，何所不容，万物归土之义也。

《难经》曰：胃重二斤一两。

胃之下口，即小肠上口，名幽门。

足阳明经胃，胃者，水谷之海，六腑之大源。其体大一尺五寸，纡曲屈申长二尺六寸，容谷二斗，水一斗五升，位居中焦。在五行属土，与足太阴为表里。其经气血俱多，官与脾同，辰时气血注此。

其见证也，洒然振寒，善呻数欠，颜黑，病至则恶人与火，闻木音，则惕然而惊，心欲动，独闭户塞牖而处，甚则欲上高而歌，弃衣而走，贲响腹胀，是为骭厥。是主血所生病者，狂疟，湿淫汗出，鼽衄，口㖞，唇胗，头肿喉痹，大腹水肿，膝膑肿痛，循膺乳、气冲、股伏兔、骭外廉、足跗上皆痛，中指不用。气盛则身前热，其有余于胃，则消谷善饥，溺色黄，气不足则色皆寒慄，胃中塞则胀满。其经之脉，受手阳明之交，起于鼻两旁手阳明之迎香穴。由是而上，左右交于额中，过足太阳睛明之分，下循鼻外，历本经承泣、四白、巨髎，入上齿缝中，复出循地仓，挟两口吻，环绕唇下，左右相交于承浆之分，由承浆循颐后之下廉，出大迎，循颊车，上耳前，过胆之客主人，循发际，会足少阳之悬厘、颔厌之分，循下关、头维，会于胆之悬颅，督之神庭；分支络，从大迎前，下人迎，循喉咙，历水突、气舍，入缺盆，行足少阴俞府之外，下膈当上脘、中脘之分，属胃络脾；于此分支，从缺盆下乳内廉，循气户、库房、屋翳、膺窗、乳中、乳根、不容、承满、梁门、关门、太乙、滑肉。下挟脐，历过天枢、外陵、大巨、水道、归来诸穴，入气冲中即气冲；其支行者，自属胃处起于胃之下口，循腹里，过足少阴育俞之外，本经之里，下至气冲，于前直行入气冲者相合。自此而行髀关，抵伏兔、历阴市、梁丘，下入膝膑中；于此又分正支，经犊鼻，下循胻外之三里、上巨虚、条口、下巨虚、丰隆、解溪，下足附之冲阳、陷谷，入中指外间之内庭，至历兑而终。其抽支自膝下三寸，循三里穴之外；别行而下入中指外间，与前入内庭、历兑正支合。又一小支自附上冲阳穴，别行入大指间，斜出足厥阴行间穴之外，循大指下出其端，以交于足之太阴经，由隐白、大都、太白、公孙、商丘而上行也。

释义

此言胃经脉气之行，乃第三经也。额鼻茎也，山根为頞。腮下为颔，颔中为颐。腮前为发际，发际为额颅。股内为髀，髀前膝上起肉处为伏兔，后为髀关。挟膝筋中为膑，胫骨为骬，足面为跗。睛明：足太阳穴名。迎香，大肠穴名。客主人悬厘、颔厌、悬颅：足少阳穴名。俞府、育俞：足少阴穴名。承浆、上脘、中脘：任脉穴名。行间：足厥阴穴名。神庭，督脉穴名。隐白、大都、太白、公孙、商丘：足太阴穴名。頞音卢，髀音比，膑音宾，跗音抚，骬音斯。

胃经诸穴歌

足阳明四十五，自承泣四白而数，巨髎有地仓之积，大迎来颊车之伙；下关头维以人迎，水突气舍与缺盆，气户兮库房屋翳，膺窗兮乳中乳根，不容承满，梁门关门，太乙滑肉，天枢外陵；大巨从水道归来，气冲入髀关之境，伏兔至阴市梁丘，犊鼻自三里而行；上巨虚兮即上廉条口，下巨虚兮即下廉丰隆，解溪冲阳入陷谷，下内庭厉兑而终。

又分寸歌

胃之经兮足阳明，承泣目下七分寻，四白目下方一寸，巨髎鼻孔旁八分，
地仓夹物四分近。大迎颔下寸三中，颊车耳下八分穴，下关耳前动脉行，
头维神庭旁四五神庭，督脉穴，在中行发际上五分，头维去神庭四寸五分。
人迎喉旁寸五真，水突筋前迎下在，气舍突下穴相乘气舍，在水突下，
缺盆舍下横骨内，各去中行寸半明。气户璇玑旁四寸，至乳六寸又四分，
库房屋翳膺窗近，乳中正在乳头心。次有乳根出乳下，各一寸六不相侵自气户至乳根六穴，
上下相去各一寸六分，去中行任脉各四寸，
却去中行须四寸，以前穴道与君陈。不容巨阙旁三寸巨阙，任脉穴，脐上六寸五分，
却行幽门寸五新幽门，肾经穴，巨阙旁一寸五分，在胃经、任脉二脉之中，
其下承满与梁门，关门太乙滑肉门，上下一寸无多少，共去中行三寸中。
天枢脐旁二寸间，枢下一寸外陵安，枢下二寸大巨穴，枢下四寸水道全，
枢下六寸归来好，共去中行二寸边。气冲鼠鼷上一寸鼠鼷，横骨尽处，
又去中行四寸专，髀关膝上有尺二，伏兔膝上六寸是，阴市膝上方三寸，
梁丘膝上二寸记。膝膑陷中犊鼻存，膝下三寸三里至，膝下六寸上廉穴，
膝下七寸条口味，膝下八寸下廉看。膝下九寸丰隆系，却是踝上八寸量。
比那下廉

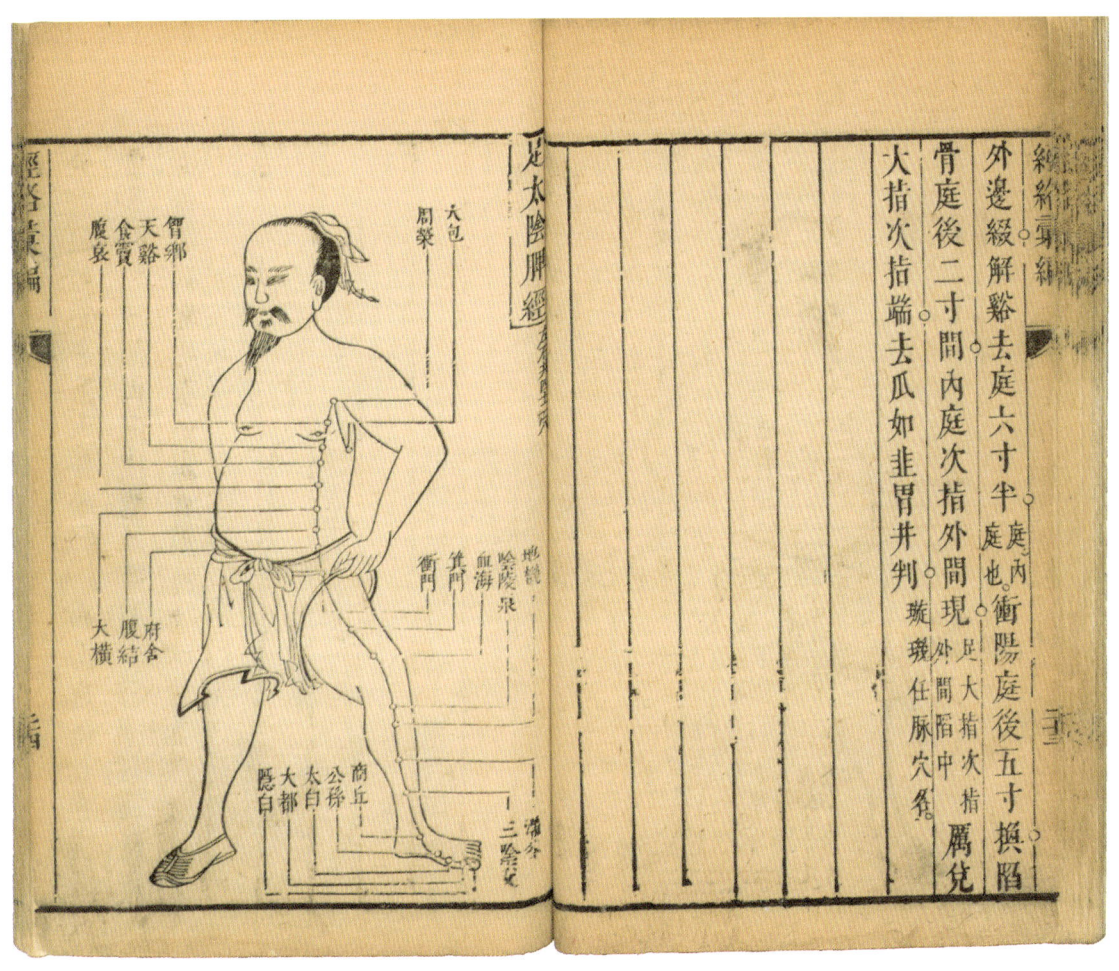

外边缀，解溪去庭六寸半庭，内庭也，冲阳庭后五寸换，陷骨庭后二寸间，

内庭次指外间现足大指次指外间陷中，厉兑大指次指端，去爪如韭胃井判璇玑，任脉穴名。

足太阴脾经（图见上）左右共四十二穴

脾脏之图（图见上）

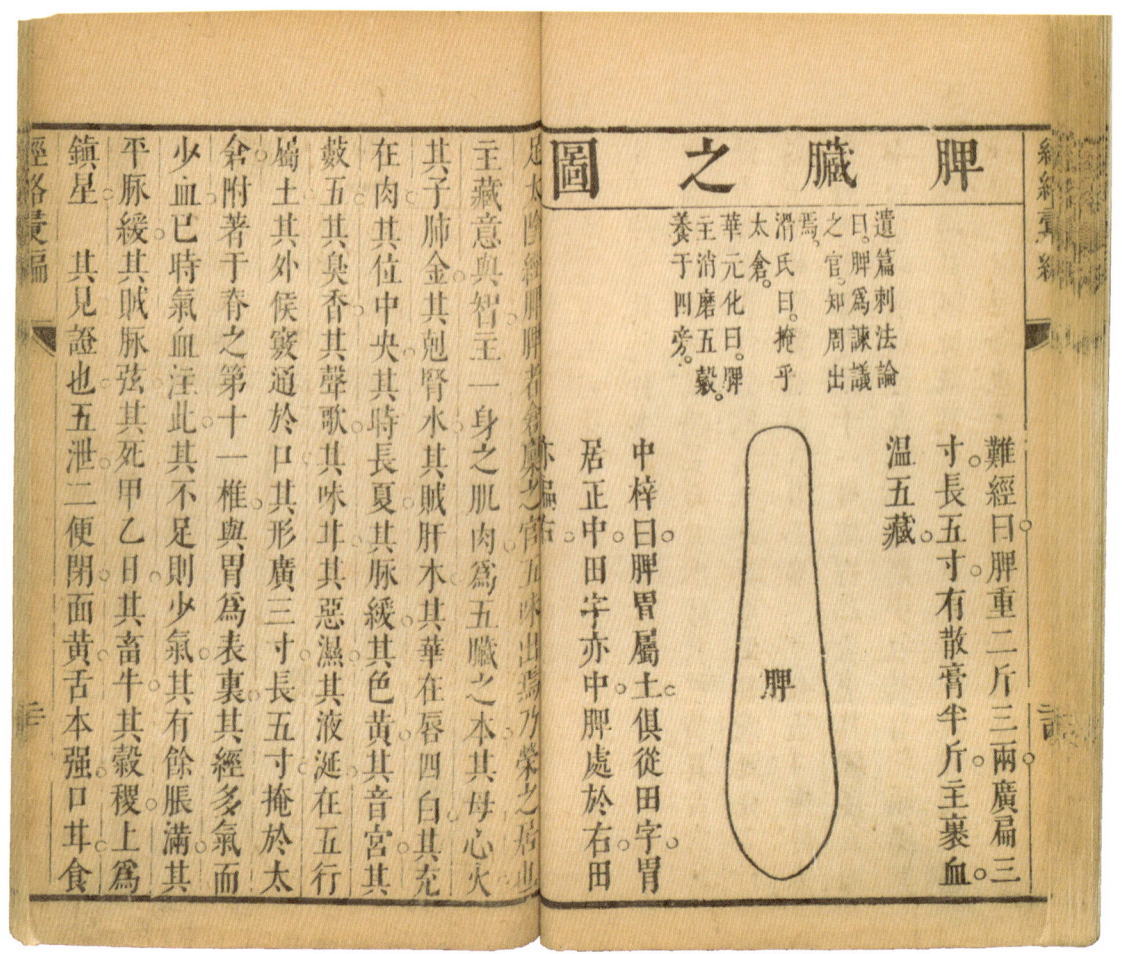

《遗篇·刺法论》曰：脾为谏议之官，知周出焉。滑氏曰：掩乎太仓。华元化曰：脾主消磨五谷，养于四旁。

《难经》曰：脾重二斤三两，广扁三寸，长五寸，有散膏半斤，主裹血，温五藏。

中梓曰：脾胃属土，俱从田字，胃居正中，田字亦中，脾处于右，田亦偏右。

足太阴经脾，脾者，仓禀之官，五味出焉，乃荣之居也。主藏意与智，主一身之肌肉，为五脏之本。其母心火，其子肺金。其克肾水，其贼肝木。其华在唇四白，其充在肉。其位中央，其时长夏，其脉缓，其色黄，其音宫，其数五，其臭香，其声歌，其味甘，其恶湿，其液涎。在五行属土。其外候窍通于口，其形广三寸，长五寸，掩于太仓，附着于脊之第十一椎，与胃为表里。其经多气而少血，巳时气血注此。其不足则少气，其有余胀满。其平脉缓，其贼脉弦。其死甲乙日。其畜牛，其谷稷，上为镇星。其见证也，五泄，二便闭，面黄，舌本强，口甘，食则呕，胃脘痛，腹胀肠鸣，善噫善饥；后出余气则快，身体四肢倦怠，食不下咽，烦心，心下急痛，寒疟，溏瘕泄，水闭，黄疸，不能卧，强立，股膝内肿，足大指不为用。饮食劳倦则伤脾。实则梦欢歌快乐，虚则梦饮食相争。思伤脾，怒胜思，湿伤肉，风胜湿，甘伤肉，酸胜甘。甘走肉，肉病毋多食甘。多食酸，则肉胝䐢而唇揭。其经之脉，起于足大指之端隐白穴，受足阳明之交。由是循大指内侧白肉际大都穴，过核骨后，历太白、公孙、商丘，上内踝前廉之三阴交，上腨内，循胻骨后之漏谷，上行二寸，交出足厥阴中都穴之前，至地机、阴陵泉；自阴陵泉上循膝骨内之前廉，血海、箕门迤逦入腹，经冲门、府舍，会任脉之中极、关元，复循腹结、大横，会任脉之下脘；历腹哀，过足少阳之日月，足厥阴之期门，复循本经腹哀之里，下至任之中脘、下脘之际，属脾而络于胃。再由腹哀上膈，循食窦、天溪、胸乡、周荣，由周荣外，曲折向下至大包，由大包外曲折向上，会于肺之中府，上行交胃经人迎穴之里，挟咽连舌，散舌本而终；其支者，循腹哀行至胃部，会任脉之中脘外，上膈，注于任之膻中之里，而交于手少阴心经，又自极泉而下行也。

释义

此言脾经脉气之行，乃第四经也。核骨：一作覈骨，俗名孤拐。足跟后两旁起骨为踝骨，腓腹为腨，髀内为股，脐上为腹。咽以咽物，为胃之系。舌本：舌根也。中都、期门：足厥阴肝经穴名。中极、关元：任脉穴名。日月：足少阳胆经穴名。中府：手太阴肺经穴名。人迎：足阳明胃经穴名。

脾经诸穴歌

足太阴脾中洲，二十一穴太白游，赴大都兮瞻太白，访公孙兮至商丘，越三阴之交而漏谷地机，可即步阴陵之泉，而血海箕门是求，入冲门兮府舍轩豁，解腹结兮大横优游。腹哀食窦兮，接天溪而同派；胸乡周荣兮，缀大包而如钩。

又分寸歌

大指端内侧隐白，节后陷中求大都，太白内侧核骨下，节后一寸公孙呼。

商丘内踝微前陷，踝上三寸三阴交，踝上六寸漏谷是，踝上五寸地机朝。

膝下内侧阴陵泉，血海膝膑上内廉，箕门穴在鱼腹取，动脉应手越筋间。

冲门期下尺五分期门，肝经穴，巨阙旁四寸五分；巨阙，任脉穴，脐上六寸五分，府舍期下九寸看，腹结期下六寸入，大横期

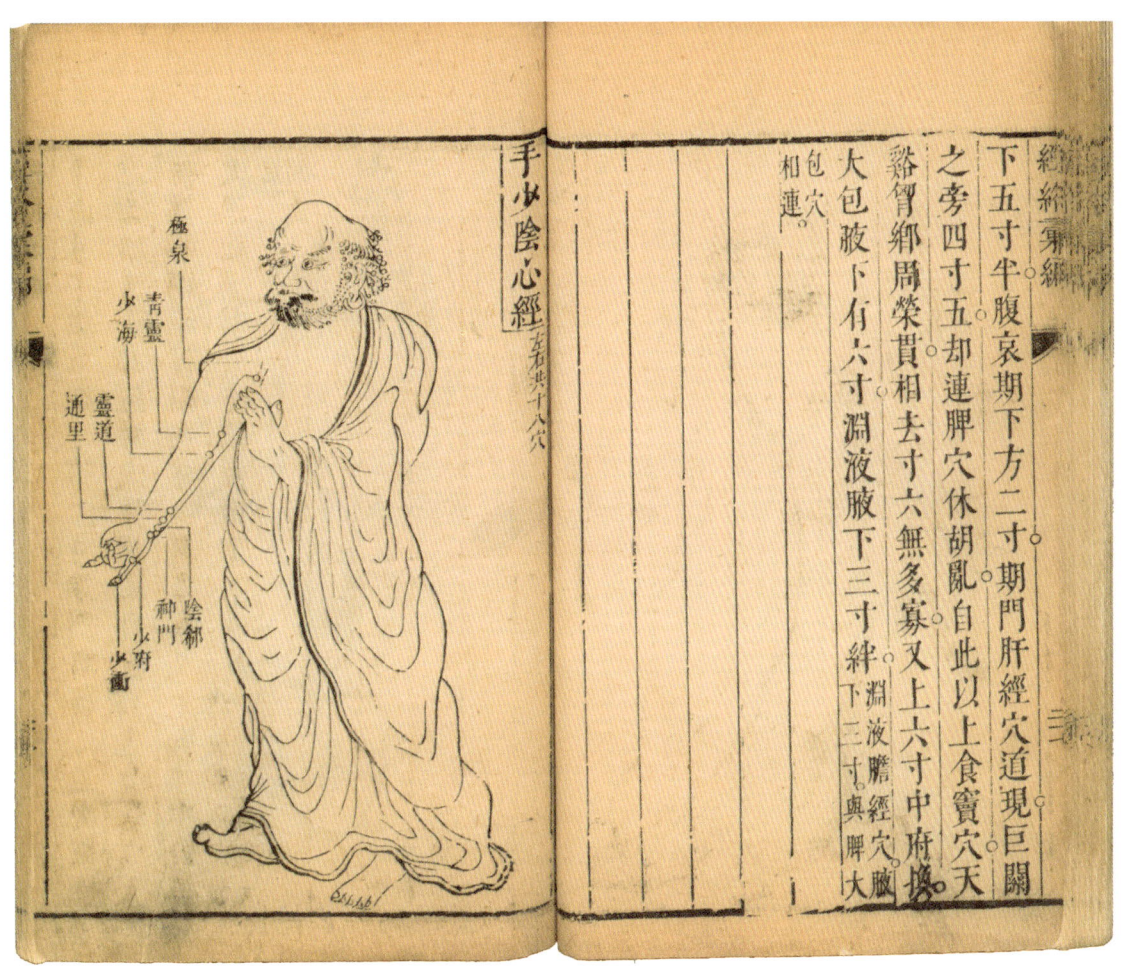

下五寸半。

腹哀期下方二寸，期门肝经穴道现，巨阙之旁四寸五，却连脾穴休胡乱。

自此以上食窦穴，天溪胸乡周荣贯，相去寸六无多寡，又上六寸中府换，

大包腋下有六寸，渊液腋下三寸绊渊液，胆经穴，腋下三寸，与脾大包穴相连。

手少阴心经（图见上）左右共十八穴

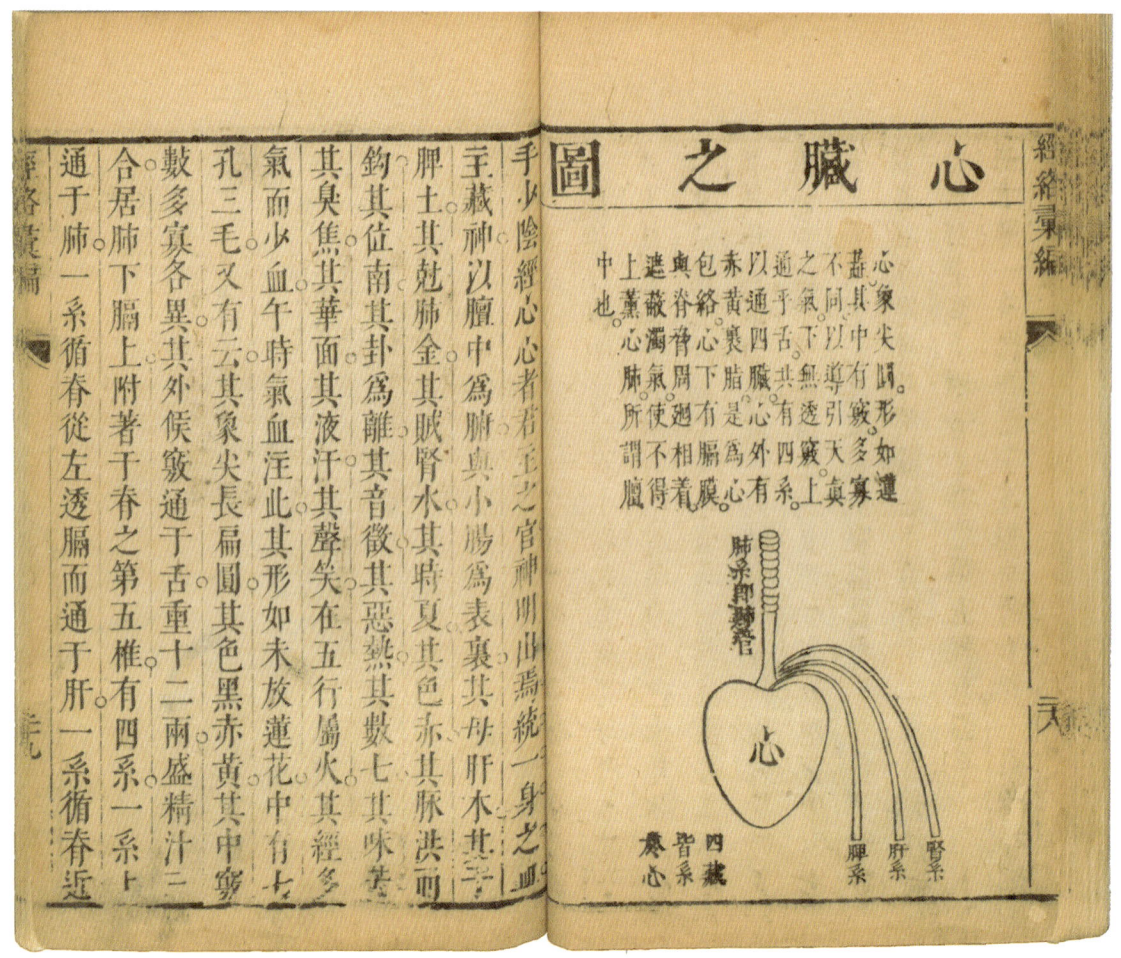

心脏之图

心象尖圆,形如莲蕊,其中有窍,多寡不同,以导引天真之气。下无透窍,上通乎舌,共有四系,以通四脏。心外有赤黄裹脂,是为心包络,心下有膈膜,与脊胁周回相着,遮蔽浊气,使不得上熏心肺,所谓膻中也。

手少阴经心,心者,君主之官,神明出焉。统一身之血,主藏神,以膻中为腑,与小肠为表里。其母肝木,其子脾土。其克肺金,其贼肾水。其时夏,其色赤,其脉洪而钩,其位南,其卦为离,其音徵,其恶热,其数七,其味苦,其臭焦。其华面,其液汗,其声笑。在五行属火。其经多气而少血,午时气血注此。其形如未放莲花,中有七孔三毛。

又有云:其象尖长扁圆,其色黑赤黄,其中窍数多寡各异。其外候窍通于舌,重十二两,盛精汁三合,居肺下膈上,附着于脊之第五椎,有四系:一系上通于肺;一系循脊从左透膈而通于肝;一系循脊近右而透于脾；一系入肺两大叶间，由肺叶而下，曲折后向，正连脊膂细络，贯脊髓，与肾相通。于七节之间，而诸脏系皆于此而通于心，而心亦于是而通于诸脏。其不足则忧，其有余则笑不休。其平脉洪，其贼脉沉。其死壬癸日。其畜羊，其谷黍。上为荧惑星。其见证也，消渴，两肾内痛，后廉腰背痛，浸淫善笑，善惊善忘，上咳吐，下气泄，眩仆身热，腹痛而悲。忧愁思虑则伤心。实则梦忧惊恐怖，虚则梦烟火焰明。喜伤心，恐胜喜；热伤气，寒胜热；苦伤气，酸胜苦。苦走血，血病毋多食苦。多食咸，则脉凝位而变色。□经之脉，受足太阴之交，起于心中，循任脉之外，属心系下膈，当脐二寸之分，而络小肠；其支者，从心系上挟咽，系目；其直者，复从心系直上，至肺脏之分，出循腋下，抵极泉；自极泉下循臑内后廉，行手太阴、心主两经之后，历青灵穴，下肘内廉，抵少海，手腕下踝为兑骨。自少海而下，循臂内廉，循历灵道、通里，至掌兑骨之端，循阴郄、神门，入掌内廉至少府，循小指端之少冲穴而终，以交于手太阳经。又由少泽、前谷、后溪而上行也。

释义

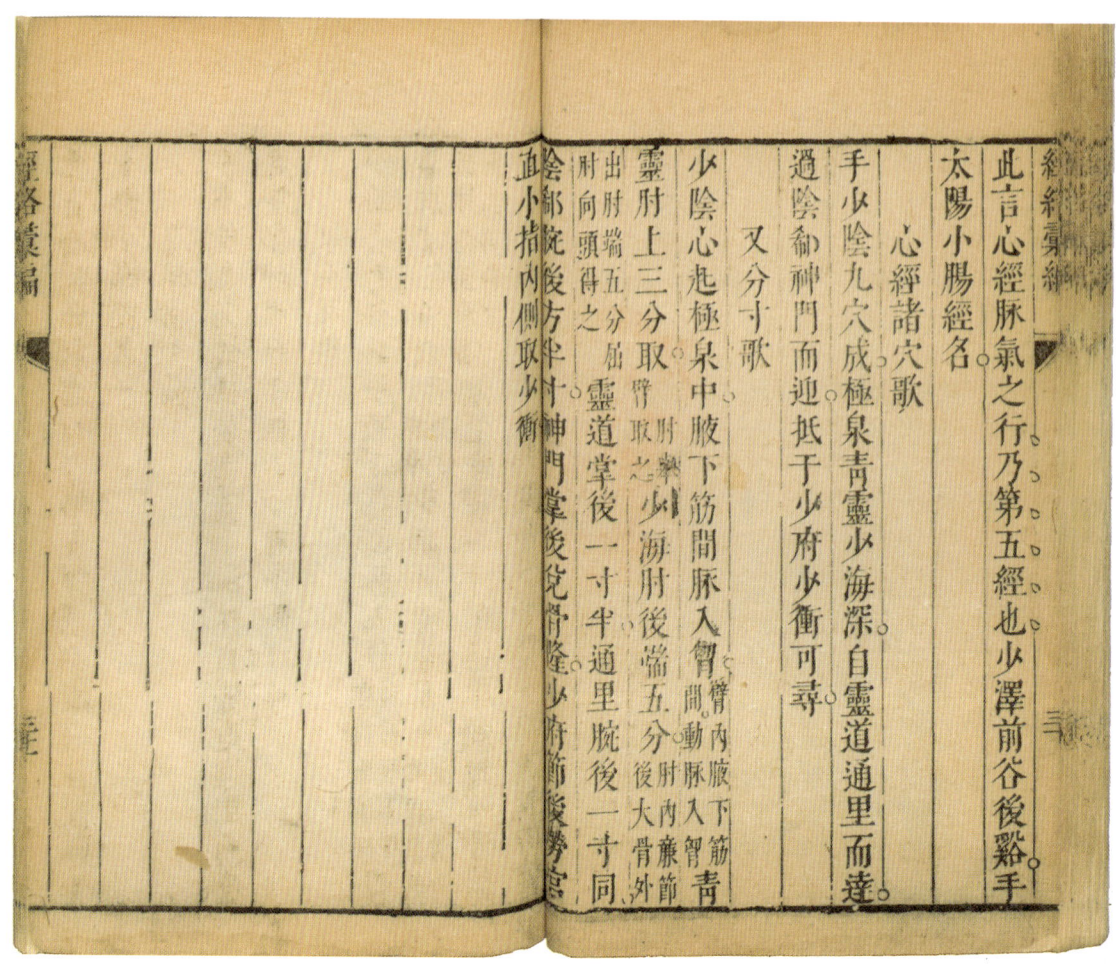

此言心经脉气之行，乃第五经也。少泽、前谷、后溪：手太阳小肠经名。

心经诸穴歌

手少阴九穴成，极泉青灵少海深，自灵道通里而达，过阴郄、神门而迎，抵于少府少冲可寻。

又分寸歌

少阴心起极泉中，腋下筋间脉入胸臂内腋下筋间，动脉入胸，青灵肘上三分取肘举臂取之，少海肘后端五分肘内廉节后大骨外，出肘端五分，屈肘向头得之，灵道掌后一寸半，通里腕后一寸同，阴郄腕后方半寸，神门掌后兑骨隆，少府节后劳宫直，小指内侧取少冲。

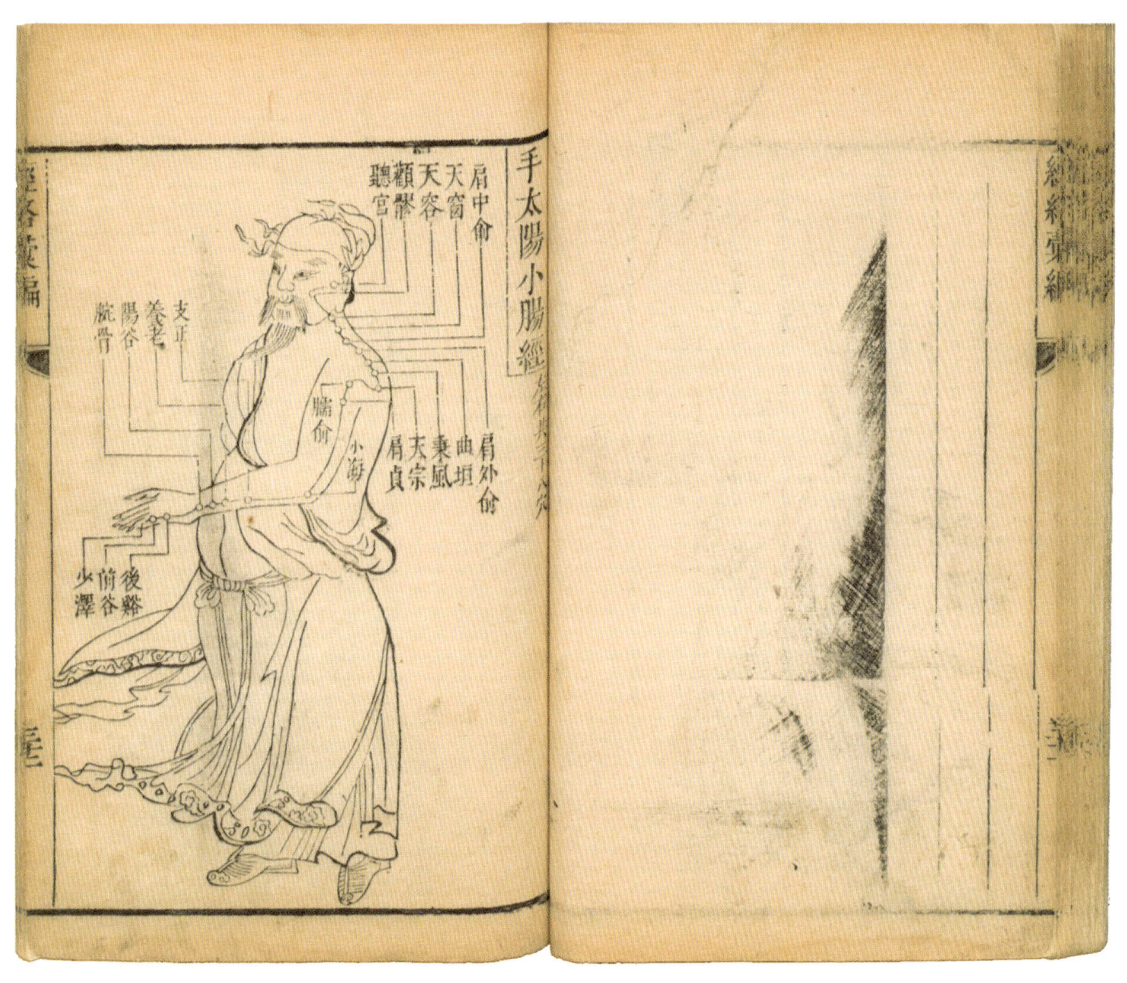

手太阳小肠经（图见上）左右共三十八穴

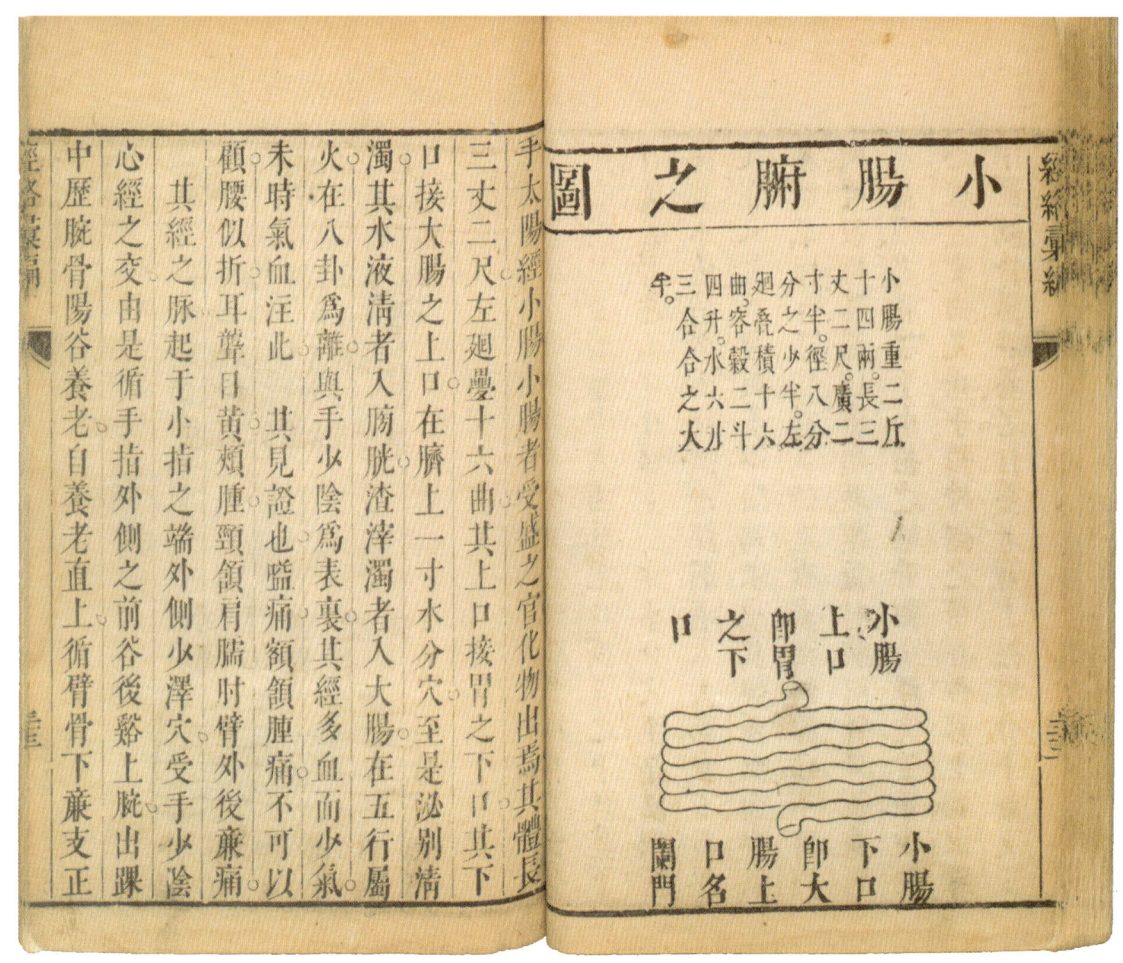

小肠腑之图（图见上）

小肠重二斤十四两，长三丈二尺，广二寸半，径八分分之少半，左回叠积十六曲，容谷二斗四升，水六升三合合之大半。

手太阳经小肠，小肠者，受盛之官，化物出焉。其体长三丈二尺，左回叠十六曲。其上口接胃之下口，其下口接大肠之上口，在脐上一寸水分穴，至是泌别清浊；其水液清者入膀胱，渣滓浊者入大肠。在五行属火，在八卦为离，与手少阴为表里。其经多血而少气，未时气血注此。其见证也，嗌痛，颔颊肿痛，不可以顾，腰似折，耳聋目黄，颊肿，颈、颔、肩、臑、肘、臂外后廉痛。

其经之脉，起于小指之端外侧少泽穴，受手少阴心经之交。由是循手指外侧之前谷、后溪上腕，出踝中，历腕骨、阳谷、养老；自养老直上，循臂骨下廉支正穴，出肘内侧两筋之间，历小海穴，上循臑外后廉，行手阳明、少阳之外，出肩解，绕肩胛上肩，循肩贞、臑俞、天宗、秉风、曲垣、肩外俞、肩中俞诸穴，上会于督之大椎，分左右相交于两肩之上；由此入足阳明之缺盆，循肩向腋下行，当任脉膻中之分，络心，循胃系下膈，过任之上脘、中脘，抵胃下行任脉之外，当脐上二寸之分，属小肠；其支者，从胃之缺盆，循颈之天窗、天容，上颊抵颧髎，上至目外角之锐眦，过足少阳之瞳子髎，却入耳中，循听宫而终；其支者，别循颊上䪼，抵鼻，至目内眦睛明穴，以斜络于颧，而交于足之太阳经。足太阳起睛明、通天，自通天斜行，左右相交于巅上之百会，分支而下行也。

释义

此言小肠经脉气之行，乃第六经也。臂骨尽处为腕，腕下兑骨为踝，脊两旁为膂，膂上两角为肩解，肩解片骨为肩胛，手阳明大肠，少阳三焦之外两经脉行隧道之外也。目外角为锐眦，目下为䪼，目内角为内眦。缺盆：足阳明胃经穴名。膻中、上脘、中脘：俱任脉穴名。大椎：督脉穴名。瞳子髎：足少阳胆经穴名。

小肠经诸穴歌

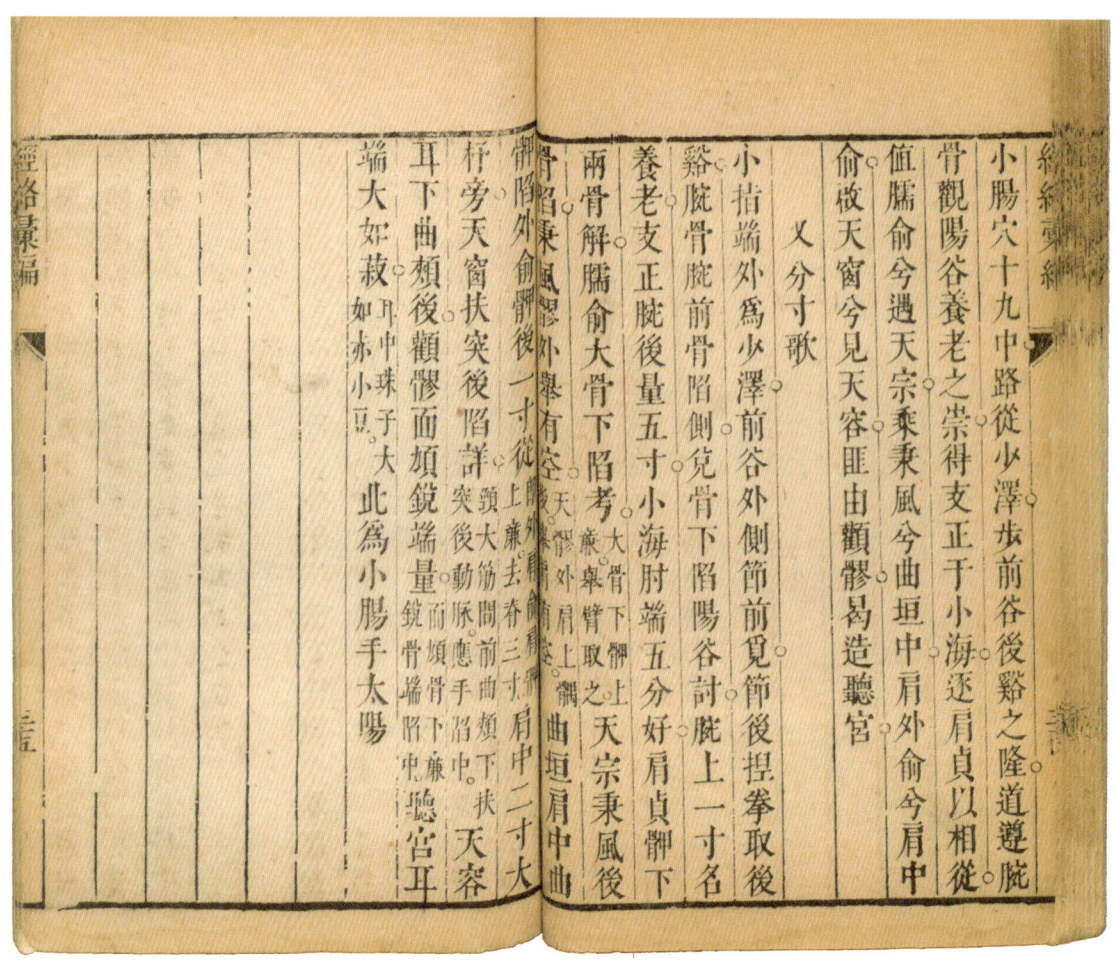

小肠穴十九，中路从少泽，步前谷后溪之隆，道遵腕骨，观阳谷养老之崇，得支正于小海，逐肩贞以相从。值臑俞兮遇天宗，乘秉风兮曲垣中，肩外俞兮肩中俞，启天窗兮见天容，匪由颧髎，曷造听宫。

又分寸歌

小指端外为少泽，前谷外侧节前觅，节后捏拳取后溪，腕骨腕前骨陷侧。

兑骨下陷阳谷讨，腕上一寸名养老，支正腕后量五寸，小海肘端五分好。

肩贞胛下两骨解，臑俞大骨下陷考大骨下，胛上廉，举臂取之，

天宗秉风后骨陷，秉风髎外举有空天髎外，肩上髃后，举臂有空，

曲垣肩中曲胛陷，外俞胛后一寸从即外肩俞，肩胛上廉，去脊三寸。

肩中二寸大杼旁，天窗扶突后陷详颈大筋间前，曲颊下扶突后动脉，应手陷中，

天容耳下曲颊后，颧髎面颊锐端量面颊骨下廉，锐骨端陷中，

听宫耳端大如菽耳中珠子，大如赤小豆，此为小肠手太阳。

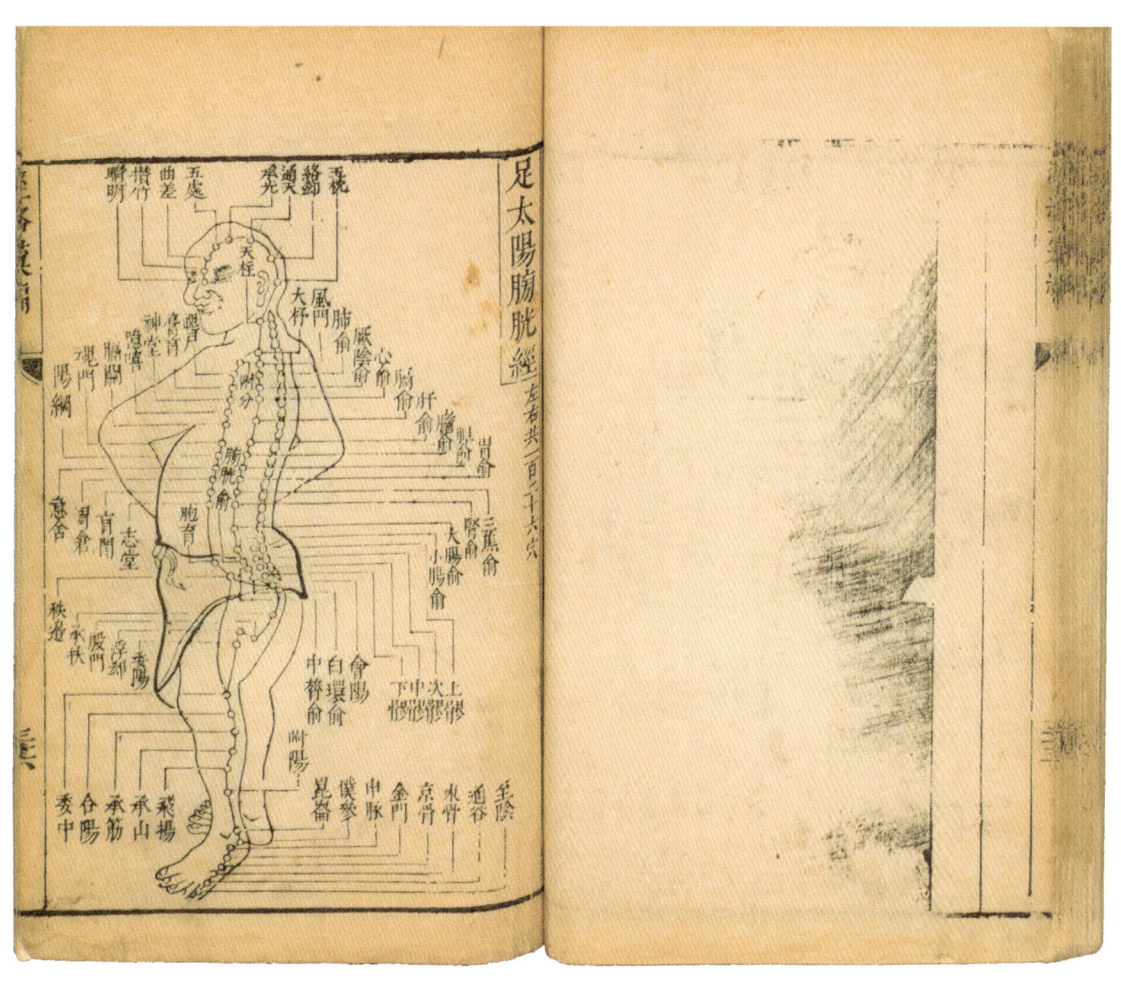

足太阳膀胱经（图见上）左右共一百二十六穴

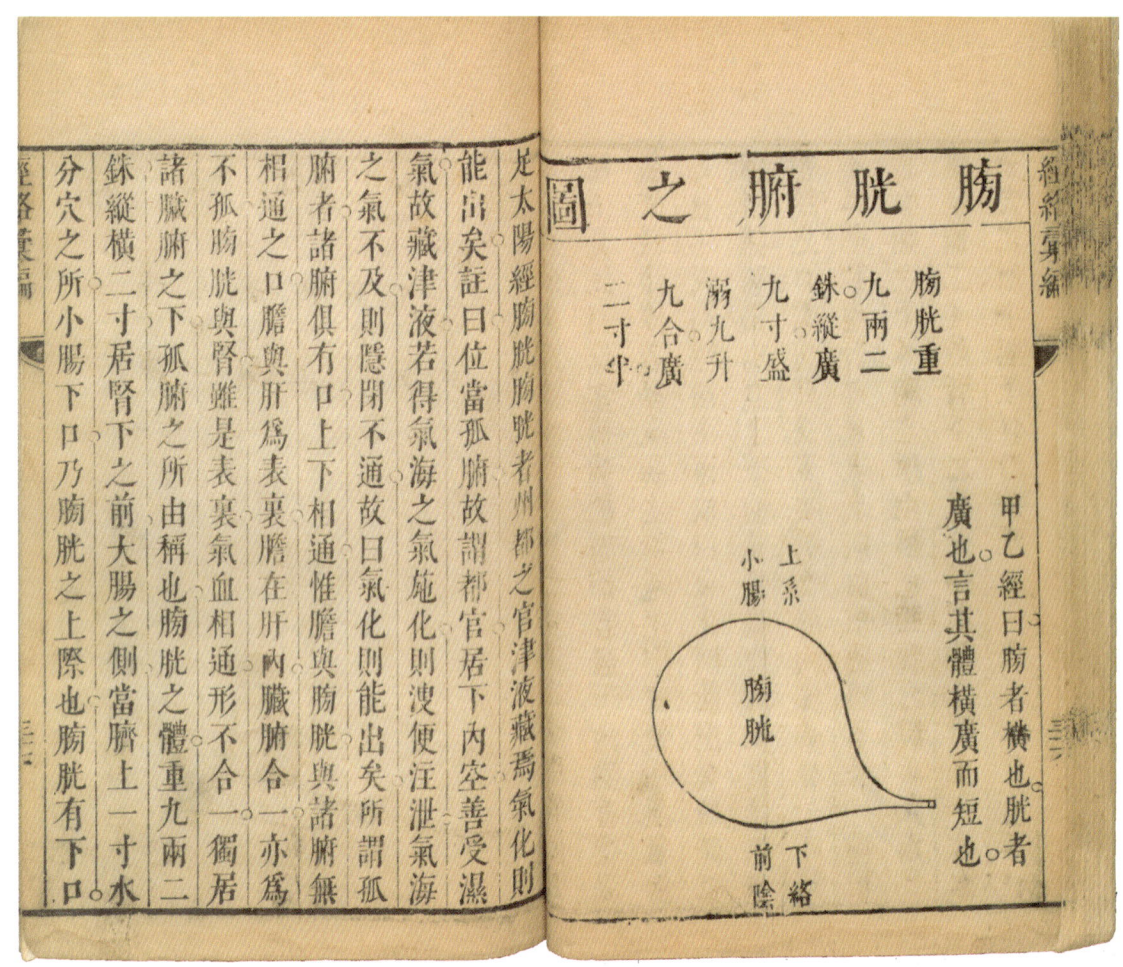

膀胱腑之图（图见上）

膀胱重九两二铢，纵广九寸，盛溺九升九合，广二寸半。

《甲乙经》曰：膀者，横也；胱者，广也，言其体横广而短也。

足太阳经膀胱，膀胱者，州都之官，津液藏焉，气化则能出矣。注曰：位当孤腑，故谓都官。居下内空，善受湿气，故藏津液，若得气海之气施化，则溲便注泄，气海之气不及，则隐闭不通，故曰气化则能出矣。所谓孤腑者，诸腑俱有口，上下相通，惟胆与膀胱与诸腑无相通之口。胆与肝为表里，胆在肝内，脏腑合一，亦为不孤。膀胱与肾，虽是表里，气血相通，形不合一，独居诸脏腑之下，孤腑之所由称也。膀胱之体，重九两二铢，纵横二寸，居肾下之前，大肠之侧，当脐上一寸水分穴之所。小肠下口，乃膀胱之上际也。膀胱有下口，无上口，实与小肠无口相接，惟有脂膜相联。其脂膜包裹膀胱，如绵球之状，其脂膜与脾之大络，各脏腑之脂膜，俱相联，所以谓脾之湿气，亦能渗入膀胱，而化为溺。但不若脂膜中之络系，上通于小肠之下口，大肠之上口，相交会处而为阑门者，阑约水谷，清浊从此泌别。浊之浊者，传入大肠；浊之清者，由脂膜之络系渗入膀胱。膀胱实无上口，所谓有上口者，非也，方书有云：饮食之味，气入于胃，禀脾之运化，而胥为湿气，若炊甑然。熏蒸布濩，充拓于郭廓之内。其轻清者，上而为荣血，为清气，为津液；其剽悍者，为卫气。浊中浊者，传入小肠、大肠而为屎；浊中清者，渗入膀胱而为溺。未入之先，尚是湿气，既入始化而成溺，一管直达前阴而出矣。又有精管，循腰脊，绕大肠之右，而同出于前阴，但精管在溺管之下，至玉茎龟头，挽归一口。其经多血而少气，申时气血注此。其见证也，头苦痛，目似脱，头两边痛，泪出，脐反出，下肿，便脓血，肌肉痿，项似拔，小腹胀，按之欲小便不得。

其经之脉，起于目内眦睛明穴，受手太阳之交也，上额循攒竹，过督之神庭，历曲差、五处、承光、通天。自通天斜行，左右相交于巅上督脉之百会，由此分一支抵耳上角,过足少阳之率谷、浮白、窍阴,散养于诸经;其直者,由通天穴,循络郄、玉枕入络脑,复出下项抵天柱,自天柱而下,通督之大椎、陶道,却循肩膊内,挟脊两旁,相去各一寸半下行,历大杼、风门、肺俞、厥阴俞、心俞、膈俞、肝俞、胆俞、脾俞、胃俞、三焦俞、肾俞、大肠俞、小肠俞、膀胱俞、中膂俞、白环俞,由是抵腰中,入循膂,络肾属膀胱;由腰中又分支,循腰髁,下挟脊,历上髎、次髎、中髎、下髎,出会阳,下贯臀,至承秩①、殷门、浮郄、委阳,入腘中之委中穴;又一正支,自天柱而下,从膊左右别行,下贯胛膂,历附分、魄户、膏肓、神堂、譩嘻、膈关、魂门、阳纲、意舍、胃仓、肓门、志室、胞肓、秩边,下历尻臀,过足阳明之髀枢,循髀外后廉,髀骨之里,承扶之外一寸五分之间而下,与前之入腘者相合;正支者下行,循合阳下贯腨内,历承筋、承山、飞扬、附阳,出外踝后之昆仑、仆参、申脉、金门,循京骨、束骨、通谷,至小指外侧端之至阴穴,以交于足少阴之经,由涌泉、然谷而上行也。

释义

此言足太阳经膀胱脉气之行,乃第七经也。目大角为内眦,发际前为额,脑上为巅顶也。脑:头髓也。脑后

① 承秩:应为"承扶"。

为项，肩后之下为肩髆，椎骨为脊，尻上横骨为腰，挟脊为膂。臀，尻也。挟腰髋骨两旁为机，机后为臀，腓腹上、膝后曲处为腘即俗云腿腕也，腘内为腨①，即挟脊肉也。股外为髀，捷骨之下为胛，揰腓肠为腨。神庭、百会、大椎、陶道皆督脉穴名。分水：任脉穴名。率谷、浮白、窍阴：足少阳胆经穴名。髆音博，膂音旅，臀音屯，腘音国，胛音甲，腨音踹。

膀胱经诸穴歌

足太阳六十三，睛明攒竹诣曲差五处之乡，承光通天见络郄玉枕之行。天柱高兮大抒抵，风门开兮肺俞当，厥阴心膈之会，肝胆脾胃之藏。三焦肾兮大肠小肠，膀胱俞兮中膂白环，自从大抒至此，去脊中寸半之间。又有上次中下四髎，在腰四空以和调，会阳居尻尾之旁尻尾，任脉穴名，吾背二行始了。仍上二椎旁附分二椎下两旁，去脊中三寸，二椎旁魄户膏肓，并四椎而过神堂。噫嘻兮膈关魂门，阳纲意舍兮胃仓肓门，志室胞肓②背以秩边而分。承扶浮郄与委阳，殷门委中而合阳。至承筋与承山，到飞扬与附阳，会昆仑仆参申脉，探金门京骨之场，由束骨而通谷，抵小指外至阴之门。

又分寸歌

足太阳膀胱经，目内眦角始睛明，眉头陷中攒竹取，

①腨：应为"䐃"。
②肓：应为"育"。

曲差发际上五分。
　　五处发上一寸是，承光发上二寸半，通天络郄玉枕穴，相去寸五调匀看。
　　玉枕夹脑一寸三，入发二寸枕[1]骨见，天柱项后发际中，大筋外廉陷中献。
　　自此夹脊开寸五，第一大杼二风门，三椎肺俞厥阴四，心俞五椎之下论。
　　膈七肝九十胆俞，十一脾俞十二胃，十三三焦十四肾，大肠十六之下椎[2]，
　　小肠十八膀十九，中膂内俞二十椎，白环二十一[3]下当白环俞即腰俞，以上诸穴可排之。
　　更有上次中下髎，一二三四腰空好，会阳阴尾尻骨旁，背部二行诸穴了。
　　又从脊上开三寸，第二椎下为附分，三椎魄户四膏肓，第五椎下神堂尊，
　　第六噫嘻膈关七，第九魂门阳纲十，十一意舍之穴存，十二胃仓穴巳分，
　　十三肓门端正在，十四志室不须论，十九胞肓廿秩边，背部三行诸穴匀。
　　又从臀下阴纹[4]取，承扶居于陷中主，浮郄扶下方六分，委阳扶下寸六数。
　　殷门扶下六寸长，腘中外廉两筋乡，委中膝腘约纹里，此下三寸寻合阳，
　　承筋脚跗上七寸，穴在腨肠之中央，承山腨下分肉间，外踝七寸上飞扬，
　　附阳外踝上三寸，昆仑外跟陷中央，仆参亦在踝骨下，申脉踝下五分张，
　　金门申脉下一寸，京骨外侧骨际量，束骨本节后陷中，通谷节前陷

① 枕：原作"腕"，据《十四经穴歌》改。
② 椎：《十四经穴歌》作"推"，又长。
③ 一：原作"椎"，据《十四经穴歌》改。
④ 纹：原作"攻"，据《十四经穴歌》改。

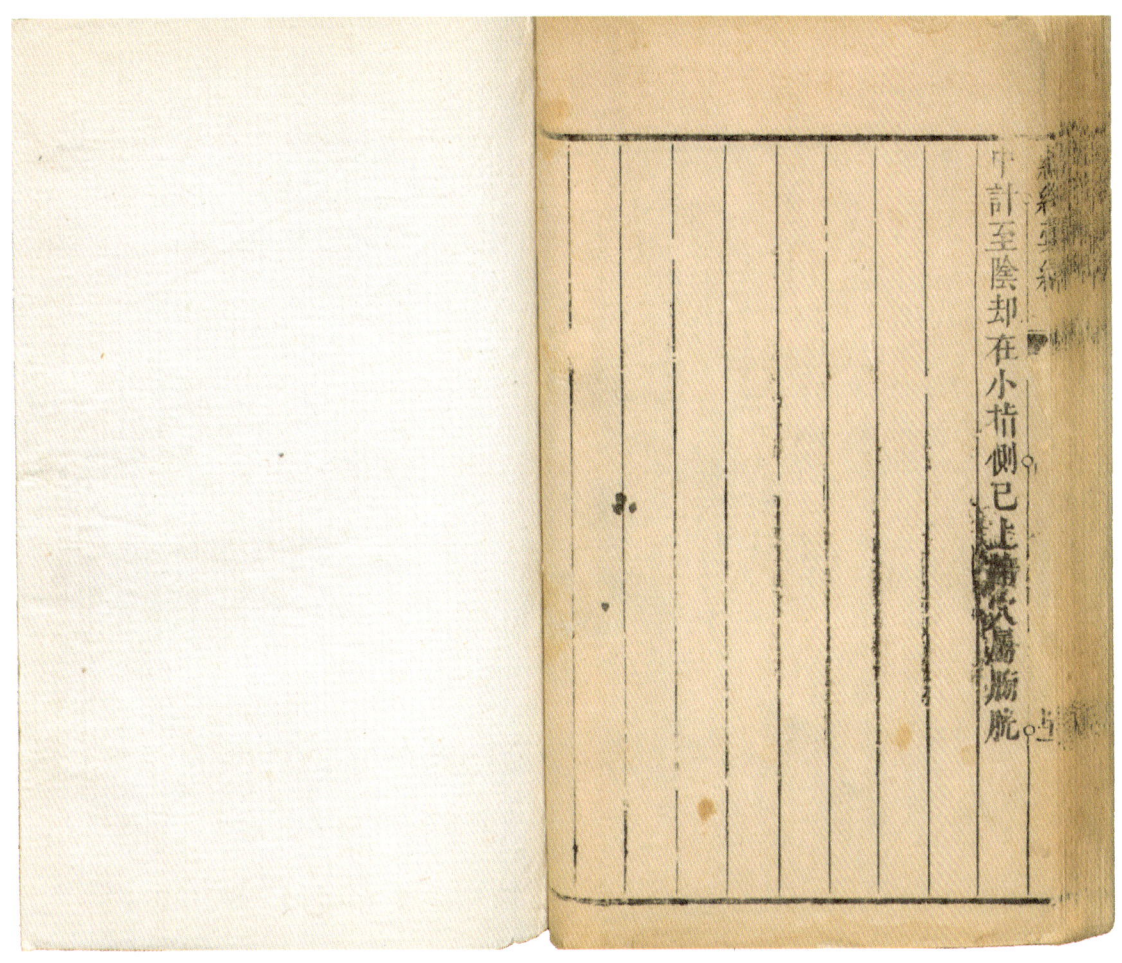

中计,至阴却在小指侧,以上诸穴属膀胱。

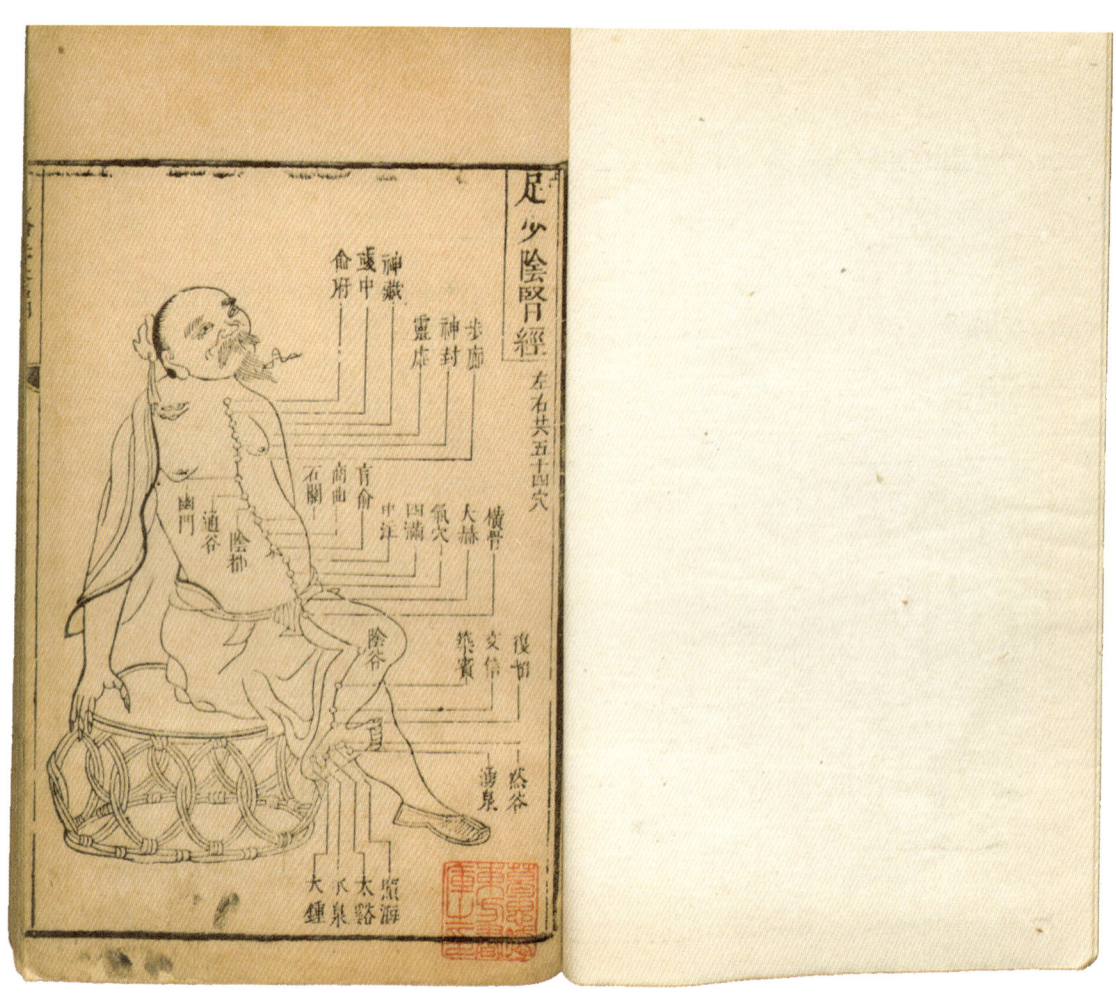

足少阴肾经（图见上）左右共五十四穴

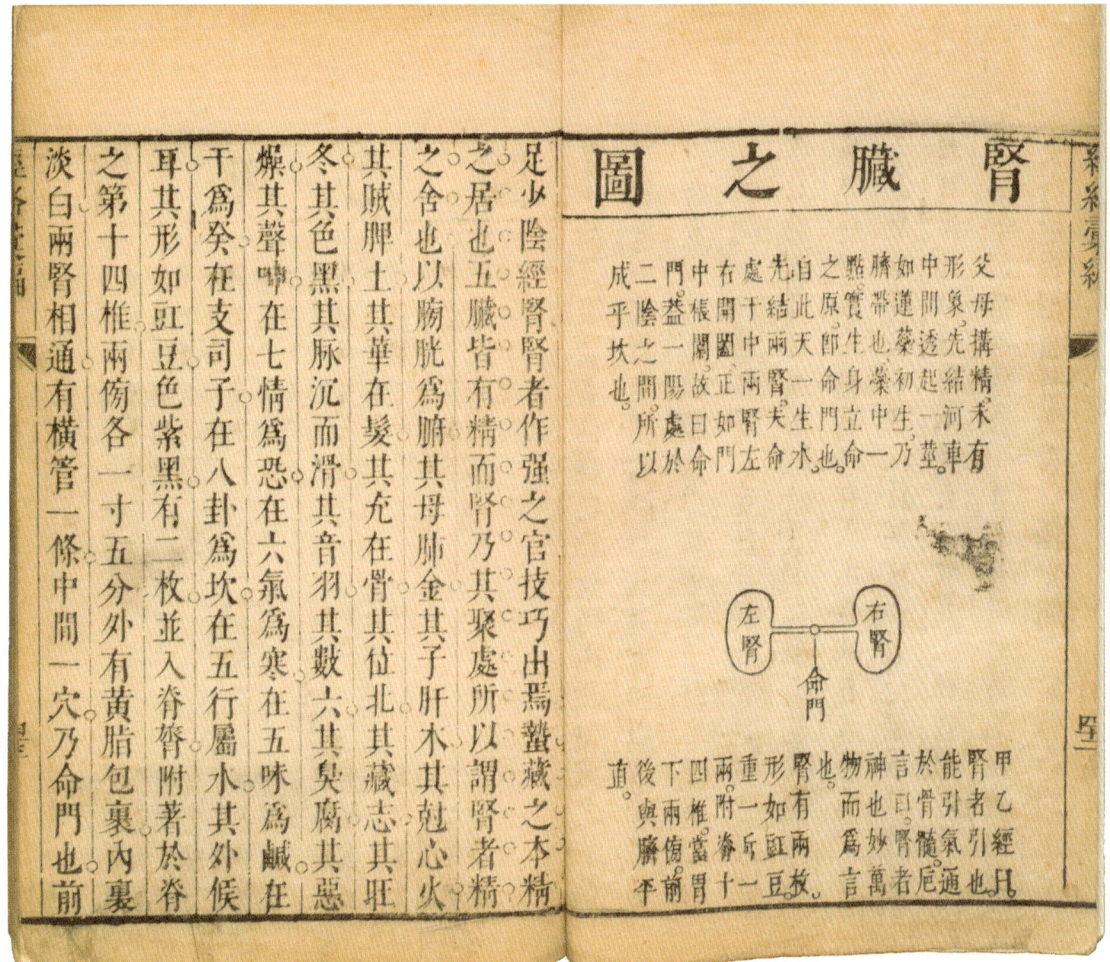

肾脏之图（图见上）

父母媾精，未有形象，先结河车，中间透起一茎，如莲蕊初生，乃脐带也。蕊中一点，实生身立命之原，即命门也。自此天一生水，先结两肾。夫命处于中，两肾左右开合，正如门中枨阑，故曰命门，盖一阳处于二阴之间，所以成乎坎也。

《甲乙经》曰：肾者引也，能引气通于骨髓。《卮言》曰：肾者神也，妙万物而为言也。

肾有两枚，形如豇豆，重一斤一两，附脊十四椎，当胃下两旁，前后与脐平直。

足少阴经肾，肾者，作强之官，技巧出焉，蛰藏之本，精之居也。五脏皆有精，而肾乃其聚处，所以谓肾者，精之舍也，以膀胱为腑。其母肺金，其子肝木。其克心火，其贼脾土。其华在发，其充在骨。其位北，其藏志，其旺冬，其色黑，其脉沉而滑，其音羽，其数六，其臭腐，其恶燥，其声呻。在七情为恐，在六气为寒，在五味为咸，在干为癸，在支司子，在八卦为坎，在五行属水。其外候耳。其形如豇豆，色紫黑，有二枚，并入脊膂，附着于脊之第十四椎，两旁各一寸五分，外有黄脂包裹，内里淡白，两肾相通，有横管一条，中间一穴，乃命门也，前与脐平。其经多气而少血，酉时气血注此。其不足则厥，其有余则肠泄。其平脉沉，其贼脉缓。其死戊己日。其畜彘，其谷豆，上为辰星。其见证也，面如漆，眇中清，面黑如炭，口渴舌干，咽肿干痛，咳唾多血，胸中满，大小腹痛，大便难，脐、左胁下、背、肩、髀间痛，饥不欲食，心悬如饥，腹大胫肿，咳嗽，脊臀股后痛，脐下气逆，小腹急痛泄，足痿厥，下肿，足胕寒而逆，肠癖，阴下湿，四指黑，手指青厥，足下热，嗜卧，坐而欲起，冻疮下痢，善思善恐，四肢不收，四肢不举。久坐湿地，强力入水则伤肾。实则梦腰脊解软，虚则梦涉水恐惧。恐伤肾，思胜恐；寒伤血，燥胜寒；咸伤血，甘胜咸。咸走骨，骨病毋多食咸，多食甘则骨疼痛而齿落。其经之脉，受足太阳膀胱经之交，起于足小指之下，斜趋足心之涌泉穴。由涌泉转出足内踝前，起大骨下然谷之下，循内踝之后太溪，别入跟中之大钟、照海、水泉，循内踝，行厥阴、太阴两经之后，历本经复溜、交信穴，过足太阴脾经之三阴交，上腨内，循筑宾，出腘内廉，抵阴谷；由阴谷上股内后廉，贯脊会督脉之长强，环出于前，循本经横骨、大赫、气穴、四满、中注、肓俞，当肓俞之所，脐之左右，属肾下脐，过任脉之关元、中极而络膀胱；其直者，从肓俞属肾之所上行，循商曲、石关、阴都、通谷等穴，贯肝，上循幽门，上膈，历步廊，入肺[1]；循本经神封、灵墟、神藏、或中、俞府而上循喉咙，并足阳明胃经之人迎，挟舌本而终；其支者，自神藏别出绕心注胸，会任之膻中，以交于手厥阴心包络之经，自天池、天泉而下行也。

释义

此言肾经脉气之行，乃第八经也。趋：向也。跟：足根也。三阴交：脾经穴名。长强：督脉穴名。关元、中极：任脉穴名。人迎：胃经穴名。膻中：任脉穴名。厥阴、太阴之后，照厥阴、太阴二经之图穴循行之路对看则明。

肾经诸穴歌

少阴肾经廿七，涌泉然谷太溪位，大钟照海通水泉，复溜交信筑宾连。阳谷横骨与大赫，气穴四满中注垣，肓俞商曲石关位，阴都通谷幽门缠，步廊神封灵墟位，神藏或中俞府全。

又分寸歌

足掌心中是涌泉，然谷踝下一寸前内踝前一寸，太溪踝后跟骨上，大钟跟后踵中边足跟后踵中，大骨上两筋门也。

水泉溪下一寸觅，照海踝下四寸真，复溜踝上前二寸，交信

---

① 肺：原作"币"，据《十四经发挥》卷中改。

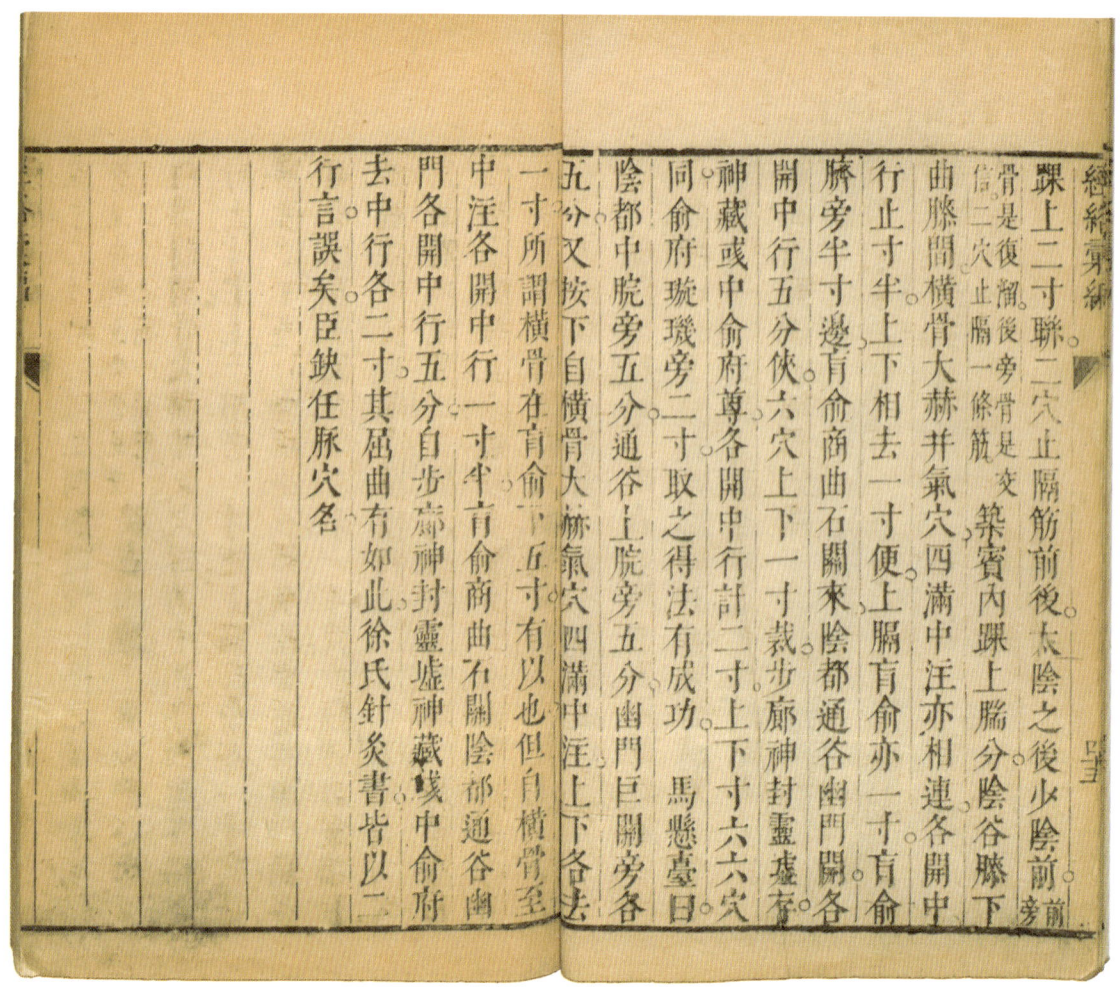

踝上二寸联,

二穴止隔筋前后,太阴之后少阴前前旁骨是复溜,后旁骨是交信,二穴止隔一条筋。

筑宾内踝上腨分,阴谷膝下曲膝间,横骨大赫并气穴,四满中注亦相连,

各开中行止寸半,上下相去一寸便。上隔肓俞亦一寸,肓俞脐旁半寸边,

肓俞商曲石关来,阴都通谷幽门开,各开中行五分侠,六穴上下一寸裁。

步廊神封灵墟存,神藏或中俞府尊,各开中行计二寸,上下寸六六穴同,

俞府璇玑旁二寸,取之得法有成功。

马玄台曰:阴都,中脘旁五分。通谷,上脘旁五分。幽门,巨阙旁各五分。又按:下自横骨、大赫、气穴、四满、中注,上下各去一寸,所谓横骨在肓俞下五寸,有以也。但自横骨至中注各开中行一寸半,肓俞、商曲、石关、阴都、通谷、幽门,各开中行五分,自步廊、神封、灵墟、神藏、或中、俞府,去中行各二寸,其屈曲有如此。《徐氏针灸书》皆以二行言,误矣。臣缺[1],任脉穴名。

---

[1] 臣缺:应为"神阙"。

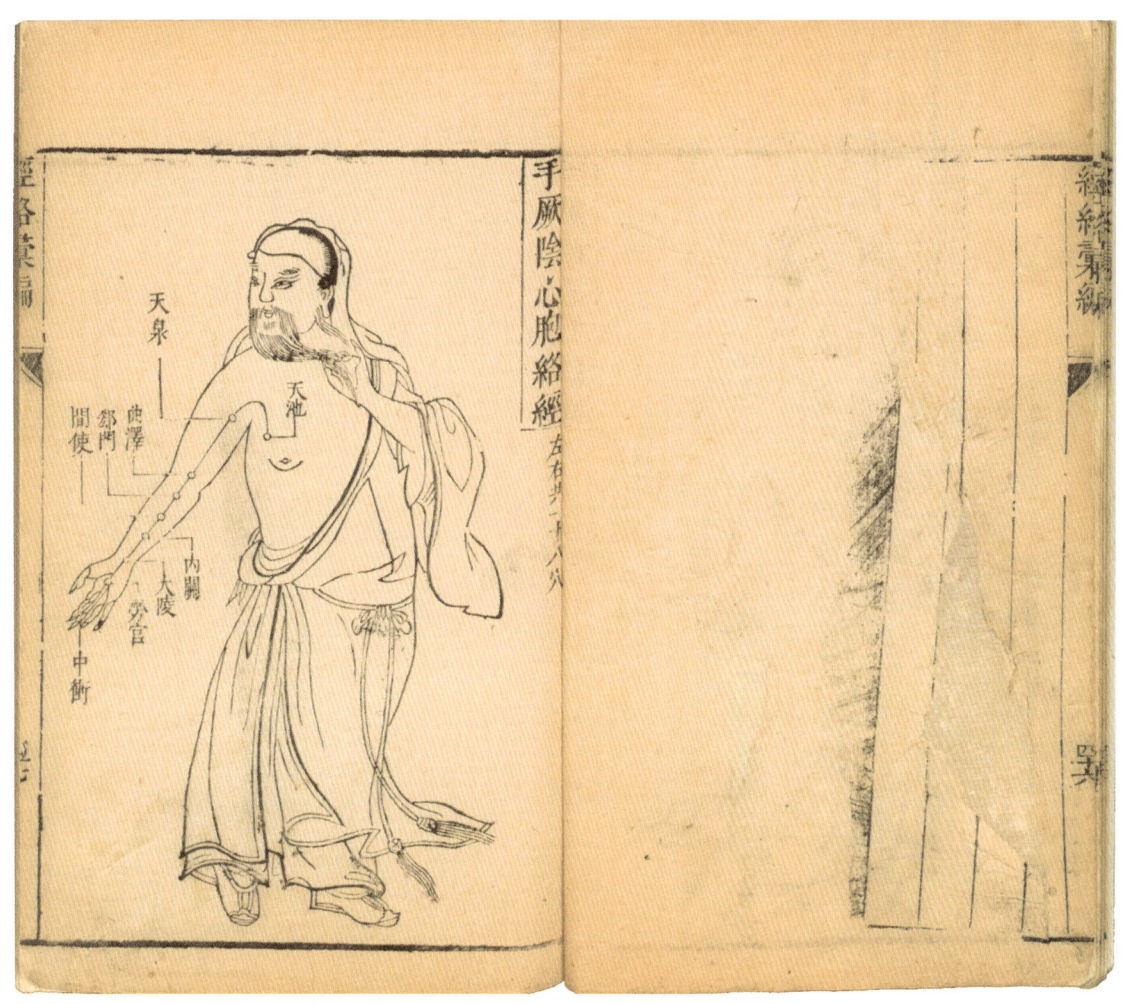

手厥阴心包络经（图见上）左右共一十八穴

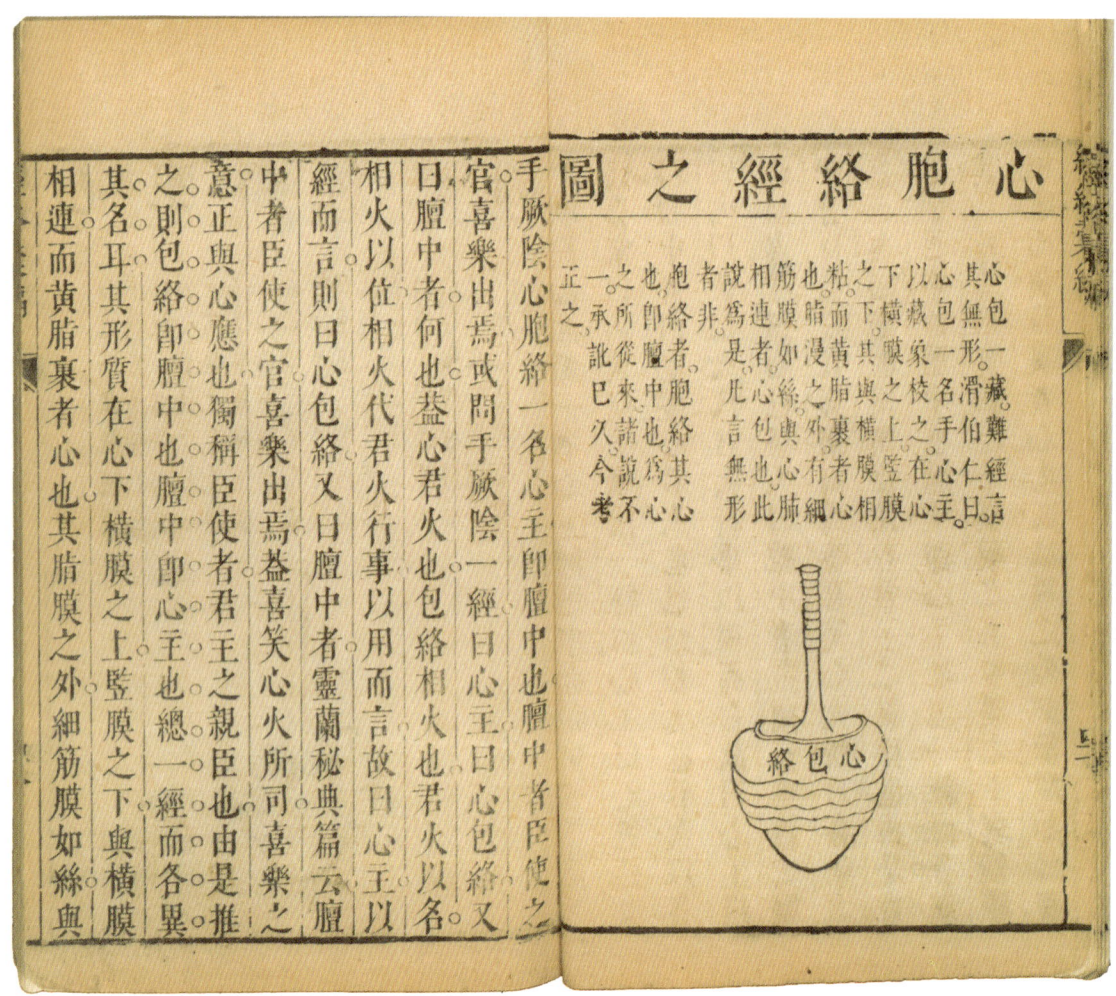

心胞络经之图（图见上）

心包一藏，《难经》言其无形。滑伯仁曰：心包，一名手心主。以藏象校之，在心下横膜之上，竖膜之下。其与横膜相粘，而黄脂裹者，心也。脂膜之外，有细筋膜如丝，与心肺相连者，心包也。此说为是，凡言无形者非。

胞络者，胞络其心也，即膻中也，为心之所从来，诸说不一，承讹已久，今考正之。

手厥阴心胞络，一名心主，即膻中也。膻中者，臣使之官，喜乐出焉。或问手厥阴一经，曰心主，曰心包络，又曰膻中者，何也？盖心，君火也；包络，相火也。君火以名，相火以位，相火代君火行事。以用而言，故曰心主，以经而言，则曰心包络。又曰膻中者，《灵兰秘典篇》云：膻中者臣使之官，喜乐出焉。盖喜笑心火所司，喜乐之意，正与心应也。独称臣使者，君主之亲臣也。由是推之，则包络即膻中也，膻中即心主也，总一经而各异。其名耳。其形质在心下横膜之上，竖膜之下，与横膜相连，而黄脂裹者，心也；其脂膜之外，细筋膜如丝，与心肺相连者，心包络也。然包络非止于心联络而包之巳也，其实一脂膜，罗膈相联，与脾之大络，腹内之脂膜，遍彻腔中，统系于脊，脏腑藉此以相联。脏腑之气血，即藉此以相通。既系于脊，则脏腑与躯壳相联必藉此；脏腑之气血，与躯壳相灌，亦必藉此，则包络实脏腑之总司也。有名有形，所谓无形者非也。其经多血而少气，与三焦为表里，戌时气血注此。其见证也，笑不休，手心热，臂肘挛急，腋肿，甚则胸胁肢满，面赤烦心。其经之脉，起于胸中，出属心下之包络，受足少阴肾经之交也。由是下膈，络于三焦之上脘、中脘；其支者，自属心包，上循胸，出胁，下腋三寸天池穴，上行抵腋下，下二循臑内之天泉，以界乎手太阴、手少阴两经之中间，入肘中之曲泽穴。又由肘中下臂，行臂两筋之间，循郄门、间使、内关、大陵，入掌中劳宫，循中指出其端之中冲；其支别者，从掌中，循无名指出其端，而交于手少阳三焦经，自关冲、液门而上行也。

释义

此言心包络经脉气之行，乃第九经也。胁上际为腋。上脘、中脘：任脉穴名。关冲、液门：三焦穴名。

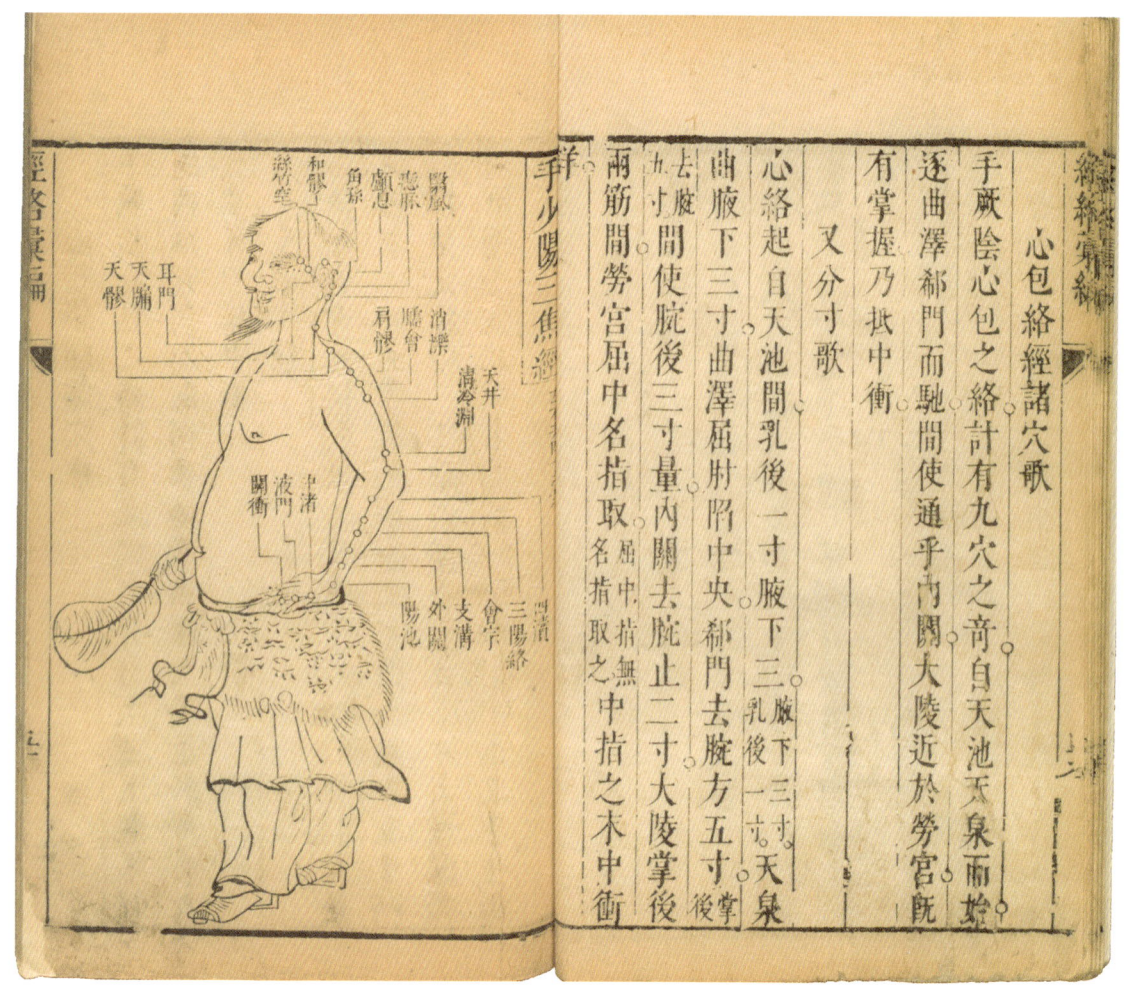

心包络经诸穴歌

手厥阴心包之络，计有九穴之奇，自天池天泉而始，逐曲泽、郄门而驰，间使通乎内关，大陵近于劳宫，既有掌握乃抵中冲。

又分寸歌

心络起自天池间，乳后一寸腋下三腋下三寸，乳后一寸，

天泉曲腋下二寸，曲泽屈肘陷中央，郄门去腕方五寸掌后去腕五寸，间使腕后三寸量，

内关去腕止二寸，大陵掌后两筋间，劳宫屈中名指取屈中指、无名指取之，中指之末中冲详。

手少阳三焦经（图见上）

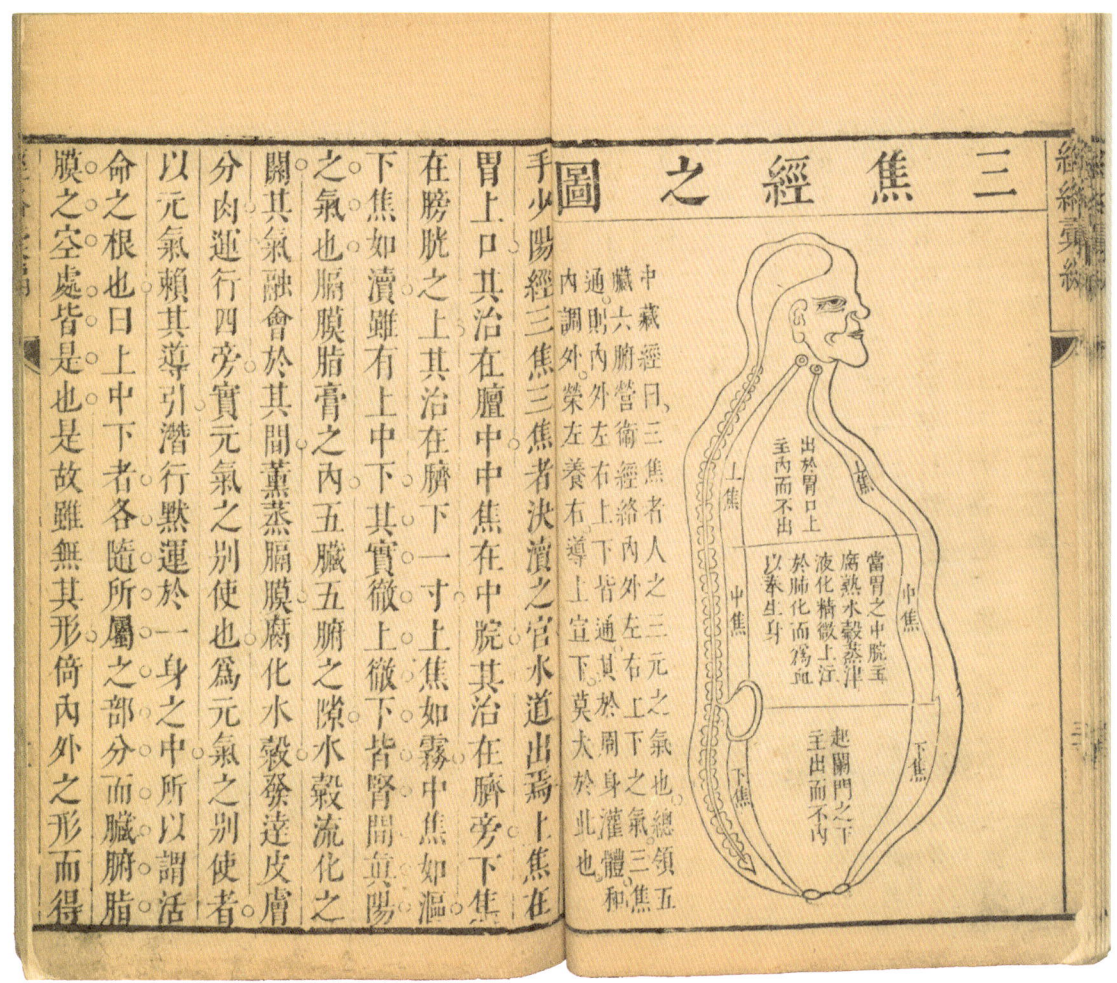

三焦经之图（图见上）

《中藏经》曰：三焦者，人之三元之气也，总领五脏六腑、营卫、经络、内外、左右、上下之气。三焦通，则内外、左右、上下皆通，其于周身灌体，和内调外，荣左养右，导上宣下，莫大于此也。

手少阳经三焦，三焦者，决渎之官，水道出焉。上焦在胃上口，其治在膻中；中焦在中脘，其治在脐旁，下焦在膀胱之上，其治在脐下一寸。上焦如雾，中焦如沤，下焦如渎。虽有上、中、下，其实彻上、彻下皆肾间真阳之气也。膈膜脂膏之内，五脏六腑之隙，水谷流化之关，其气融会于其间，熏蒸膈膜，腐化水谷，发达皮肤分肉，运行四旁，实元气之别使也。为元气之别使者，以元气赖其导引，潜行默运于一身之中，所以谓活命之根也。曰上、中、下者，各随所属之部分，而脏腑脂膜之空处皆是也。是故虽无其形，倚内外之形而得名，虽无其实，合内外之实而为位者也。所谓借形以为形者也，是此经本有名有形，后世以为无状有名者，非也。其经多气而少血，与手厥阴为表里，亥时气血注此。其见证也，耳聋浑浑焞焞，咽痛喉痹，目锐眦角痛，耳后、肩臑、肘臂外皆痛，小指次指不为用。其经之脉，受手厥阴心包络经之交，起于小指次指之端关冲穴，上出次指之间，历液门、中渚，循手表腕之阳池，出臂外两骨之间；循外关、支沟、会宗、三阳、四渎，上贯肘，抵天井穴；从天井上行，循臂臑之外，历清冷渊、消泺，行手太阳之里、手阳明之外，上肩，循臑，会肩髎、天髎，交出足少阳之后，过手太阳之秉风，足少阳之肩井，下入阳明之缺盆，复由足阳明之外，而交会于膻中，散布络绕于心包络，下膈，当胃上口，以属上焦；于中脘，以属中焦；于下脘，以属下焦。其支者，从任之膻中而出缺盆，上项挟耳后，过督之大椎，循天牖上抵耳后，经翳风、瘈脉、颅息，直上出耳上角之角孙，过足少阳之悬厘、颔厌、阳白、及太阳、睛明之分，屈曲下颊至颐，会手太阳颧髎；其又支者，自翳风入耳之分中，过手太阳之听宫，历耳门行禾髎，却出至目锐眦，会足少阳之瞳子髎，循丝竹空，而交于足少阳

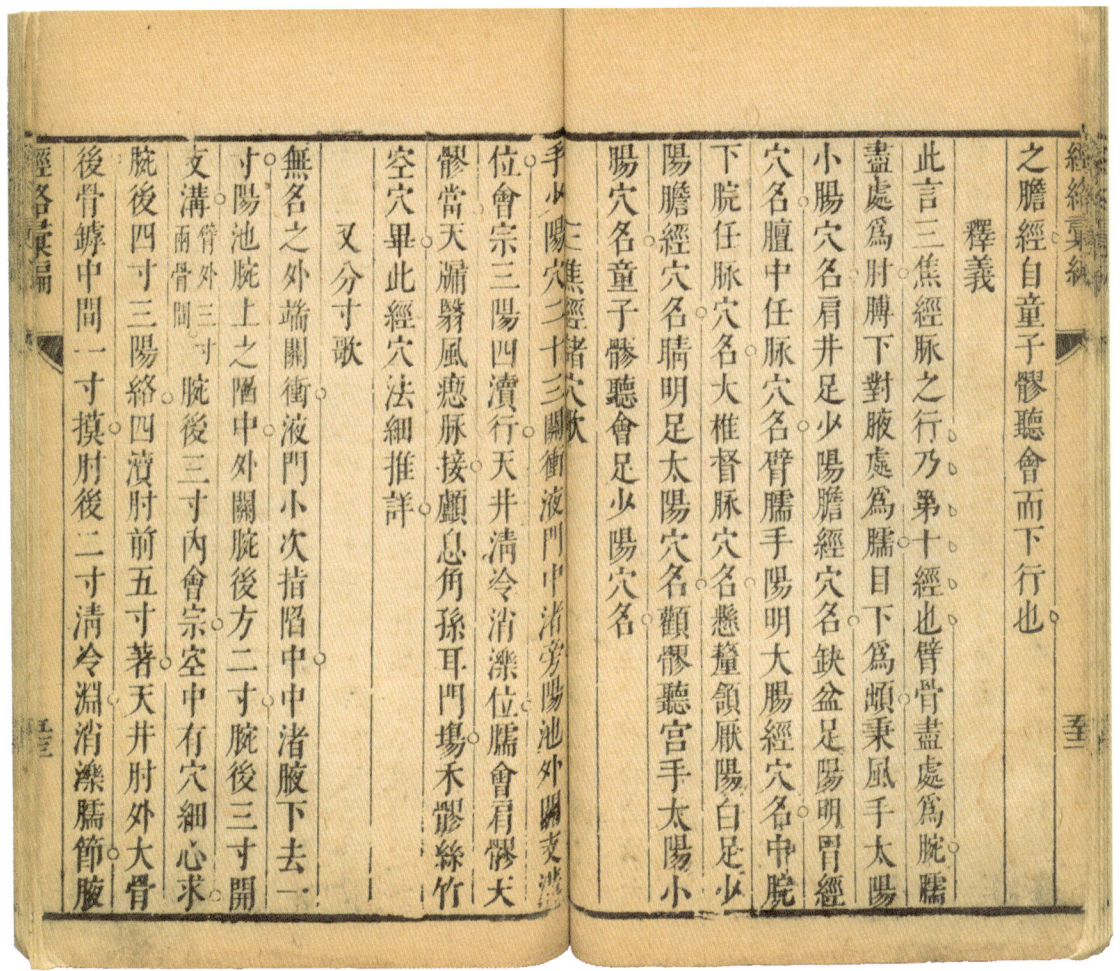

之胆经，自瞳子髎、听会而下行也。

释义

此言三焦经脉之行，乃第十经也。臂骨尽处为腕，臑尽处为肘，膊下对腋处为臑，目下为颇。秉风：手太阳小肠穴名。肩井：足少阳胆经穴名。缺盆：足阳明胃经穴名。膻中：任脉穴名。臂臑：手阳明大肠经穴名。中脘、下脘：任脉穴名。大椎：督脉穴名。悬厘、颔厌、阳白：足少阳胆经穴名。睛明：足太阳穴名。颧髎、听宫：手太阳小肠穴名。瞳子髎、听会：足少阳穴名。

三焦经诸穴歌

手少阳穴二十三，关冲液门中渚旁，阳池外关支沟位，会宗三阳四渎行，天井清冷消泺位，臑会肩髎天髎当，天牖翳风瘛脉接，颅息角孙耳门场，禾髎丝竹空穴毕，此经穴法细推详。

又分寸歌

无名之外端关冲，液门小次指陷中，中渚腋下去一寸，阳池腕上之陷中。

外关腕后方二寸，腕后三寸开支沟臂外三寸两骨间，腕后三寸内会宗，空中有穴细心求。

腕后四寸三阳络，四渎肘前五寸着，天井肘外大骨后，骨罅中间一寸摸。

肘后二寸清冷渊，消泺对腋臂

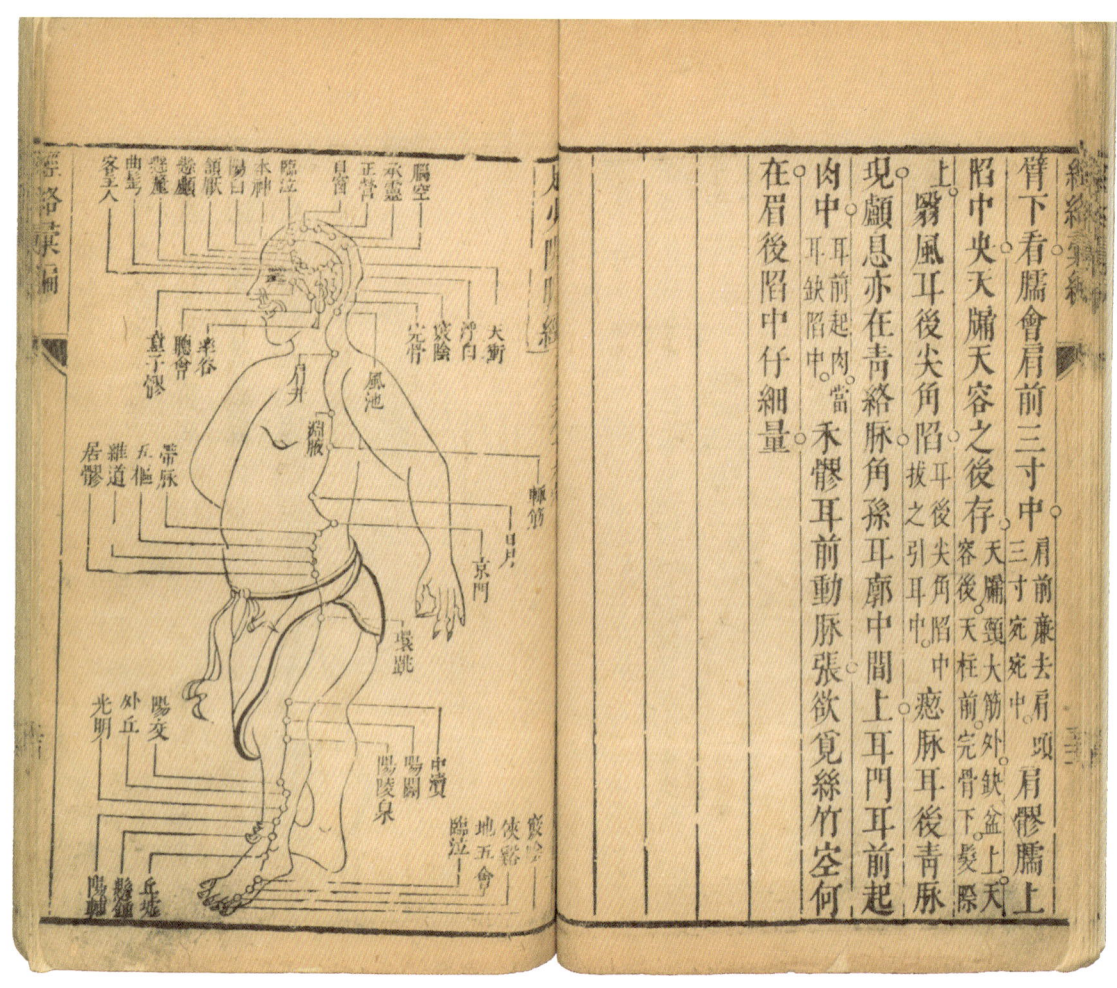

外①看，臑会肩前三寸中肩前廉，去肩头三寸宛宛中，肩髃臑上陷中央。

天牖②天容之后存天牖，颈大筋外，缺盆上，天容后，天柱前，完骨下，发际上，翳风耳后尖角陷耳后尖角陷中，拔之引耳中，瘛脉耳后青脉现，颅息亦在青络脉。

角孙耳廓中间上，耳门耳前起肉中耳前起肉，当耳缺陷中，

禾髎耳前动脉张，欲觅丝竹空何在，眉后陷中仔细量。

足少阳胆经（图见上）

---

①对腋臂外：原作"臑节腋臂下"，义不通，亦不合七字韵文，据《十四经穴歌》改。
②天牖：此上《十四经穴歌》有"天髎缺盆陷处上"一句。

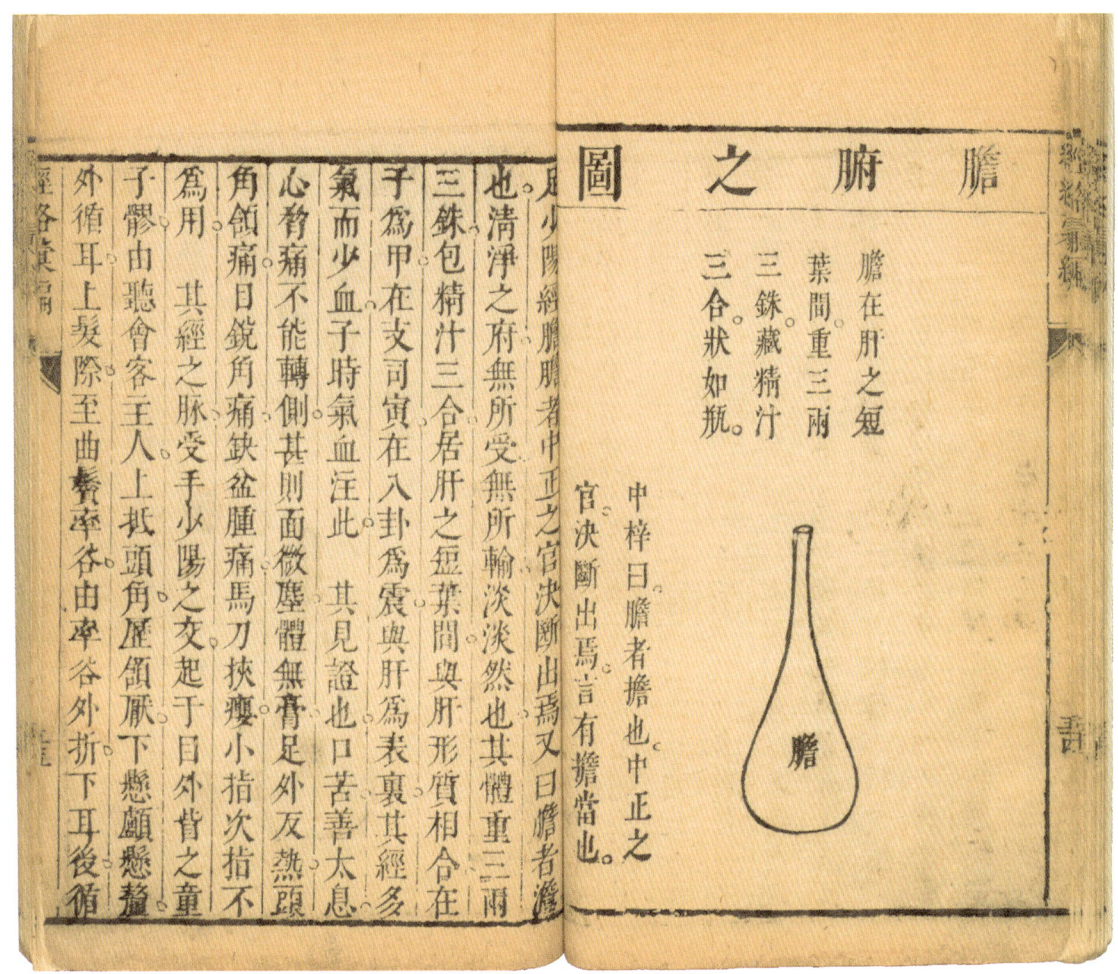

胆腑之图（图见上）

胆在肝之短叶间，重三两三铢，藏精汁三合，状如瓶。

中梓曰：胆者担也，中正之官，决断出焉，言有担当也。

足少阳经胆，胆者，中正之官，决断出焉。又曰：胆者澹也，清净之府，无所受无所输，淡淡然也。其体重三两三铢，包精汁三合，居肝之短叶间，与肝形质相合，在干为甲，在支司寅，在八卦为震，与肝为表里。其经多气而少血，子时气血注此。其见证也，口苦，善太息，心胁痛不能转侧，甚则面微尘，体无膏，足外反热，头角颔痛，目锐角痛，缺盆肿痛，马刀挟瘿，小指次指不为用。其经之脉，受手少阳之交，起于目外眦之瞳子髎，由听会客主人，上抵头角，历颔厌，下悬颅、悬厘，外循耳，上发际，至曲鬓、率谷；由率谷外折，下耳后，循天冲、浮白、窍阴、完骨；又自完骨外折，上会于少阳三焦之角孙，循本神，会足太阳膀胱之曲差下行，循本经之阳白，复会膀胱之睛明上行，循本经之临泣、目窗、正营、承灵、脑空、风池；由风池循颈，会于手少阳三焦之天牖，下至肩上，以循本经之肩井，左右相交，出手少阳之后，会督之大椎、膀胱之大杼、小肠之秉风盖秉风乃手太阳、阳明、少阳乃足少阳四经之所会也，前入足阳明之缺盆，下腋循胸，历渊腋、辄筋[1]、日月，会带脉之季胁，循本经京门、带脉、五枢、维道、居髎，上髀中，横过折下，循环跳而下，历髀外，行太阳、阳明之间，循中渎、阳关，出膝外廉，抵阳陵泉，由阳陵泉下行外辅骨，历阳交、外丘、光明，直下抵绝骨之端，循阳辅、悬钟而下，出外踝之前，至丘墟，循作面之临泣、地五会、侠溪，上入小指次指之间窍阴穴而终；其支别者，自足跗上[2]临泣穴别行，入大指，循大指本节后岐骨内，出大指端，贯爪甲后之三毛，入爪甲而交于足厥阴之肝经，由大敦、行间、太冲而上行也。按：此经颈部有三曲折，图难尽其形状，故为之详说，以便观览。自瞳子髎至风池，凡二十穴，作三折，向外而行，始于瞳子髎至完骨为一折；自完骨外折，上至阳明会睛明为一折；自睛明上行，循

---

[1] 辄筋：应为"輒筋"。
[2] 上：原作"面"，据《经穴纂要》卷三改。

临泣、风池为一折。缘其穴曲折，不可旁注，乃作一至二十，次第以该之：一瞳子髎、二听会、三客主人、四颔厌、五悬颅、六悬厘、七曲鬓、八率谷、九天冲、十浮白、十一窍阴、十二完骨、十三本神、十四阳白、十五临泣、十六目窗、十七正营、十八承灵、十九脑空、二十风池。

释义

此言胆经脉气之行，乃第十一经也。腋下为胁，胁又名胠。曲骨之外为毛际，毛际两旁动脉为气冲，捷骨之下为髀厌，即髀枢也。胁骨之下为季胁属肝穴，名章门，胻骨为辅骨，外踝以上为绝骨，足面为跗，足大趾本节后为歧骨，大趾爪甲后为三毛。角孙、天髎：手少阳三焦穴名。曲差、睛明、大杼：膀胱穴名。秉风：小肠穴名。大椎：督脉穴名。缺盆：足阳明大肠穴名。

胆经诸穴歌

足少阳胆四十三，瞳子髎与听会安，客主人同颔厌集，悬颅悬厘曲鬓行，
率谷天冲浮白继，窍阴完骨本神当，阳白临泣目窗住，正营承灵脑空行，
风池肩井兼渊腋，辄筋日月京门关，带脉五枢维道续，居髎环跳接中渎，
阳关阳陵复阳交，外丘光明阳辅交，悬钟丘墟足临泣，地五侠溪窍阴毕。

又分寸歌

足少阳兮四十三，头上廿穴分三折，起自瞳子至风池，积数陈之依次第。瞳子髎近眦五分，耳前陷中寻听会耳微前陷中，上关下一寸，客主人名上关同，耳前起骨开口①空。颔厌悬颅之二穴，脑空上廉曲角下脑空即颥颠、颔厌、悬颅二穴②，在曲角之下、脑空之上，悬厘之穴异于兹，脑空下廉曲角上，曲鬓耳上发际隅耳上发际曲隅陷中，率谷耳上寸半安此穴在耳上些③，天冲耳后入发二耳后入发际二寸，浮白入发一寸间亦耳后些④。窍阴即是枕骨穴，完骨之上有空连在完骨上，枕骨下，动摇有空⑤，完骨耳后入发际，量得四分须用记。本神神庭旁三寸，入发一寸耳上系，阳白眉上方一寸，发上五分临泣用目上，直入发际五分陷中，发上一寸当阳穴，发上半寸目窗贡，正营发上二寸半，承灵发上四寸拥，脑空发上五寸半，风池耳后发陷中耳后颥颠后，脑空下发际陷中。肩井肩上陷中求，大骨之前一寸半肩上陷中，缺盆上、大骨前一寸半，以三指按取，当中指陷中，渊液腋下方三寸，辄⑥筋期下五分判。期门却是肝经穴，相去巨阙四寸半，日月期门下五分，京门监骨下腰绊监骨，下腰中季肋，本夹脊，肾之募。带脉章门下寸八，五枢章下四八贯五枢去带脉三寸，季肋下四寸八分，维道章下五寸三，居髎章下八寸三。章门缘是肝经穴，下脘之旁九寸含，环跳

---

①起骨开口：此四字原版漫漶，据《十四经穴歌》补。本页漫漶处较多，均据补，不另出注。
②脑空即颥颠、颔厌、悬颅二穴：底本版蚀漫漶，缺字据《经络考》补。
③此穴在耳上些：底本版蚀漫漶，据《经络考》补。
④亦耳后些：底本版蚀漫漶，据《经络考》补。
⑤在完骨上，枕骨下，动摇有空：底本版蚀漫漶，据《经络考》补。
⑥辄：原作"报"，据《十四经穴歌》改。

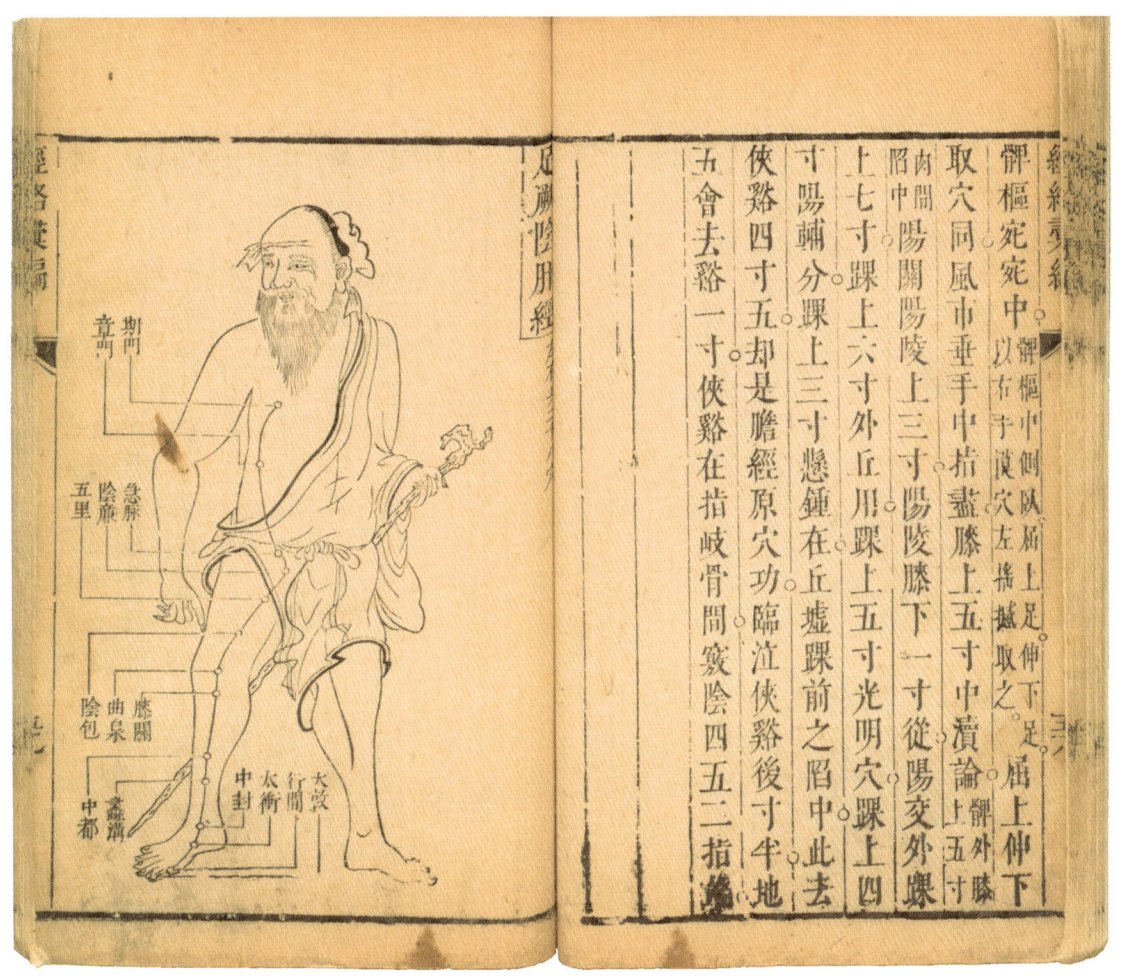

髀枢宛宛中_{髀枢中，侧卧，屈上足、伸下足，以右手摸穴，左摇撼取之}，屈上伸下取穴同。风市垂手中指尽，膝上五寸中渎论_{髀外膝上五寸肉间陷中}，阳关阳陵上三寸，阳陵膝下一寸从。阳交外踝上七寸，踝上六寸外丘用，踝上五寸光明穴，踝上四寸阳辅分，踝上三寸悬钟在，丘墟踝前之陷中，此去侠溪四寸五，却是胆经原穴功。临泣侠溪后寸半，地五会去溪一寸，侠溪在指岐骨间，窍阴四五二指端。

足厥阴肝经（图见上）

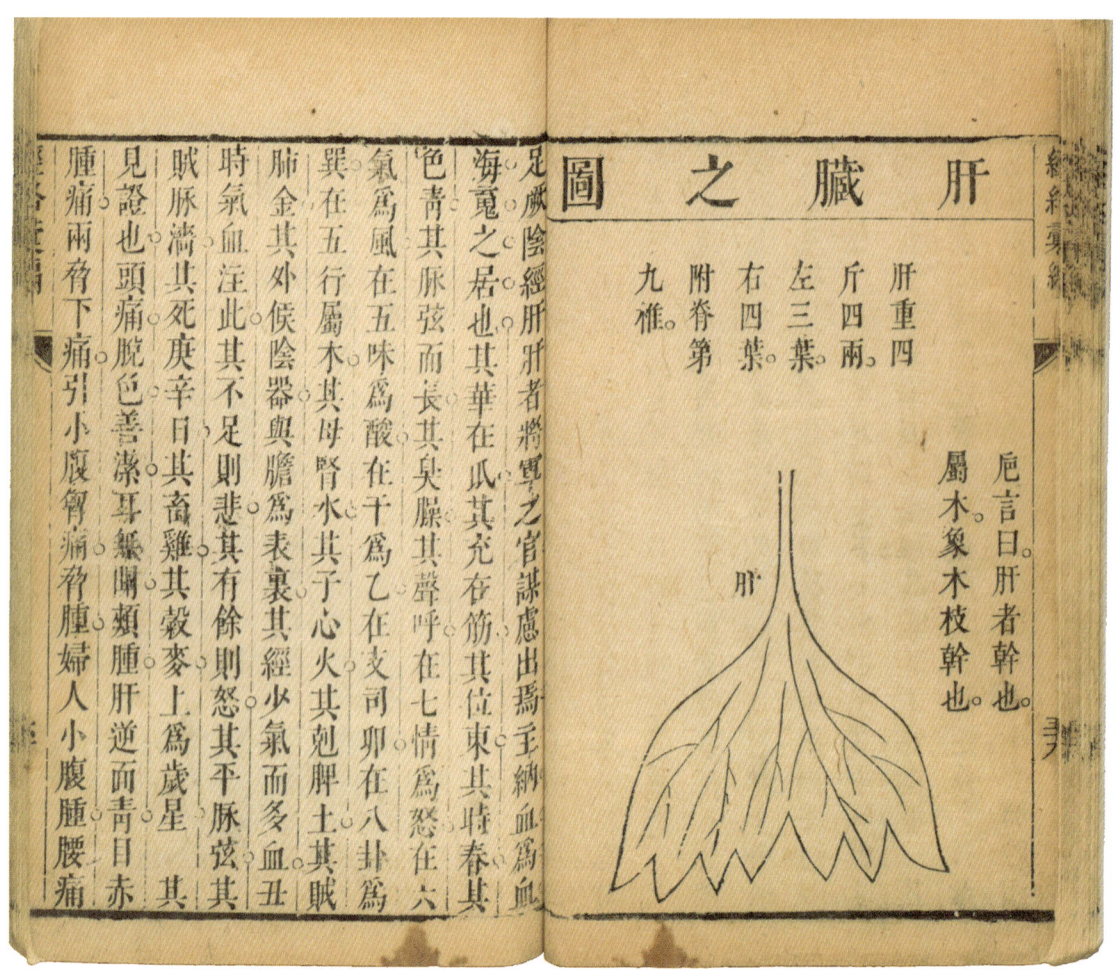

肝脏之图（图见上）

肝重四斤四两，左三叶，右四叶，附脊第九椎。

《卮言》曰：肝者干也，属木，象木枝干也。

足厥阴经肝，肝者，将军之官，谋虑出焉。主纳血，为血海，魂之居也。其华在爪，其充在筋。其位东，其时春，其色青，其脉弦而长，其臭臊，其声呼。在七情为怒，在六气为风，在五味为酸，在干为乙，在支司卯，在八卦为巽，在五行属木。其母肾水，其子心火。其克脾土，其贼肺金。其外候阴器，与胆为表里。其经少气而多血，丑时气血注此。其不足则悲，其有余则怒。其平脉弦，其贼脉涩。其死庚辛日。其畜鸡，其谷麦，上为岁星。其见证也，头痛，脱色，善洁，耳无闻，颊肿，肝逆面青，目赤肿痛，两胁下痛，引小腹胸痛，胁肿，妇人小腹肿，腰痛不可俯仰，四肢满闷挺长，热呕逆，睾疝暴痒，足逆寒胻，善瘛，遗溺，淋溲便难，癃狐，疝癫，冒眩转筋，阴缩筋挛，善恐，胸中喘，骂詈。血在胁下，喘。恚怒气逆，上而不下，则伤肝。实则梦山林大树，虚则梦细草苔藓。怒伤肝，悲胜怒；风伤筋，燥胜风；酸伤筋，辛胜酸，酸走筋，筋病毋多食酸。多食辛，则筋挛急而爪枯。其经之脉，受足少阳之交，起于足大指聚毛之大敦，循足跗上廉，历行间、太冲，抵内踝前一寸之中封；自中封上踝，过足太阴脾经之三阴交，历蠡沟、中都，复上一寸，交出太阴之后，上腘内廉，以至膝关、曲泉，上行循股内之阴包、五里、阴廉，遂当足太阴冲门、府舍之分，入任经之阴毛中，左右相交，环绕阴器，抵小腹而上，会于任脉曲骨、中极、关元之穴，循本经之章门，至期门之所，挟胃属肝，下足少阳胆经日月之分，络于胆。由期门上贯膈，行足太阴脾经食窦之外、大包之里，散布胁下。上手太阴肺经之云门、足少阳渊腋之间，足阳明胃人迎之外，循喉咙之后，上入颃颡，再行足阳明胃经地仓、人迎、四白之外，连目系，上出额，行胆经临泣之里，与督脉会于巅顶之百会；其支者，从目系，下行任脉之外，本经之中，下颊里，交环于唇口之内；其又支者，从期门属肝处，别贯膈，行足太阴脾经食窦之外、本经之里，上注肺，下行至中焦，挟任之中脘之分，以交于手太阴之经，由中府、云门、天府而下行也。

释义

此言肝经脉气之行，乃第十二经也。三毛后横纹为聚毛，髀内为股，脐下为小腹，目内深处为系。颃颡：咽颡也。三阴、冲门、府舍、食窦、大包：足太阴脾经穴名。曲骨、中极、关元：任脉穴名。日月、渊腋：足少阳胆经穴名。云门：肺经穴名。地仓、人迎、四白：足阳明胃经穴名。临泣：足少阳胆经穴名。百会：督脉穴名。中脘：任脉穴名。

肝经诸穴歌

足厥阴一十四穴终，起大敦于行间，循太冲于中封，蠡沟中封之会，膝关曲泉之宫，袭阴包于五里，阴廉乃发，寻羊矢于章门，期门可攻。

又分寸歌

足大指端名大敦内侧为隐白，外侧为大敦，行间大指缝中存，

太冲本节后二寸，踝前一寸号中封足内踝骨前一寸，筋里宛宛中。

蠡沟踝上五寸是内踝骨前上五寸，中都踝上七寸中内踝上七寸前

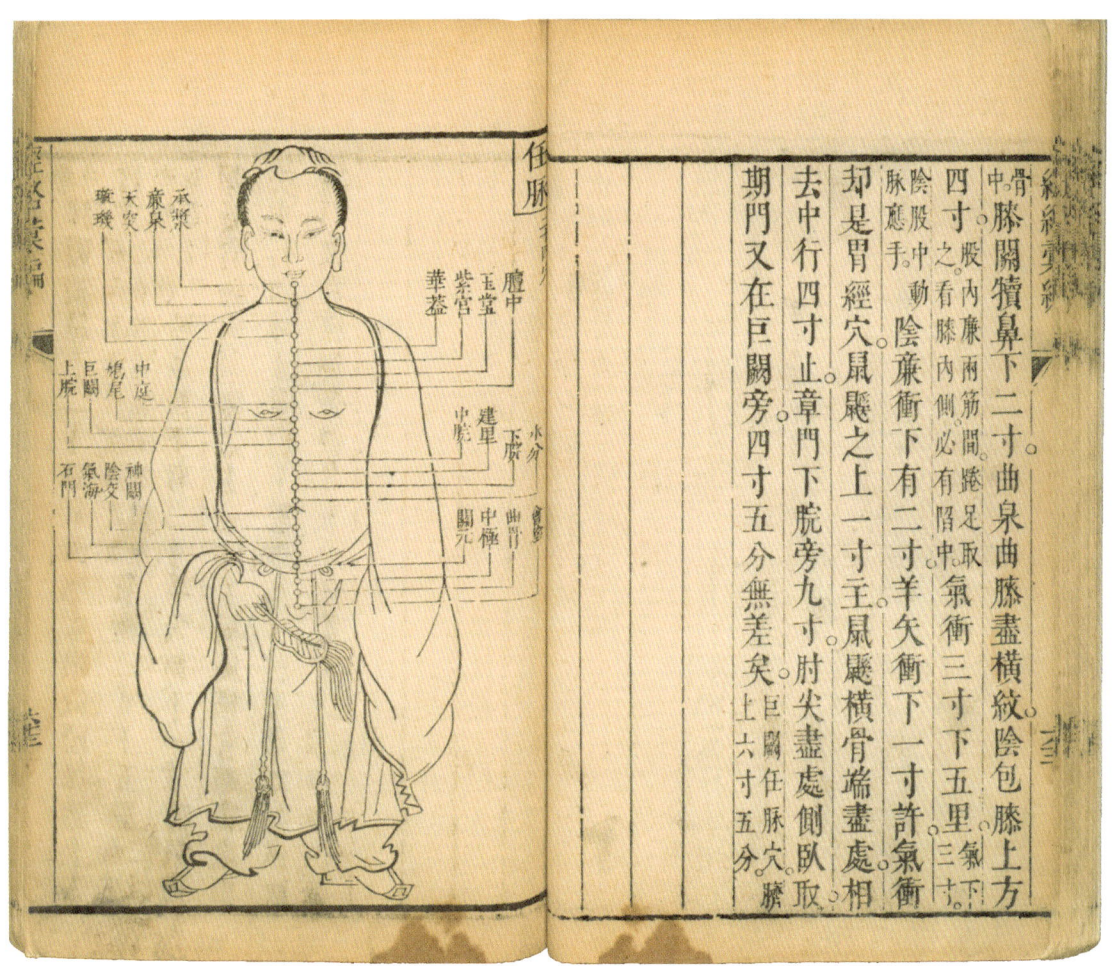

骨中，

膝关犊鼻下二寸，曲泉曲膝尽横纹。

阴包膝上方四寸股内廉两筋间，蜷足取之，看膝内侧必有陷中，气冲三寸下五里气下三寸，阴股中动脉应手，

阴廉冲下有二寸，羊矢冲下一寸许。气冲却是胃经穴，鼠鼷之上一寸主，

鼠鼷横骨端尽处，相去中行四寸止。章门下脘旁九寸，肘尖尽处侧卧取，

期门又在巨阙旁，四寸五分无差矣巨阙，任脉穴，脐上六寸五分。

任脉（图见上）

任脉论

任者，总也。乃肾之配，与督本一源而分为二歧也，督乃由会阳而行背，任则由会阴而行腹。人身任、督犹天地南北也，可以分、可以合，分之见阴阳之不杂，合之见浑沦之无间。其见证也，苦内结，男子为七疝，女子为瘕聚。其脉起于中极，下会阴之分，由是循曲骨，上毛际，至中极，行腹里，循关元、石门、气海、阴交、神阙、水分、下脘、建里、中脘、上脘、巨阙、鸠尾、中庭、膻中、玉堂、紫宫、华盖、璇玑、天突、廉泉，上颐循承浆，至龈交分行，系两目之中央，会承泣而终；其支者，起于包中，循脊里为经络之海；其浮而外者，循腹上行，会于咽喉，别络唇口。气血盛则肌肉热，血独盛则渗灌皮肤，而生毫毛。妇人月事数下，不足于血，冲任二脉俱伤，不能荣其口唇，是以髭须不生。

任脉诸穴歌

任脉二十四穴行腹与胸，会阴始兮曲骨从，中极关元石门可通，气海阴交神阙水分。下脘建里兮，中脘上脘；巨阙鸠尾兮，中庭膻中。玉堂上紫宫华盖，璇玑上天突之尊，饮彼廉泉，承浆味融。

又分寸歌

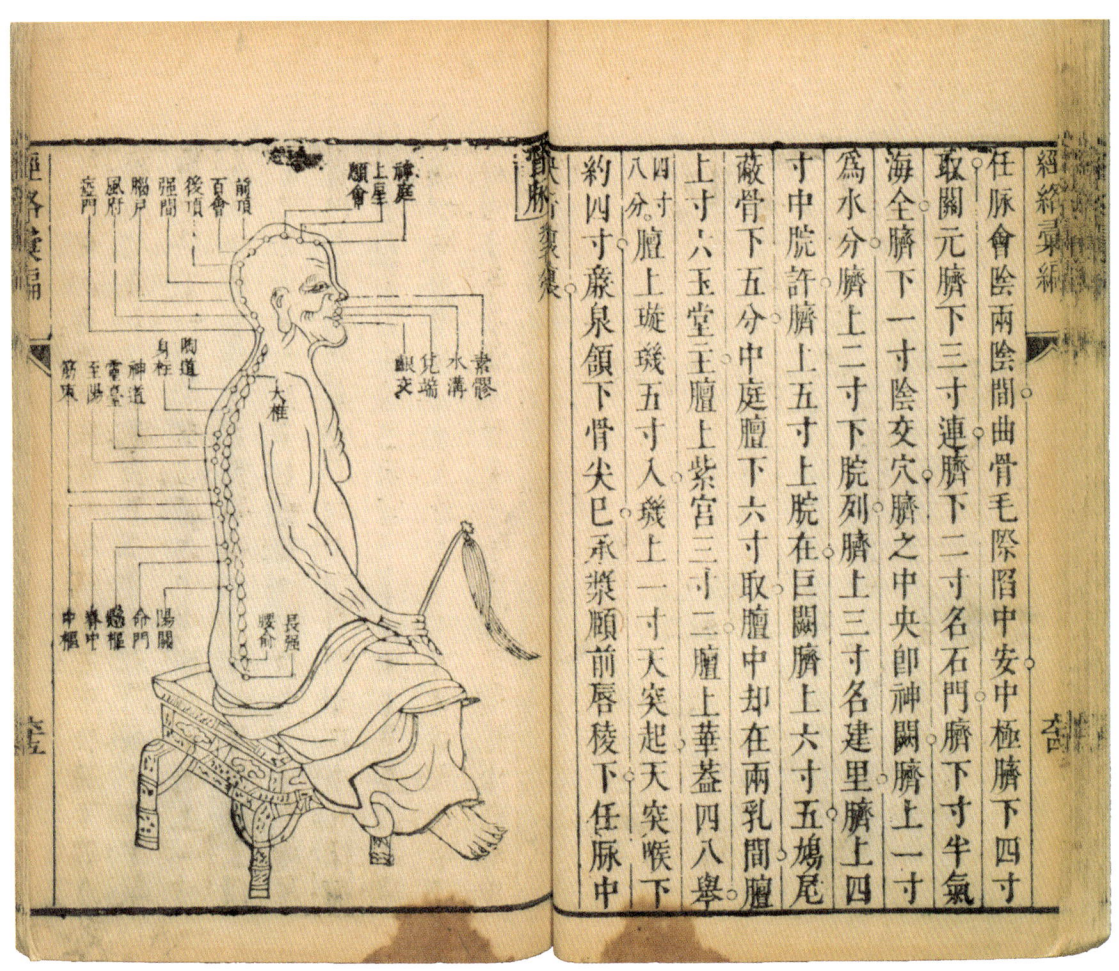

任脉会阴两阴间，曲骨毛际陷中安，中极脐下四寸取，关元脐下三寸连。

脐下二寸名石门，脐下寸半气海全，脐下一寸阴交穴，脐之中央即神阙。

脐上一寸为水分，脐上二寸下脘列。脐上三寸名建里，脐上四寸中脘许，

脐上五寸上脘在，巨阙脐上六寸五。鸠尾蔽骨下五分，中庭膻下六寸取，

膻中却在两乳间，膻上寸六玉堂主，膻上紫宫三寸二，膻上华盖四八举四寸八分。

膻上璇玑五寸八[1]，玑上一寸天突起，天突喉下约四寸，廉泉颔下骨尖已，

承浆颐前唇棱下，任脉中央行腹里。

督脉（图见上）

①八：原作"入"，据《十四经穴歌》改。

督脉论

督者，都也。行背部之中行，为阳脉之都纲，乃奇经八脉之一也。其见证也，脊强而腰厥。其脉起于下极之所，循长强并脊里而上行，历腰俞、阳关、命门、悬枢、脊中、中枢、筋束、至阳、灵台、神道、身柱，过足太阳之风门，循陶道、大椎、哑门，至风府入脑，循脑户、强间、后顶上巅，至百会、前顶、囟会、上星、神庭，循额至鼻柱，历素髎、水沟、兑端，至龈交而终；其支者，起于小腹之下骨中央，女子入系庭孔之端，其细络循阴器，合篡间，绕篡后，别绕臀，至少阴与太阳中路，合上股内后廉，贯脊属肾。与足太阳起目内眦，上额交巅，入络脑，还出别下项，循肩脖内，挟脊抵腰中，入循膂络肾，其男子循茎①下至篡，与女子等，其小腹直上者，贯脐中央，上贯心，入喉上颐，环唇，上系两目之中。

督脉诸穴歌

督脉在背之中行，二十八穴始长强，舞腰俞兮歌阳关，入命门兮悬枢间。脊中中枢筋束，乃造至阳灵台，上神道身柱陶道，以大椎而驻，哑门风府兮，脑户强间；后顶百会兮，前顶在前；囟会近上星之照，神庭见素髎之妙；水沟至兑端而无差，龈交居唇内而病疗。

① 茎：原作"至"，据《素问·长刺节篇》改。

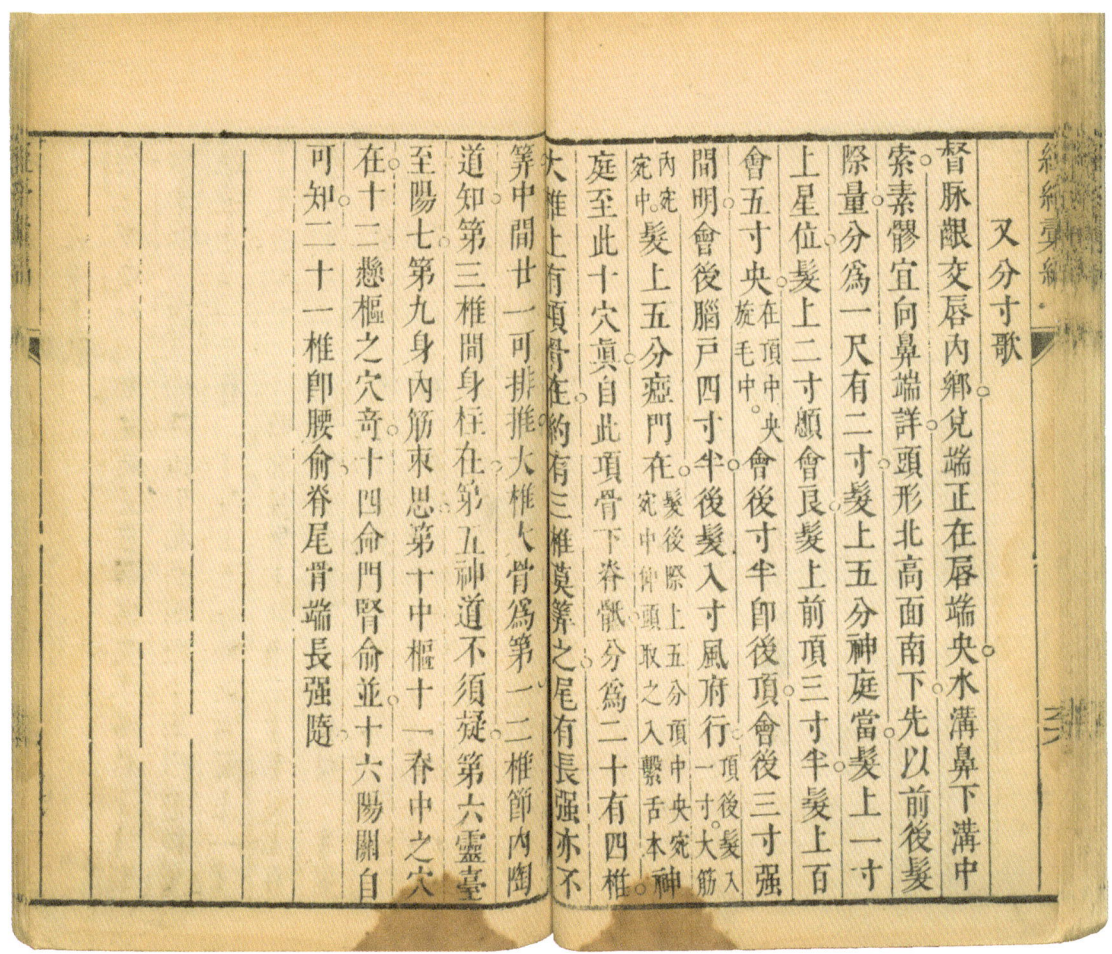

又分寸歌

督脉龈交唇内乡，兑端正在唇端央，水沟鼻下沟中索，素髎宜向鼻端详。

头形北高面南下，先以前后发际量，分为一尺有二寸，发上五分神庭当。

发上一寸上星位，发上二寸囟会良，发上前顶三寸半，发上百会五寸央在顶中央旋毛中。

会后寸半即后顶，会后三寸强间明，会后脑户四寸半，后发入寸风府行项后发入一寸，大筋内宛宛中，

发上五分哑门在，发后际上五分，项中央宛宛中，仰头取之，入系舌本，神庭至此十穴真。

自此项骨下脊骶，分为二十有四椎，大椎上有项骨在，约有三椎莫筭①之，

尾有长强亦不算，中间廿一可排推。大椎大骨为第一，二椎节内陶道知，

第三椎间身柱在，第五神道不须疑，第六灵台至阳七，第九身内筋缩②思，

十③一脊中之穴在，十二悬枢之穴奇，十四命门肾俞并，十六阳关自可知，

二十一椎即腰俞，脊尾骨端长强随。

①筭：同"算"。
②缩：原作"束"，据《经络考》改。
③十：此上原有"第十中枢"四字，文不成韵，据《经络考》《十四经穴歌》删。

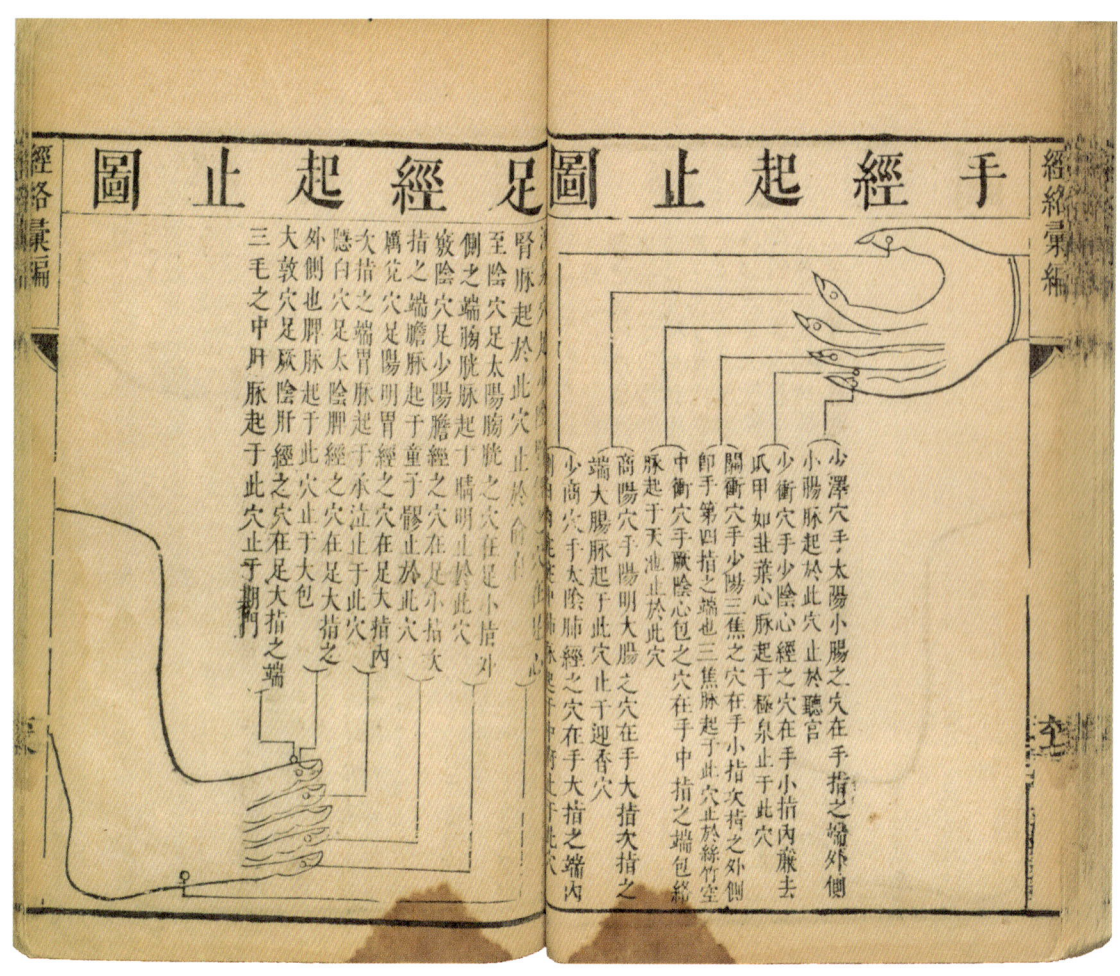

手经起止图（图见上）

少泽穴：手太阳小肠之穴，在手指之端外侧。小肠脉起于此穴，止于听宫。

少冲穴：手少阴心经之穴，在手小指内廉去爪甲如韭叶，心脉起于极泉，止于此穴。

关冲穴：手少阳三焦之穴，在手小指次指之外侧，即手第四指之端也，三焦脉起于此穴，止于丝竹空。

中冲穴：手厥阴心包之穴，在手中指之端，包络脉起于天池，止于此穴。

商阳穴：手阳明大肠之穴，在手大指次指之端，大肠脉起于此穴，止于迎香穴。

少商穴：手太阴肺经之穴，在手大指之端，内侧白肉宛宛中，肺脉起于中府，止于此穴。

足经起止图（图见上）

涌泉穴：足少阴肾经之穴，在足心，肾脉起于此穴，止于俞府。

至阴穴：足太阳膀胱之穴，在足小指外侧之端，膀胱脉起于睛明，止于此穴。

窍阴穴：足少阳胆经之穴，在足小指次指之端，胆脉起于瞳子髎，止于此穴。

厉兑穴：足阳明胃经之穴，在足大指内次指之端，胃脉起于承泣，止于此穴。

隐白穴：足太阴脾经之穴，在足大指之外侧也，脾脉起于此穴，止于大包。

大敦穴：足厥阴肝经之穴，在足大指之端三毛之中，肝脉起于此穴，止于期门。

凡言手经者，手之三阴，从胸走手，手之三阳，从手走头；脉气之行，不至于足也。凡言足经者，足之三阴，从足走胸；足之三阳，从头走足；脉气之行，不至于手也此手足阴阳之说，较之井、荥、俞、经、合之说，简而明，书之以便后学观览。

以上图论详注，明阴阳交接，阳不混于阴，阴不混于阳，以见阴阳之不杂。

以下借为问答，明阴阳交济，阳中有阴，阴中有阳，以见阴阳之不离。

或问：头为诸阳之首，阴气自脖项而回，如手三阴，自胸走手，足三阴，自足走胸，全不及于头面，然则头面之部，全无阴乎？答曰：何得无阴？如眼者，肝之窍，肝乃足厥阴经也。鼻者，肺之窍，肺乃手太阴经也。耳者，肾之窍，肾乃足少阴经也。舌者，心之窍，心乃手少阴经也。口者，脾之窍，脾乃足太阴经也。何尝无阴？

或问：十二经有十二络，共任、督、脾络而为十五络。其经一一相传，宜皆谓之经。其经之外，又何者为络也？答曰：人身脉气之行，直行大隧者为经，分支交经者为络。十二经之络，乃十二经之别也。盖别者，本经脉气，行至交经之处，所交之经，则直行其经矣，而本经之脉，则散之诸经，以养诸经之脉，而别行之，所谓络也。如手太阴肺经，其脉气之行，起于中焦，自胸部中府穴，下行至手大指之少商穴而止，自此其脉气则散于诸经，以养诸经之脉。自列缺穴，交手阳明大肠经，而阳明经，则又自手大指次指之端商阳穴，往上而直行其经矣。此言肺之一经，诸经仿此。盖人之一身经有不到之处，络无不到之处矣。

或问：人身有阴阳，六脏属阴，六腑属阳。足三阴，自足走胸；手三阴，自胸走手；手三阳，自手走头，可易知也。足三阳，自头走足。足三阳，是胆、胃、膀胱三腑，俱在下部，又谓之足经。其经脉之行，宜自足而上，乃自头而下者，何也？答曰：人身一天地也，罗膈以上属天，罗膈以下属地。所以云，呼出于心肺，天也，阳也；吸纳于肾肝，地也，阴也。头、面、耳、目、口、鼻、舌五脏之透窍，阴也。手三阳、足三阳俱在头，阳也，亦上阳下阴之意，此皆人身生定不易之阴阳也。至于经络之流行，自阴传阳，自阳传阴，又一身流动之阴阳也。人之一身，上则属阳，天也；下则属阴，地也。天地阴阳，人生之始，其部位各一分定。足三阳部位穴情既定于头，其脉气之流动，乌得不自高而下行也？大抵诸经脉气，经络未交，寂然不动；经络一交，脉气即行，是人身流动之阴阳，皆生定不易之阴阳相交接也。人身是一小天地。今再以天地之阴阳申言之，天属阳，地属阴，此天地已定之阴阳。至于地气上升而为云，天气下降而为雨，又天地交泰流动之阴阳也。昼则属阳，夜则属阴，亦天地已定之阴阳。至于昼而复夜，夜而复昼，日者，阳之精，月者，阴之精，每一月初旬，则日前行而月后，先阳而后阴也，十五之后，则月前行而日后，先阴而后阳也，阴阳交济亦流动之阴阳也。由此推之，人身之阴阳，可洞悉矣。

或问：真阳之气，蓄于命门。阳气鼓动，煦育无形之气，生有形之质，先天之元气在于此；其气熏蒸脏腑，腐化水谷，后天之气血生于此，命门之所由称也。而十二经之中，不载命门，何也？答曰：命门之气，人之有生，胞胎凝结，即含此气。其气熏蒸煦育先天无形之真阳，生后天有形之脏腑。先生两肾，其次肾生脾，脾生肝，肝生肺，肺生心，以生其胜已者。肾属水，故五脏由是而为阴。其次心生小肠，小肠生大肠，大肠生胆，胆生胃，胃生膀胱，膀胱生三焦，以生其已胜者。小肠属火，故六腑由是而为阳。则命门实五脏六腑之根蒂，阴阳之橐籥，十二经之总司也。且其气与膈膜脂膏

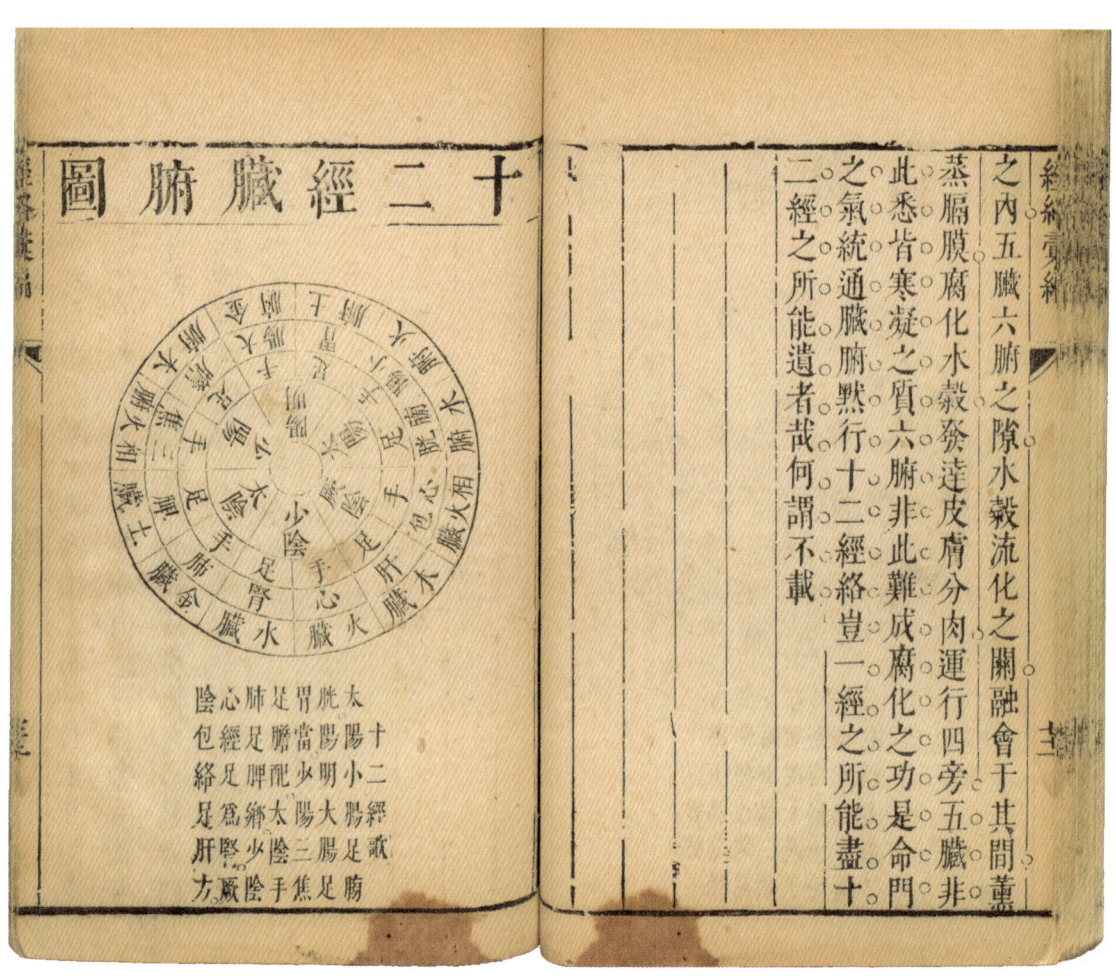

之内，五脏六腑之隙，水谷流化之关，融会于其间，熏蒸膈膜，腐化水谷，发达皮肤分肉，运行四旁。五脏非此悉，皆寒凝之质；六腑非此，难成腐化之功。是命门之气，统通脏腑，默行十二经络，岂一经之所能尽，十二经之所能遗者哉？何谓不载？

十二经脏腑图（图见上）

十二经歌

太阳小肠足膀胱，阳明大肠足胃当，少阳三焦足胆配，太阴手肺足脾乡，

少阴心经足为肾，厥阴包络足肝方。

十二经脏腑表里图

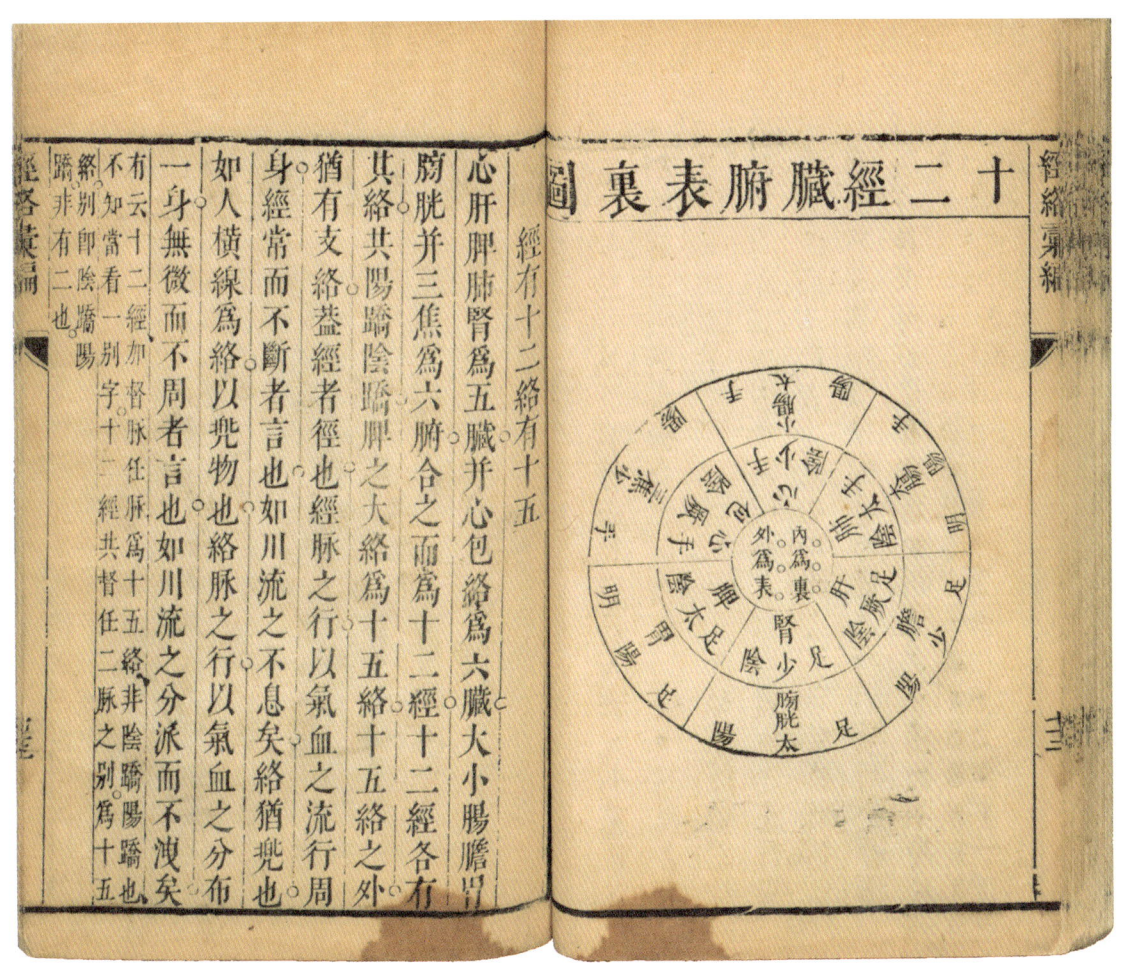

经有十二、络有十五

心、肝、脾、肺、肾为五脏，并心包络为六脏；大小肠、胆、胃、膀胱，并三焦为六腑，合之而为十二经。十二经各有其络，共阳跷、阴跷、脾之大络为十五络。十五络之外，犹有支络。盖经者径也，经脉之行，以气血之流行周身，经常而不断者言也，如川流之不息矣。络犹兜也，如人横线为络，以兜物也。络脉之行，以气血之分布一身，无微而不周者言也，如川流之分派而不泄矣。有云：十二经，加督脉、任脉为十五络，非阴跷、阳跷也，不知当看一别字。十二经共督、任二脉之别，为十五络。别即阴跷、阳跷，非有二也。

五脏 脏者藏也，藏精气而不泄，满而不实。如心、肺皆有空窍，肝、肾、脾亦有小小筋系，条数不一之空窍，心包亦然。

六腑 腑者空也，传化物而不藏，实而不满。如肠胃皆空，饮食入胃，则胃实而肠空，下入于肠，则肠实而胃空，实则又下行矣，膀胱亦然。

十二经所属歌

手经太阳属小肠，膀胱经属足太阳，肝足厥阴手包络，胃足阳明手大肠，

胆属少阳足经寻，三焦手内少阳临，肾足少阴手是心，脾足太阴手肺金。

十二经纳甲歌 此歌，诸腑配阳，诸脏配阴

甲胆乙肝丙小肠，丁心戊胃己脾乡，庚属大肠辛属肺，壬属膀胱癸肾藏，

三焦阳腑须归丙，包络从阴丁火旁。

旧云：三焦亦向壬中寄，包络同归入癸方，虽三焦为决渎，犹可言壬，而包络附心主，安得云癸？且二脏表里皆相火也，今改正之。

十二经气血多少歌

多气多血惟阳明，少气太阳同厥阴，二少太阴常少血，六经气血须分明。

十二经注释

少阳，阳之始，一阳初出地外，即嫩阳也，故谓之少阳。太阳，阳之盛，阳气升至极之分也，故谓之太阳。阳明，居太阳、少阳之中，两阳合明，曰阳明，阴阳等也。少阴，阴之始；太阴，阴之盛；厥阴者，两阴交尽曰厥。

荣卫清浊升降论

清气为荣。清者，体之上也，阳也，火也，离中之阴降，午后一阴生，即心之生血，故曰清气为荣。浊气为卫。浊者，体之下也，阴也，水也，坎中之阳升，子后一阳生，即肾阳举而使之，故曰浊气为卫。地之浊不能升，地之清能升为阳，举而使之上也。天之清不降，天之浊能降为阴，驱而使下也。经曰：地气上为云，天气下为雨，此之谓也。

入式诀

诸脏腑已各有图穴注于册论中矣。依此图穴，另再各画一张，统共置于面前，或脏或腑，将每经图论，一一随穴挨看。有上行者，有下行者，有从身后正行，身前正行，与偏行者，其墨线是脉行之路，墨圈是脉络之穴，细细辨明。或本经有遇他经穴名者，即以他经穴图与本经穴图并看。庶知本经穴图与他经穴图其经脉之行，或在一路，或相隔几寸几分之不同，随

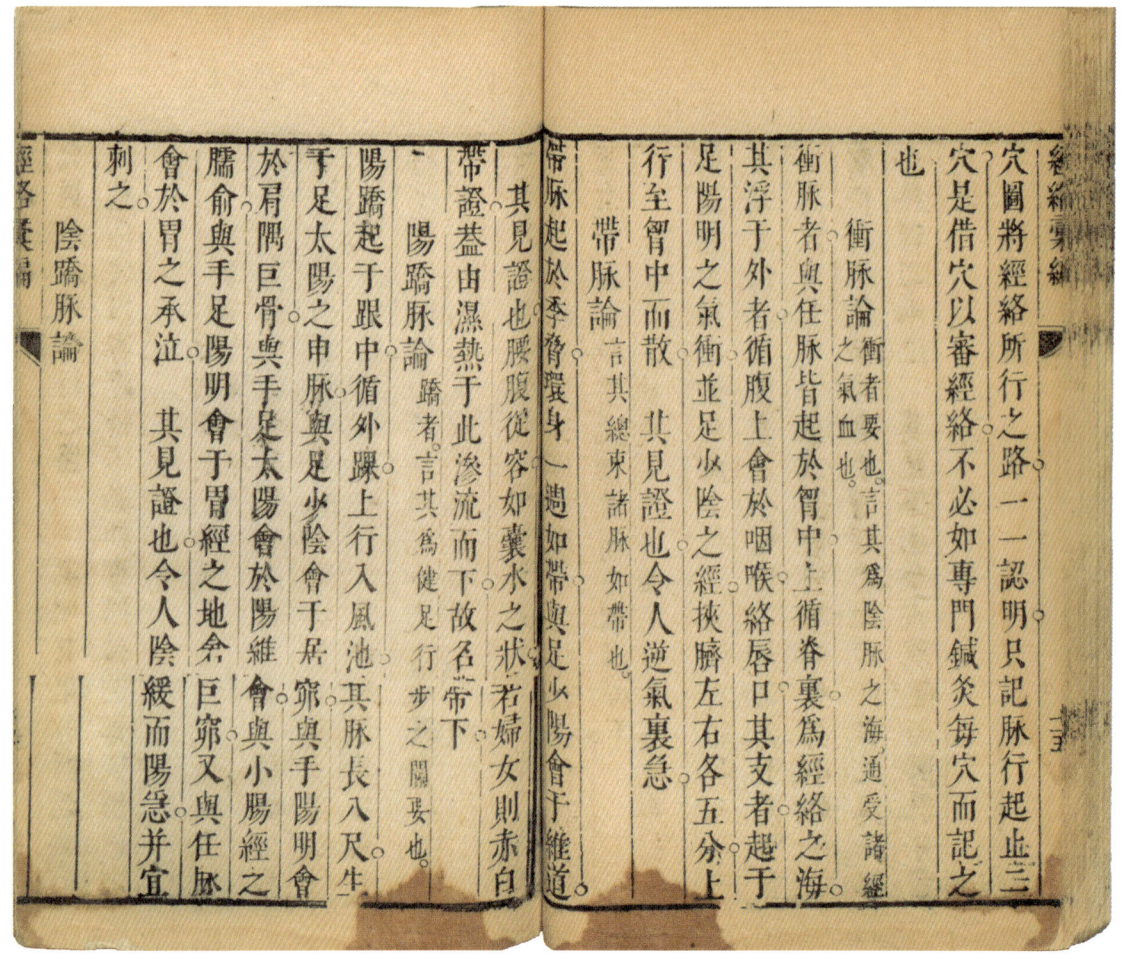

穴图将经络所行之路，一一认明，只记脉行起止二穴，是借穴以审经络，不必如专门针灸，每穴而记之也。

冲脉论 冲者要也，言其为阴脉之海，通受诸经之气血也。

冲脉者，与任脉皆起于胞中，上循脊里，为经络之海；其浮于外者，循腹，上会于咽喉，络唇口；其支者，起于足阳明之气冲，并足少阴之经，挟脐左右各五分，上行至胸中而散。其见证也，令人逆气里急。

带脉论 言其总束诸脉如带也。

带脉起于季胁，环身一周如带，与足少阳会于维道。其见证也，腰腹从容，如囊水之状，若妇女则赤白带证，盖由湿热于此渗流而下，故名带下。

阳跷脉论 跷者，言其为健足行步之关要也。

阳跷起于跟中，循外踝，上行入风池，其脉长八尺。生于足太阳之申脉，与足少阴会于居髎，与手阳明会于肩髃、巨骨，与手足太阳会于阳维会，与小肠经之臑俞，与手足阳明会于胃经之地仓、巨髎，又与任脉会于胃之承泣。其见证也，令人阴缓而阳急，并宜刺之。

阴跷脉论

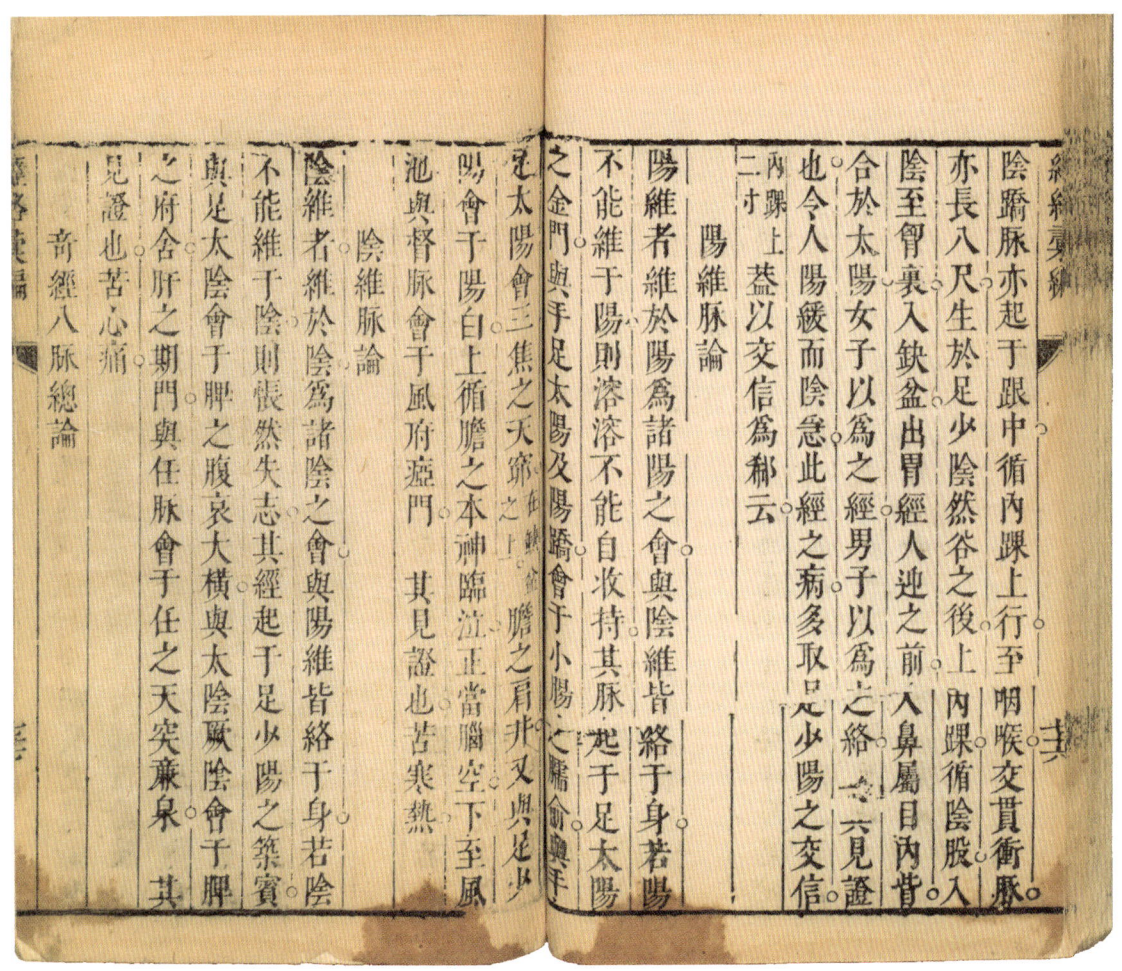

阴跷脉亦起于跟中，循内踝上行，至咽喉，交贯冲脉，亦长八尺。生于足少阴然谷之后，上内踝，循阴股入阴，至胸里，入缺盆，出胃经人迎之前，入鼻，属目内眦，合于太阳。女子以为之经，男子以为之络。其见证也，令人阳缓而阴急。此经之病，多取足少阳之交信内踝上二寸，盖以交信为郄云。

阳维脉论

阳维者维于阳，为诸阳之会，与阴维皆络于身。若阳不能维于阳，则溶溶不能自收持。其脉起于足太阳之金门，与手、足太阳及阳跷会于小肠之臑俞，与手足太阳会三焦之天髎在缺盆之上、胆之肩井，又与足少阳会于阳白，上循胆之本神、临泣，正当脑空，下至风池，与督脉会于风府、哑门。其见证也，苦寒热。

阴维脉论

阴维者维于阴，为诸阴之会，与阳维皆络于身，若阴不能维于阴，则怅然失志。其经起于足少阳之筑宾，与足太阴会于脾之腹哀、大横，与太阴、厥阴会于脾之府舍、肝之期门，与任脉会于任之天突、廉泉。其见证也，苦心痛。

奇经八脉总论

经云,脉有奇常者何?盖人之气血,常行于十二经常脉之中。若常脉满溢,则流入奇经。其八脉者,任脉任于前,督脉督于后,带脉束于中,冲脉为诸脉之海,阳维则维络诸阳,阴维则维络诸阴,阳跷本诸太阳之别,阴跷本诸少阴之别。譬诸圣人,设沟渠以备水道,而无滥溢之患,故总八脉为一篇,以备参考云。

内景图（图见上）

心系七节。七节之旁,中有小心,以肾系十四椎下,由下而上,亦七节也。

旧图有精道,循脊背,过肛门者,甚属非理,而且无子宫命门之象,皆大失也,今改正之。

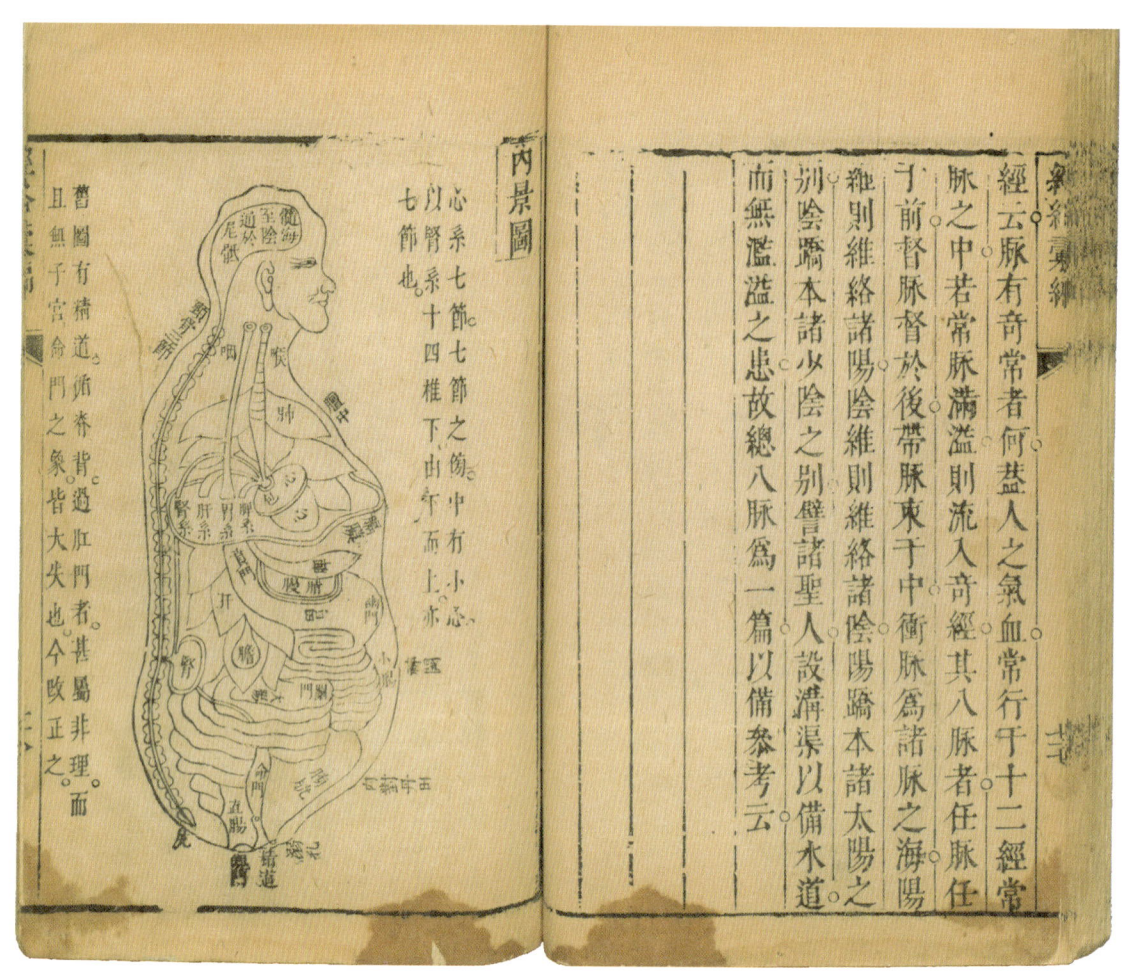

内景赋

尝计夫人生根本兮，由乎元气；表里阴阳兮，升降沉浮；出入运行兮，周而复始；神机气立兮，生化无休。经络兮行乎肌表，脏腑兮通于咽喉。喉在前，其形坚健；咽在后，其质和柔。喉通呼吸之气，气行五脏；咽为饮食之道，六腑源头。气食兮何能不乱？主宰者会厌分流。从此兮下咽入膈，脏腑兮阴阳不偾。五脏者，肺为华盖，而上连喉管，肺之下，心包所护，而君主可求。此即膻中，宗气所从。膈膜周蔽，清虚上宫。脾居膈下，中州胃同，膜联胃左，运化乃功。肝叶障于脾后，胆腑附于叶东。两肾又居脊下，腰间有脉相通，主闭蛰封藏之本，为二阴天一之宗。此属喉之前窍，精神须赖气充。又如六腑，阳明胃先，熟腐水谷。胃脘通咽，上口称为贲门，谷气从而散宣，输脾经而达肺，诚脏腑之大源。历幽门之下口，联小肠而盘旋。再小肠之下际，有阑门者在焉。此泌别之关隘，分清浊于后前。大肠接其右，导渣秽于大便；膀胱无上窍，由渗泄而通泉。羡二阴之和畅，皆气化之自然。再详夫脏腑略备，三焦未言，号孤独之府，擅总司之权，体三才而定位，法六合而象天。上焦如雾兮，霭氤氲之天气；中焦如沤兮，化营血之新鲜，下焦如渎兮，主宣通乎壅滞。此所以上焦主内而不出，下焦主出而如川。又总诸脏之所居，隔高低之非类。求脉气之往来，果何如而相济？以心主之为君，朝诸经之维系。是故怒动于心，肝从而炽。欲念方萌，肾经精沸。构难释之苦思，枯脾中之生意。肺脉涩而气沉，为悲忧于心内。惟脉络有以相通，故气得从心而至。虽诸脏之归心，实上系之联肺。肺气何生？根从脾胃。赖水谷于敖仓，化精微而为气。气旺则精盈，精盈则气盛。此是化源根，坎里藏真命。虽内景之缘由，尚根苗之当究。既云两肾之前，又曰膀胱之后。出大肠之上左，居小肠之下右。其中果何所藏？蓄坎离之交媾，为生气之海，为元阳之窦。辟精血于子宫，司人生之夭寿。称命门者是也，号天根者非谬。使能知地下有雷声，方悟得春光弥宇宙。

十四经合参

清抄本

元·滑寿 注　明·张权 参　卞雅莉 校订

《十四经合参》十六卷，是明代张权在元·滑寿《十四经发挥》基础上，参合他书编纂而成。是书约成书于明崇祯三年（1630）。卷一为"手足阴阳流注篇"，卷二至卷十五为十二经及督脉任脉的内容，每经一卷，卷首均有经脉图，标明经穴位置，其后列该经经穴歌，穴位列于各卷之末，增补病候、刺针深度和灸法壮数，将"经"与"穴"结合，更便于临床应用。附卷二，内容未见于《十四经发挥》，主要为针灸歌诀。此书国内失传，《中医联合目录》《中国中医古籍总目》等目录学著作均未著录，现仅存抄本为当今孤本，藏于日本宫内厅书陵部。此次依照该本影印刊出，并加以标点校订，以飨读者。

十四经合参叙

昔古人论病以及国，原诊以知政。故达则愿为良相，不达则愿为良医。良相，深乎道者也；良医，明乎理者也。相以道秉国均，则有调燮之用；医以理察民疾，则有消息之宜。今夫天生于动，地生于静，动之始则阳生，动之极则阴生，静之始则阴生，静之极则阳生。以至阴阳之中，复有阴阳，故有太阴、太阳、少阴、少阳；刚柔之中，复有刚柔，故有太刚、太柔、少刚、少柔。阴阳互根，刚柔互用，而人之或能于二五者，莫不皆然，而终莫识其所以然。是则天之四象，人有耳、目、口、鼻以应之；地之四象，人有血、气、骨、肉以应之；三百六十五骨节，以应周天之度数；一万三千五百息，以应昼夜之潮汐。《易》曰：大哉乾元，万物资始；至哉坤元，万物资生。始者，所以立天地之心，故圣人假之针石以通其气，盖惟其无心之心，所以成不用之用。妙矣哉！乾元之学乎。及因而决盛衰，明气运，齐水火，辩甘辛，譬之慈石引铁，以物相使。行乎其所不得不行，止乎其所不得不止。此则后天而奉天时者也。黄帝作《内经》十八卷，《灵》《素》

合焉。然而去古既远，简编断续，原其理，是与《易》相表章，非深心之士不能读。至于《灵枢》，原乎天、地、人、时，法乎音、律、星、野，观首篇曰：机之动，不离其空。空中之机，清静而微，其来不可逢，其往不可追。知机之道者，不可挂以发；又曰：刺之要，气至而有①效。效之信，若风之吹云，明乎若见苍天。此非以无心之心而成不用之用，其能合造化之体耶？越人得其一二而迹《难经》，皇甫谧次而为《甲乙》。诸家之说，互有得失，且其所谓十二经、十五络，与二十七气、五脏五腧、六腑六腧，以合于十二原，其所以禀三百六十五节气味者，夫岂盆盎之观，所以测其万一哉？张子浩然，淹通经业，旁及百家。日手《灵枢》一编，以明十二经络，著为《合参》十六卷，以佐秦越人所未逮。高堂在上，温定之馀，特于无形无声中逆调其阴阳之违顺，如鼓应桴，非所谓往来去留之际，知几其神者哉！人子不可不知医，良有以也。然十二经之名则曷取乎尔？曰：外合于十二经水，而内属于五脏六腑也。天下山河之象存乎两戒，北戒自三危、积石，负终南地络之阴；南戒自岷山、嶓

---

① 有：原作"不"，据文义改。

冢，负地络之阳。河源自北纪之首循雍州北徼达华阳与地络相会并行而东。江源自南纪之首循梁州南徼达华阳与地络相会并行而东，海则其朝宗之区也。在人亦有阳脉，阴脉以应之，而足阳明则为五藏六府之海焉，其为多气多血可知矣。又曷以十四经名曰奇经八脉也？圣人设为沟渠以备水潦，斯无滥溢之患，于人亦然。是以阴阳相维，督任相遘，阳跷得诸太阳之别，阴跷得诸少阴之别。所谓阴阳之中复有阴阳，刚柔之内复有刚柔。乾坤互体，二五成能，察河洛之数，垂奇偶之名，圣人明之以教万世，岂曰小补？然则余将执是编卜张子，以治病之道治国也。

钦差整饬苏松兵备道、湖广布政使司参政、前行人司行人
礼科给事中、户科给事中、吏科右给事中、兵部都给事中
奉旨典试山东，通家眷生凌义渠题于古娄官舍

十四经合参凡例

十二经所列，以流注序为之先后，惟督任二脉自有专穴，附之于后，总曰十四经。

诸经之前，依《铜人图》，参同《灵枢》分经图形，各具一图，以便参考。

经脉流注，本经曰历、曰循、曰至、曰抵，其交会者曰出、曰流、曰注、曰过、曰行、曰入、曰会，各以字义别之。

各经正文既详，复参各经诸穴治病条目，针灸宜忌于后。

奇经八脉，方书虽载而不详，诸名家但用汤药而不究，遂令其传失之已久。偶见秘本有八穴治病之诀，立能起死回生，附列于后。

针灸凭于疾留、补泻、转关、呼吸，诸穴已列其概，神针之法取验在于瞬息，故续载之。

知归子识

凡例终

十四经合参目录

卷之一
  手足阴阳流注篇
  取寸屈指之图
  仰人尺寸之图
  伏人尺寸之图
  正人脏图
  伏人脏图
  针经
  荣卫盈虚篇
  经络流注孔穴图
卷之二
  手太阴肺经图
  经左右凡二十二穴
卷之三
  手阳明大肠经图
  经左右凡四十穴

卷之四
　　足阳明胃经图
　　　经左右凡九十穴
卷之五
　　足太阴脾经图
　　　经左右凡四十二穴
卷之六
　　手少阴心经图
　　　经左右凡十八穴
卷之七
　　手太阳小肠经图
　　　经左右凡三十八穴
卷之八
　　足太阳膀胱经图
　　　经左右凡一百二十六穴
卷之九
　　足少阴肾经图
　　　经左右凡五十四穴
卷之十

手厥阴心包络经图
经左右凡十八穴
卷之十一
手少阳三焦经图
经左右凡四十六穴
卷之十二
足少阳胆经图
经左右凡八十六穴
卷之十三
足厥阴肝经图
经左右凡二十六穴
卷之十四
督脉经图
经中行凡二十七穴
卷之十五
任脉经图
经中行凡二十四穴
卷之十六

奇經八脈篇
督脈
任脈
陽蹻脈
陰蹻脈
衝脈
陽維脈
陰維脈
帶脈
尻神定位圖
五臟六腑直圖
補瀉總訣
八穴陰陽表裏
八穴治病訣計八首
神鍼呪
神鍼總訣計八條
補瀉捷經
運鍼補瀉

奇经八脉篇
督脉
任脉
阳跷脉
阴跷脉
冲脉
阳维脉
阳维脉
带脉
尻神定位图
五脏六腑直图
补泻总谈
八穴阴阳表里
八穴治病诀计八首
神针咒
神针总诀计八条
补泻捷经
运针补泻

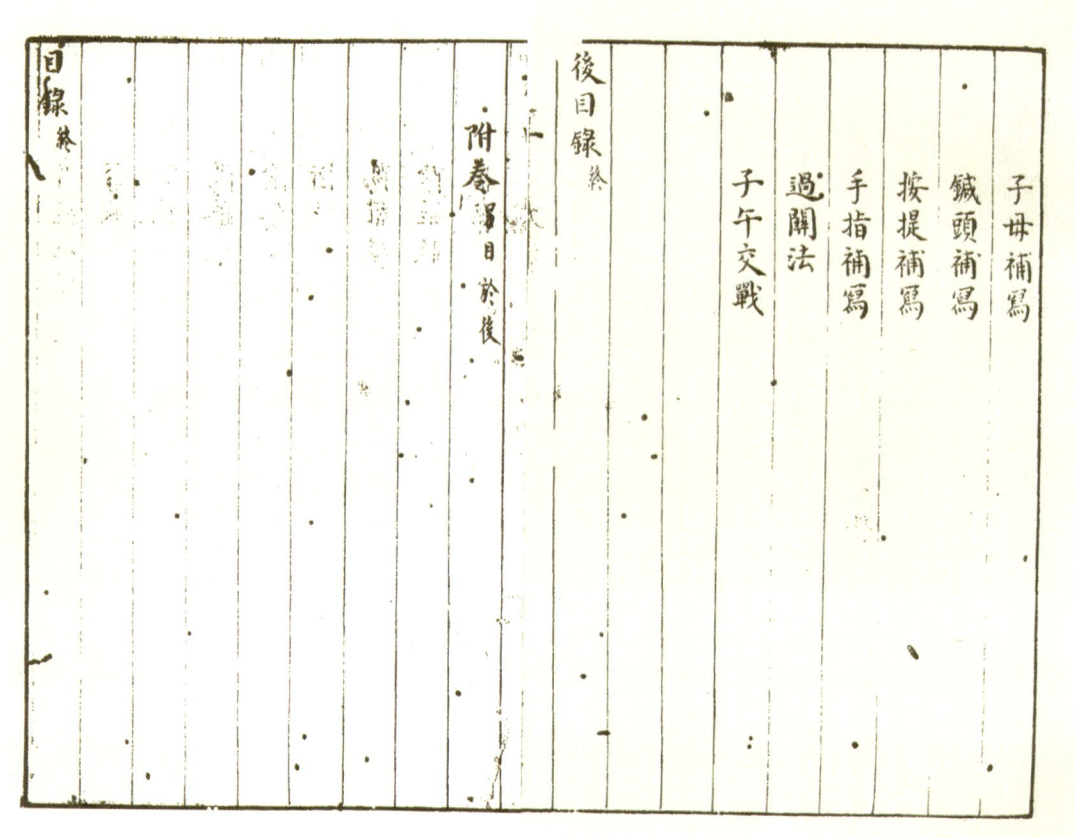

子母补泻

针头补泻

按提补泻

手指补泻

过关法

子午交战

后目录终
附卷易目于后
目录终

十四经合参一卷

许昌滑寿伯仁注
松陵张权浩然参

手足阴阳流注篇

《黄帝内经》云：凡人两手足，各有三阴脉、三阳脉，以为十二经也。

三阴，谓太阴、少阴、厥阴；三阳，谓阳明、太阳、少阳也。手三阴，谓太阴肺经、少阴心经、厥阴心包经；手三阳，谓阳明大肠经、太阳小肠经、少阳三焦经；足三阴，谓太阴脾经、少阴肾经、厥阴肝经；足三阳，谓阳明胃经、太阳膀胱经、少阳胆经，故相合为十二经也。谓之经者，以血气流行，经常不息者而言；谓之脉者，以血理分衺①行体者而言也。

手之三阴，从脏走至手，手之三阳，从手走至头，足之三阳，从头下走至足，足之三阴，从足上走入腹。

手之三阴，从脏走至手，谓太阴起中焦，至出大指之端；手少阴起心中，至出小指之端；手厥阴起胸中，至出中指之端。手三阳，从手走至头，谓手阳明

---

① 衺：原作"衰"，据明抄本《十四经发挥》（以下简称《发挥》）改作"衺"，同"邪"。

起大指次指之端，至上挟鼻孔；手太阳起小指之端，至目内眦；手少阳起小指次指之端，至目锐眦。足三阳，从头走至足，谓足阳明起于鼻，至入中指内间；足太阳起目内眦，至小指外侧端；足少阳起目锐眦，至入小指次指间。足三阴，从足走入腹，谓足太阴起大指之端，至属脾络胃；足少阴起足心，至属肾络膀胱；足厥阴起大指聚毛，至属肝络胆。足三阴虽曰从足入腹，然太阴乃复上膈、挟咽，散舌下；少阴乃复从肾上挟舌本，厥阴乃复上出额，与督脉会于巅。兼手太阴从肺系，横出腋下；手少阴从心系，上肺出腋下；手厥阴循胸，出胁，上抵腋下。秦越人所谓"诸阴脉皆至颈胸而还"者是也。盖厥阴则又上出于巅，夫厥阴，阴之尽也。所以然者，示阴无可尽之理，亦犹《易》之硕果不食，示阳无可尽之义也。然《易》之阴阳以气言，人身之阴阳以藏象言。气则无形，而藏象有质，气阳而质阴也。然则无形者，贵乎阳，有质者，贵乎阴欤？

络脉传注，周流不息。

络脉者，本经之旁支，而别出以联络于十二经者也。本经之脉由络脉而交他经，他经之交亦由是焉。传注周流，无有停息也。夫十二经之有络脉，犹江汉之有沱潜也。络脉之传注于他经，犹沱潜之旁导于他水也。是以手太阴之支者，从腕后出次指端，而交于手阳明；手阳明[1]之支者，从缺盆上挟口鼻而交于足阳明；足阳明之支者，别跗上，出大指端，而交于足太阴；足太阴之支者，从胃别上膈，注心中，而交于手少阴；手少阴则直自本经少冲穴，而交于手太阳，不假支授，盖君者出令者也。手太阳之支者，别颊上至目内眦，而交于足太[2]阳；足太阳之支者，从膊内左右别，下合腘中，下至小指外侧端，而交于足少阴；足少阴之支者，从肺出，注胸中而交于手厥阴；手厥阴之支者，从掌中循小指次指出其端，而交于手少阳；手少阳之支者，从耳后出至目锐眦，而交于足少阳；足少阳之支者，从跗上入大指爪甲，出三毛而交于足厥阴；足厥阴之支者，从肝别贯膈，上注肺，而交于手太阴也。

①明：原脱，据《发挥》补。
②于足太：原脱，据《发挥》补。

故经脉者，行血气，通阴阳，以荣于身者也。

通结上文，以起下文之义。经脉之流行不息者，所以运行血气、流通阴阳，以荣养于人身者也。不言络脉者，举经以该之。

其始从中焦，注手太阴、阳明，阳明注足阳明、太阴，太阴注手少阴、太阳，太阳注足太阳、少阴，少阴注手心主、少阳，少阳注足少阳、厥阴，厥阴复还注手太阴。

始于中焦，注手太阴，终于注足厥阴，是①经脉之行一周身也。

其气常以平旦为纪，以②漏水下百刻，昼夜流行，与天同度，终而复始也。

气，营气；纪，统纪也。承上文言经脉之行，其始则自起中焦，其气则常以平旦为纪也。营气常以平旦之寅时为纪。由中焦而始注手太阴，以次流行也。不言血者，气行则血行可知。漏水下百刻，昼夜流行，与天同度者，言一昼夜漏下百刻之内，人身之经脉流行，无有定止，与天同一运行也。盖天以三百六十五度四分度之一为一周天，而终一昼夜。

---

① 阴，是：原脱，据《发挥》补。
② 以：原脱，据《发挥》补。

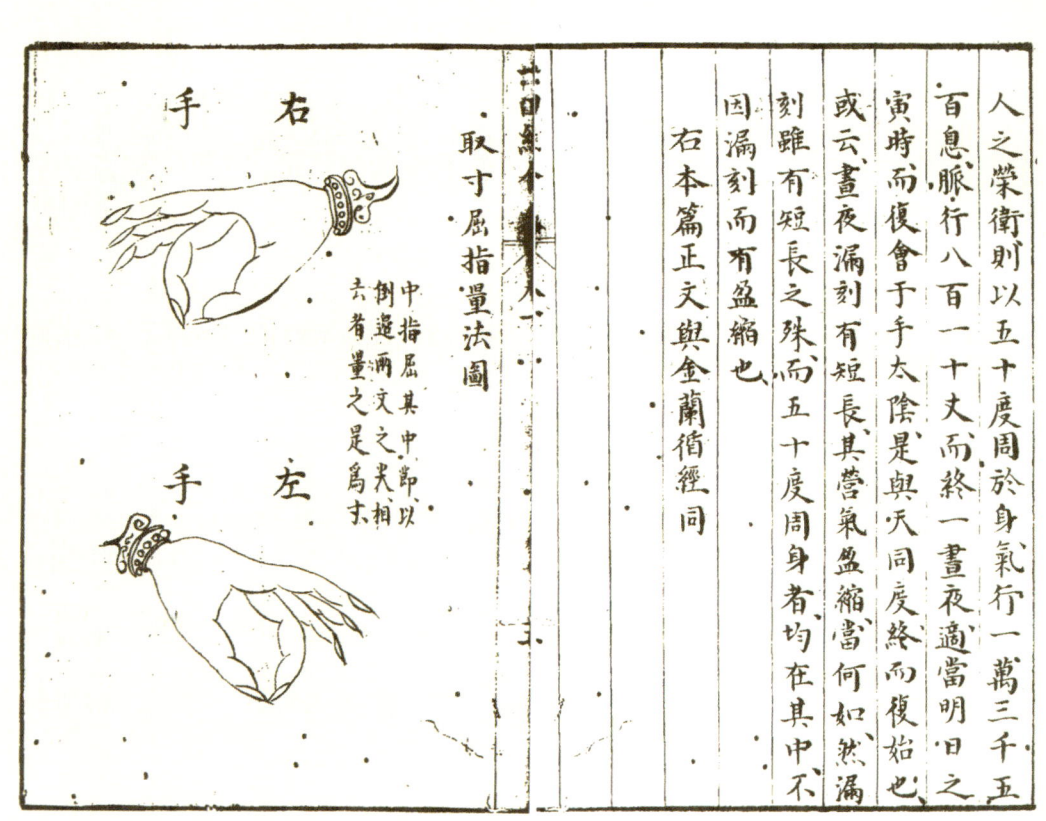

人之荣卫，则以五十度周于身，气行一万三千五百息，脉行八百一十丈，而终一昼夜；适当明日之寅时，而复会于手太阴，是与天同度，终而复始也。或云：昼夜漏刻有短长，其营气盈缩，当何如？然漏刻虽有短长之殊，而五十度周身者，均在其中，不因漏刻而有盈缩也。

右本篇正文与《金兰循经》同。

取寸屈指量法图（图见左）

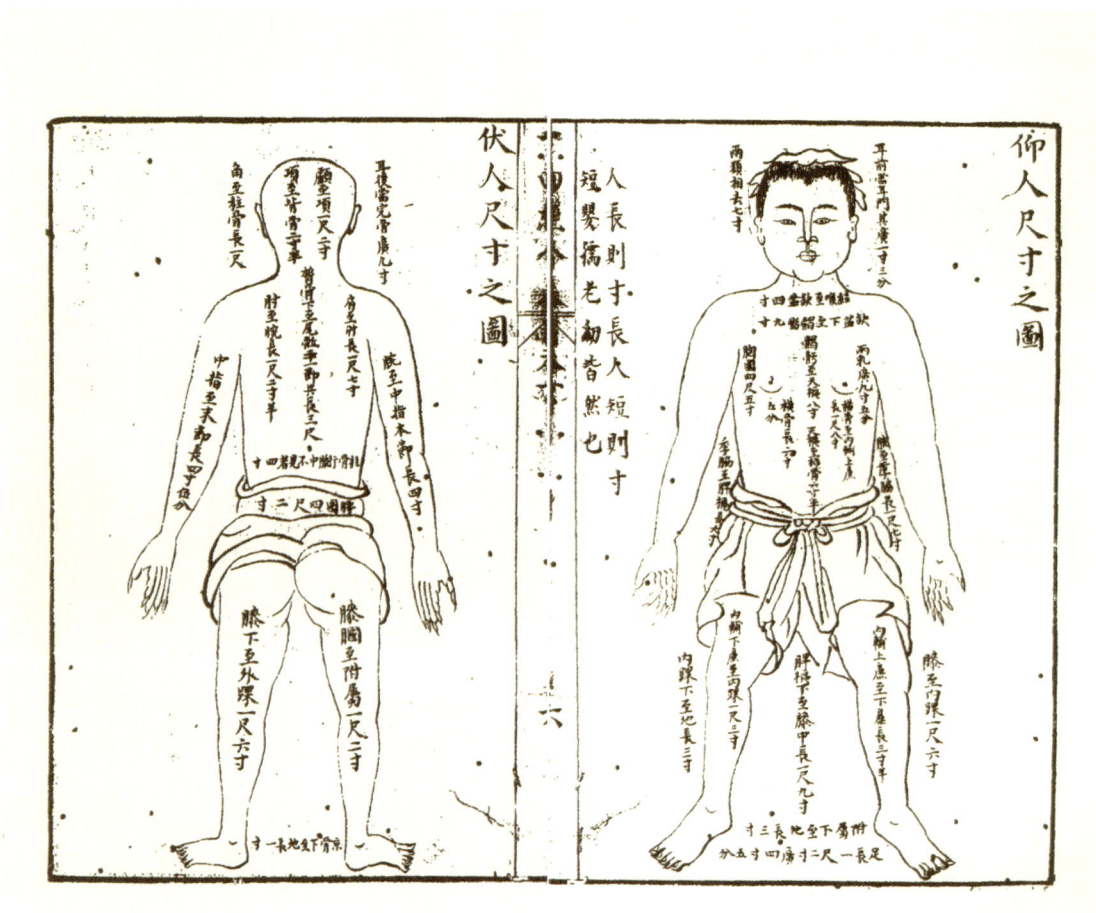

仰人尺寸之图（图见右）

伏人尺寸之图（图见左）

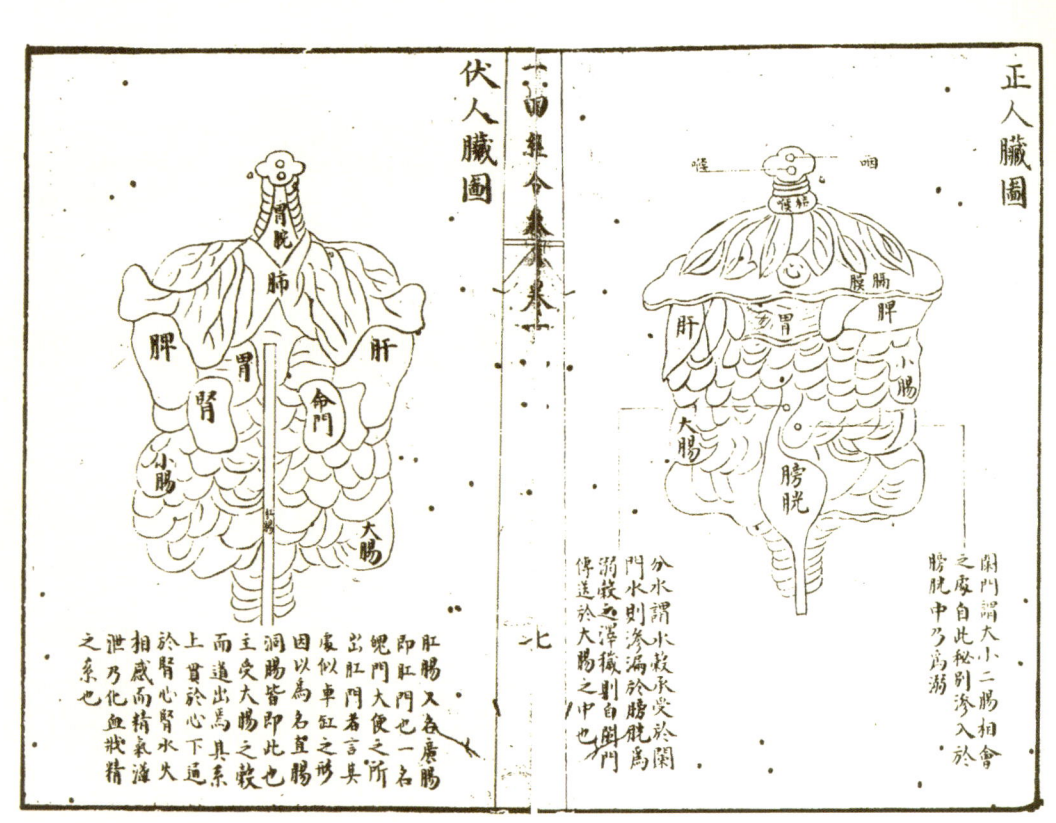

正人脏图（图见右）

伏人脏图（图见左）

黄帝曰：余闻九针于夫子众多，不可胜数。推而论之，以为一纪。余试诵之，子听其理，非则语余，请受其道，令可久传，于后世无患，得其人乃传，非其人勿言。岐伯稽首再拜曰：请听圣王之道。帝曰：用针之理，必知形气之所在，左右上下，阴阳表里，血气多少，行之逆顺，出入之会，诛伐有过。雪污解结，知补虚泻实。上下之气门，通于四海，审其所在，寒热淋露，荣腧异处。审于调气，明于经隧。左右支络，尽知其会。寒与热争，能合而调之。虚与实邻，决而通之。左右不调，犯而行之。明于顺逆，乃可治之。阴阳不奇，故知起时。审于本末，察其寒热，知邪之在表在里，万刺不殆。知官九针，刺道异矣。

黄帝问曰：十二经中气血多少可得闻乎？岐伯对曰：其可度量者中度也，以经水应十二经脉也。溪谷远近浅深，气血多少各不同。其治以针灸各调其气血，合而刺之，补虚泻实之法，皆须尽知其部分也。肝，足厥阴经，少气多血。心，手少阴经，少血多气。脾，足太阴经，少血多气。肺，手太阴经，少血多气。肾，足少阴经，少血多气。胆，足少阳经，多气少血。小肠，手太阳经，多血少气。胃，足阳明经，多血多气。大肠，手阳明经，多血多气。膀胱，足太阳经，多血少气。心包络，手厥阴经，多血少气。三焦，手少阳经，少血多气。视其部中浮络。其色多青则痛，多黑则风痹，黄赤则热，多白则寒。五色皆见寒热也。感虚乃留于筋骨肉之间，寒多则筋挛骨痛，热多则骨消缓也。

黄帝问曰：余闻气穴三百六十五，以应一岁，未知其详，愿卒闻之。岐伯稽首再拜，对曰：窘乎哉问也！其非圣帝，孰能穷其道焉！因请溢意尽言其处。雷公问曰：禁服之言，凡刺之理，经脉为始。愿闻经脉之始生。帝答曰：经脉者所以决死生，处百病，调虚实，不可不通之矣。

	肺	心	肝	脾	肾	心包络
春刺井木	少商	少冲	大敦	隐白	涌泉	中冲
夏刺荥火	鱼际	少府	行间	大都	然谷	劳宫
仲夏刺输土	太渊	神门	太冲	太白	太溪	大陵
秋刺经金	经渠	灵道	中封	商丘	复留	间使
冬刺合水	尺泽	少海	曲泉	阴陵泉	阴谷	曲泽

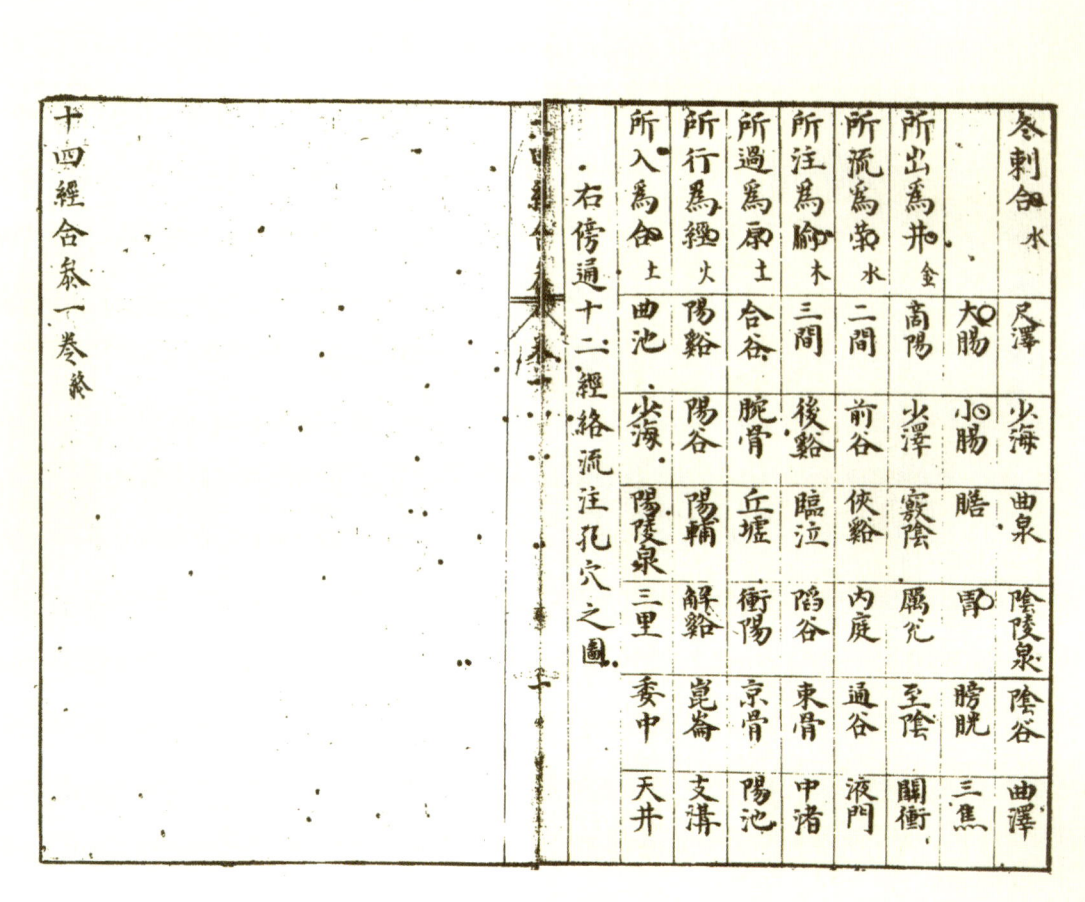

	大肠	小肠	胆	胃	膀胱	三焦
所出为井金	商阳	少泽	窍阴	厉兑	至阴	关冲
所流为荥水	二间	前谷	侠溪	内庭	通谷	液门
所注为输木	三间	后溪	临泣	陷谷	束骨	中渚
所过为原土	合谷	腕骨	丘墟	冲阳	京骨	阳池
所行为经火	阳溪	阳谷	阳辅	解溪	昆仑	支沟
所入为合土	曲池	少海	阳陵泉	三里	委中	天井

右傍通十二经络流注孔穴之图

十四经合参一卷终

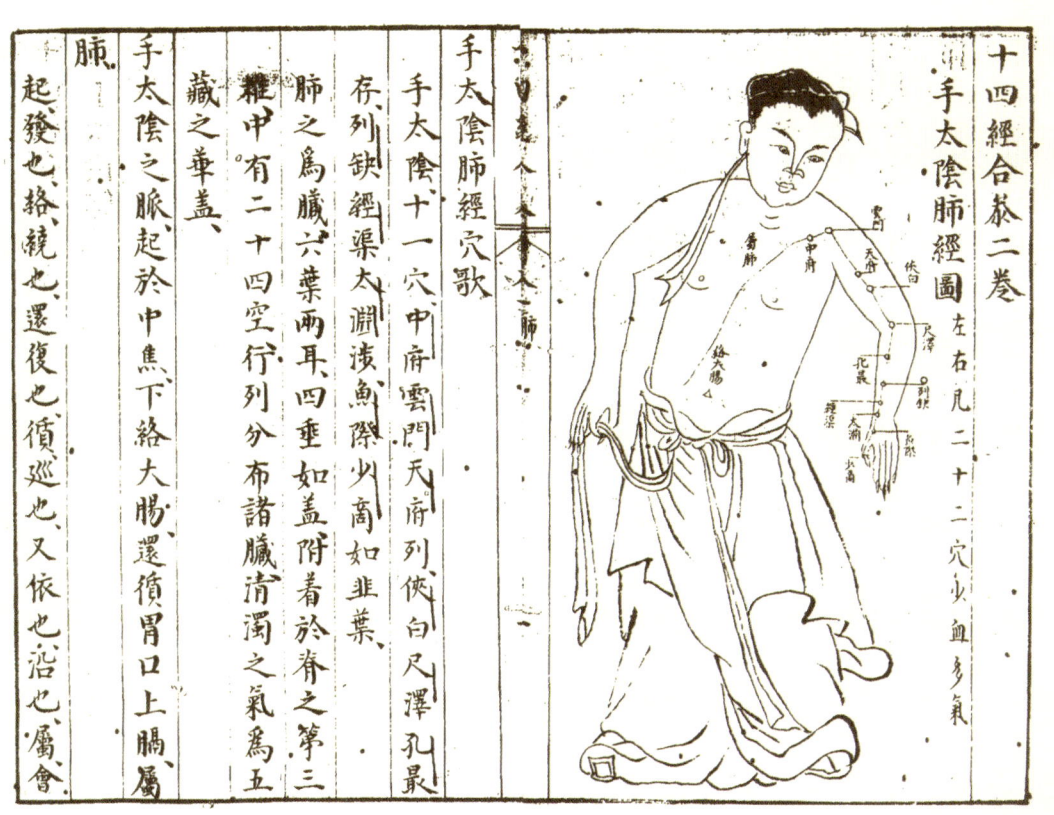

十四经合参二卷

手太阴肺经图 （图见左） 左右凡二十二穴少血多气

手太阴肺经穴歌

手太阴十一穴，中府云门天府列，侠白尺泽孔最存，列缺经渠太渊涉，鱼际少商如韭叶。

肺之为脏，六叶两耳，四垂如盖，附着于脊之第三椎，中有二十四空，行列分布诸脏清浊之气，为五藏之华盖。

手太阴之脉起于中焦，下络大肠，还循胃口，上膈属肺。

起，发也。络，绕也。还，复也。循，巡也，又依也，沿也。属，会也。中焦者，在胃中脘，当脐上四寸之分。大肠，注见本经。胃口，胃上下口也。胃上口，在脐上五寸上脘穴，下口在脐上二寸下脘穴之分也。膈者，隔也。凡人心下有膈膜，与脊胁周围相着，所以遮隔浊气，不使上熏于心肺也。手太阴起于中焦，受足厥阴之交也，由是循任脉之外，足少阴经脉之里，以次下行，当脐上一寸水分穴之分，绕络大肠，其太阴阳明相为表里也。乃复行本经之外，上循胃口，迤逦上膈而属会于肺，荣气有所归于本藏也。

从肺系横出腋下，下循臑内，行少阴，心主之前，下肘中。

肺系，谓喉咙也。喉以候气，下接于肺。肩下、胁上际曰腋，膊下对腋处为臑，肩肘之间也。臑尽处为肘，臂之节也。自肺藏循肺系出而横行，循胸部第四行之中府、云门，以出腋下，下循臑内，历天府、侠白，行手少阴、手心主之前，下入肘中，抵尺泽穴也。盖手少阴循臑臂出小指之端，手心主循臑臂出中指之端，手太阴则行乎二经之前也。

循臂内上骨下廉，入寸口，上鱼，循鱼际，出大指之端。

肘以下为臂。廉，隅也，边也。手掌后高骨傍动脉为关，关前动脉为寸口，曰鱼际，谓掌骨之前，大指本节之后，其肥肉隆起处，统谓之鱼，鱼际则其间之穴名也。既下肘中，乃循臂内上骨之下廉，历孔最、列缺、入寸口之经渠、太渊以上鱼，循鱼际出太指之端，至少商穴而终也。端，抄也。

其支者，从腕后直出次指内廉出其端。

臂骨尽处为腕，脉之大隧为经，交经者为络。本经终于出大指之端矣，此则从腕后列缺穴达次指内廉出其端，而交于手阳明也。是动则病：肺胀满，膨膨而喘咳，缺盆中痛，甚则交两手而瞀，此为臂厥。是主肺所生病者：咳嗽上气，喘喝、烦心、胸满，臑臂内前廉痛，掌中热。气盛有余，则肩背痛，风寒寒字疑衍，汗出中风，小便数而欠；虚则肩背痛，寒，少气不足以息，溺色黄变卒遗失无度。盛者，寸口大三倍于人迎；虚者，寸口反小于人迎也。

中府

左右二穴，肺之募，一名膺中腧。在云门下一寸，乳上三肋间，动脉应手。足太阳之会。治肺系急，胸中满，悚悚，胆热呕逆，上气，咳唾浊涕，肩背痛，风，汗出，腹胀食不下，喉痹，肩息，肤骨痛，寒热。针入三分，留五呼，可灸五壮。

云门

左右二穴，在巨骨下，侠气户傍各二寸陷中，动脉应手，手太阴经脉气所发。能疗治喉痹，胸中烦满，气上冲心，咳喘不得息，胸胁短气，肩背痛不得举臂。可灸五壮，针入三分。

天府

左右二穴，在腋下三寸动脉中，以鼻取之。治逆气，喘不得息，目眩，远视䀮䀮，卒中恶，鬼疰，不得安卧，鼻衄血不止。针入四分，留七呼，禁灸。

侠白

左右二穴，在天府下，去肘五寸，动脉中取之。治心痛，干呕，烦满。针入三分，可灸五壮。

尺泽

左右二穴，水也，在肘中约上，手太阴经之所入也，为合，动脉中取之。治风痹肘挛，手臂不得举，喉痹上气，舌干，咳嗽唾浊，四肢暴肿，臂寒，短气。针入三分，留三呼，可灸三壮。

孔最

左右二穴，在腕上七寸间取之。手太阴郄。治热病汗不出，可灸三壮，即汗出。咳逆，臂厥痛，针入三分，灸五壮。

列缺

左右二穴，去腕侧上一寸五分，以手反叉，头指末筋骨罅中，手太阴络，别走阳明。疗偏风口㖞，手腕无力，半身不遂，咳嗽掌中热，口禁不开，寒疟呕沫，善笑，纵唇口，健忘。针入三分，留三呼，泻五吸，即可灸七壮，慎酒面、生冷等物。

经渠

左右二穴，金也，在寸口陷中，手太阴脉之所行也，为经，动脉。治疟寒热，胸背拘紧，胸满膨膨，喉痹，掌中热，咳嗽上气，数欠，热病汗不出，暴痹，喘，足心痛，呕吐。针入二分，留三呼，禁灸。

太渊

左右二穴，土也，在手掌后陷中，手太阴脉之所注也，为俞。治胸痹逆气，寒厥，善哕呕饮水，咳嗽，烦恐不得卧，肺满膨膨，臂内廉痛，目生白翳，眼眦赤筋，缺盆中引痛，掌中热，数欠，喘不得息，噫气上逆，心痛，唾血，振寒，咽干，狂言，口僻。可灸三壮，针入二分，留二呼。

鱼际

左右二穴，火也，在手大指本节后内侧散脉中，手太阴脉之所流也，为荥。治洒淅恶风寒，虚热，头痛，咳嗽，舌上黄，身热汗不出，痹走胸背痛，不得息，目眩，烦心，少气，腹痛不下食，肘挛支满，喉中干燥，寒栗鼓颔，咳引尻痛，溺出，呕血，心痹悲恐。针入一分，留三呼，可灸三壮。

少商

左右二穴，木也，在手大指端内侧，去爪甲角如韭

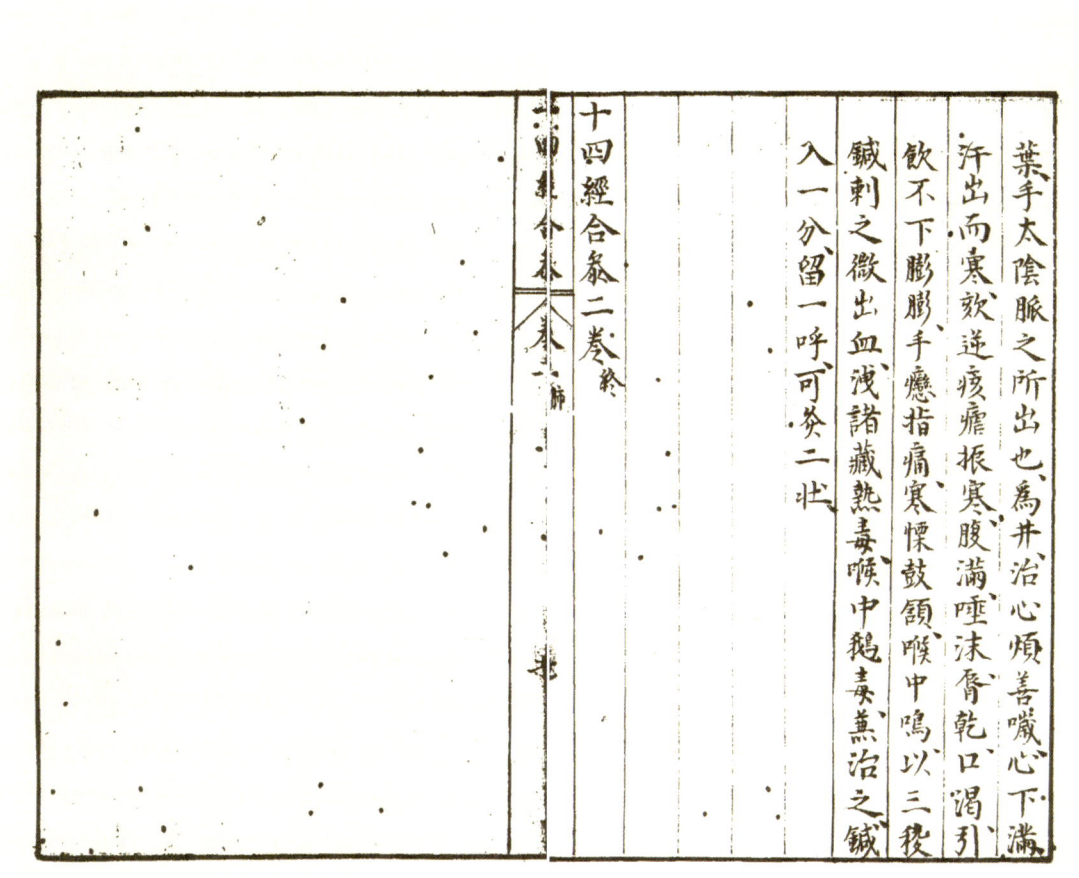

叶，手太阴脉之所出也，为井。治心烦善哕，心下满，汗出而寒，咳逆，疟疾振寒，腹满，唾沫，唇干口渴，引饮不下，膨膨，手挛指痛，寒栗鼓颔，喉中鸣。以三棱针刺之，微出血，泄诸脏热毒，喉中鹅毒兼治之。针入一分，留一呼，可灸二壮。

十四经合参二卷终

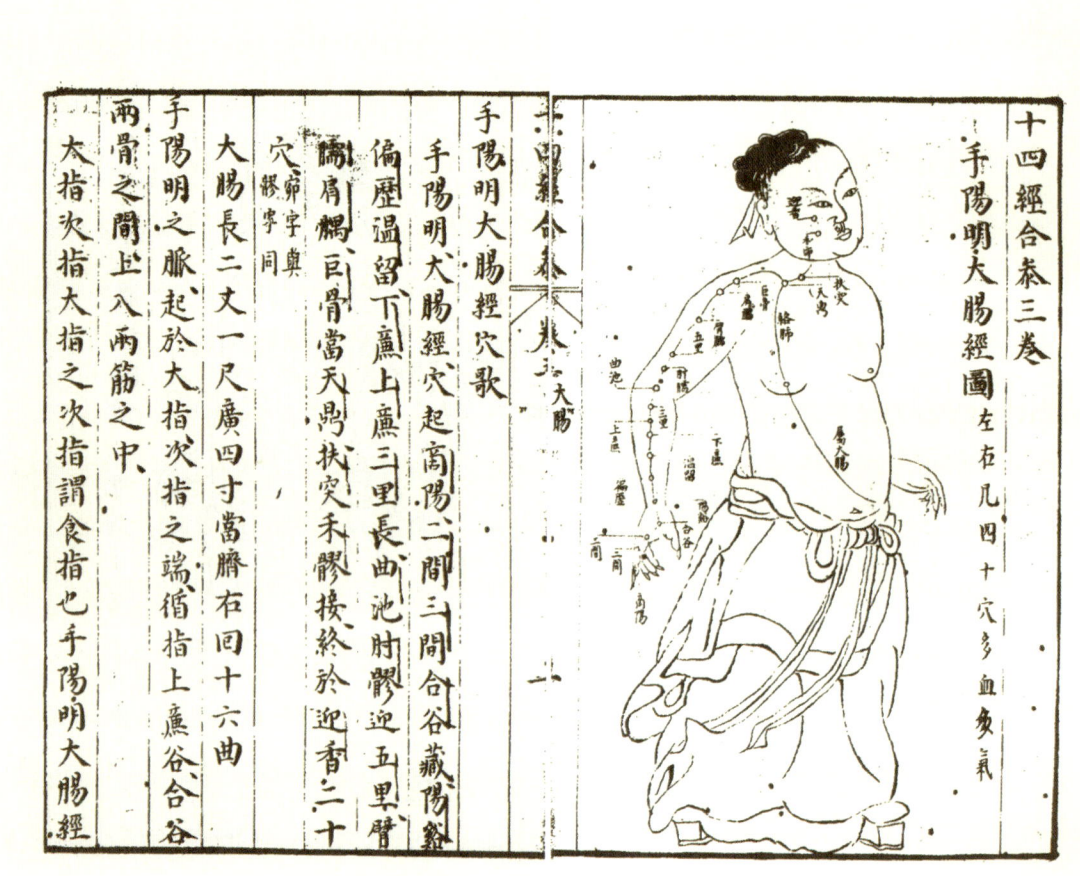

十四经合参三卷

手阳明大肠经图（图见左） 左右凡四十穴多血多气

手阳明大肠经穴歌

手阳明大肠经穴起商阳，二间三间合谷藏，阳溪偏历温溜上[1]，下廉上廉三里长，曲池肘髎迎五里，臂臑肩髃巨骨当，天鼎扶突禾髎接，终于迎香二十穴。窌字与髎字同。

大肠长二丈一尺，广四寸，当脐右回十六曲。

手阳明之脉，起于大指次指之端，循指上廉，出合谷两骨之间，上入两筋之中。

太指次指，大指之次指谓食指也。手阳明，大肠经

---

[1] 上：原缺，据文义补。

也。凡经脉之道，阴脉行手足之里，阳脉行手足之表。此经起于大指次指之端商阳穴，受手太阴之交，行于阳之分也。由是循指之上廉，历二间、三间，以出合谷两骨之间，复上阳溪两筋之中。

循臂上廉入肘外廉，循臑外前廉上肩。

自阳溪而上，循臂上廉之偏历、温溜、下廉、上廉、三里，入肘外廉之曲池，循臑外前廉，历肘髎、五里、臂臑，络臑会，上肩，至肩髃穴也。

出髃骨之前廉，上出柱骨之会上。

肩端两骨间为髃骨，肩胛上际会处为天柱骨。出髃骨前廉，循巨骨穴，上出柱骨之会上，会于大椎也。

下入缺盆，络肺，下膈，属大肠。

自大椎而下入缺盆，循足阳明经脉外，络绕肺藏。复下膈，当天枢之分，会属于大肠也。

其支别者，从缺盆上颈，贯颊，入下齿缝中。

头茎为颈，耳以下曲处为颊，口前小者为齿。其支别者，自缺盆上行于颈，循天鼎、扶突上贯于颊，入下齿缝中。

还出挟口，交人中，左之右，右之左，上挟鼻孔。

口唇上，鼻柱下，为人中。既入齿缝，复出夹两口吻，相交于人中之分，左脉之右，右脉之左，上挟鼻孔，循禾髎、迎香，而终传交于足阳明也。是动则病：齿痛，颈肿。是主津液所生病者：目黄、口干、鼽衄、喉痹、肩前臑痛，大指次指痛，不用。气有余则当脉所过者热肿，虚则寒凛不复。盛者人迎大三倍于寸口，虚者人迎反小于寸口也。

商阳一名绝阳

左右二穴，金也。在手大指次指内侧，去爪甲角如韭叶。手阳明脉之所出也，为井。治胸中气满，喘咳，支肿，热病汗不出，耳鸣，耳聋，寒热，痎疟，口干，颐颔肿，齿痛，恶寒，肩急相引缺盆痛，目青盲。可灸一壮，右取左，左取右，如须食，立已。针入一分，留一呼。

二间一名间谷

左右二穴，水也。在手大指次指本节前内侧陷中，手阳明脉之所流也，为荥。治喉痹，颔肿，肩胛痛，振寒，鼻衄衊血，多惊，口㖞。针入三分，留六呼，可灸三壮。

三间 一名少谷

左右二穴，木也。在手大指次指本节之后内侧陷中，手阳明脉之所注也，为俞。治喉痹，咽中如鲠，齿龋痛，嗜卧，胸满，肠鸣洞泄，寒疟，唇焦，口干，气喘，目痛。针入三分，留三呼，可灸三壮。

合谷 一名虎口

左右二穴，土也。在手大指次指岐骨间陷中，动脉应手。手阳明脉之所过也，为原。疗寒热，鼻衄衊血，热病不出汗，目视不明，头痛，齿龋，喉痹，痿臂，面肿，唇吻不收，瘖不能言，口禁不开。针入三分，留六呼，可灸三壮。若妇人妊娠不可刺，刺之损胎气。

阳溪 一名中魁

左右二穴，火也。在腕中上侧两筋陷中，手阳明脉之所行也，为经。治狂言喜笑见鬼，热病烦心，目风赤烂有翳，厥逆，头痛，胸满不得息，寒疟，喉痹，耳鸣，齿痛，惊掣，肘臂不举，痂疥。针入三分，留七呼，可灸三壮，慎如前。

偏历 两手交叉以中指尽处是穴

左右二穴，手阳明络，别走太阴，在腕后三寸取之。治寒热，疟风汗不出，目视䀮䀮，癫疾，多言，耳鸣，口㖞，齿龋，喉痹，嗌干，鼻鼽衄血。针入三分，留七呼，可灸三壮。以草量中指至掌后横纹止。

温溜

左右二穴，在腕后，大士五寸，小士六寸，手阳明郄。治口㖞，肠鸣腹痛，伤寒身热，头痛哕逆，肩不得举，癫狂乱走，吐涎，见鬼，喉痹，面虚肿。针入三分，可灸三壮。

下廉

左右二穴，在辅骨下，去上廉一寸，辅兑肉其分外斜。治头风，臂肘痛，溺黄。针入五分，留五呼，可灸三壮。

上廉

左右二穴，在三里下一寸，其分独抵阳明之会外斜。治脑风头痛，小便难，黄赤痛，肠鸣，气走疰痛。针入五分，可灸五壮。

三里

左右二穴，在曲池下二寸，按之肉起，兑肉之端。治手臂不仁，肘挛不伸，齿痛，颊颔肿，瘰疬。可灸三壮，针入二分。

曲池

左右二穴，土也。在肘外辅屈肘曲骨之中，以手拱胸取之。手阳明脉之所入也，为合。治肘中痛，偏风，半身不遂，刺风瘾疹，喉痹不能言，胸中烦满，筋缓捉物不得，挽弓不开，屈伸难，风臂肘细而无力，伤寒余热不尽，皮肤干燥。针入七分，得气先泻后补，可灸三壮。

肘髎

左右二穴，在肘大骨外廉陷中。治肘节风痹，臂痛不可举动，屈伸挛急。可灸三壮。针入三分。

五里

左右二穴，在肘上三寸，向里，大脉中央。治风劳，惊恐吐血，肘臂痛，嗜卧，四肢不得动摇，寒热瘰疬，咳嗽，目视䀮䀮，痎疟，心下胀满。可灸十壮，禁针。

臂臑

左右二穴，在肘上七寸，䐃肉端。手阳明络。治寒热，颈项拘急，瘰疬，肩臂痛不得举。可灸三壮，针入三分。

肩髃

左右二穴，在肩端两骨间，举臂上陷中取之。治肩重不可举臂。可灸三壮，针入七分。

巨骨

左右二穴，在肩端上行又骨间陷中，手阳明跷脉之会。治背膊痛，胸中有瘀血，肩背不得伸屈而痛。可灸三壮，针入一寸五分。

天鼎

左右二穴，在颈缺盆，直扶突后一寸，手阳明脉气所发。治暴喑，气哽，喉痹，咽肿不得息，饮食不下，喉中鸣。可灸七壮，针入三分，慎如常法。

扶突一名水穴

左右二穴，在人迎后一寸五分。手阳明脉气所发。

治咳多唾，上气，咽引急，喘息，喉中如水鸡鸣。可灸三壮，针入三分。

禾髎

左右二穴，在鼻孔下，侠水沟傍五分。手阳明脉气所发。治鼻衄血不止，清涕，生疮，口禁不开。针入二分，禁灸。

迎香

左右二穴，在禾髎上一寸，鼻孔傍五分。手足阳明之会。治鼻息肉，不闻香臭，衄血，偏风口㖞，面痒浮肿，风动叶叶，状如虫行，唇肿痛。针入三分，留三呼，禁灸。

十四经合参三卷终

十四经合参四卷

足阳明胃经图 （图见左） 左右凡九十穴多气多血

足阳明胃经穴歌

四十五穴足阳明，承泣四白巨髎经，地仓大迎颊车峙，下关头维人迎对，水突气舍连缺盆，气户库房屋翳屯，膺窗乳中延乳根，不容承满梁门起，关门太乙滑肉门，天枢外陵大巨存，水道归来气冲次，髀关伏兔走阴市，梁丘犊鼻足三里，上巨虚连条口位，下巨虚后乃[1]丰隆，解溪冲阳陷谷中，内庭厉兑经穴终。

胃大一尺五寸，迂曲屈伸，长二尺六寸。

---

[1] 后乃：原作"及"，据《发挥》补、改。

足阳明之脉，起于鼻，交頞中，旁约太阳之脉，下循鼻外，入上齿中，还出挟口环唇，下交承浆。

頞，鼻之山根也。足阳明起于鼻两旁迎香穴，由是而上，左右相交于頞中，过睛明之分，下循鼻外，历承泣、四白、巨髎，入上齿中，复出循地仓，挟两口吻缳绕唇下，左右相交于承浆之分也。

却循颐后下廉，出大迎，循颊车，上耳前，过客主人，循发际至额颅。

腮下为颔，颔中为颐，囟前为发际，发际前为额颅。自承浆却循颐后下廉，出大迎，循颊车，上耳前，历下关，过客主人，循发际，行悬釐、颔厌之分，经头维，会于额颅之神庭。

其支别者，从大迎前下人迎，循喉咙，入缺盆，下膈，属胃络脾。

胸两旁高处为膺，膺上横骨为巨骨。巨骨上陷中为缺盆。其支别者，从大迎前下人迎，循喉咙，历水突、气舍，入缺盆，行足少阴俞府之外下膈，当上脘、中脘之分，属胃络脾。

其直行者，从缺盆下乳内廉，下挟脐，入气冲中。

直行者，从缺盆而下，下乳内廉，循气户、库房、屋翳、膺窗、乳中、乳根、不容、承满、梁门、关门、太乙、滑肉门，下挟脐，历天枢、外陵、大巨、水道、归来诸穴。而入气冲中也。

其支者，起胃下口，循腹里，下至气冲中而合。

胃下口，下脘之分。《难经》云：太仓下口为幽门者是也，自属胃处。起胃下口，循腹里，过足少阴盲俞之外，本经之里，下至气冲中，与前之入气冲者合。

以下髀关，抵伏兔，下入膝膑中，下循胻外廉，下足跗，入中指外间。

抵，至也。股外为髀，髀前膝上起肉处为伏兔，伏兔后交叉为髀关。挟膝解中为膑，胫骨为胻。跗，足面也。既相合气冲中，乃下髀关，抵伏兔，历阴市、梁丘，下入膝膑中，经犊鼻，下循胻外廉之三里、巨虚上廉、条口、巨虚下廉、丰隆、解溪，下足跗之冲阳、陷谷，入中指外间之内庭，至厉兑而终也。

其支者，下膝三寸而别，以下入中指外间。

此支自膝下三十循三里穴之外别行而下，入中指外间，与前之内庭、厉兑合也。

其支者，别跗上，入大指间出其端。

此支自跗上冲阳穴别行入大指间，斜出足厥阴行间穴之外，循大指下出其端，以交于足太阴也。是动则病：洒洒然振寒，善伸，数欠，颜黑。病至则恶人与火，闻木音则惕然而惊，心欲动，独闭户牖而处。甚则欲上高而歌，弃衣而走，贲响腹胀，是为骭厥。是主血所生病者：狂，疟，温淫，汗出，鼽衄，口喎，唇胗，颈肿，喉痹，大腹水肿，膝膑肿痛，循膺乳、气街、股、伏兔、胻外廉、足跗上皆痛，中指不用。气盛则身以前皆热，其有余于胃，则消谷善饥，溺色黄；气不足则身以前皆寒栗，胃中寒则胀满。盛者人迎大三倍于寸口，虚者人迎反小于寸口也。

承泣

左右二穴，在目下七分，直目瞳子陷中。跷脉、任脉、足阳明之会。治口眼喎斜，目瞤，面叶叶动，牵口眼，目视䀮䀮，冷泪，眼眦赤痛。可灸三壮，炷如大麦，禁针。

四白

左右二穴，在目下一寸，足阳明脉气所发。治头痛目眩，眼生白翳，微风目痈动不息。可灸五壮，针入三分，凡用针，稳审方得下针，若针深即令人目有乌色。

巨髎

左右二穴，侠鼻孔傍，一作傍八分，直目瞳子。跷脉、足阳明之会。治青盲，目无所见，远视䀮䀮，白膜覆瞳子，面风寒，鼻塞[1]，颊上肿，壅痛，瘈疭，口㖞。针入三分，得气即泻，可灸七壮。

地仓

左右二穴，侠口吻傍四分外，如近下有脉动。跷脉、任脉、足阳明之交会、若久患风，其脉亦有不动者。治偏风，口㖞，目不得闭，失音不语，饮食不收，水浆漏落，眼瞤动不止。病左治右，病右治左。针入三分，留三呼，得气即泻，灸亦得，日可灸二七壮，重者七七壮。其艾炷如粗钗脚大，炷若大口转㖞，再灸承

---

①塞：原脱，据《针灸资生经》卷六引《明堂》补。

浆三壮，即愈。慎房劳。

大迎

左右二穴，在曲颔前一寸二分骨陷中动脉。又以口下当两肩，足阳明脉气所发。治寒热颈痛，瘰疬，口㖞，齿龋痛，数欠气，风痉口禁，牙疼，颊颔肿，恶寒，舌强不能言。风壅面浮肿，目不得闭，唇吻瞤动不止。针入三分，留七呼，可灸三壮。

颊车

左右二穴，在耳下曲颊端陷中，开口有空，足阳明脉气所发。治牙关不开，口禁不语，失瘖，牙车疼痛，颔颊肿，颈强不得回顾。其穴侧卧开口取之，针入三分，得气即泻。灸择良日，可灸三壮，炷如大麦。

下关

左右二穴，在客主人下，耳前动脉下廉，合口有空，开口即闭，侧卧闭口取之，足阳明脉气所发，少阳脉之所会。疗聤耳，有脓汁出，偏风，口目㖞斜，牙车脱臼。针入三分，留七呼，可灸三壮，牙龈肿处，张口以三棱针刺出脓血，多含盐汤即不畏风。

头维

左右二穴,在额角入发际,本神傍一寸五分,足阳明少阳之交会。治头偏痛①,目视不明,微风,眼睑眴动不止,风泪。针入三分,禁灸。

人迎 一名五会

左右二穴,在颈大脉动脉应手,侠结喉旁,仰而取之,以候五脏气。足阳明脉气所发。禁针灸。

水突 一名水门

左右二穴,在颈大筋前,直人迎下,气舍上。足阳明脉气所发。治咳逆上气,咽喉痈肿,呼吸短气,喘息不得。针入三分,可灸三壮。

气舍

左右二穴,在颈直人迎,侠天突陷中。足阳明脉气所发。治咳逆上气,瘿瘤,喉痹,咽肿,颈强不得回顾。针入三分,可灸三壮。

缺盆 一名天盖

左右二穴,在肩下横骨陷中。治寒热瘰疬,缺盆中毒,外溃则生,胸中热,汗出,喉痹,咳逆。可灸三壮,针

---

① 痛:原脱,据《铜人腧穴针灸图经》卷中补。

入二分，留七呼。

气户

左右二穴，在巨骨下，腧府两旁各二寸陷中，仰而取之。足阳明脉气所发。治胸胁支满，喘逆上气，胸背急，不得息。可灸三壮，针入三分，留三呼。

库房

左右二穴，在气户下一寸六分陷中，仰而取之。治伤寒结胸，呕吐脓血。针入三分，灸五壮，宜泻之。

屋翳

左右二穴，在库房下一寸六分陷中，仰而取之。治咳逆上气，呼吸多唾浊沫脓血，身体肿，皮肤痛不可近衣，淫泺瘈疭不仁。可灸五壮，针入二分。

膺窗

左右二穴，在屋翳下一寸六分。治胸满短气，唇肿，乳痈，寒热，卧不安。可灸五壮，针入四分。

乳中

左右二穴，当乳是，足阳明脉气所发。禁灸，不幸生蚀疮，中有清汁脓血可治。中有息肉，若蚀疮者死。

微刺三分。

乳根

左右二穴，在乳下一寸六分陷中，仰而取之，足阳明脉气所发。治胸中满痛，臂肿，乳痛，凄惨寒痛不按抑。可灸三壮，针入四分。

不容

左右二穴，在幽门两旁各一寸五分，去任脉二寸，直四肋端，足阳明脉气所发。治腹满痃癖不嗜食，腹内虚鸣，呕吐，胸背相引痛，喘咳，口干，痰癖，胁下痛，重肋，疝瘕。针入五分，可灸五壮。

承满

左右二穴，在不容下一寸。治肠鸣腹胀，上喘气逆，食饮不下，肩息，吐血。可灸五壮，针入三分。

梁门

左右二穴，在承满下一寸。治胁下积气，不思饮食，大肠滑泄，谷不化。可灸五壮，针入二分。

关门

左右二穴，在梁门下一寸，足阳明脉气所发。治遗溺，善满，积气，肠鸣，卒痛泄痢，不欲食，腹中气游走，侠脐急，痰疟振寒。针入八分，可灸五壮。

太乙

左右二穴，在关门下一寸，足阳明脉气所发。治癫疾狂走，心烦吐舌。可灸五壮，针入八分。

滑肉门

左右二穴，在太乙下一寸一分，侠脐下，至天枢，去中行各三寸，足阳明脉气所发。治癫疾，呕逆，吐舌。可灸五壮，针入八分。

天枢 一名长溪，又名敦门

左右二穴，大肠之膜，去肓俞一寸五分，侠脐傍各二寸陷中。足阳明脉气所发。疗侠脐切痛，时上冲心，烦满呕吐，霍乱，寒疟，泄利，食不化，女子月事不时，血结成块，肠鸣腹痛，不嗜食。可灸壮五炷，禁针。

外陵

左右二穴，在天枢下一寸，去中行各二寸。治腹痛，心悬，下引脐痛。可灸五壮，针入三分。

大巨

左右二穴，在长溪下二寸，足阳明脉气所发。治少腹胀满，烦渴，癀疝，偏枯，四肢不举。可灸五壮，针入三分。

水道

左右二穴，在大巨下二寸，足阳明脉气所发。治少腹满，引阴中痛，腰背强急，膀胱有寒，三焦结热，小便不利。可灸五壮，针入三分。

归来

左右二穴，在水道下二寸。治少腹贲豚，卵缩，茎中痛，妇人血脏积冷。可灸五壮，针入五分。

气冲一名气街

左右二穴，在归来下，鼠鼷上一寸，动脉应手宛宛中。足阳明脉气所发。治肠中大热，不得安卧，腹有逆气不仁，心腹胀满，淫泺，月中不利，身热腹痛，癀疝阴肿，难产，上抢心痛不得息，气冲腰痛不得俯仰，阴痿，茎中痛，两丸骞痛不可忍。可灸七壮，艾炷如麦，禁针。

髀关

左右二穴，在膝上伏兔后交分中。治膝寒不仁，痿厥，股内筋络急。针入六分，可灸三壮。

伏兔

左右二穴，在膝上六寸起肉间。治风劳气逆，膝冷不得温，针入六分，可灸三壮。

阴市 一名阴鼎

左右二穴，在膝上三寸，伏兔下，若拜而取之。治寒疝，少腹痛胀满，腰以下伏兔上寒如注水。针入三分，禁灸。

梁丘

左右二穴，在膝上二寸，两筋间。治大惊，乳痛，寒痹，膝不能屈伸。可灸三壮，针入三分。

犊鼻

左右二穴，在膝膑下胻，侠解，大筋中。治膝痛，难跪起倒，膝痛溃者不治，未溃可疗。犊鼻坚硬勿便攻，先洗熨，微刺之。经云：刺犊鼻，屈不能伸。

三里

左右二穴，土也。在膝下三寸，胻外廉两筋间，当举足取之，足阳明脉之所入也，为合。治胃中寒，心腹胀满，胃气不足，闻食臭，肠鸣腹痛，食不化，食气水气，蛊毒，痎癖，四肢肿满，膝胻酸痛，目不明，五劳七伤，胸中瘀血，乳痈。经云：人年三十，能灸三里，可疗诸病。针入五分，可灸七壮至百壮止。

上巨虚一名上廉

左右二穴，在三里下三寸，举足取之。治飧泄，腹胁支满，狂走，侠脐腹痛，食不化，喘息不能行。可灸七壮，针入二分。甄权云：治藏气不足，偏风，腲腿，手足不仁，可灸以年为壮。

条口

左右二穴，在下廉上一寸，举足取之。治膝胻寒酸痛，足缓履不收，湿痹，足下热。针入五分。

下巨虚一名下廉

左右二穴，在上廉下三寸，当举足取之。治少腹痛，飧泄，次指间痛，唇干涎出，不得汗出，毛发[1]焦，脱肉少气，胃中热，不嗜食，泄脓血，胸胁少腹痛，暴惊，狂言非常，女子乳痈，喉痹[2]，胻肿，足跗不收。针入三分，可

①发：原作"入"，据《圣济总录》卷一九一改。
②痹：原脱，据《铜人腧穴针灸图经》卷下补。

灸七壮。

丰隆

左右二穴，在外踝上八寸，下廉骱外廉陷中，别走太阴。治厥逆，胸痛如刺，腹中痛，大小便难涩，痰厥头痛，面浮，风逆，四肢肿，身湿，喉痹不能言。针入三分，可灸三壮。

解溪

左右二穴，火也。在冲阳后一寸五分，腕上陷中。足阳明脉之所行，为经。治风面浮肿，颜黑，厥气上冲，腹胀，大便下重，瘛惊，膝股骱肿，转筋，目眩，头痛，癫疾，烦心悲泣，霍乱。针入五分，可灸三壮。

冲阳

左右二穴，在足跗上去陷谷三寸。足阳明脉之所过也，为原。治偏风，口眼㖞斜，肘肿，齿龋痛，发寒热，腹坚大，不嗜食，振寒，久狂，登高而歌，弃衣而走，缓履不收。针入三分，可灸三壮。

陷谷

左右二穴，木也。在足大指次指之间，本节后陷中，去内庭二寸。足阳明脉之所注也，为腧。治面目浮肿及水病，善呕噫，肠鸣腹痛，热病汗不出，振寒，疟疾。针入五分，可灸三壮。

内庭

左右二穴，水也。在足大指次指外间陷中，足阳明脉之所流也，为荥。治四肢厥逆，腹胀满，数欠，恶闻人声，振寒，咽中引痛，口喎，齿龋痛，疟不嗜食。可灸三壮，针入三分。

厉兑

左右二穴，金也。在足大指次指之端，去爪甲如韭叶。足阳明脉之所出也，为井。治尸厥，口禁，气绝状如中恶，心腹胀满，热病汗不出，寒热，疟，不嗜食，面肿足胻寒，喉痹，齿龋，恶风，鼻不利，多惊，好卧。针入一分，可灸三壮。

十四经合参四卷终

十四经合参五卷

足太阴脾经图（图见左） 左右凡四十二穴多气少血

足太阴脾经穴歌

二十一穴太阴脾，隐白大都太白随，公孙商丘三阴交，漏谷地机阴陵坳，血海箕门冲门开，府舍腹结大横排，腹哀食窦连天溪，胸乡周荣大包随。

脾广三寸，长五寸，掩乎太仓，附着于脊之第十一椎。

足太阴之脉，起于足大指之端，循指内侧白肉际，过覈骨后，上内踝前廉。

覈骨，一作核骨俗云孤拐骨是也。足跟后两旁起骨为髁骨。足太阴起大指之端隐白穴，受足阳明之交也。由是循大指内侧白肉际大都穴，过核骨后，历太白、公孙、商丘，上内踝前廉之三阴交也。

上腨内，循胻骨后，交出厥阴之前。

腨，腓肠也。由三阴交上腨内，循胻骨后之漏谷，上行二寸，交出足厥阴经之前，至地机、阴陵泉也。

上循膝股内前廉，入腹，属脾络胃。

髀骨为股，脐上下为腹。自阴陵泉上循膝股内前廉之血海、箕门，迤逦入腹，经冲门、府舍，会中极、关元，复循腹结、大横，会下脘，历腹哀，过日月、期门之分，循本经之里，下至中脘、下脘之际，以属脾络胃也。

上膈，挟咽，连舌本，散舌下。

咽，所以咽物者，居喉之前，至胃长一尺六寸，为胃系也。舌本，舌根也。由腹哀上膈，循食窦、天溪、胸乡、周荣，由周荣外，曲折向下至大包，又自大包外，曲折向上，会中府上行，行人迎之里，挟咽，连舌本，散舌下而终焉。

其支别者，复从胃别上膈，注心中。

此支由腹哀别行，再从胃部中脘穴之外上膈，注于膻中之里心之分，以交于手少阴心经也。是动则病：舌本强。食则呕，胃脘痛，腹胀，善噫，得后与气则快然如衰，身体皆重。是主脾所生病者：舌本痛，体不能动摇，食不下，烦心，心下急痛，寒疟，溏，瘕泄，水闭，黄疸，不能卧，强立股膝内肿，厥，足大指不用。盛者寸口大三倍于人迎；虚者寸口反小于人迎也。

隐白

左右二穴，木也，在足大指端内侧去爪甲角如韭叶。足太阴脉之所出也，为井。治腹胀，喘满不得安卧，呕吐，食不下，暴泄，衄血，卒尸厥，不识人，足寒不能温。针入一分，留三呼，可灸三壮。今附：妇人月事不止，刺之立愈。

大都

左右二穴，火也。在足大指本即后陷中，足太阴脉之所流也，为荥。治热病汗不出，手足逆冷，腹满善呕，烦热，闷乱，吐逆，目眩。可灸三壮，针入三分，留七呼。

太白

左右二穴，土也。在足内侧核骨下陷中，足太阴脉之所注，为腧。治身热烦满，腹胀，食不化，呕吐，泄脓血，腰痛，大便难，气逆，霍乱，腹中切痛。可灸三壮，针入三分，留七呼。

公孙

左右二穴，在足大指本节后一寸，别走阳明，太阴络。治寒疟，不嗜食，卒面肿，烦心，狂言，腹虚胀如鼓。可灸三壮，针入四分。

商丘

左右二穴，金也。在足内踝下微前陷中，足太阴脉之所出也，为经。治腹胀肠鸣，脾虚，令人不乐，身寒，善太息，心悲，气逆，痔疾，骨疽蚀，绝子，厌梦。可灸三壮，针入四分，留七呼。

三阴交

左右二穴，在内踝上三寸骨下陷中，足太阴、厥阴、少阴之交会。治痎癖，腹中寒，膝股内痛，气逆，小便不利，脾病身重，四肢不举，腹胀肠鸣，溏泄，饮食不化，女子漏下不止。可灸三壮，针入三分。昔有宋太子善医术，出苑见一娠妇，太子曰：所怀一女也。徐文伯亦称之：此一男一女也。太子性急，令针视之。泻足三阴交，补手阳明合谷，其胎疾落，果如文伯之言。故妊娠禁刺。

漏谷 一名太阴

左右二穴，在内踝上六寸，骨下陷中。治酸癖冷气，心腹胀满，饮食不下肌肤，湿痹不能久立。针入三分。

地机 一名脾合

左右二穴，在膝下五寸。足太阴郄，别走上一寸。治女子血瘕，按之如汤沃，股内至膝，男子溏泄，腹胁气胀，水肿，腹坚，不嗜食，小便不利。可灸三壮，针入三分。

阴陵泉

左右二穴，水也。在膝下内侧辅骨下陷中，伸足取之。足太阴脉之所入也，为合。又宜曲膝取之。治腹中寒，不嗜食，膈下满，水胀腹坚，喘逆不得卧，腰痛不得俯仰，霍乱，疝瘕，小便不利，气淋，寒热不节。针入五分，留七呼，可灸三壮。

血海

左右二穴，在膝膑上内廉白肉际二寸中。治月经不调，逆气腹胀，漏下恶血。可灸三壮，针入五分。

箕门

左右二穴，在鱼腹上越筋间，动脉应手，在阴腹内。一云股上起筋间。治淋，遗溺，鼠鼷肿痛，小便不通。可灸三壮。

冲门一名慈宫

左右二穴。上去大横五寸，府舍下，横骨之两端约中动脉。足太阴、厥阴之会。治腹寒气满，积聚疼，淫泺，阴疝，难乳，子上冲心，不得息。针入七分，可灸五壮。

腹结一名肠窟，在府舍后

左右二穴，在大横下三分。治绕脐痛，上冲抢心，腹寒泄利，咳逆。针入七分，可灸五壮。

府舍

左右二穴，在腹结下三寸。足太阳、厥阴、阴维之交会。此三脉上下三入腹，络肝、脾、结肺、心，从胁上至肩，此太阴郄，三阴、阳明支别。治疝瘕，脾中急痛，循胁上下抢心，腹满，积聚，厥气，霍乱。针入七分，可灸五壮。

大横

左右二穴，在腹哀下三寸五分，直脐旁。足太阴、阴维之会。疗大风逆气，多寒，善悲。灸五壮，针入七分。

腹哀

左右二穴，在日月下一寸五分。足太阳、阴维之会。治大便脓血，寒中，食不化，腹中痛。针入七分。

食窦

左右二穴，在天溪下一寸六分，举臂取之。足太阴脉气之所发。治胸胁支满，膈间雷鸣，溏陆常有小声。针入四分，可灸五壮。

天溪

左右二穴，在胸乡下一寸六分陷中，仰而取之。足太阴脉气之所发。治胸中满痛，乳肿，贲膺，咳逆上气，喉中作声。针入四分，可灸五壮。

胸乡

左右二穴，在周荣下一寸六分陷中，仰而取之，足太阴脉气之所发。治胸胁支满，引胸背痛，卧不得转侧。针入四分，可灸五壮。

周荣

左右二穴，在中府下一寸六分陷中，仰而取之。足太阴脉气之所发。治胸胁支满，不得俯卧，饮食不下，咳唾稠脓。针入四分，可灸五壮。

大包

左右二穴，在渊腋下三寸。脾之大络，布胸胁中，出九肋间。治腹中有大气不息，胸胁中痛，内实则其身尽寒，虚则百节皆纵。可灸三壮，针入三分。

十四经合参五卷终

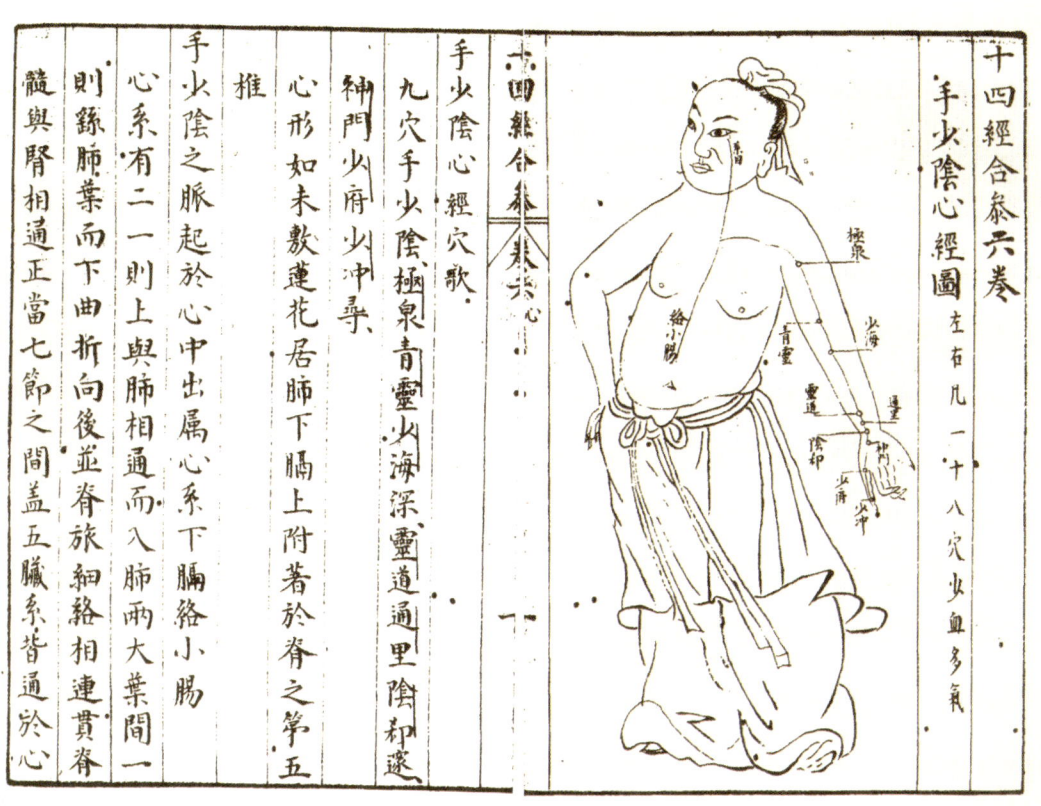

十四经合参六卷

手少阴心经图（图见左）　左右凡一十八穴少血多气

手少阴心经穴歌

九穴手少阴，极泉青灵少海深，灵道通里阴郄遂，神门少府少冲寻。

心形如未敷莲花，居肺下膈上，附着于脊之第五椎。

手少阴之脉，起于心中，出属心系，下膈，络小肠。

心系有二：一则上与肺相通，而入肺两大叶间；一则由肺叶而下，曲折向后，并脊旅，细络相连，贯脊髓，与肾相通，正当七节之间。盖五脏系皆通于心，而心通五脏系也。手少阴经起于心，循任脉之外属心系，下膈，当脐上二寸之分，络小肠。

其支者，从心系，上挟咽，系目。

支者，从心系出任脉之外，上行而挟咽系目也。

其直者，复从心系，却上肺，出腋下。

直者，复从心系，直至肺脏之分。出循腋下，抵极泉也。穴在臂内腋下筋间，动脉入胸。

下循臑内后廉，行太阴、心主之后，下肘内廉。

自极泉下循臑内后廉，行太阴、心主两经之后，历青灵穴，下肘内廉，抵少海。

循臂内后廉，抵掌后兑骨之端，入掌内廉，循小指之内出其端。

腕下踝为兑骨，自少海而下循臂内后廉，历灵道、通里，至掌后兑骨之端，经阴郄、神门，入掌内廉，至少府，循小指端之少冲而终，以交于手太阳也。心为君主之官，示尊于他脏，故其交经授受，不假于支别云耳。是动则病：嗌干，心痛，渴而欲饮，是为臂厥。是主心所生病者：目黄，胁痛，臑臂内后廉痛，厥，掌中热痛。盛者寸口大再倍于人迎，虚者寸口反小于人迎也。

极泉

左右二穴，在腋下筋间，动脉入胸。治心痛，干呕，四肢不收，咽干，烦渴，臂肘厥，目黄，胁下满痛。可灸七壮，针入三分。

青灵

左右二穴，在肘上三寸，举臂取之。治肩臂不举，不能着衣，头痛，振寒，目黄，胁痛。可灸七壮。

少海一名曲节

左右二穴，水也。在肘内廉节后，屈手向头取之。又云：肘内大骨外，去肘端五分。手少阴脉之所入也，为合。治寒热，齿龋寒痛，脑风，头痛，目眩，发狂，呕吐涎沫，颈项不得回顾，肘挛，腋胁下痛，四肢不得举。针入二分，留三呼，禁灸。

灵道

左右二穴，金也。去掌后一寸五分，手少阴脉之所行也，为经。治心痛，悲恐相引，瘛疭，肘挛，暴喑不能言。可灸三壮，针入三分。

通里

左右二穴，在腕后一寸陷中。治热病，卒心中懊㤆，数欠频伸，悲恐，目眩，头痛，面赤而热，心悸，肘臂臑痛，实则肢肿，虚则不能言，苦呕，喉痹，少气，遗溺。针入三分，可灸三壮。

阴郄

左右二穴，在掌后脉中，去腕五分。治失音不能言，洒淅振寒，厥逆，心痛，霍乱，胸中满，衄血，惊恐。针入三分，可灸七壮。

神门一名兑冲

左右二穴，土也。在掌兑骨之端陷中。手少阴脉之所注也，为腧。治疟，心烦，甚欲得饮冷，恶寒则欲处温中，咽干，不嗜食，心痛，噫呕，恐悸，怔忡，少气不足，手臂寒栗，喘逆，身热，狂言乱语，悲哭，呕血，上气，遗溺，大小人五痫。可灸七壮，炷如大麦，针入三分，留七呼。

少府

左右二穴，火也。在手小指本节后陷中，直劳宫。手少阴脉之所流也，为荥。治烦满，少气，悲恐畏人，惊悸，掌中热，肘腋挛急，胸中痛，手卷不伸。针入二分，可灸三壮。

少冲 一名经始

左右二穴，木也。在手小指内廉之端，去爪甲如韭叶。手少阴脉之所出也，为井。治热病烦满，上气，心痛，痰冷，少气，悲恐善惊，掌中热，胸中痛，口中热，咽中酸，乍寒乍热，手挛不伸，引肘腋痛。针入一分，可灸三壮。

十四经合参六卷终

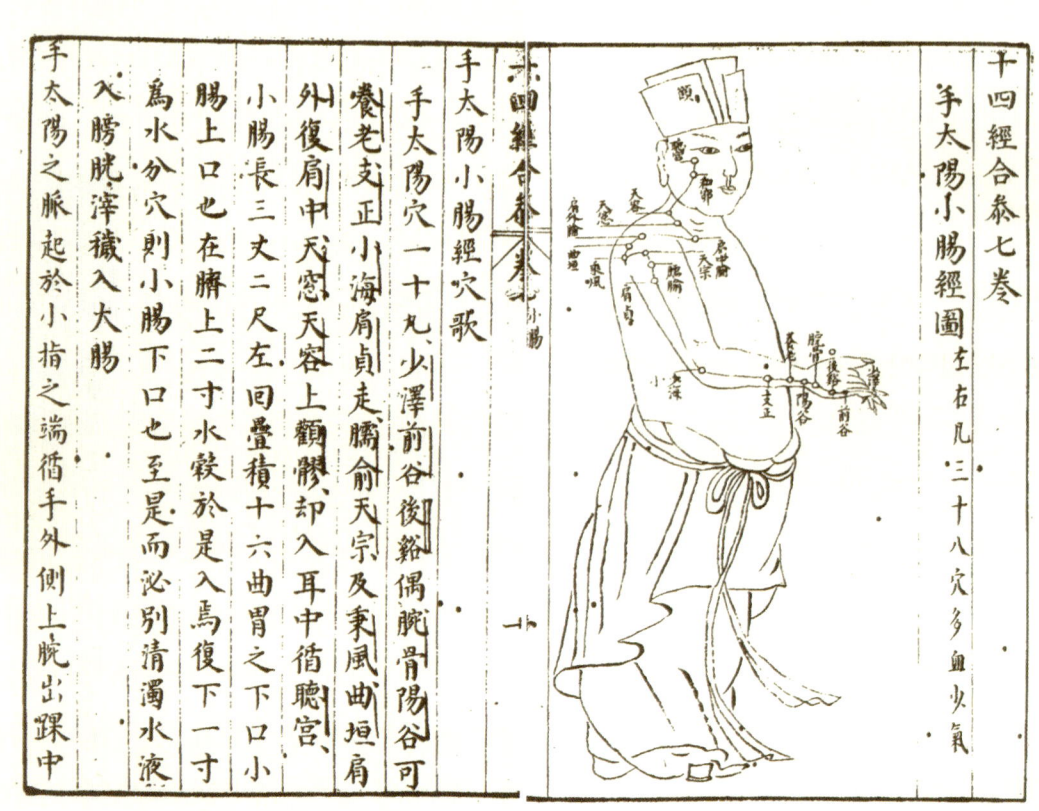

十四经合参七卷

手太阴小肠经图（图见左） 左右凡三十八穴多血少气

手太阳小肠经穴歌

手太阳穴一十九，少泽前谷后溪偶，腕骨阳谷可养老，支正小海肩贞走，臑俞天宗及秉风，曲垣肩外复肩中，天窗天容上颧髎，却入耳中循听宫。

小肠长三丈二尺，左回叠积十六曲。胃之下口，小肠上口也。在脐上二寸，水谷于是入焉。复下一寸为水分穴，则小肠下口也，至是而泌别清浊，水液入膀胱，滓秽入大肠。

手太阳之脉，起于小指之端，循手外侧上腕，出踝中。

臂骨尽处为腕，腕下兑骨为踝。本经起小指端少泽穴，由是循手外侧之前谷，后溪上腕，出踝中，历腕骨、阳谷、养老穴也。

直上循臂骨下廉，出肩解，绕肩胛，交肩上。

脊两旁为膂，膂上两角为肩解，肩解下成片骨为肩胛一名髆。自养老穴直上，循臂骨下廉支正穴，出肘内侧两骨之间，历小海穴，上循臑外，行手阳明少阳之外，上肩，循肩贞、臑俞、天宗、秉风、曲垣、肩外俞、肩中俞诸穴，乃上会大椎，因左右相交于两肩之上。

入缺盆，络心，循咽下膈，抵胃，属小肠

自交肩上入缺盆，循肩向腋下行，当膻中之分络心，循胃系下膈，过上脘、中脘，抵胃，下行任脉之外，当脐上二寸之分属小肠。膻中、上脘、中脘，并见任脉会穴也。

其支者，别从缺盆，循颈上颊，至目锐眦，却入耳中。

目外角为锐眦。支者别从缺盆，循颈之天窗、天容，上颊，抵颧髎，上至目锐眦，过瞳子髎，却入耳中，循听宫而终也。

其支者，别颊上䪼，抵鼻，至目内眦。

目下为䪼，目大角为内眦，其支者别循颊，上䪼，抵鼻，至目内眦睛明穴，以交于足太阳也。睛明，足太阳经穴也。是动则病：嗌痛，颔肿，不可回顾，肩似拔，臑似折。是主液所生病者：耳聋，目黄，颊肿痛，颔、肩、臑、肘、臂外后廉痛。盛者人迎大再倍于寸口，虚者人迎反小于寸口也。

少泽一名小吉

左右二穴，金也。在手小指之端，去爪甲下一分陷中。手太阳脉之所出也，为井。治疟寒热，不出汗，喉痹，舌强，口干，心烦，臂痛，瘈疭，咳嗽，颈项急，不可顾，目生肤翳覆瞳子。可灸一壮。针入一分，留三呼。

前谷

左右二穴，水也。在手小指外侧，本节之前陷中，手太阳脉之所流也，为荥。治热病汗不出，痎疟，癫疾，耳鸣，颔肿，喉痹，咳嗽，衄血，颈项痛，鼻塞不利，目中白翳，臂不得举。可灸三壮，针入一分，留三呼。

后溪

左右二穴，木也。在手小指外侧，本节后陷中。捏拳取之。手太阳脉之所注也，为俞。治疟寒热，目赤生翳，鼻衄，耳聋，胸满，颈项强，癫疾，臂肘挛急。可灸一壮，针入一分，留二呼。

腕骨

左右二穴，在手外侧腕前起骨下陷中。手太阳脉之所过也，为原。治热病汗不出，胁下痛不得息，颈颔肿，寒热，耳鸣，目冷泪，生翳，狂惕，偏枯，肘臂不得屈伸，痎疟，头痛，烦闷，惊风瘈疭，五指掣。可灸三壮，针入二分，留三呼。

阳谷

左右二穴，火也。在手外侧腕中锐骨下。手太阳脉之所行也，为经。治癫疾狂走，热病汗不出，胁痛，颈颔肿，寒热，耳聋，耳鸣，齿龋痛，臂腕外侧痛不举，妄言，瘈疭，目眩。可灸三壮，针入二分，留三呼。

养老

左右二穴，在手踝骨上一空，腕后一寸陷中，手太阳脉之郄。治肩欲折，臂如拔，疼痛不能上下，目视不明。可灸三壮，针入三分。

支正

左右二穴，在腕后五寸，别走少阳。治寒热颔肿，肘挛，头痛，目眩，风虚，惊恐，狂惕，生疣[1]目。可灸三壮，针入三分。

小海

左右二穴，土也。在肘内太骨外，去肘端五分陷中，以手屈向头取之。手太阳脉之所入也，为合。治寒热，颔齿龈肿，风眩，颈项痛，疡肿，肘腋少腹痛，四肢不举。可灸五壮，针入三分，留七呼。

肩贞

左右二穴，在肩曲胛下，两骨解间，肩髃后陷中。治风痹，手臂不举，肩中热痛。针入五分，可灸三壮。

臑腧

左右二穴，在肩髎后，大骨下，胛上廉陷中。足手太阳、阳维、跷脉之会。治寒热，肩肿引胛中痛，臂酸无力。针入八分，可灸三壮。

①疣：原作"眃"，据《铜人腧穴针灸图经》卷下改。

天宗

左右二穴。在秉风后，大骨下陷中。手太阳脉气所发。治肩胛痛，臂肘后廉痛及外廉痛，颊颔肿。可灸三壮，针入五分，留六呼。

秉风

左右二穴，在肩上小髃后，举臂有空，手太阳、阳明、手足少阳之会。治肩痛难举。灸五壮，针入五分。

曲垣

左右二穴，在肩中央，曲胛陷中，按之应手。治痛周痹，气注肩膊，拘急疼闷。可灸五壮，针入五分。

肩外腧

左右二穴，在肩胛上廉，去脊三寸陷中。治肩胛痛，热而寒至肘。可灸三壮，针入六分。

肩中腧

左右二穴，在肩胛内廉，去脊二寸陷中。治寒热，目昏，咳嗽上气，吐血。针入三分，留七呼，可灸十壮。

天窗 一名窗笼

左右二穴，在颈大筋前，曲颊下，扶突后，动脉陷中。

手太阳脉气所发。治耳聋，颊肿，喉中痛，暴喑不能言，肩痛引顶不得回顾。可灸三壮，针入三分。

天容

左右二穴，在耳下曲颊后，手太阳脉气所发。治喉痹，寒热，咽中如鲠。针入一寸，可灸三壮。

和髎一名颧髎

左右二穴，在面頄骨下廉，兑骨端陷中。手太阳、少阳之会。治口㖞，面赤，目黄，眼睏动不止，颔肿。针入三分，禁灸。新附：治齿痛。

听宫

左右二穴，在耳中，珠子大如赤小豆。手足太阳、少阳三脉之会。治耳聋如物填塞，无所闻，耳中嘈嘈，心腹胀满，臂痛如折，喉痛失音声哑。针入一分，可灸三壮。

十四经合参七卷终

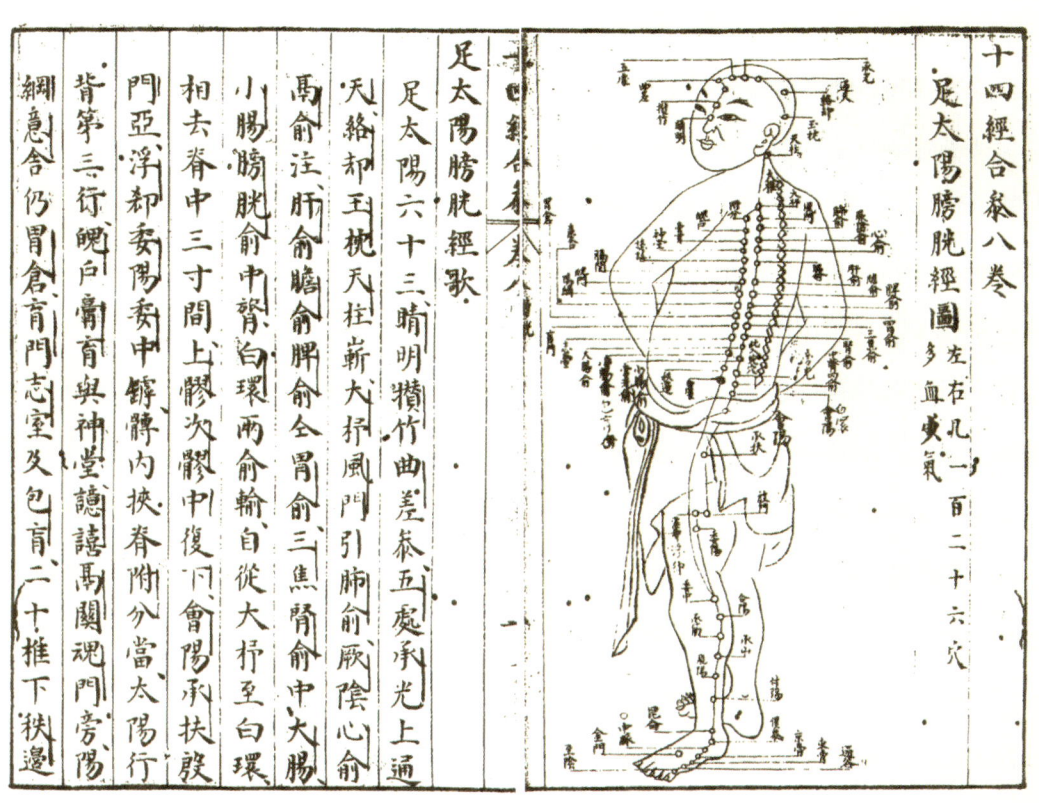

十四经合参八卷

足太阳膀胱经图（图见左）　左右凡一百二十六穴多血少气

足太阳膀胱经穴歌

足太阳经六十三，睛明攒竹曲差参，五处承光上通天，络却玉枕天柱崒，大杼风门引肺俞，厥阴心俞膈俞注，肝俞胆俞脾俞同，胃俞三焦肾俞中，大肠小肠膀胱俞，中膂白环两俞输，自从大杼至白环，相去脊中三寸间，上髎次髎中复下，会阳承扶殷门亚，浮郄委阳委中罅，髀内挟脊附分当，太阳行背第三行，魄户膏肓与神堂，譩嘻膈关魂门旁，阳纲意舍仍胃仓，肓门志室及胞肓，二十椎下秩边藏，合腘以下合阳是，承筋承山居其次，飞阳跗阳泊昆仑，仆参申脉连金门，京骨束骨又通谷，小指外侧至阴续𦆵，音博。

膀胱重九两二铢，纵广九寸，居肾下之前，大肠之侧，当脐上一寸水分穴之处，小肠下口，乃膀胱上际也，水液由是渗入焉。

足太阳之脉起于目内眦，上额，交巅上。

目大角为内眦，发际前为额，脑上为巅。巅，顶也。足太阳起目内眦睛明穴，上额，循攒竹，过神庭，历曲差、五处、承光、通天，自通天斜行，左右相交于巅上之百会也。

其支别者，从巅至耳上角。

支别者，从巅之百会，抵耳上角，过率谷、浮白、窍阴穴，所以散养于经脉也。率谷、浮白、窍阴三穴，见足少阳经，足太阳少阳之会也。

其直行者，从巅入络脑，还出别下项。

脑，头髓也。颈上为脑，脑后为项。此直行者，由通天穴后，循络却、玉枕，入络脑，复出下项，抵天柱也。

循肩髆内，挟脊，抵腰中，入循膂，络肾，属膀胱。

肩后之下为肩髆，椎骨为脊，尻上横骨为腰，挟脊为膂。自天柱而下，过大椎、陶道，却循肩髆内，挟脊两旁下行，历大杼、风门、肺俞、厥阴俞、心俞、膈俞、肝俞、胆俞、脾俞、胃俞、三焦俞、肾俞、大肠俞、小肠俞、膀胱俞、中膂内俞、白环俞。由是抵腰中，入循膂，络肾，下属膀胱也。

其支别者，从腰中下贯臀，入腘中。

臀，尻也。挟腰髋骨两旁为机，机后为臀，腓肠上，膝后曲处为腘。其支别者：从腰中循腰髁，下挟脊，历上髎、次髎、中髎、下髎。按腰髁即腰监骨，人脊椎骨有二十一节，自十六椎节而下为腰监骨，挟脊附着之处，其十七至二十凡四椎，为腰监骨所掩附，而八髎穴则挟脊第一二空云云也，会阳在尾髎骨两旁，则二十一椎乃复见而终焉。又按：督脉当脊中起于长强，在此一椎下，等而上之，第十六椎下为阳关穴，其二十椎至十七椎皆无穴，乃知为腰监骨所掩明矣。会阳下贯臀，至承扶、殷门、浮郄、委阳，入腘中之委中穴也。

其支别者：从髆内左右别下，贯胂，挟脊内，过髀枢。

膂内曰胂，夹脊肉也。其支者：为挟脊两旁第三行，相去各三寸之诸穴。自天柱而下，从髆内左右别行，下贯胂膂，历附分、魄户、膏肓、神堂、譩譆、膈关、魂门、阳纲、意舍、胃仓、肓门、志室、胞肓、秩边，下历尻臀，过髀枢也。股外为髀，捷骨之下为髀枢。

循髀外后廉，下合腘中，以下贯腨内，出外踝之后，循京骨，至小指外侧端。

腨，腓肠也。循髀外后廉，髀枢之里，承扶之外一寸五分之间而下，与前之入腘中者相合，下行循合阳穴，下贯腨内，历承筋、承山、飞阳、跗阳，出外踝后之昆仑、仆参、申脉、金门，循京骨、束骨、通谷，至小指外侧端之至阴穴，以交于足少阴也。是动则病：冲头痛，目似脱，项似拔，脊痛，腰似折，髀不可以曲，腘如结，腨如裂，是为踝厥。是主筋所生病者：痔、疟、狂癫疾、头囟顶痛、目黄、泪出、鼽衄、项、背、腰、尻、腘、腨、脚皆痛，小指不用。盛者人迎大再倍于寸口，虚者人迎反小于寸口也。

睛明一名泪孔

左右二穴，在目内眦。手足太阳、少阳、阳明五脉之会。治攀睛，翳膜覆瞳子，恶风泪出，目内眦痒痛，小儿雀目，疳眼，大人气眼，冷泪，瞳目，视不明，大眦胬肉侵睛。针入一分，禁灸，惟雀目宜灸，留针，然后速出。忌如常法。

攒竹一名始光，一名光明，一名员柱

左右二穴，在两眉头陷中。足太阳脉气所发，治目眬眬视物不明，眼中赤痛及睑瞤动。针入一分，留三呼，泻三吸，徐徐而出，禁灸，宜以三棱针刺之，宣泄热气，三度刺之目大明。忌如常法。

曲差

左右二穴，在神庭旁一寸五分，入发际。足太阳脉气所发。治心中烦满，汗不出，头顶痛，身体烦热，目视不明。针入二分，可灸三壮。

五处

左右二穴，在上星旁一寸五分。足太阳脉气所发。

治头风，目眩，瘼疭，戴上不识人，视物不明。针入三分，留七呼，可灸三壮。

承光

左右二穴，在五处后一寸五分。足太阳脉气所发。治鼻塞不闻香臭，口㖞，鼻多清涕，风眩，头痛，心烦，呕吐，目生白膜。针入三分，禁灸。

通天

左右二穴，在承光后一寸三分。足太阳脉气所发。治颈项转侧难，鼻塞闷，偏风口㖞，鼻流清涕，衄血，头痛。针入三分，留七呼，可灸三壮。

络却一名强阳，一名脑盖

左右二穴，在通天后一寸五分。足太阳脉气所发。治青风内障，目无所见，头旋耳鸣。可灸三壮，针入三分，留五呼。

玉枕

左右二穴，在络却后一寸五分，侠脑户旁一寸三分，起肉枕骨入发际上三寸。足太阳脉气所发。治目痛，脑风，头疼。可灸三壮，针入三分，留三呼。

天柱

左右二穴，侠项后发际，大筋外廉陷中。足太阳脉气所发。治足不仁，身体肩背痛欲折，目瞑不视，颈项筋急，不得回顾，头旋脑痛。针入二分，留三呼，泻五吸，灸不及针。

大杼

左右二穴，在项后第一椎下，两旁相去各一寸五分陷中。足太阳、少阳之会。治疟，颈项强不得俯仰，头痛振寒，瘈疭，气实胁满，伤寒汗不出，脊强，喉痹，烦满，风寒劳病气，咳嗽，胸中郁郁，身热，目眩。针入三分，留七呼，禁灸。

风门 一名热府

左右二穴，在第二椎下两旁相去各一寸五分。督脉足太阳之会。治伤寒颈项强，目瞑多嚏，鼻鼽出清涕，风劳，呕逆上气，胸背痛，喘气，卧不安。针入五分，留七呼，可灸三壮。

肺腧

左右二穴，在第三椎下，两旁相去各一寸五分，以稻草按两乳头尽处，分折三段，作三角样，上尖是百劳穴，下二尖是本穴也。又法在第三椎下两旁，以搭手左取右，右取左，当中指末是穴。治胸中气满，背偻如龟，腰强，目眩，呕逆，不嗜食，汗不出，寒热，喘满，虚烦，口干，传尸，骨蒸劳，肺痿，咳嗽。针入五分，留七呼，得气即泻，可灸百壮。

厥阴俞

左右二穴，在第四椎下，两旁相去各一寸五分。即手厥阴心包络之俞也。治逆气呕吐，心痛留结，胸中烦满。针入三分，可灸七壮。

心腧

左右二穴，在第五椎下，两旁相去各一寸五分。治中风。狂走发痫语，心胸闷乱，烦满，汗不出，结积寒热，呕吐不食，唾血。针入三分，留七呼，得气即泻，禁灸。

膈腧

左右二穴，在第七椎下，两旁相去各一寸五分。治咳，呕逆，膈胃寒痰，食饮不下，胸满支肿，两胁痛，腹胀胃脘暴痛，热病汗不出，喉痹，腹中积癖，默默嗜卧，四肢怠惰，不欲动身，湿不能食，食则心痛，周身皆痛。针入三分，留七呼，可灸三壮。

肝腧

左右二穴，在第九椎下，两旁相去各一寸五分。治咳引两胁急痛，不得息，转侧难，撅胁下与脊相引而反折，目眩，循眉头痛，惊狂，衄䘐，起则目䀮䀮，生白翳，咳引胸口作痛，寒疝，少腹痛，吐血，短气。针入三分，留六呼，可灸三壮。

胆腧

左右二穴，在第十椎下，两旁相去各一寸五分。治心腹胀满，呕则食无所出，口苦，舌干，咽痛，难食，目黄，胸胁不能转侧，头痛振寒，汗不出，腋下肿。针入五分，留七呼，可灸三壮。

脾腧

左右二穴，在十一椎下，两旁相去各一寸五分。治腹胀引胸背痛，食饮倍多，身渐羸瘦，黄疸，善欠，胁下满，泄利，体重，四肢不收，痃癖积聚，腹痛不嗜食，痎疟寒热。针入三分，留七呼，可灸三壮。

胃腧

左右二穴，在十二椎下，两旁相去各一寸五分。治胃寒，腹胀，不嗜食，羸瘦，肠鸣腹痛，胸胁支满，脊痛筋挛。针入三分，留七呼，可灸七壮。

三焦腧

左右二穴，在十三椎下，两旁相去各一寸五分。治肠鸣，腹胀，水谷不化，腹中痛欲泄，目眩，头痛，吐逆，饮食不下，肩背拘急，腰脊强不得俯仰。针入五分，留七呼，可灸五壮。

肾腧

左右二穴，在十四椎两旁，相去各一寸五分，与脐平。治虚劳羸瘦，耳聋，肾虚，水脏久冷，心腹胀满，两胁满引少腹急痛，目视䀮䀮，少气，溺血，小便浊，出精，阴中疼，五劳七伤，虚惫，脚膝拘急，足寒，头重，身热，振慄，腰中四肢淫泺，洞泄，食不化，身肿。针入三分，留七呼，灸法以年为壮。

大肠腧

左右二穴，在十六椎下，两旁相去各一寸五分。治腰痛，肠鸣，腹胀，绕脐切痛，大小便不利，洞泄，食不化，脊强不得俯仰。针入三分，留六呼，可灸三壮。

小肠腧

左右二穴，在十八椎下，两旁相去各一寸五分。治小便赤涩，淋涩，少腹痛，脚肿，短气，不嗜食，大便脓血，五痔疼痛，妇人带下。针入三分，留六呼，可灸三壮。

膀胱腧

左右二穴，在十九椎下，两旁相去各一寸五分。足太阳脉气所发。治风劳，腰脊痛，泄利腹痛，小便赤涩，遗溺，阴生疮，少气，足胻寒，拘急不得屈伸，女子瘕聚，脚膝无力。针入三分，留六呼，可灸七壮。

中膂内腧一名脊内腧

左右二穴，在二十椎下，两旁相去各一寸五分，侠脊起肉。治肠冷赤白痢，肾虚，消渴，汗不出，腰脊不得俯仰。针入三分，留六呼，可灸三壮。

白环腧

左右二穴，在二十一椎下，两旁相去各一寸五分。足太阳脉气所发。治腰脊挛急痛，小便不利。《甲乙经》云：针如腰户，法同挺腹地，端身，两手相重，支额，纵息，令皮肤俱缓，乃取其穴。针入五分，得气先泻后补。治腰髋疼，脚膝不遂，温疟，腰脊冷疼，不能安卧，劳损，风虚。慎房劳，禁灸。

上髎

左右二穴，在第一空，腰踝下，侠脊陷中。足太阳少阳络。治腰膝痛，呕逆，鼻衄，寒热疟，妇人绝嗣，阴挺出不禁。针入三分，可灸三壮。

次髎

左右二穴，在第二空，侠脊陷中。治疝气下坠，腰脊痛不得转摇，引阴气痛不可忍，腰以下至足不仁，背膝寒，小便赤淋，心坚长。可灸三壮，针入三分。

中髎

左右二穴，在第三空，侠脊陷中。厥阴、少阳所结。治五劳七伤六极，腰痛，大便难，腹胀，下利，小便淋涩，飧泄，妇人绝子，带下，月事不调。针入三分，留十呼，可灸五壮。

下髎

左右二穴，在第四空，侠脊陷中。足太阳、厥阴所结。治腰痛，女子下苍汁不禁，阴①中痛引少腹急疼，大便下血，寒湿内伤。针入三分，留十呼，可灸三壮。

会阳 一名利机

左右二穴，在阴尾骨两旁，督脉气所发。治腹中冷气，泄利不止，久痔，阳气虚乏，阴汗。温针入八分，可灸五壮。此后该循承扶穴。

附分

左右二穴，在第三椎下，附项内廉两旁相去各二寸。手足太阳之会。正坐取之。治肩背拘急，风冷客于腠，颈项强，风劳，臂肘不仁。可灸五壮，针入三分。

魄户

左右二穴，在第三椎下，两旁相去各三寸，正坐取之。足太阳脉气所发。治背膊痛，咳逆上气，呕吐，烦满，虚烦，虚劳，肺痿，五尸走疰，项强。针入五分，得气即泻。可灸七壮，至百壮止。

① 阴：原脱，据文义补。

膏肓腧

左右二穴，在第四椎下，两旁相去各三寸，近五椎上。令人正坐，曲脊，伸两手以臂着膝前，令端直，手大指与膝头齐，以物支肘，毋令臂动摇。又法：右手从左肩上住，指头所不及者是穴也，右取亦然。若不能久坐，当伸两臂令人挽两胛骨侠相离，不尔即胛骨覆其穴。灸之从胛骨上角摸索至骨下头，其间当有四肋三间，灸中间。从胛骨之里去胛容侧指许，摩膋去表肋空处，按之自觉牵引于肩中。灸两胛中一处至百壮，多至三百壮。当觉下砉砉似流水之状，亦当有所下出，若染五劳、七伤、六极、痰疾及诸般笃疾，则无所不疗也。

神堂

左右二穴，在第五椎下，两旁相去各三寸，正坐取之。足太阳脉气所发。治肩痛，胸腹满，洒淅寒热。背脊强急。可灸五壮，针。

噫嘻

左右二穴，在肩髆内廉，侠第六椎下，两旁相去各三寸，正坐取之。足太阳脉气所发。以手按之，病者言噫嘻。治腹拘挛，暴脉急引胁，热病汗不出，温疟，肩背痛，目眩，鼻衄，喘逆，腹胀，肩髆内廉痛。可灸二七壮，针入六分，留三呼，泻五吸。忌苋菜、白酒。

膈关

左右二穴，在第七椎下，两旁相去各三寸陷中，正坐取之。足太阳脉气所发。治背痛，脊强，恶寒，食饮不下，呕哕多涎，胸中噎闷。可灸五壮，针入五分。

魂门

左右二穴，在九椎下，两旁相去各三寸陷中，正坐取之。足太阳脉气所发。治食饮不下，腹中雷鸣，大便不节，小便黄赤。可灸三壮，针入五分。

阳纲

左右二穴，在十椎下，两旁相去各三寸陷中，正坐取之。足太阳脉气所发。治腹胀，大便泄利，小便赤涩，身热，目黄。可灸三壮，针入五分。

意舍

左右二穴，在十一椎下，两旁相去各三寸陷中，正

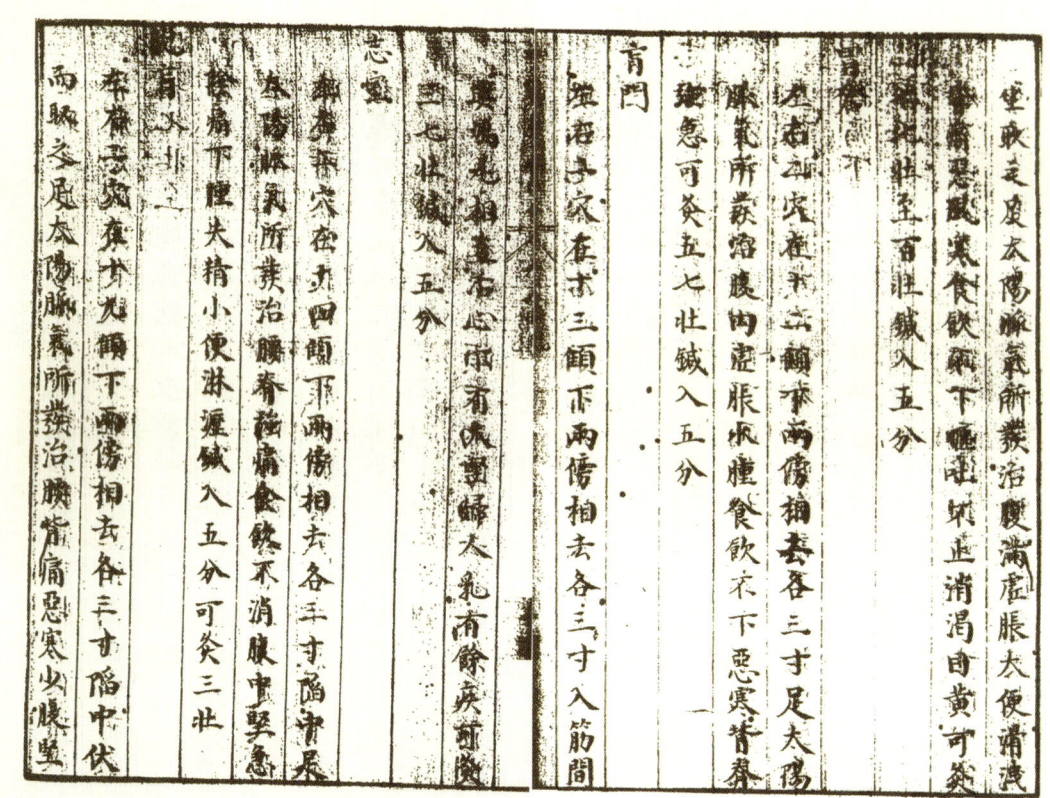

坐取之。足太阳脉气所发。治腹满，虚胀，大便滑泄，背痛，恶风寒，食饮不下，呕吐不止，消渴，目黄。可灸七七壮至百壮，针入五分。

胃仓

左右二穴，在十二椎下，两旁相去各三寸。足太阳脉气所发。治腹内虚胀，水肿，食饮不下，恶寒，背脊强急。可灸五七壮，针入五分。

肓门

左右二穴，在十三椎下，两旁相去各三寸，入筋间，与鸠尾相直，治心下有大坚，妇人乳有余疾。可灸三七壮，针入五分。

志室

左右二穴，在十四椎下，两旁相去各三寸陷中。足太阳脉气所发。治腰脊强痛，食饮不消，腹中坚急，阴痛下肿，失精，小便淋沥。针入五分，可灸三壮。

胞肓

左右二穴，在十九椎下，两旁相去各三寸陷中，伏而取之。足太阳脉气所发。治腰背痛，恶寒，少腹坚急，癃闭，小便涩痛。可灸五七壮，针入五分。

秩边

左右二穴，在二十椎下，两旁相去各三寸陷中，伏而取之。足太阳脉气所发。治腰痛，小便赤涩，腰尻重不能举，五痔发肿。针入五分，可灸三壮。此后该循合阳穴。

承扶一名肉郄，一名阴关，一名皮部

左右二穴，在尻臀下，股阴，冲上纹中。治腰脊相引如解，久痔，尻䐞肿，大便难，阴胞有寒，小便不利。针入七分。

殷门

左右二穴，在承扶下六寸。治腰脊不可俯仰，举重，恶血注之。股外肿，针入七分。

浮郄

左右二穴，在委阳上一寸，展膝得之。治小肠热，大肠结，股外经筋急，髀枢不仁。可灸三壮，针入五分。

委阳

左右二穴，三焦下辅腧也。在足太阳之后，出于腘中外廉两筋间，屈伸取之，承扶下六寸，足太阳脉

之中。治腋下肿痛，胸满膨膨，筋急身热，飞尸遁注，痿厥不仁，小便淋沥。可灸三壮，针入七分。

委中

左右二穴，土也。在腘中央约纹中。动脉足太阳脉之所入也，为合。治腰侠脊沉沉然，遗溺，腰重不能举体，风痹，髀枢痛，热病汗不出，足热，厥冷逆满，膝不得屈伸。针入五分，留三呼，可灸三壮。自承扶穴至此，在附分前。

合阳

左右二穴，在膝约中央下二寸。治腰脊强引腹痛，阴股热，膝箭酸重，履步艰难，寒疝腹阴偏痛，女子崩漏。针入六分，可灸五壮。

承筋一名腨肠，一名直肠

左右二穴，在中央陷中。治寒痹转筋，支肿，大便难，脚腨酸重，引少腹痛，鼻衄衂，腰背拘急，霍乱。可灸三壮，禁针。

承山一名鱼腹，一名肉柱

左右二穴，在兑腨肠下分肉之间陷中。治腰背痛，脚腨重，战栗不能立，脚气，膝下肿，霍乱转筋，大便难，久痔肿痛。可灸五壮，针入七分。

飞阳—名厥阴

左右二穴，在外踝上七寸。足太阳络，别走少阴。治痔，历节风，足指不得屈伸，头目眩，逆气，鼽衄，癫疾，寒疟。可灸三壮，针入三分。

跗阳

左右二穴，在足外踝上三寸，阳跷郄，太阳前，少阳后，筋骨间。阴跷之郄。治痿厥，风痹，头重，颔痛，髀枢，股胻痛，厥瘛，风痹不仁，时有寒热，四肢不举。可灸三壮，针入六分，留七呼。

昆仑

左右二穴，火也。在足外踝后，跟上陷中。足太阳脉之所行也，为经。治腰尻痛，足踹肿不得履地，鼽衄，脚如结，踝如裂，头痛，肩背拘急，咳喘暴满，阴肿痛，小儿发痫，瘈疭。可灸三壮，炷如小麦，针入三分，留十呼。妊妇刺之落胎。

仆参—名安邪

左右二穴，在跟骨下陷中，拱足得之。治足跟痛不得履地，脚痿转筋，尸厥如中恶状，霍乱吐逆，癫痫，狂言见鬼。针入三分，可灸七壮。

申脉

左右二穴，在外踝下陷中，容爪甲，白肉际。阳跷脉所出。治腰痛，足胻寒，癫疾。针入三分，可灸三壮。

金门 一名关梁

左右二穴，在足外踝下。足太阳郄，阳维所别属也。治霍乱转筋，膝胻酸，身战不能久立，癫痫，尸厥，暴疝，张口摇头，身折如角弓反张。可灸三壮，炷如小麦大，针入一分。

京骨

左右二穴，在足外侧大骨下，赤白肉际陷中。足太阳脉之所过也，为原。治膝痛不得屈伸，目眩，内眦赤烂，寒热疟，善惊，忘食，筋挛，足胻酸，颈项腰背强，髀枢痛，衄䘒不止。针入三分，留七呼，可灸七壮。

束骨

左右二穴，木也。在足小指本节后陷中。足太阳脉之所注也，为俞。治腰如折，腨如结，耳聋，恶风寒，目

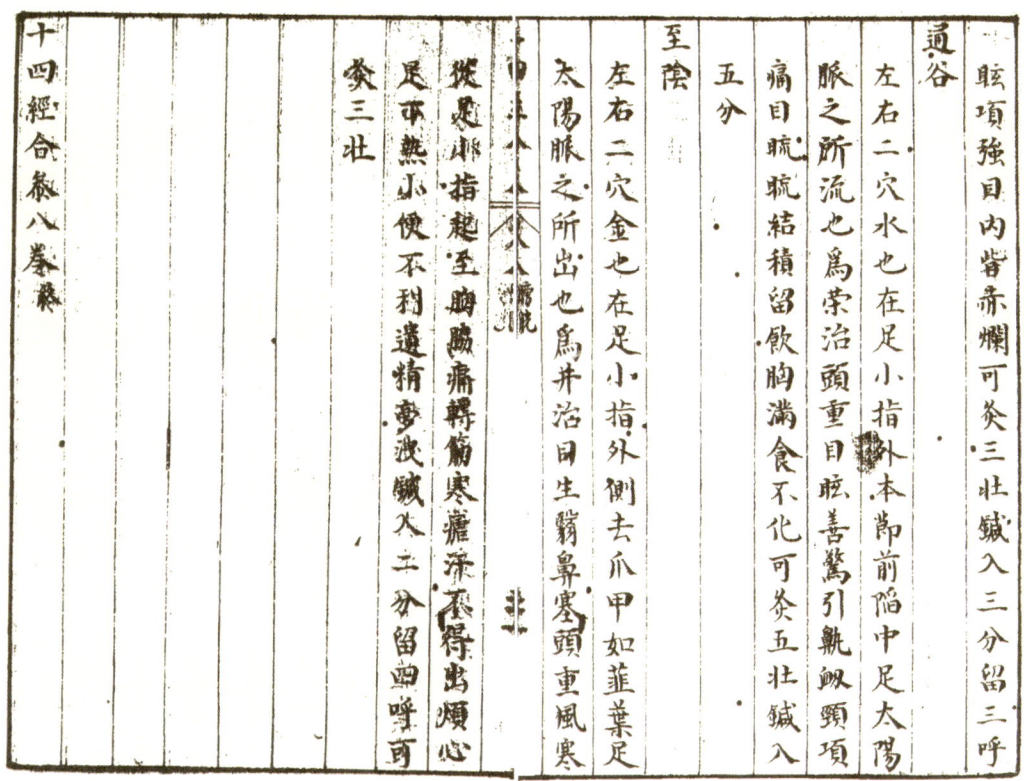

眩，项强，目内眦赤烂。可灸三壮，针入三分，留三呼。

通谷

左右二穴，水也。在足小指外本节前陷中。足太阳脉之所流也，为荥。治头重，目眩，善惊，引鼽衄，颈项痛，目䀮䀮，结积留饮，胸满食不化。可灸五壮，针入五分。

至阴

左右二穴，金也。在足小指外侧，去爪甲如韭叶。足太阳脉之所出也，为井。治目生翳，鼻塞，头重，风寒从足小指起至胸胁痛，转筋，寒疟汗不得出，烦心，足下热，小便不利，遗精梦泄。针入二分，留四呼，可灸三壮。

十四经合参八卷终

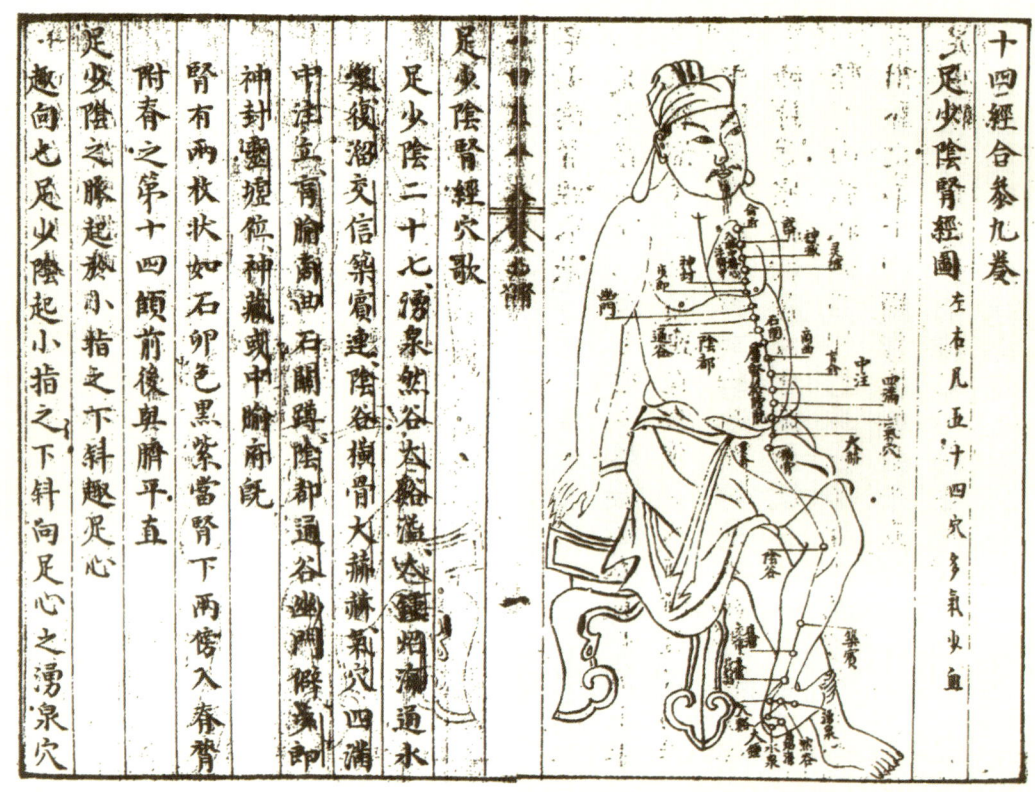

十四经合参九卷

足少阴肾经图（图见左）　左右凡五十四穴多气少血

足少阴肾经穴歌

足少阴穴二十七，涌泉然谷太溪溢，大钟照海通水泉，复溜交信筑宾连，阴谷横骨至大赫[1]，气穴四满中注立，肓俞商曲石关蹲，阴都通谷幽门僻，步廊[2]神封灵墟位，神藏或中腧府既。

肾有两枚，状如石卵，色黑紫，当肾下两旁，入脊膂附脊之第十四椎，前后与脐平直。

足少阴之脉，起于小指之下，斜趋足心。

趋，向也。足少阴起小指之下，斜向足心之涌泉穴。

---

[1] 至大赫：原作"大赫赫"，据《发挥》改。
[2] 廊：原作"即"，形近之误，据《发挥》改。

出然谷之下，循内踝之后，别入跟中，上腨内，出腘内廉。

跟，足跟也。由涌泉转出足内踝然谷穴，下循内踝后太溪穴，别入跟中之大钟、照海、水泉，乃折自大钟之外，上循内踝，行厥阴太阴之后，经复溜、交信，过三阴交，上腨内，循筑宾，出腘内廉，抵阴谷也。

上腹内后廉，贯脊属肾，络膀胱。

由阴谷上股内后廉，贯脊会于脊之长强。还出于前，循横骨、大赫、气穴、四满、中注、肓俞。当肓俞之所，脐之左右属肾，下脐下，过关元、中极而络膀胱也。

其直者，从肾上贯肝膈，入肺中，循喉咙，挟舌本。

其直行者，从肓俞属肾处上行，循商曲、石关、阴都、通谷、贯肝上，循幽门上膈，历步廊，入肺中，循神封、灵墟、神藏、彧中、俞府，而上循喉咙，并人迎，挟舌本而终也。

其支者，从肺出络心，注胸中。

两乳间为胸中。支者，从神藏别出绕心，注胸之膻中，以交于手厥阴也。是动则病：饥不欲食，面黑如地色，咳吐则有血，喝喝而喘，坐而欲起，目䀮䀮如无所见，心如悬，病饥状，气不足则善恐，心惕惕如人将捕之状，是谓骨厥。是主肾所生病者：口热，舌干，咽肿，上气，嗌干及痛，烦心，心痛，黄疸，肠澼，脊臀股内后廉痛，痿，厥，嗜卧，足下热而痛。盛者寸口大开倍于人迎，虚者寸口反小于人迎也。

涌泉 一名足心

左右二穴，木也。在足心陷中，屈足卷指宛宛中。足少阴脉之所出，为井。治腰痛，大便难，心中结热，风疹风痫，心痛，不嗜食，妇人无子，咳嗽，身热，喉痹，胸胁满，目眩，男子如蛊，女子如妊娠，五指端尽痛，足不得践地。可灸三壮，针入二分，留三呼，无令出血。昔汉北齐王母患足下热，喘满。淳于意曰：是热厥也，刺之立愈。

然谷 一名龙渊

左右二穴，火也。在足内踝前起大骨下陷中。足少阴脉之所流也，为荥。治咽内肿，心恐惧如人将捕，涎出，喘呼少气，足跗肿不得履地，寒疝，少腹胀，上抢胸胁，咳唾血，喉痹，淋沥，女子不孕，男子精溢，骱酸不能久立，足一寒一热，舌纵，烦满，消渴，初生小儿脐风口禁，痿厥，洞泄。可灸三壮，针入三分，留三呼，无令见血。

太溪

左右二穴，土也。在内踝后，跟骨上动脉陷中。足少阴脉之所注也，为俞。治久疟，咳逆，心痛如锥刺，手足寒至节，喘息，呕吐，口中如胶，善噫，寒疝，热病汗不出，默然嗜卧，溺黄，消瘅，大便难，咽肿，吐血，疢癖，咳嗽，不嗜食，腹胁痛，瘦脊，手足厥冷。可灸三壮，针入三分，留七呼。

大钟

左右二穴，在足跟后冲中，走太阳。足少阴络。治实则小便淋闭，洒洒腰脊强痛，大便秘涩，嗜卧，口中热，虚则呕逆，多寒，欲闭户而处，少气不足，胸胀喘息，舌干，咽中食噎不得下，善惊悲，喉中鸣，咳吐血。可灸三壮，针入二分，留七呼。

照海

左右二穴，在足内踝下，阴跷脉所生。治嗌干，四肢懈惰，善悲不乐，久疟，卒疝，少腹痛，呕逆，嗜卧，大风偏枯，半身不遂，女子淋沥，阴挺出。针入三分，可灸三壮。

水泉

左右二穴，在太溪下一寸，内踝下。少阴郄。治月事沮滞，来如血崩，心下闷痛，目𥌒不明，阴挺出，小便淋沥，腹痛。可灸五壮，针入四分。

复溜一名昌阳，一名伏白

左右二穴，金也。在足内踝上二寸陷中，足少阴脉之所行也，为经。治腰脊内引痛，不得俯仰起坐，目𥌒𥌒，善怒，多言，舌干，涎出，足痿不收履，骭寒不自温，腹中雷鸣，胀满如鼓，四肢肿，十水病，溺五色，赤取荣，白取经，黑取合，青取井，黄取俞，血痔泄后重，五淋，小便如散火，骨寒热，汗注不止。可灸五壮，针入三分，留七呼。

交信

左右二穴，在内踝上二寸，少阴前，太阴后廉前，筋骨间，腨足。阴跷之郄。治气淋，癀疝，阴急，股引腨内廉骨痛，泄利，女子漏血不止。可灸三壮，针入四分，留五呼。

筑宾

左右二穴，在内踝上腨分中。治小儿胎疝，痛不得乳，癫疾，狂言，呕吐，足腨痛。可灸五壮，针入三分。

阴谷

左右二穴，木也。在膝内辅骨后，大筋下，小筋上，按之应手，屈膝乃取之。足少阴脉之所入也，为合。治膝痛不得屈伸，舌纵涎下，烦逆，溺难，少腹急引阴痛，股内廉痛，血下不止，腹胀不得息，小便黄，男子如蛊，女子如孕。可灸三壮，针入四分。

横骨

左右二穴，在大赫下一寸。治腹胀，小便难，阴气纵伸痛。可灸三壮，针入一寸。

大赫一名阴维，一名阴关

左右二穴，在气穴下一寸。冲脉、足少阴之会。治男子阴气结缩，女人带下。可灸五壮，针入一寸。

气穴 一名胞门，一名子户

左右二穴，在四满下一寸。冲脉、足少阴之会。治月经不调，泄利不止，贲气上下引腰脊痛。可灸三壮，针入三分。

四满 一名髓府

左右二穴，在中注下一寸。冲脉、足少阴之会。治脐下积聚，疝瘕，肠澼切痛，振寒，大腹石，妇人恶血疗痛。针入三分，可灸三壮。

中注

左右二穴，在肓俞下一寸，冲脉、足少阴之会。治小腹有热，大便坚燥不利。可灸五壮，针入一分。

肓俞

左右二穴，在商曲下一寸，脐傍各五分。冲脉、足少阴之会。治大腹寒疝，切痛，大便干燥。可灸五壮，针入一寸。

商曲

左右二穴，在石关下一寸。冲脉足少阴之会。治腹中积聚，肠中切痛，不嗜食。可灸五壮，针入一寸。

石关

左右二穴，在阴都下一寸。冲脉、足少阴之会。治脊强多吐，大便秘涩，妇人不孕，藏有恶血，上冲腹中疼痛。可灸三壮，针入一寸。

阴都 一名石宫

左右二穴，在通谷下一寸。冲脉、足少阴之会。治寒热疟病，心下烦满，气逆。可灸三壮，针入三分。

通谷

左右二穴，在幽门下一寸。冲脉、足少阴之会。治口㖞，善呕，暴哑。针入五分，可灸五壮。

幽门

左右二穴，在挟巨阙两旁各五分。冲脉、足少阴之会。治胸中引痛，心下烦闷，逆气里急，支满，不嗜食，数咳，健忘，泄利浓血，少腹胀满，呕吐涎沫，女子心痛。可灸五壮，针入一寸。

步廊

左右二穴，在神封下一寸六分陷中，仰而取之。足少阴脉气所发。治胸胁支满，鼻塞，喘息，少气，不得举臂。针入四分，可灸五壮。

神封

左右二穴，在灵墟下一寸六分，仰而取之。足少阴脉气所发。治胸满不息，咳逆，乳痈，洒淅恶寒。可灸五壮，针入三分。

灵墟

左右二穴，在神藏下一寸六分陷中，仰而取之。足少阴脉气所发。治胸胁支满引痛，咳逆，呕吐，不嗜食。针入四分，可灸五壮。

神藏

左右二穴，在彧中下一寸六分陷中，仰而取之。足少阴脉气所发。治病之法同灵墟。可灸五壮，针入三分。

彧中

左右二穴，在俞府下一寸六分陷中，仰而取之。足少阴脉气所发。治胸胁支满，咳逆，喘不能饮食。针入四分，可灸五壮。

俞府

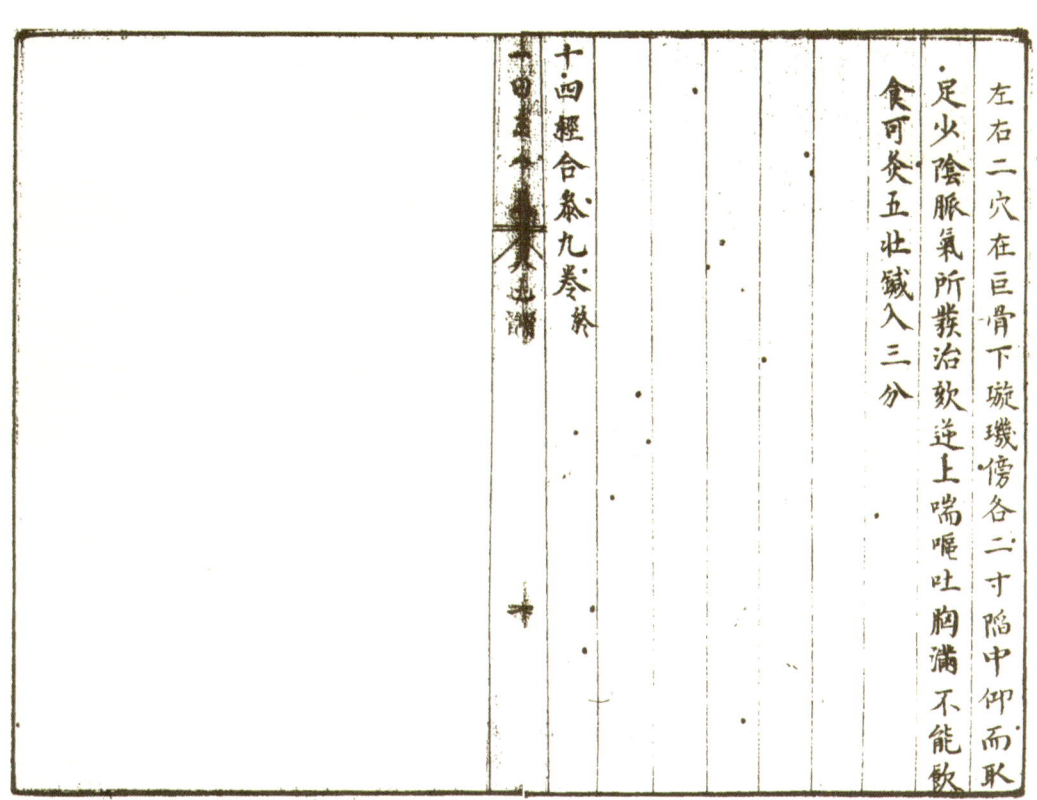

左右二穴,在巨骨下,璇玑旁各二寸陷中,仰而取之。足少阴脉气所发。治咳逆,上喘,呕吐,胸满不能饮食。可灸五壮,针入三分。

十四经合参九卷终

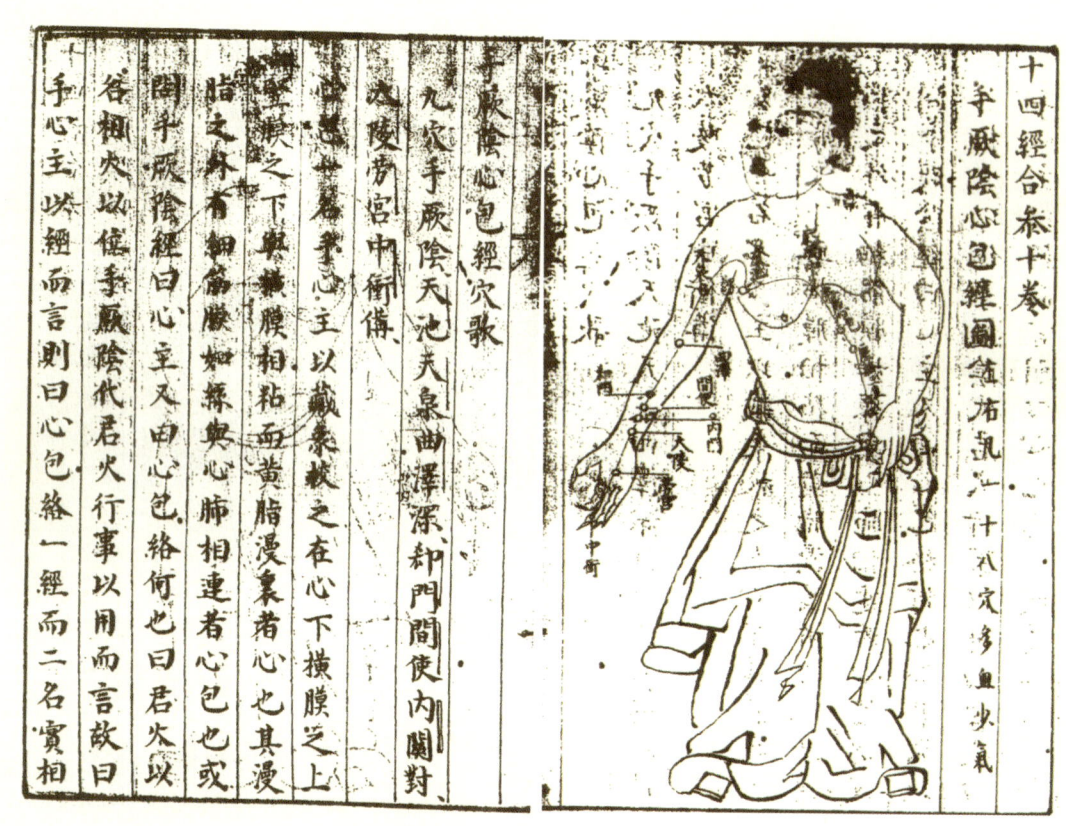

十四经合参十卷

手厥阴心包经图（图见左）　左右凡一十八穴多血少气

手厥阴心包经穴歌

九穴心包手厥阴，天池天泉曲泽深，郄门间使内关封，大陵劳宫中冲备。

　　心包，一名手心主。以藏象较之，在心下横膜之上，竖膜之下，与横膜相粘，而黄脂漫裹者，心也。其漫脂之外，有细筋膜如丝，与心肺相连者，心包也。或问：手厥阴经曰心主。又曰心包络。何也？曰：君火以名，相火以位，手厥阴代君火行事，以用而言，故曰手心主，以经而言，则曰心包络。一经而二名，实相火也。

手厥阴之脉，起于胸中，出属心包，下膈，历络三焦。

手厥阴受足少阴之交，起于胸中，出属心包，由是下膈，历络于三焦之上脘、中脘及脐下一寸，下焦之分也。

其支者，循胸出胁，下腋三寸，上抵腋下，下循臑内，行太阴、少阴之间，入肘中。

胁上际为腋。自属心包，上循胸出胁，下腋三寸，天池穴上行抵腋下，下循臑内之天泉穴，以间乎太阴、少阴两经之中间，入肘中之曲泽穴也。

下臂，行两筋之间，入掌中，循中指，出其端。

由肘中下臂，行臂两筋之间，循郄门、间使、内关、大陵，入掌中劳宫，循中指，出其端之中冲也。

其支别者，从掌中，循小指次指出其端。

小指次指，无名指也，自小指逆数之，则为次指云。支别者，自掌中劳宫穴别行，循小指次指出其端，而交于手少阳也。是动则病：手心热，臂肘挛急，腋肿，甚则胸胁支满，心中澹澹大动，面赤，目黄，喜笑不休。是主脉所生病者：烦心，心痛，掌中热。盛者寸口大一倍于人迎，虚者人迎反大于寸口也。

天池一名天会

左右二穴，在乳后一寸，腋下三寸，着胁，直腋，撅筋间。手厥阴心主，乃足少阴脉之会。治寒热，胸膈烦满，头痛，四肢不举，腋下肿，上气，胸中有声，喉中鸣。可灸三壮，针入二分。

天泉一名天湿

左右二穴，在曲腋下二寸，举臂取之。治心病，胸胁支满，咳逆，膺背胛间，臂内廉痛。针入六分，可灸三壮。

曲泽

左右二穴，水也。在肘内廉陷中，屈肘取之。手厥阴脉之所入也，为合。治心痛，善惊，身热烦渴，口干，逆气，呕血，风疹，臂肘手腕重，动摇。可灸三壮，针入三分，留七呼。

郄门

左右二穴，去腕五寸，手厥阴心郄。治心痛，衄血，呕哕，惊恐畏人，神气不足。针入三分，可灸五壮。

间使

左右二穴，金也。在掌后三寸两筋间陷中，手厥阴脉之所行也，为经。治心悬如饥，卒狂，胸中澹澹，恶风寒，呕吐，怵惕，寒中，少气，掌中热，腋肿，肘挛，卒心痛，多惊，瘖不得语，咽中如鲠。可灸三壮，针入三分，留三呼。

内关

左右二穴，在掌后，去腕二寸，别走少阳。治目赤，支满，中风，肘挛，实则心暴痛，虚则心烦惕惕。针入五分，可灸三壮。

大陵

左右二穴，土也。在掌后两筋间陷中。手厥阴脉之所注也，为俞。治热病汗不出，臂挛，腋肿，善笑不休，心悬似饥，喜悲泣，惊恐，目赤，小便如血，呕逆，狂言，不乐，喉痹，口干，身热，头痛，短气，胸胁痛。针入五分，留七呼，可灸三壮。

劳宫

左右二穴，火也。在掌中动脉中，以屈无名指取之。手厥阴脉之所流也，为荥。治中风，善怒，悲笑不休，手痹，热病三日汗不出，怵惕，胸胁痛不可转侧，大小便血，衄血不止，气逆呕哕，烦渴，食饮不下，口中腥臭，胸胁支满，黄疸，目黄。针入三分，留六呼，此穴禁灸。

中冲

左右二穴，木也。在手中指之端，去爪甲如韭叶陷中，应手动脉。手厥阴心主脉之所出也，为井。治热烦闷汗不能出，掌中热，遍身如火，心痛烦满，舌强。针入一分，留三呼，可灸一壮。乌沙胀绞痛难忍，面如土色，宜三棱针出血立愈。

十四经合参十卷终

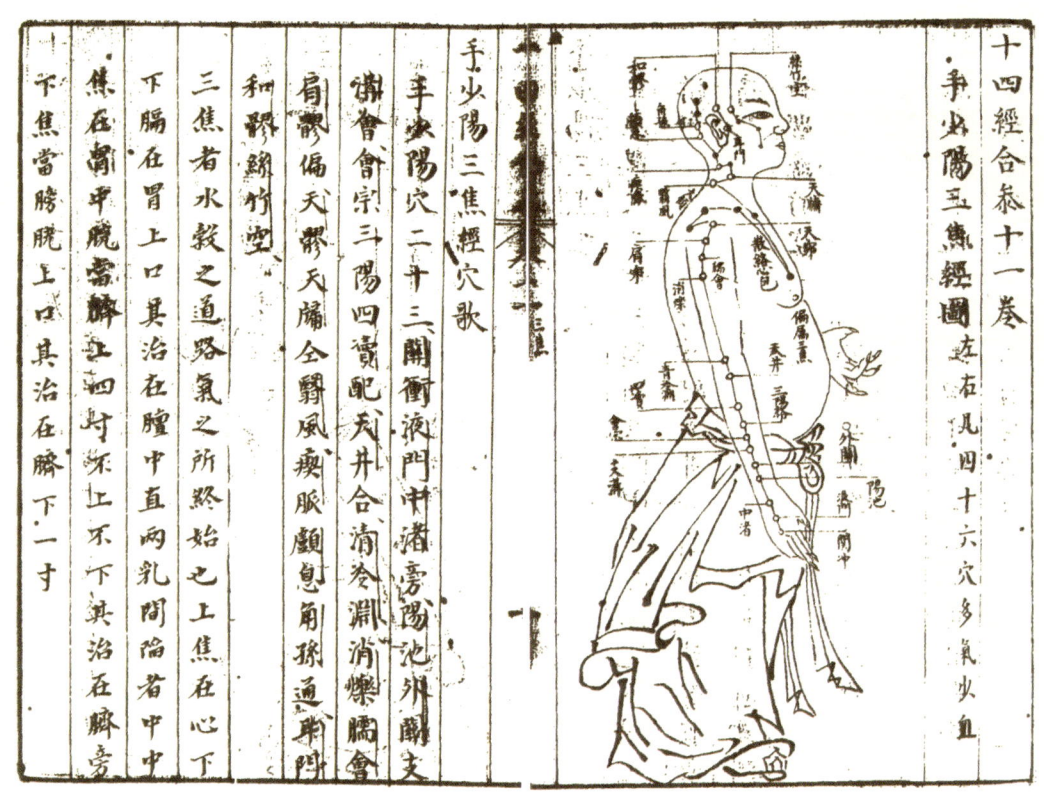

十四经合参十一卷

手少阳三焦经图（图见左）　左右凡四十六穴多气少血

手少阳三焦经穴歌

手少阳穴二十三，关冲液门中渚旁，阳池外关支沟会，会宗三阳四渎配，天井合去①清冷渊，消泺臑会肩髎偏，天髎天牖同翳风，瘛脉颅息角孙通，耳门和髎丝竹空。

三焦者，水谷之道路，气之所终始也。上焦在心下下膈，在胃上口。其治在膻中，直两乳间陷者中。中焦在胃中脘，当脐上四寸，不上不下，其治在脐旁。下焦当膀胱上口，其治在脐下一寸。

---

① 去：原脱，据《发挥》补。

手少阳之脉，起于手小指次指之端，上出次指之间，循手表腕，出臂外两骨之间，上贯肘。

臂骨尽处为腕，臑尽处为肘。手少阳起小指次指端关冲穴，上出次指之间，历腋门、中渚，循手表腕之阳池，出臂外两骨之间，循外关、支沟、会宗、三阳络、四渎，乃上贯肘，抵天井穴也。

循臑外上肩，交出足少阳之后，入缺盆，交膻中，散络心包，下膈，遍属三焦。

肩肘之间，髃下对腋处为臑。从天井上行，循臂臑之外，历清冷渊、消泺、行手太阳之里，阳明之外，上肩，循臑会，肩髎、天髎，交出足少阳之后，过秉风、肩井，下入缺盆，复由足阳明之外而交会于膻中，散布络绕于心包，乃下膈，当胃上口以属上焦，于中脘以属中焦，于阴交以属下焦也。

其支者，从膻中上出缺盆，上项，挟耳后直上，出耳上角，以屈下颊至䪼。

脑户后为项，目下为䪼。其支者，从膻中而上出缺盆之外，上项过大椎，循天牖上挟耳后，经翳风、瘈脉、颃息，直上出耳上角，至角孙，过悬厘、颔厌，及过阳白、睛明、屈曲下颊至顑，会颧髎之分也。

其支者，从耳后入耳中，却出至目锐眦。

其支从耳后翳风穴，入耳中，过听宫，历耳门、和髎，却出至目锐眦，会瞳子髎，循丝竹空，而交于足少阳也。是动则病：耳聋浑浑焞焞，嗌肿，喉痹。是主气所生病者：汗出，目锐眦痛，颊痛，耳后、肩、臑、肘、臂外皆痛，小指次指不用。盛者人迎大一倍于寸口，虚者人迎反小于寸口也。

关冲

左右二穴，金也。在手小指次指之端，去爪甲角如韭叶。手少阳脉之所出也，为井。治喉痹，舌卷，口干，头痛，霍乱，胸中气噎不嗜食，臂肘痛不可举，目生翳膜，视物不明。针入一分，留三呼，可灸一壮。忌猪、鱼、油、面、酒、生冷等物。

液门

左右二穴，水也。在手小指次指间陷中，捏拳取之。手少阳脉之所流也，为荥。治惊悸，妄言，咽外肿，寒厥，手臂痛不能自上下，痎疟寒热，目眩，头痛，暴得耳聋，目赤涩，齿痛。针入二分，留三呼。

中渚

左右二穴，木也。在手小指次指本节后间陷中，手少阳脉之所注也，为俞。治热病汗不出，目眩，头痛，耳聋，目生翳膜，久疟，咽肿，肘臂痛，手五指不得屈伸。针入二分，留三呼，可灸三壮。

阳池 一名别阳

左右二穴，在手表腕上陷中，土也。手少阳脉之所过也，为原。治寒热疟，或因折伤手腕，捉物不得，肩臂痛不能举动。针入二分，留六呼，禁灸，忌生冷等物。

外关

左右二穴，在腕后二寸陷中。手少阳络。治臂肘、手五指尽痛，不能屈伸握物，耳聋。可灸二壮，针入三分，留七呼。

支沟

左右二穴，火也。在腕后三寸，两骨之间陷中，手少阳脉之所行也，为经。治热病汗不出，肩臂酸重，胁胀痛，四肢不举，霍乱呕吐，口禁不开，暴哑不能言。针入二分，留七呼，可灸三壮。

会宗

左右二穴，在腕后三寸，空中一寸。治肌肤痛，耳聋，风痫。针入三分，可灸三壮。

三阳络

左右二穴，在臂上大交脉，支沟上一寸。治嗜卧，身体不欲动，耳卒聋，齿龋，暴哑不能言。可灸七壮，禁针。

四渎

左右二穴，在肘前五寸外廉陷中。治暴气耳聋，齿龋痛。可灸三壮，针入六分，留七呼。

天井

左右二穴，土也。在肘外大骨后上一寸两筋间陷中。曲肘后一寸，叉手按膝头取之，两筋骨罅。手少阳脉之所入也，为合。治心痛胸疼，咳嗽上气，唾脓，不嗜食，惊悸，瘰疬，风痹，臂肘痛不能捉物。可灸五壮，针入三分。

清冷渊

左右二穴，在肘上二寸，伸肘举臂取之。治臑纵，肩臂不能举。可灸三壮，针入三分。

消泺

左右二穴，在肩下臂外，腋斜肘分下行。治寒热，风痹，头痛，肩背拘急。针入一分，可灸三壮。

臑会 一名臑髎

左右二穴，在肩前廉，去肩头三寸。手阳明之络。治项瘿，气瘤，臂痛不能举，气肿痉痛。针入七分，留十呼，得气即泻，可灸七壮。

肩髎

左右二穴，在肩端臑上陷中，举臂取之。治肩重不可举臂肘。可灸三壮。针入七分。针宜慎之。

天髎

左右二穴，在缺盆中上，毖骨之际陷中，缺盆上起肉是穴。手少阳脉气、阳维之会。治肩肘痛引颈项急，寒热，缺盆痛，汗不出，胸中烦满。针入八分，可灸三壮。若误针陷中，令人卒死。

天牖

左右二穴，在颈筋缺盆上，天容后，天柱前，完骨下，入发际四分，手少阳脉气所发。治头风，面肿，项强。针入二分，留七呼，不宜补，禁灸。用针先刺噫嘻后，针天牖、风池，其病即瘥。

翳风

左右二穴，在耳后尖角陷中，按之引耳中痛。手足少阳之会。治耳聋，口眼歪斜，脱颔，口不开，发吃，颊肿，牙痛。针入三分，可灸七壮。宜咬钱二十文取穴。

瘈脉一名资脉

左右二穴，在耳本后鸡足青络脉。刺出血如豆汁，不宜多。治头风，耳鸣，小儿惊痫，瘛疭，呕吐，泄利无时，惊恐，眵䁾，目睛不明。可灸三壮，针入一分。

颅息

左右二穴，在耳后间青络脉中。足太阳之会。治身热，头重，胁痛，风痓强直，小儿惊痫，瘛疭，呕吐涎末，惊恐失精，瞻视不明。可灸七壮，禁针。

角孙

左右二穴，在耳郭中间上，开口有空。手足少阳之会。治目生肤翳，齿龈肿。可灸三壮，针入八分。

丝竹空 一名目髎

左右二穴，在眉后陷中。手足少阳之会。治头痛，眩晕，目赤不明，风痫，目戴上不识人，睫毛倒卷，发狂，呕吐涎沫，发即无时。针入三分，留六呼，宜泻不宜补。禁灸。

和髎

左右二穴，在耳前锐发下，横动。手少阳脉气所发。治牙车引急，头痛，耳中嘈嘈，颔颊肿[1]。针入三分，可灸三壮。

耳门 此穴应在角孙之后

左右二穴，在耳前起肉，当耳缺者。治耳有脓汁出，生疮瘖聍，耳鸣如蝉，重听，齿龋。针入三分，留三呼，可灸三壮。

十四经合参十一卷终

---

[1] 肿：原脱，据《铜人腧穴针灸图经》卷中补。

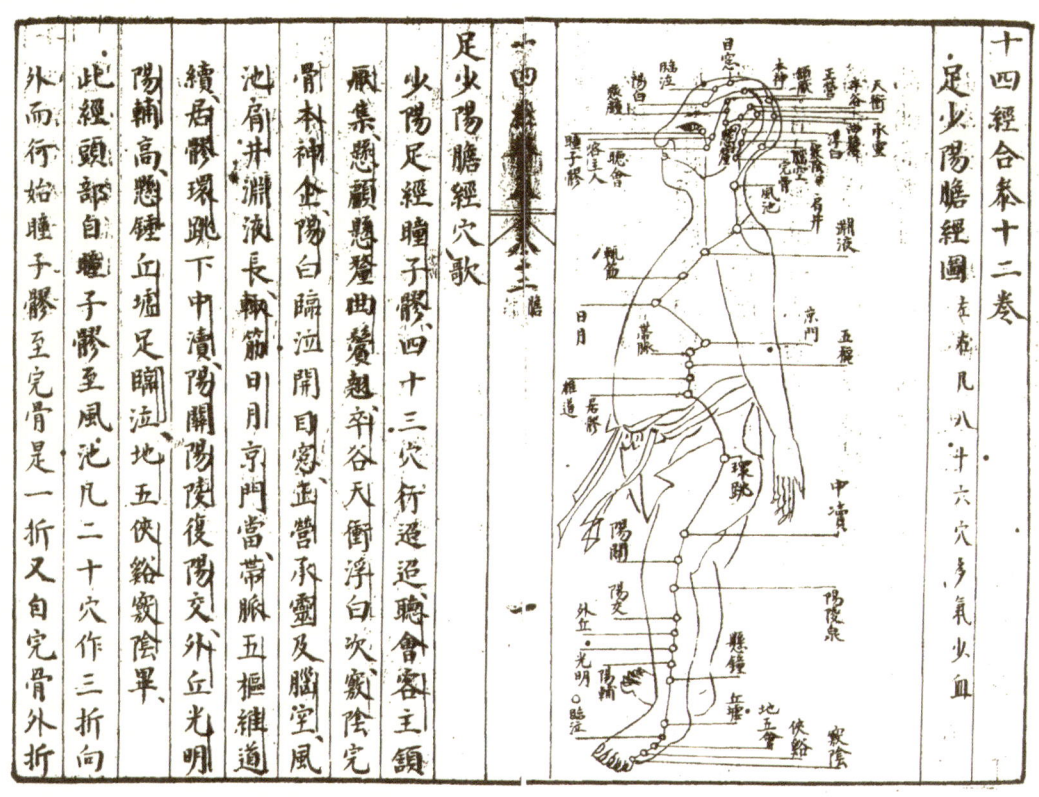

十四经合参十二卷

足少阳胆经图(图见左) 左右凡八十六穴多气少血

足少阳胆经穴歌

少阳足经瞳子髎，四十三穴行迢迢，听会客主颔厌集，悬颅悬厘曲鬓翘，率谷天冲浮白次，窍阴完骨本神企，阳白临泣开目窗，正营承灵及脑空，风池肩井渊液长，辄筋日月京门当，带脉五枢维道续，居髎环跳下中渎，阳关阳陵复阳交，外丘光明阳辅高，悬钟丘墟足临泣，地五侠溪窍阴毕。

此经，头部自瞳子髎至风池，凡二十穴，作三折，向外而行。始瞳子髎，至完骨是一折，又自完骨外折，上至阳白。会足太阳睛明穴是一折，又自睛明旁上行循临泣、风池是一折。缘其本经之穴曲折，故分析以详之。

胆在肝之短叶间，重三两三铢，包精汁三合。

足少阳之脉，起于目锐眦，上抵角，下耳后。

足少阳经起目锐眦之瞳子髎，于是循听会，客主人，上抵头角，循颔厌，下悬颅、悬厘，外循耳上发际，至曲鬓、率谷，由率谷外折，下耳后，循天冲、浮白、窍阴、完骨，又自完骨，上过角孙，循本神，过曲差，下至阳白，会睛明。复上行循临泣、目窗、正营、承灵、脑空、风池也。

循颈行手少阳之前，至肩上，却交出少阳之后，入缺盆。

自风池循颈，过天牖穴，行手少阳脉之前，下至肩，上循肩井，却左右相交，出手少阳脉之后。过大椎、大杼、秉风。当秉风前，入缺盆之外。

其支者，从耳后入耳中，出走耳前，至目锐眦后。

其支者，从耳后颞颥间，过翳风之分，入耳中，过听宫，出走耳前，复自听会至目锐眦，瞳子髎之分也。

其支者，别目锐眦，下大迎，合手少阳抵[1]**于頄，下加颊车，下颈，合缺盆。下胸中，贯膈，络肝属胆。**

其支者，别自目外瞳子髎而下大迎，合手少阳于頄，当颧髎穴之分，下临颊车，下颈，循本经之前，与前之入缺盆者相合，下胸中天池之外，贯膈，即期门之所络肝，下至日月之分，属于胆也。

循胁里，出气冲，绕毛际，横入髀厌中。

胁，胠也。腋下为胁。曲骨之分为毛际，毛际两旁动脉中为气冲，楗骨之下为髀厌，即髀枢也。自属胆处，循胁内章门之里，出气冲，绕毛际，遂横入髀厌中之环跳也。

其直者，从缺盆下腋，循胸过季胁，下合髀厌中。以下循髀阳，出膝外廉。

胁骨之下为季胁。此直者，从缺盆直下腋，循胸，历渊液、辄筋、日月穴，过季胁，循京门、带脉、五枢、维道、居髎，入上髎、中髎、长强，而下与前之入髀厌者相合。乃下循髀外，行太阳、阳明之间，历中渎、阳关，出

① 抵：原脱，据《发挥》补。

膝外廉，抵阳陵泉也。

下外辅骨之前，直下抵绝骨之端，下出外踝之前，循足跗上，入小指次指之间。

䯒外为辅骨，外踝以上为绝骨，足面为跗。自阳陵泉下外辅骨前，历阳交、外丘光明，直下抵绝骨之端。循阳辅、悬钟而下，出外踝之前至丘墟，循足面之临泣、地五会、侠溪，乃上入小指次指之间，至窍阴而终也。

其支者，别跗上，入大指，循岐骨内出其端，还贯入爪甲，出三毛。

足大指本节后为岐骨，大指爪甲后为三毛。其支者，自足跗上临泣，别行入大指，循岐骨内出大指端，还贯入爪甲，出三毛，交于足厥阴也。是动则病：口苦，善太息，心胁痛不能转侧，甚则面微尘，体无膏泽，足外反热，是为阳厥。是主骨所生病者：头角颔痛，目锐眦痛，缺盆中肿痛，腋下肿，马刀挟瘿，汗出振寒，疟，胸、胁、肋、髀、膝外至胫、绝骨、外踝前及诸节皆痛，小指次指不用。盛者人迎大一倍于寸口，虚者人迎反小于寸口也。

瞳子髎

左右二穴，在目外眦五分。手太阳、足少阳之会。治青盲，目视眈眈，肤翳，白膜赤痛。可灸三壮，针入三分。

听会

左右二穴，在耳前陷中，上关下一寸动脉宛宛中，张口取之。治耳聋，耳鸣，牙车脱臼相离一二寸。针入七分，留且呼，得气即泻，不须补，良日可灸五壮至二七壮，止十日，依前报灸之。

客主人 一名上关

左右二穴，在耳前起骨上廉，开口有空，动脉宛宛中。足阳明、少阳之会。禁针灸。

颔厌

左右二穴，在曲角上，颞颥上廉，手足少阳、阳明之交会。治头风、偏痛，引目外眦急，耳鸣，颈项痛。针入三分，留七呼，可灸三壮。

悬颅

左右二穴，在曲角下，颞颥上廉，足少阳脉气所发。治热病汗不出，偏头痛引目外眦赤，齿痛，面肤红赤。针入二分，留三呼，可灸三小壮。

悬厘

左右二穴，在曲角上，颞颥下廉。手足少阳、阳明之交会。治热病汗不出，偏头痛，烦心不欲食，目锐眦赤痛。针入三分，留七呼，可灸三壮。

曲鬓

左右二穴，在耳上发际，曲隅陷中，鼓颔有空。足太阳、少阳之会。治颊颔肿，引牙车不得开，急痛，口禁不能言。可灸三壮，针入三分。

率谷

左右二穴，在耳上入发际一寸五分。足太阳、少阳之会。治膈胃寒痰，伤酒风发，脑两角强痛，不能饮食，烦闷，呕吐不止。可灸三壮，针入三分。

天冲

左右二穴，在耳后入发际二寸。治头痛，癫疾，风痉，牙龈肿，善惊恐。可灸三壮，针入三分。

浮白

左右二穴，在耳后入发际一寸。足太阳、少阳之会。治发寒热，厉项痛，喉痹，咳逆，胸中支满，耳鸣嘈嘈，颈项痛肿，瘿气，肩背不举。针入三分，可灸三壮。

窍阴

左右二穴，在完骨上，枕骨下，摇动有空。足太阳、少阳之会。治营疽发厉，项痛引目痛。针入三分，可灸三壮。

完骨

左右二穴，在耳后入发际四分。治头痛，心烦，癫疾，头面虚肿，齿龋，偏风，口眼㖞斜，颈项强痛，小便黄赤，喉痹，颊肿。针入五分，可灸五壮。

本神

左右二穴，在曲差旁一寸五分，直耳上入发际四分。足少阳、阳维之会。治目眩，颈项强急，胸胁相引，不得转侧，癫疾，呕吐涎沫。针入三分，可灸七壮。

阳白

左右二穴，在眉上一寸，直瞳子髎。足少阳、阳维之会。治头目痛，目眹，背膝寒栗，重衣不暖。可灸三壮，针入二分。

临泣

左右二穴，在目上直入发际五分陷中。足太阳、少阳之会。治卒中风，不识人，目眩，生白翳，多泪，鼻塞。针入三分，留七呼，得气即泻，可灸五壮。

目窗

左右二穴，在临泣后一寸。足少阳、阳维之会。治头面浮肿，痛引目外眦赤痛，忽头目瞹瞹，远视不明。针入三分，可灸五壮，本穴刺三度，目大明。

正营

左右二穴，在目窗后一寸。足少阳、阳维之会。治目眩瞑，头项偏痛，齿痛，唇吻急强。可灸五壮，针入三分。

承灵

左右二穴，在正营后一寸五分。足少阳、阳维之会。治脑风，头痛，恶风寒，鼽衄，鼻塞。可灸五壮，针入三分。

脑空一名颞颥

左右二穴，在承灵后一寸五分，侠王枕骨下陷中，足少阳、阳维之会。治脑风，头痛不可忍，目瞑心悸，引目眇，劳疾羸瘦，体热，颈项强痛，心闷眩晕。针入四分，得气即泻，可灸五壮。

风池

左右二穴，在脑空后发际陷中。足少阳、阳维之会。治洒淅寒热，温病汗不出，目眩，头痛，咳疟，颈项强痛，目泪出，欠气多，鼻齆衄，目内眦赤痛，气发耳塞，目不明，腰伛偻，引项筋无力不收。针入七分，留三呼，可灸三壮。

肩井一名髆井

左右二穴，在肩上陷中，缺盆上，大骨前一寸五分，以三指按取之，当中指下陷中。手足少阳、阳维之会。治五劳七伤，颈项强急，背髀闷，两手不得向头，或因仆伤，腰髋疼，脚气上攻，妇人堕胎，手足厥逆。针入五分，禁灸。《甲乙经》云：此穴连五脏气，若刺深令人闷倒不识人。即速三里下气，先补不泻，须臾平复如故。凡刺肩井皆以三里下其气，针大宜慎之。

渊液

左右二穴，在腋下三寸宛宛中，举臂得之。治胸满，无力，手臂不举。针入三分，禁灸。

辄筋

左右二穴，在期门下五分陷中，第三肋端，横直蔽骨旁二寸五分，上直两乳，侧卧屈上足取之。足少阳脉气所发。治胸中暴满，不卧，气喘。可灸五壮，针入五分。

日月

左右二穴，胆之膜，在期门下五分。足太阴、少阳、阳维之会。治太息善悲，小腹热欲走，多唾，言语不正，四肢不收。可灸五壮，针入七分。

京门一名气腧，一名气府

左右二穴，肾之膜。在监骨腰中，季胁本，侠脊。治腰痛，寒热，膹胀引背，不得息，水道不利，溺黄，少腹急肿，肠鸣，洞泄，髀枢引痛。可灸三壮，针入三分，留七呼。

带脉

左右二穴,在季胁下一寸八分。治妇人少腹坚痛,月事不调,带下,瘕疝。可灸五壮,针入六分。

五枢

左右二穴,在水道旁一寸五分。治男子寒疝,阴卵上升作痛。针入一寸,可灸五壮。

维道

左右二穴,在章门下五寸三分。足少阳、带脉之会。治呕逆,三焦不调,水肿,不嗜食。针入八分,留六呼,可灸三壮。

居髎

左右二穴,在章门下八寸三分,监骨上陷中。阳跷、足少阳之会。治腰引少腹痛,肩引胸臂挛急,手臂不得举而至肩。可灸三壮,针入八分。

环跳

左右二穴,在髀枢中,侧卧,伸下足屈上足取之。治冷风湿痹,风疹,偏风,半身不遂,腰胯痛不得转侧。

可灸五十壮，针入三寸，留十呼。

中渎

左右二穴，在髀骨外，膝上五寸，分肉间陷中。足少阳脉络。治寒气客于分肉之间，痛攻上下，筋痹不仁。可灸五壮，针入五分，留七呼。

阳关

左右二穴，在阳陵泉上三寸，犊鼻外陷中。治膝外痛不可屈伸，风痹不仁。针入五分，禁灸。

阳陵泉

左右二穴，土也。在膝下一寸外廉陷中，蹲坐取之。足少阳脉之所入也，为合。治膝不能屈伸，冷痹，脚不仁，偏风，半身不遂，脚冷无血色。针入五分，留七呼，宜久留针，灸得良日，可灸三壮。

阳交一名别阳

左右二穴，阳维郄。在足外踝上七寸，斜属三阳分肉之间。治寒厥，惊狂，喉痹，胸满，面肿，寒痹，膝胻不收。可灸三壮，针入六分，留七呼。

外丘

左右二穴，在足外踝上七寸，少阳所生。治肤痛，痿痹，胸胁胀满，恶风，癫疾，颈项强痛。针入三分，可灸三壮。

光明

左右二穴，在足外踝上五寸。别走厥阴，足少阳络。治身解寒，淫泺，骺酸不能久立，与阳辅疗病法同。可灸五壮，针入六分，留七呼。

阳辅

左右二穴，火也。在足外踝上四寸，辅骨前，绝骨端，如前三分，去丘墟七寸。足少阳脉之所行也，为经。治腰溶溶如坐水中，膝下肤肿，筋挛，诸节尽痛，痛无常处，腋下肿瘘，马刀，喉痹，膝骺酸，风痹不仁。可灸三壮，针入五分，留七呼。

悬钟

左右二穴，在足外踝上三寸动脉中。足三阳之大脉络，按之阳明脉绝乃取之。治心腹胀满，胃中热，不嗜食，膝骺痛，筋挛，足不收履，坐不能起。可灸五壮，针入六分，留七呼。

丘墟

左右二穴，土也。在足外踝下如前陷中，去临泣三寸。足少阳脉之所过也，为原。治胸胁满痛不得息，久疟振寒，腋下肿，痿厥，坐不能起，髀枢中痛，目生翳膜，腿胻酸，转筋，卒疝，少腹坚，寒热，颈肿。可灸三壮，针入五分，留七呼。

临泣

左右二穴，木也。在足小指次指本节后陷中，去侠溪一寸五分。足少阳脉之所注也，为俞。治胸中满，缺盆中及腋下肿，马刀，疡瘘，善啮颊，天牖中肿，淫泺，胻酸转筋，目眩，枕骨合颅痛，洒淅振寒，妇人月事不利，季胁支满，乳痈，心痛，周痹痛无常处，厥逆，气喘不能行，痎疟日发。可灸三壮，针入二分，留五呼。

地五会

左右二穴，在足小指次指本节后陷中，去侠溪一寸。治内伤唾血，足外皮肤不泽，乳肿。针入二分，禁灸。

侠溪

左右二穴，水也。在足小指次指岐骨间，本节前陷中。足少阳脉之所流也，为荥。治胸胁支满，寒热汗不出，目外眦赤，目眩，颊颔肿，耳聋，胸中痛，不可转侧，痛无常处。可灸三壮，针入三分，留三呼。

窍阴

左右二穴，金也。在足小指次指之端，去爪甲如韭叶。足少阳脉之所出也，为井。治胁痛，咳逆不得息，手足烦热，汗不出，转筋，痈疽，头痛，心烦，喉痹，舌强，口干，肘臂不能举，卒聋不闻。可灸三壮，针入一分，留二呼。

十四经合参十二卷终

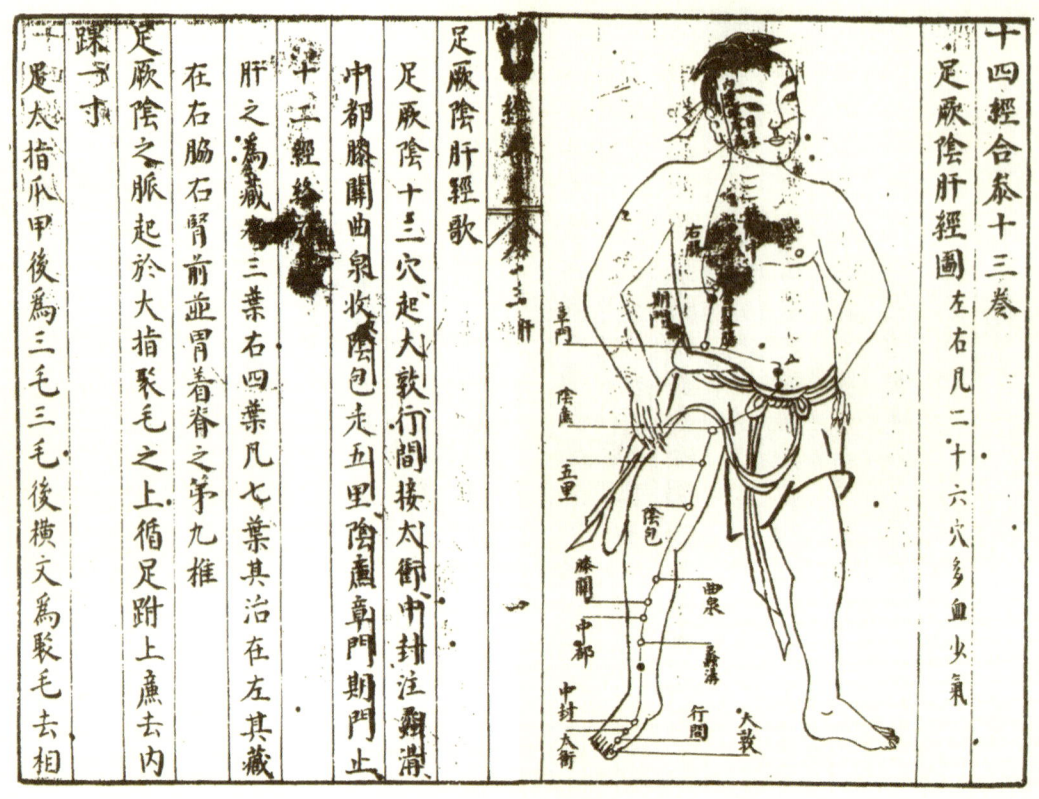

十四经合参十三卷

足厥阴肝经图（图见左） 左右凡二十六穴多血少气

足厥阴肝经穴歌

足厥阴，十三穴，起大敦，行间接；太冲中封注蠡沟，中都膝关曲泉收。阴包走五里，阴廉章门期门止。[1]

十二经络。

肝之为藏，左三叶，右四叶，凡七叶，其治在左，其藏在右胁右肾前，并胃着脊之第九椎。

足厥阴之脉，起于大指聚毛之上，循足跗上廉，去内踝一寸。

足大指爪甲后为三毛，三毛后横纹为聚毛。去，相

---

[1] 足厥阴，十三穴……阴廉章门期门止：此"足厥阴肝经穴歌"与《十四发挥》所载出入较大，现将《发挥》之歌录出，供参："一十三穴足厥阴，大敦行间太冲间，中封蠡沟中都近，膝关曲泉阴包临；五里相近阴廉上，章门常对期门深。"

去也。足厥阴起于大指聚毛之大敦穴，循足跗上廉，历行间、太冲，抵内踝一寸之中封也。

上踝八寸，交出太阴之后，上腘内廉。

自中封上踝，过三阴交，历蠡沟、中都，复上一寸，交出太阴之后①，上腘内廉，至膝关、曲泉。

循股入阴中，环阴器，抵小腹，挟胃属肝络胆。

髀内为股，脐下为小腹。由曲泉上行，循股内之阴包、五里、阴廉。遂当冲门、府谷之分，入阴毛中，左右相交，环绕阴器，抵小腹，而上会曲骨、中极、关元。复循章门，至期门之所，挟胃属肝下日月之分，络于胆也。

上贯膈，布胁肋，循喉咙之后，上入颃颡，连目系，上出额，与督脉会于巅。

目内连深处为目系。颃颡，咽颡也。自期门上贯膈，行食窦之外，大包之里，散布胁肋，上云门、渊液之间，人迎之外，循喉咙之后，上入颃颡，行大迎、地仓、四白、阳白之外。连目系。上出额，行临泣之里，与督脉相会于巅顶之百会也。

---

① 后：底本漫漶，据《发挥》改。以下多页漫漶，均据改，不另出注

其支者，从目系下颊里，环唇内。

前此连目系上出额，此支从目系下行任脉之外，本经之里，下颊里，交环于口唇之内。

其支者，复从肝，别贯膈，上注肺。

此交经之支，从期门属肝处别贯膈，行食窦之外，本经之里，上注肺中，下行至中焦，挟中脘之分，以交于手太阴也。是动则病：腰痛不可俯仰，男子癀疝，妇人小腹肿，甚则嗌干，面尘脱色。是主肝所生病者：胸满，呕逆，洞泄，狐疝，遗溺，癃闭。盛者寸口大一倍于人迎，虚者寸口反小于人迎也。

大敦

左右二穴，木也。在足大指端，去爪甲如韭叶及三毛中。足厥阴之所出也，为井。治卒疝，小便数，遗溺，阴头中痛，心痛汗出，阴上入腹，阴偏大，腹脐中痛，病左取右，病右取左，腹胀肿满，少腹痛，中热，喜寐，尸厥，状如死，妇人血崩不止。可灸三壮，针入三分，留十呼。

行间

左右二穴，火也。在足大指间动脉应手陷中。足厥阴脉之所流也，为荥。治溺难，白浊，寒疝，少腹肿，咳逆，呕血，腰痛，腹胀，心痛，色苍苍如死，终日不得息，四肢逆冷，口喎，嗌干，烦渴，瞑不欲视，泪出，癫疾，短气。可灸三壮，针入三分，留十呼。

太冲

左右二穴，土也。在足大指本节后二寸陷中。足厥阴脉之所注也，为俞。治腰引少腹痛，小便不利，状如淋，痹疝，少腹肿，溏泄，遗溺，阴痛，面目苍色，胸胁支满，足寒，大便难，呕血，女子崩漏不止，小儿卒疝，呕逆，发寒，嗌干，跗肿，内踝前痛，淫泺，骱酸，腋下肿，马刀，疡瘘，唇肿。针入三分，留十呼，可灸三壮。此穴按之能决人死生。

中封

左右二穴，金也。在足内踝前一寸，仰足取之陷中，伸足乃得。足厥阴脉之所行也，为经。治痎疟，色苍，振寒，少腹肿，食快快，绕脐痛，足逆冷，不嗜食，身体不仁，寒疝引腰中痛，或身微热。针入四分，留七呼，可灸三壮。

蠡沟

左右二穴，在足内踝上五寸，别走少阳，足厥阴络。治卒疝，少腹肿，暴痛，小便不利如癃闭，数噫，恐悸，少气不足，咽中闷如有瘜肉，背拘急不可俯仰。针入二分，留三呼，可灸三壮。

中都 一名中郄

左右二穴，在内踝上七寸骭骨中，与少阴相直。治肠澼，㿗疝，少腹痛，妇人崩漏，产后恶露不绝。针入三分，可灸五壮。

膝关

左右二穴，在犊鼻下二寸陷中。治风痹，膝内痛引膑，不可屈伸，咽喉痛。针入四分，可灸五壮。

曲泉

左右二穴，水也。在膝内辅骨下，大筋上，小筋下陷中，屈膝取之。又云：正膝，屈内外两筋间宛宛中，又在膝屈横纹头取之。足厥阴之所入也，为合。治风劳，失精，女子血瘕，按之如汤沃股内，少腹肿，阴挺出，男子㿗疝，阴股痛，小便难，腹胁支满，癃闭，少气，泄利，四肢不举，实则身热，目眩痛，汗不出，目晾晾，膝痛挛急，筋缩，发狂，衄血，喘呼，少腹痛引咽喉。针入六分，可灸三壮，留十呼。

阴包

左右二穴，在膝上四寸，股内廉两筋间。足厥阴别走。治腰尻引腹痛难忍，溺遗不禁。针入六分，可灸三壮。

五里

左右二穴，在气冲下三寸，阴股中动脉。治肠中满，热闭不得溺。可灸五壮，针入六分。

阴廉

左右二穴，在羊矢下，去气冲二寸动脉中。治妇人绝产及未经生产者。可灸三壮，即能受妊。针入八分，留七呼。

章门 一名长平，一名胁髎

左右二穴，脾之膜，在季胁肋端，脐上三寸，两旁开九寸，侧卧，肘尖尽处是穴。足厥阴、少阳之会。治肠

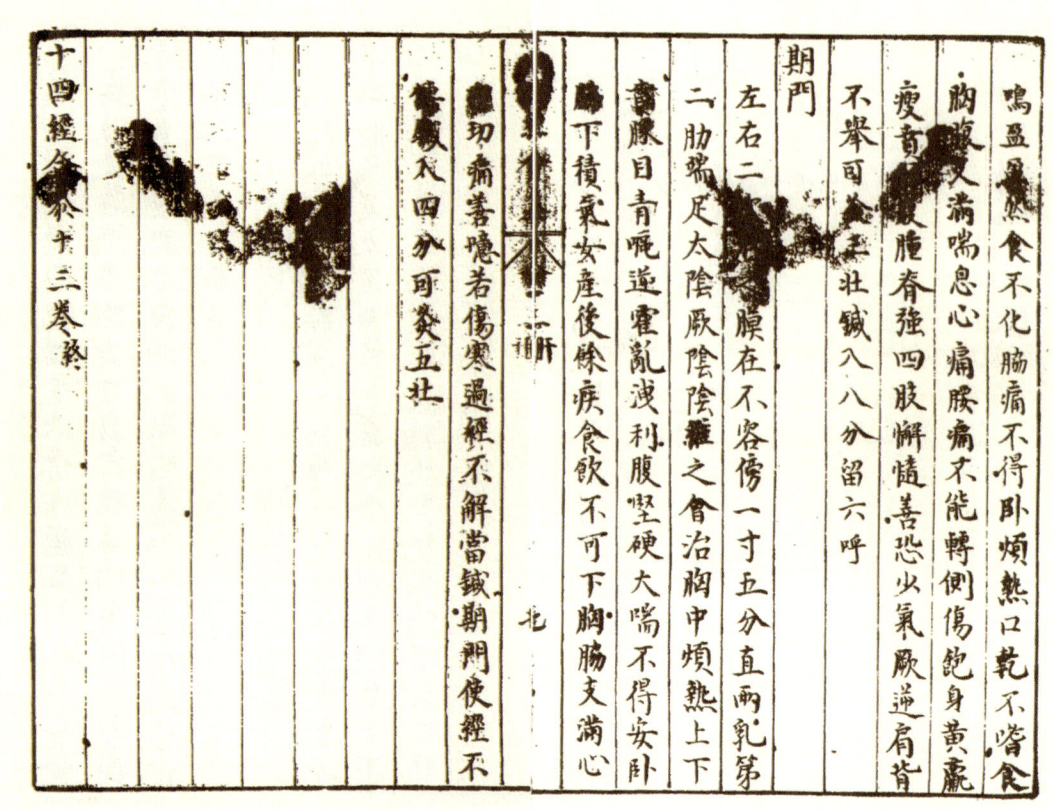

鸣盈盈然，食不化，胁痛不得卧，烦热口干，不嗜食，胸腹支满，喘息，心痛，腰痛不能转侧，伤饱，身黄羸瘦，贲豚，腹肿，脊强，四肢懈惰，善恐，少气，厥逆，肩背不举。可灸三壮，针入八分，留六呼。

期门

左右二穴，肝之膜，在不容旁一寸五分，直两乳第二肋端、足太阴、厥阴、阴维之会。治胸中烦热，上下贲豚，目青，呕逆，霍乱，泄利，腹坚硬大，喘不得安卧，胁下积气，女产后余疾，食饮不可下，胸胁支满，心中切痛，善噫，若伤寒过经不解，当针期门，使经不传。针入四分，可灸五壮。

十四经合参十三卷终

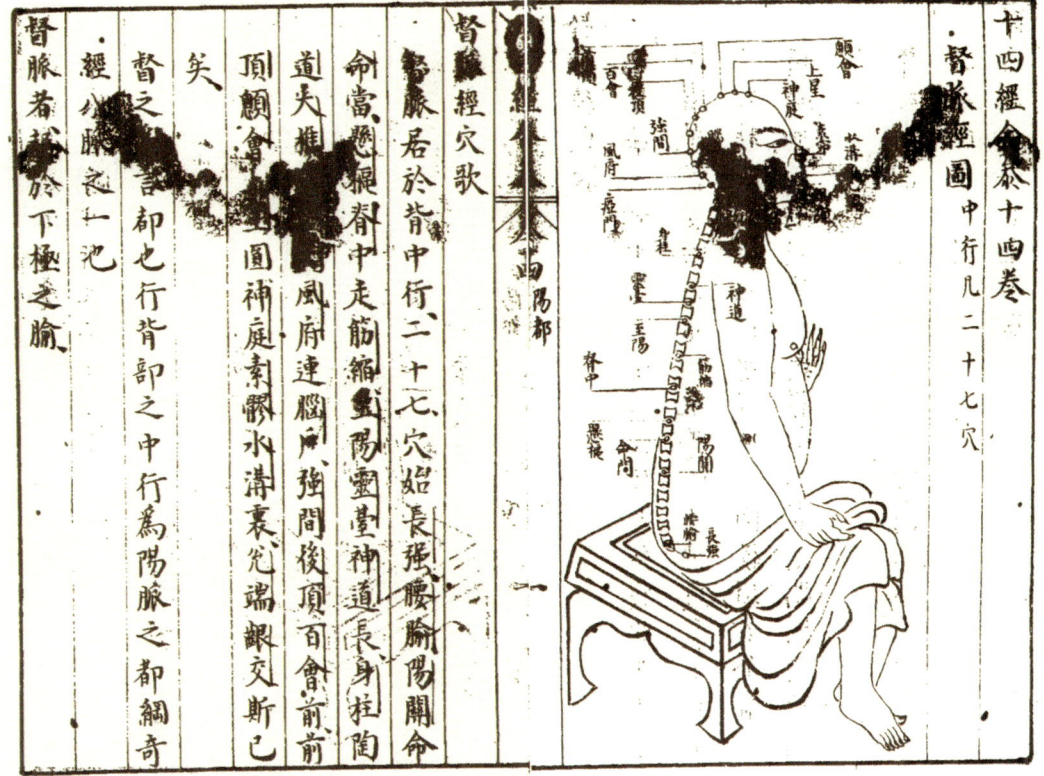

十四经合参十四卷

督脉经图（图见左） 中行凡二十七穴

督脉经穴歌

督脉居于背中行，二十七穴始长强，腰腧阳关命门当，悬枢脊中走筋缩，至阳灵台神道长，身柱陶道大椎俞，哑门风府连脑户，强间后顶百会前，前顶囟会上星圆，神庭素髎水沟里，兑端龈交斯已矣。

督，之为言都也，行背部之中行，为阳脉之都纲，奇经八脉之一也。

督脉者，起于下极之腧。

下极之腧，两阴之间，屏翳处也。屏翳两筋间为篡，篡内深处为下极，督脉之所始也。

并于脊里，上至风府，入脑，上巅，循额，至鼻柱，属阳脉之海也。

脊之为骨，凡二十一椎，通项骨三椎，共二十四椎。自屏翳而起，历长强穴，并脊里而上行，循腰腧、阳关、命门、悬枢、脊中、筋缩、至阳、灵台、神道、身柱，过风门。循陶道、大椎、哑门，至风府入脑。循脑户、强间、后顶，上巅至百会、前顶、囟会、上星、神庭，循额至鼻柱，经素髎、水沟、兑端，至龈交而终焉。云阳脉之海者，以人之脉络，周流于诸阳之分。譬犹水也，而督脉则为之都纲，故曰阳脉之海。

长强 一名气之阴郄

中行一穴，在脊底端，足少阴、少阳所结会。治肠风下血，五种痔，疳蚀，下部䘌。针入三分，抽针以大痛为度，其穴跌地取之乃得。可灸三九壮，慎房劳，冷物。

腰腧 一名背解，一名腰柱，一名腰户中行一穴，在二十一椎节下间宛宛中，以挺腹地，舒身，两手相重支额，四体纵，然后取穴。督脉气所发。治腰髋疼，脊强，温疟，痃疟。针入五分，可灸三壮。慎房劳，举重，强力。

阳关

中行一穴，十六椎节下间，伏而取之。督脉气之所发。治脊强不得回转，身折反张。针入五分，可灸三壮。

命门 一名属累

中行一穴，在十四椎节下间，伏而取之。督脉气之所发。治头疼不可忍，身热汗不出，瘈疭，里急，腰腹相引疼痛。针入五分，可灸三壮。

悬枢

中行一穴，在十三椎节下间，伏而取之。督脉气之所发。治积气攻痛上下，水谷不化，下利，腰脊不得屈伸，身体反张拘急。针入三分，可灸三壮。

脊中 一名神宗

中行一穴，在十一椎节下间，俯而取之。督脉气之所发。治风痫癫邪，瘟病，积聚，下利。针入五分，得气即泻，禁灸。

筋缩

中行一穴，在第九椎节下间，俯而取之。督脉气之所发。治惊痫，狂走，癫疾，脊急，目转上视。可灸三壮，针入五分。

至阳

中行一穴，在第七椎节下间，俯而取之。督脉气之所发。治寒热解散，淫泺，胫酸，四肢重痛，少气难言。可灸三壮，针入五分。

灵台

中行一穴，在第六椎节下间，俯而取之。督脉气之所发。治脊强反折。可灸三壮，针入五分。

神道

中行一穴，在第五椎节下间，俯而取之。督脉气之所发。治往来寒热，头痛，痎疟，恍惚悲喜，健忘，惊悸，小儿风痫，瘛疭。针入五分，可灸五壮。

身柱

中行一穴，在第三椎节下间。督脉气之所发。治癫疾，瘈疭，怒欲杀人，身热狂走，谵言见鬼。针入五分，可灸五壮。

陶道

中行一穴，在大椎节下间，俯而取之。督脉足太阳之会。治头重，目瞑，洒淅寒热，脊强，汗不出。可灸五壮，针入五分。

大椎一名百劳

中行一穴，在第一椎上陷中。手足三阳、督脉之会。疗五劳七伤，温疟，痎疟，气注，背膊拘急，颈项强痛，风劳，食气。针入五分，留三呼，泻五吸，可灸，以年为壮。《甲乙经》云：大椎下至尾骶骨，二十一椎，长三尺，折重取腧穴。凡度周身孔穴远近分寸，以男左女右，取中指内纹为一寸。《素问》曰：同身寸是也。世人用绳度量孔穴，绳有伸缩，取穴不准，当以薄竹片点量分寸，则永无误。

哑门一名舌横，一名舌厌

中行一穴，在项中央，入发际五分宛宛中。督脉、阳维之会。入系舌本，仰头取之。治颈项强，舌缓不能言语，阳热气盛，鼻衄血不止，头风痛，汗不出，寒热风痓，脊强反折，瘈疭，癫疾，头重。针入三分，不宜深，禁灸。

风府一名舌本

中行一穴，在项发际出一寸，大筋内宛宛中，疾言其肉立起，言休立下。督脉、阳维之会。治头疼，颈项强痛，目眩，鼻衄，喉痛，狂走，两目妄视。针入三分，禁灸。

脑户一名合颅

中行一穴，在枕骨上，强间后一寸五分。督脉、足太阳之会。禁针灸。

强间一名大羽

中行一穴，在后顶后一寸五分。督脉气之所发。治脑旋，头痛，目晕，烦心，呕吐涎沫，颈项强急。可灸五壮，针入二分。

后顶一名交冲

中行一穴，在百会后一寸五分，枕骨上。督脉气之所发。治目眩眩眩，偏头痛，颈项强，恶风寒。可灸五壮，针入二分。

百会 一名三阳

中行一穴，在前顶后一寸五分，顶中央旋毛中，可留豆。督脉、足太阳交会于巅上。治小儿脱肛久不瘥，风痫，中风，角弓反张，多哭，多言，发即无时，盛即吐沫，心烦，惊悸，健忘，痎疟，耳鸣，耳聋，鼻塞。针入二分，得气即泻，微出血亦可。可灸三小壮。

前顶

中行一穴，在囟会后一寸五分骨陷中。督脉气之所发。治头风目眩，面赤肿，小儿惊痫瘛疭，鼻多清涕，顶肿痛。针入一分，可灸三壮。

囟会

中行一穴，在上星后一寸陷中，可容豆。督脉气之所发。治目眩，面肿，鼻塞，惊痫，戴目上视，不识人。可灸二七壮，至七七壮止。初灸不痛，病去即痛，痛即罢灸。灸后四日渐退，七日愈。针入二分，留三呼，得气即泻，头风生白屑，多睡，针之，针后以末盐生麻油相和，揩发根下，头风永除，若八岁以下，禁针，缘囟骨未合，刺之令人夭，忌法如神庭。

上星

中行一穴，在鼻直上入发际一寸陷中。督脉气之所发。治头风，面虚肿，鼻塞不闻香臭，目眩，痰疟振寒，热病汗不出，目睛痛，不能远视。针入三分，留六呼，可灸五壮。若频灸，令人目不明。

神庭

中行一穴，在鼻直入发际五分。督脉、足太阳、阳明三脉之会。治癫疾，风痫，戴目上视不识人，头风目眩，鼻出清涕，泪出，惊悸。可灸二七壮，禁针，忌生冷、鸡、猪、酒、面、动风等物。

素髎一名面正

中行一穴，在鼻柱之端。督脉气之所发。治鼻塞，多涕，息肉不消，生疮。针入一分，禁灸。

水沟俗名人中

中行一穴，在鼻柱下。督脉、手阳明之会。治消渴，饮水无度，水气遍身肿，癫痫，乍喜乍悲，牙关不开，面

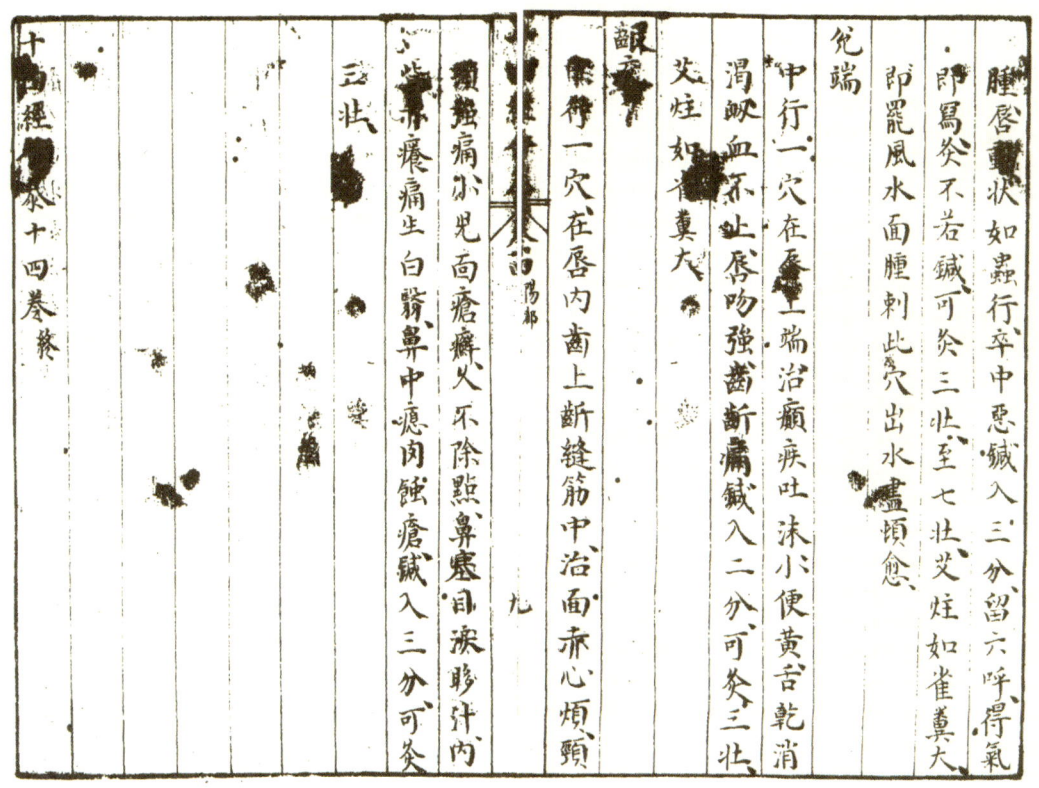

肿，唇动，状如虫行，卒中恶。针入三分，留六呼，得气即泻。灸不若针，可灸三壮至七壮，艾炷如雀粪大，即罢。风水面肿刺此穴，出水尽，顿愈。

兑端

中行一穴，在唇上端。治癫疾吐沫，小便黄，舌干，消渴，衄血不止，唇吻强，齿龈痛。针入二分，可灸三壮，艾炷如雀粪大。

龈交

中行一穴，在唇内齿上断缝筋中。治面赤，心烦，颈项强痛，小儿面疮癣，久不除点，鼻塞，目泪眵汁，内眦赤痒痛，生白翳，鼻中息肉，蚀疮。针入三分，可灸三壮。

十四经合参十四卷终

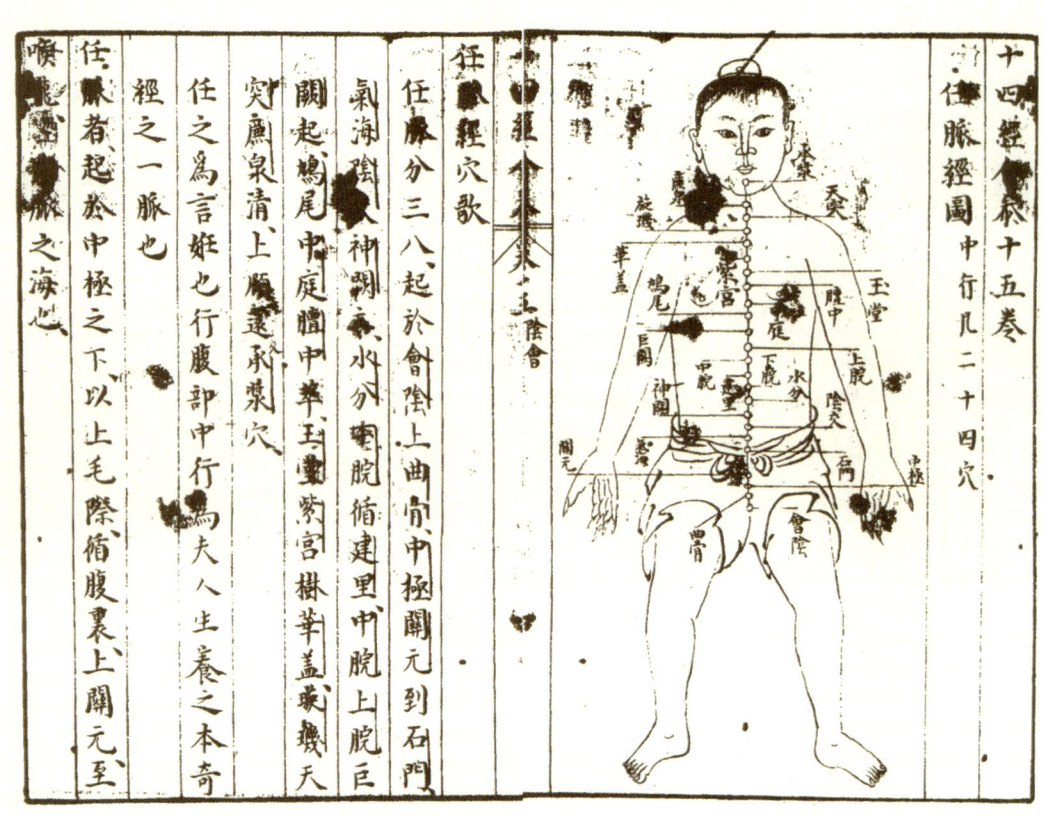

十四经合参十五卷

任脉经图（图见左） 中行凡二十四穴

任脉经穴歌

任脉分三八，起于会阴上曲骨，中极关元到石门，气海阴入神阙立，水分下脘循建里，中脘上脘巨阙起，鸠尾中庭膻中萃，玉堂紫宫树华盖，璇玑天突廉泉清，上颐还以承浆穴。

任之为言妊也，行腹部中行，为夫人生养之本，奇经之一脉也。

任脉者，起于中极之下，以上毛际，循腹里，上关元，至喉咙，属阴脉之海也。

任与督，一源而二岐，督则由会阴而行背，任则由会阴而行腹。夫人身之有督任，犹天地之有子午也，人身之督任以腹背言之，天地之子午以南北言之，可以分，可以合者也。分之见阴阳之不离，合之见浑沦之无间。一而二，二而一者也。任脉起于中极之下，会阴之分也。由是循曲骨，上毛际，至中极，行腹里，上循关元、石门、气海、阴交、神阙、水分、下脘、建里、中脘、上脘、巨阙、鸠尾、中庭、膻中、玉堂、紫宫、华盖、璇玑、天突、廉泉，上颐循承浆，环唇上，至龈交，分行系两目之下中央，会承泣而终也。云阴脉之海者，亦以人身之脉络周流于诸阴之分，譬犹水也，而任脉则为之总任焉。故曰阴脉之海。

会阴 一名屏翳

中行一穴，在两阴间。任脉别络，侠督脉、冲脉之会。治小便难，窍中热，皮痛，谷道瘙痒，久痔相通者，阴中诸病，前后相引痛，不得大小便，女子经水不通，男子阴端寒，冲心狠狠。可灸三壮，禁针。

曲骨

中行一穴，在横骨之上，毛际陷中。动脉应手，任脉、足厥阴之会。治少腹胀满，小便淋沥，㿉疝，妇人带下。可灸七壮至七七壮，针入六分。

中极 一名玉泉，一名气源

中行一穴，在关元下一寸。膀胱之膜，足三阴、任脉之会。治五淋，小便赤涩，失精，脐下结如覆杯，阳气虚惫，疝瘕，水肿，贲豚抢心，甚则不得息，恍惚，尸厥，妇人断绪，四度针，即有子，故却时任针也，恶露不止，月事不调，血结成块。针入八分，留十呼，得气即泻，可灸三七壮。

关元

中行一穴，在脐下三寸。小肠之膜，足三阴、任脉之会。下纪者关元也。治脐下疗痛，小便赤涩，不觉遗沥，小便处痛，状如散火，溺血，暴疝痛，脐下结血，状如覆杯，不得尿，妇人带下，瘕聚，因产恶露不止，转胞，月脉断绝下，经冷。针入八分，留三呼，泻五吸。可灸百壮，妊妇禁针。

石门 一名利机，一名精露，一名丹田中行一穴，在脐下二寸。三焦之膜，任脉气之所发。治腹胀坚硬，水肿支满，妇人因产恶露不止，遂结成块，崩中漏下。针入五分，可灸七壮。妇人禁针灸，犯之终身无子。

气海 一名脖胦，一名下肓

中行一穴，在脐下一寸五分。任脉气之所发。气海者，是男子生气之海也。治藏气虚惫，真气不足，脐下冷气上冲，心下气结成块，状如覆杯，小便赤涩，妇人月事不调，带下，崩中，因产恶露不止，绕脐疗痛，一切气疾久不瘥者。针入八分，得气即泻，泻即宜补，可灸七壮。

阴交 一名横户

中行一穴，在脐下一寸，任脉气之所发。治脐下疗痛，寒疝引少腹痛，腰膝拘挛，腹满，女子月事不绝，带下，产后恶露不止，绕脐冷痛。针入八分，得气即泻，可灸三七壮。

神阙 一名气合

中行一穴，当脐中是也。治泄利不止，小儿奶利不绝，腹大，绕脐痛，水肿鼓胀，肠中鸣如流水声。可灸三壮，禁针。

水分

中行一穴，在下脘下，脐上一寸。任脉气之所发。治腹坚如鼓，水肿肠鸣，胃虚胀，不嗜食，绕脐痛，冲胸不得息。针入五分，留三呼，若水病，可灸七七壮。

下脘

中行一穴，在水分上一寸，足太阴、任脉之会。治腹痛，六腑之气，寒谷不转，不嗜食，小便赤，腹坚硬，癖块，脐上厥气动，日渐羸瘦。针入八分，留三呼，泻五吸，可灸二七壮。

建里

中行一穴，在下脘上一寸。治心下痛，不欲食，呕逆上气，腹胀身肿。针入五分，留十呼，可灸五壮。

中脘一名大仓

中行一穴，胃之膜也，在建里上一寸。手太阳、少阳、足阳明所生，任脉之会。上纪者中脘也。治心下胀满，伤饱，食不化，霍乱出泄不自知，心痛，温疟，伤寒，饮水过多，腹胀气喘，因读书烦心得贲豚之气，上攻伏梁，心下状如覆杯，寒癖结气，针入八分，留七呼，泻五吸，疾出针，可灸二壮。

上脘

中行一穴，在中脘上一寸，去蔽骨三寸。任脉、足阳明、手太阳之会。治心热烦闷，贲豚气胀，不能食，霍乱吐利，身热汗不出，三焦多涎，心风惊悸，心痛不可忍，伏梁气状如覆杯。针入八分，先补后泻，如风痫热病，先泻后补，得良日可灸二七壮。

巨阙

中行一穴，心之膜也。在上脘上一寸五分，任脉气之所发。治心中烦满，热病，胸中痰饮，腹胀暴痛，恍惚不知人，息贲，时吐血，蚘虫，心痛蛊毒，霍乱，不识人，惊悸少气。针入六分，留七呼，乃得气，可灸七壮。忌如常法。

鸠尾 一名尾翳，一名𩩲骭

中行一穴，在臆前蔽骨下五分。治心痛惊悸，癫痫，恶闻人声，心腹胀，胸中满，咳逆数噫，喘息，喉哑，咽壅，水浆不下。针入三分，留三呼，泻五吸，肥人倍之，禁灸。忌猪肉、鱼腥、油、面、酒及发风之物。神手方用此穴刺之。

中庭

中行一穴，在膻中下一寸六分陷中。任脉气之所发。治胸胁支满，噎塞，食饮不下，呕吐。可灸三壮，针入三分。

膻中 一名元儿

中行一穴，在玉堂下一寸六分，直两乳间陷中，仰卧取之。任脉气之所发。治肺气咳嗽，上喘，呕吐涎沫脓血，不得下食，膈气，胸中如塞，妇人乳汁少。可灸七壮，禁针，忌如前。

玉堂 一名玉英

中行一穴，在紫宫下一寸六分陷中。任脉气之所发。治胸满不得息，膺骨疼，呕吐寒痰，上气，烦心。针入三分，可灸五壮。

紫宫

中行一穴，在华盖下一寸六分陷中，仰头取之。任脉气之所发。治胸胁支满，膺骨疼，呕逆，饮食不下，上气烦心。可灸七壮，针入三分。

华盖

中行一穴，在璇玑下一寸陷中，仰头取之。任脉气之所。治胸胁支满，痛引胸中，咳逆上气，喘不能言。可灸五壮，针入三分。

璇玑

中行一穴，在天突下一寸陷中，仰头取之。任脉气之所发。治胸满疼痛，喉痹咽肿，水浆不下。可灸五壮，针入三分、

天突

中行一穴，在结喉下一寸宛宛中。阴维、任脉之会。治咳嗽上气，胸中气噎，喉中状如水鸡声，肺痈咯吐脓血，气咽干，舌下急，喉中生疮，不得下食。针入五分，留三呼，得气即泻，可灸五壮，灸不及针，其下针直横下，不得低手，即五脏之气伤。慎如前，忌亦如前，及辛酸等物。

廉泉一名舌本

中行一穴，在颔下结喉上。阴维、任脉之会。治舌下肿不能言，舌纵，涎沫呕出，咳嗽上气，喘息不定，口禁，舌根急缩，不能下食。可灸三壮，针入三分，留三呼。

承浆一名悬浆

中行一穴，在颐前唇下宛宛中。足阳明、任脉之会。治偏风口㖞，面肿，消渴，口齿疳蚀，生疮。针入二分，得气即泻，得良日可灸三壮。灸即血脉宣通，其风应时而愈。其艾炷不用大，一依小竹筋头作炷。脉粗细状如细泉，艾炷破肉，但令当脉灸之，亦能取验疗疾。凡灸脐之上下冷，疝瘕，痃癖，气块，伏梁，积气，腹中冷痛，宜艾炷大。故《小品》诸方所云：腹背宜灸五百壮，四肢则但去风邪之疾，不宜多灸，或七壮，多至七七壮止，不得过随年数之外，如巨阙、鸠尾二穴，虽居胸腹之中，灸不过七七壮止，艾炷不须大，以竹箸头作炷，正当脉上灸之，凡灸胸中艾炷若大，并灸多，令人永无心力，头顶穴若多灸，则令人失精神，臂脚穴多灸，令人血脉枯竭，四肢细

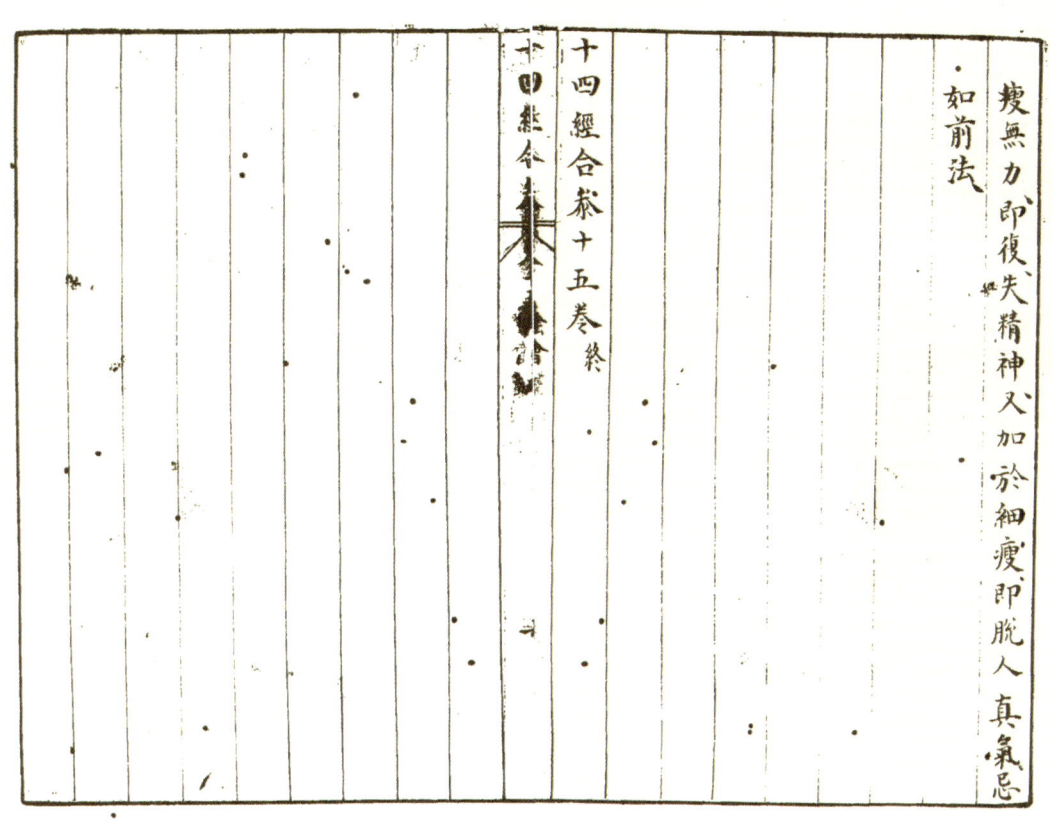

瘦无力，即复失精神，又加于细瘦，即脱人真气。忌如前法。

十四经合参十五卷终

十四经合参十六卷

奇经八脉篇

脉有奇常,十二经者,常脉也。奇经八脉则不拘于常,故谓之奇经。盖以人之气血,常行于十二经脉,其诸经满溢,则流入奇经焉。奇经有八脉:督脉督于后,任脉任于前,冲脉为诸脉之海,阳维则维络诸阳,阴维则维络诸阴,阴阳自相维持,则诸经常调;维脉之外有带脉者,束之为带也;至于两足跷脉,有阴有阳,阳跷得诸太阳之别,阴跷本少阴之别。辟犹圣人,图设沟渠,以备水潦,斯无滥溢之患。人有奇经,亦若是也。故总述其原,后列脉详之。

督脉

督脉者,起于小腹下骨中央,女子入系廷孔之端,其络循阴器,合篡间,绕篡后,别绕臀,至少阴,与巨阳中络者合。少阴上股内后廉,贯脊属肾。与太阳起目内眦,上额,交巅上,入络脑,还出别下项,循肩髆内,挟脊,抵腰中,入循膂,络肾。其男子循茎下篡,与女子等。其少腹直上者,贯脐中央,上贯心,入喉,上颐，环唇，上系两目之中。此生病，从少腹上冲心而痛，不得前后，为冲疝。其女子不孕，癃，痔，遗溺，嗌干。治在督脉穴见前卷。

按：督脉所发者二十八穴，据法，十椎下一穴，名中枢；阴上骨两旁二穴，名长强，共有二十九穴。今多龈交一穴，少中枢一穴，会阳二穴，则系督脉别络与少阳会，故只载二十七穴。

任脉

任脉者，与冲脉皆起于胞中，循脊里，为经络之海，其浮而外者，循腹上行，会于咽喉，别而络唇口。血气盛则肌肉热。血独盛，则渗灌皮肤生毫毛。妇人有余于气，不足于血，以其月事数下，任冲并伤故也。任冲之交脉，不营其口唇，故髭须不生。是以任脉为病，男子内结七疝，女子带下瘕聚。故《经》曰：任脉起于中极之下，以上毛际，循腹里，上关元，至咽喉，上颐①，循面，入目。属阴脉之海穴见前卷。

按：任脉所发者二十八穴，经缺一穴，实有二十七穴，内龈交一穴属督脉，承泣二穴属足阳明

---

① 颐：原脱，据《发挥》补。

跷脉，故只载二十四穴。

阳跷脉

阳跷脉者，起于跟中，循外踝上行，入风池。其为病也：令人阴缓而阳急，两足跷脉，本太阳之别，合于太阳，其气上行，气并相还，则为濡目，气不营则目不合。男子数其阳，女子数其阴，当数者为经，不当数者为络也。跷脉长八尺，所发之穴，生于申脉，以跗阳为郄，本于仆参，与足少阳会于居髎，又与手足太阳、阳维会于臑腧，与手足阳明会于地仓、巨髎，又与任脉、足阳明会于承泣，为阳跷脉之所发。左右凡二十穴，本脉受病宜刺之。

申脉、仆参、跗阳见足太阳膀胱经；居髎见足少阳胆经；肩髃、巨骨见手阳明大肠经；臑腧见手太阳小肠经；地仓、巨髎、承泣见足阳明胃经。

阴跷脉

阴跷脉者，亦起于跟中，循内踝上行，至咽喉，交贯冲脉。此为病者：令人阳缓而阴急，故曰跷脉者，少阴之别，别于然谷之后，上内踝之上，直上循阴股，入阴，上循胸里，入缺盆上，出人迎之前，入頄，属目内眦，合于太阳。女子以之为经，男子以之为络。两足跷脉，长八尺，而阴跷之郄在交信，本穴受病者取此。

然谷、交信见足少阴肾经；人迎、缺盆见足阳明胃经；目内眦见手足太阳二经，乃二经交会之所在，睛明穴上。

冲脉

冲脉者，与任脉皆起于胞中，上循脊里，为经络之海。其浮于外者，循腹上行，会于咽喉，别而络唇口。故曰：冲脉者，起于气冲，并足少阴之经，侠脐上行，至胸中而散。此为病：令人逆气里急。《经》曰：并足阳明之经。以穴考之，足阳明侠脐左右各二寸而上行，足少阴侠脐左右各五分而上行，针经所载，冲脉与督脉，同起于会阴，其在腹也，行乎幽门、通谷、阴都、石关、商曲、肓俞、中注、四满、气穴、大赫、横骨，凡二十二穴，本脉受病者用此。

幽门、通谷、阴都、石关、商曲、肓俞、中注、四满、气穴、大赫、横骨，见足少阴肾经。

阳维脉

阳维，维于阳，其脉起于诸阳之会，与阴维皆维络于身。若阳不能维于阳，则溶溶不能自收持。其脉气所发，别于金门①，以阳交为郄，与手足太阳及跷脉会于臑腧，与手足少阳会于天髎，又会于肩井，其在头也，与足少阳会于阳白，上于本神及临泣，上至正营，循于脑空，下至风池，其与督脉会，则在风府及哑门。《经》云：阳维为病，苦寒热。此阳维脉气所发，凡二十四穴。

金门见足太阳膀胱经；阳交、肩井、阳白、本神、临泣、正营、脑空、风池见足少阳胆经；臑腧见手太阳小肠经；天髎见手少阳三焦经。

阴维脉

---

① 金门：此上原衍"千"字，据《发挥》删。

阴维，维于阴，其脉起于诸阴之交，若阴不能维于阴，则怅然失志，其脉气所发者，阴维之郄，名曰筑宾，与足太阴会于腹哀、大横，又与足太阴厥阴会于府舍、期门，与任脉会于天突、廉泉。《经》云：阴维为病，苦心痛。此阴维脉气所发，凡十二穴。

筑宾见足少阴肾经；腹哀、大横、府舍见足太阴脾经；期门见足厥阴肝经；天突、廉泉见任脉。

带脉

带脉者，起于季胁，回身一周。其为病也：腰腹纵容，如囊水之状。其脉气所发，在季胁下一寸八分，正名带脉，以其回身一周如带也，又与足少阳会于维道，比带脉所发，凡四穴，带脉、维道见足少阳胆经。

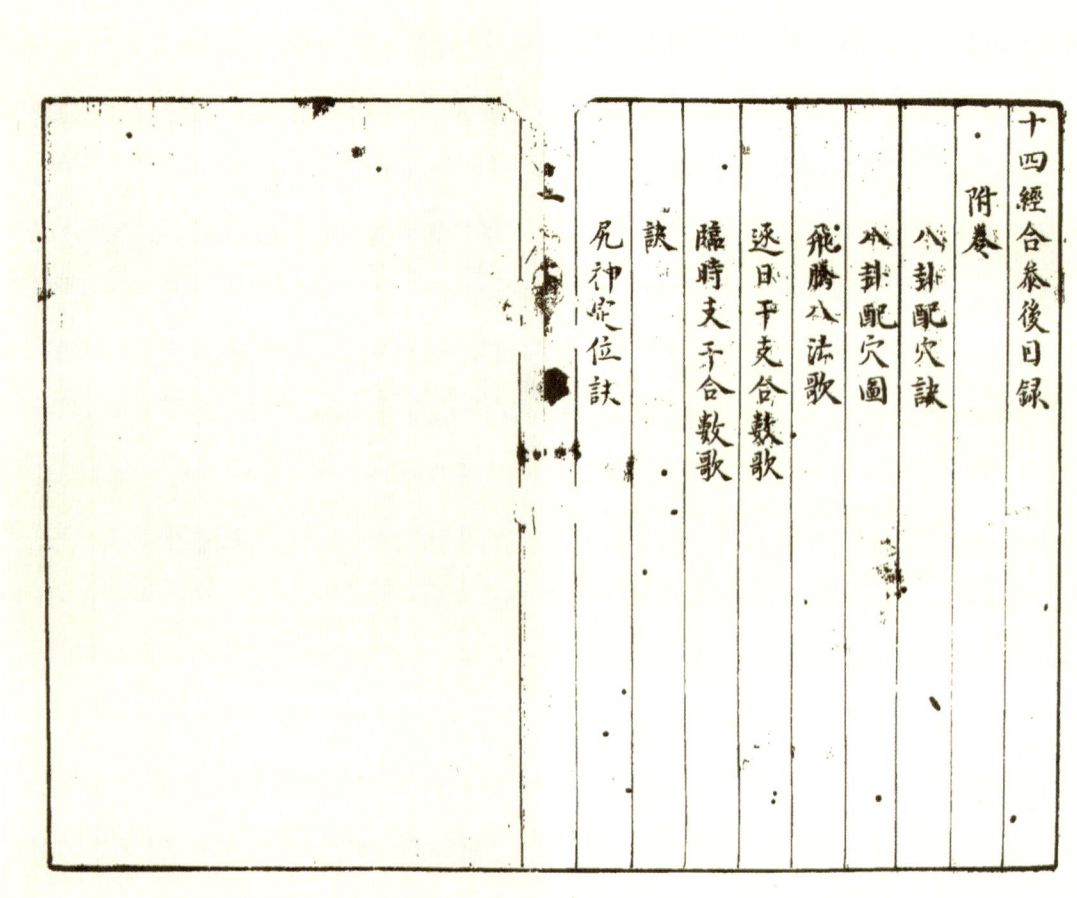

十四经合参后目录

附卷

八卦配穴诀

八卦配穴图

飞腾八法歌

逐日干支合数歌

临时支干合数歌

诀

尻神定位诀

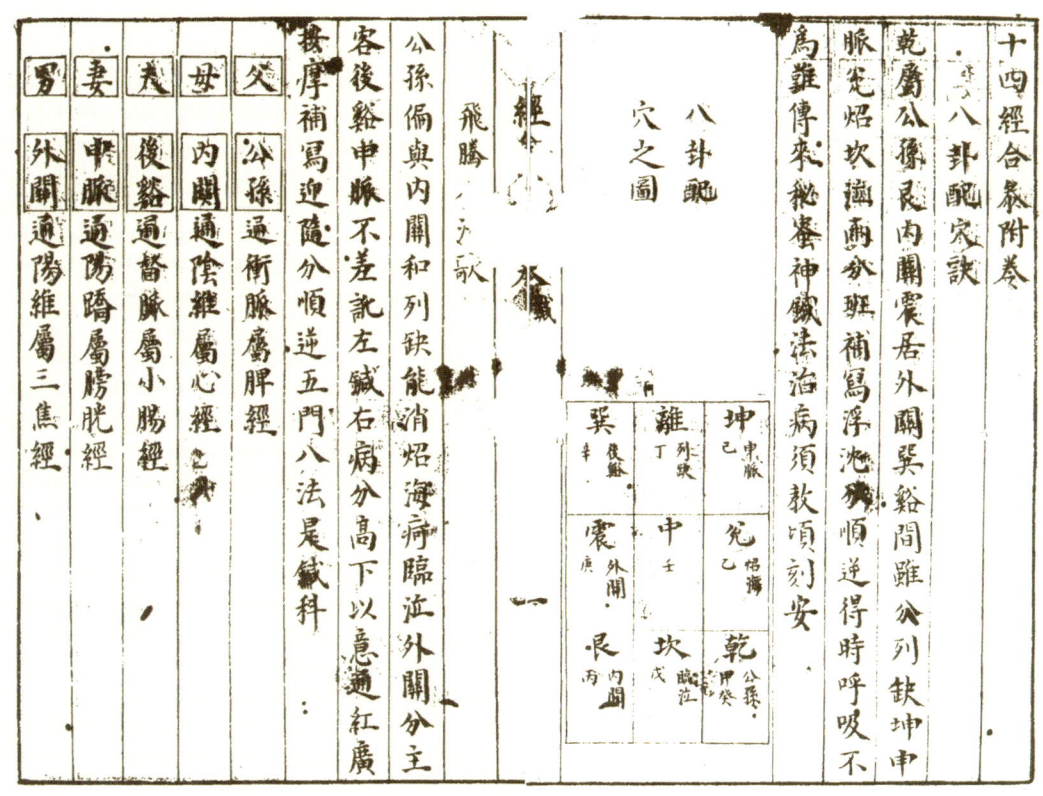

十四经合参附卷

八卦配穴诀

乾属公孙艮内关，震居外关巽溪间，虽分列缺坤申脉，兑照坎泣两分班，补泻浮沉分顺逆，得时呼吸不为难，传来秘密神针法，治病须教顷刻安。

飞腾八法歌

公孙偏与内关和，列缺能消照海疴，临泣外关分主客，后溪申脉不差讹，左针右病分高下，以意通红广按摩，补泻迎随分顺逆，五门八法是针科。

父	公孙	通冲脉属脾经
母	内关	通阴维属心经
夫	后溪	通督脉属小肠经
妻	申脉	通阳跷属膀胱经
男	外关	通阳维属三焦经

八卦配穴之图

坤 申脉 己	离 列缺 丁	巽 后溪 辛
兑 照海 乙	中 壬	坎 临泣 戊
乾 公孙 甲癸	震 外关 庚	艮 内关 丙

飞腾八法歌

女　临泣　通带脉属胆经

客　列缺　通任脉属肺经

主　照海　通阴跷属肾经

逐日干支合数歌

甲己辰戌丑未十，乙庚申酉九为期，丁壬寅卯戌八数，戊癸巳午七须依，丙辛亥子还成六，临日支干总得知。

临时支干合数歌

甲巳子午九，乙庚丑未八，丙辛寅申七，丁壬卯酉六，戊癸辰戌丑，己亥四之属。[①]

诀

阳日除九阴除六，剩数该宫穴上针，此是奇经流注谈，不劳后学苦思寻。

假如甲戌日丁卯时，甲得一十，戌得一十，丁得六，卯得六，共成三十二数。阳日除九，故除，三九二十七数，余剩五数，刻行中宫则无穴可刺矣，须待时合数行针入。如乙亥日庚辰时，乙得九，亥得六，庚得八，辰得五，共成二十八数。阴日除六，除去四六

---

① "甲巳……之属"：以上文字多处脱字或漫漶，据《扁鹊神应针灸玉龙经》补、改。

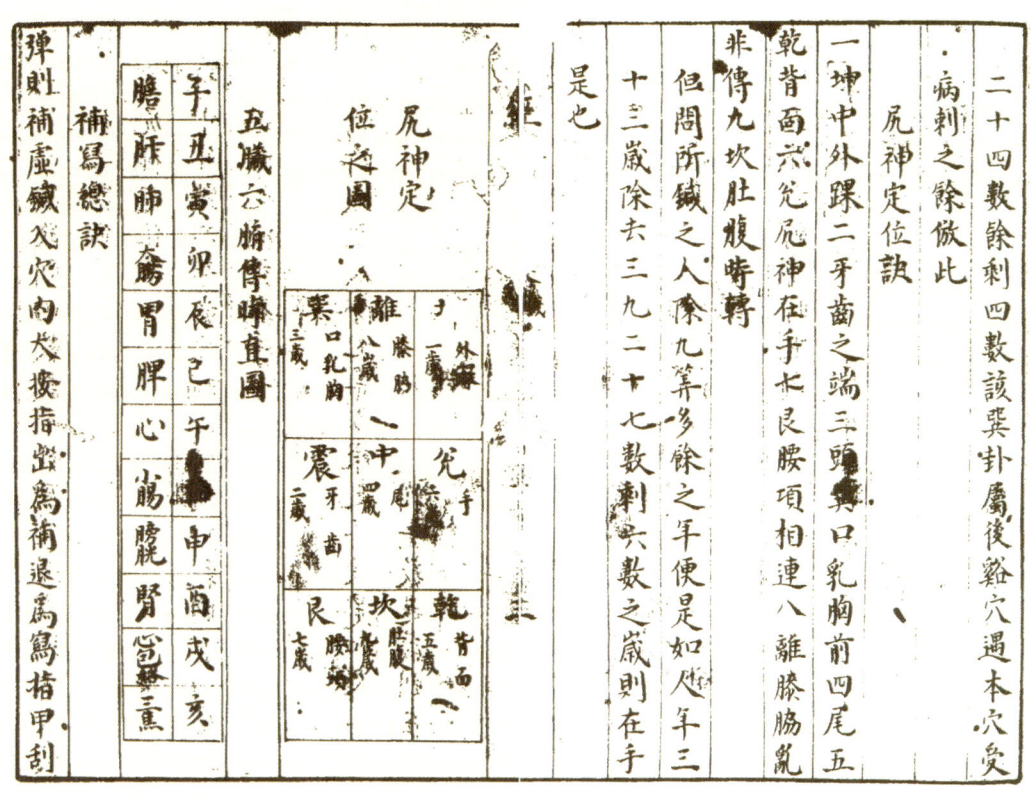

二十四数,余剩四数,该巽卦属后溪穴,遇本穴受病刺之,余仿此。

尻神定位诀

一坤中外踝,二牙齿之端,三头巽口乳胸前,四尾,五乾背面,六兑尻神在手,七艮腰项相连,八离膝胁乱非传,九坎肚腹时转。

但问所针之人,除九算多余之年便是,如人年三十三岁,除去三九二十七数,剩六数之岁,则在手是也。

尻神定位之图

坤 外踝 一岁	兑 手 六岁	乾 背面 五岁
离 膝胁 八岁	中 尾 四岁	坎 肚腹 九岁
巽 口乳胸 三岁	震 牙齿 二岁	艮 腰项 七岁

五脏六腑传时直图

子	丑	寅	卯	辰	巳	午	未	申	酉	戌	亥
胆	肝	肺	大肠	胃	脾	心	小肠	膀胱	肾	心包络	三焦

补泻总诀

弹则补虚,针入穴内,大按指出为补,退为泻,指甲刮

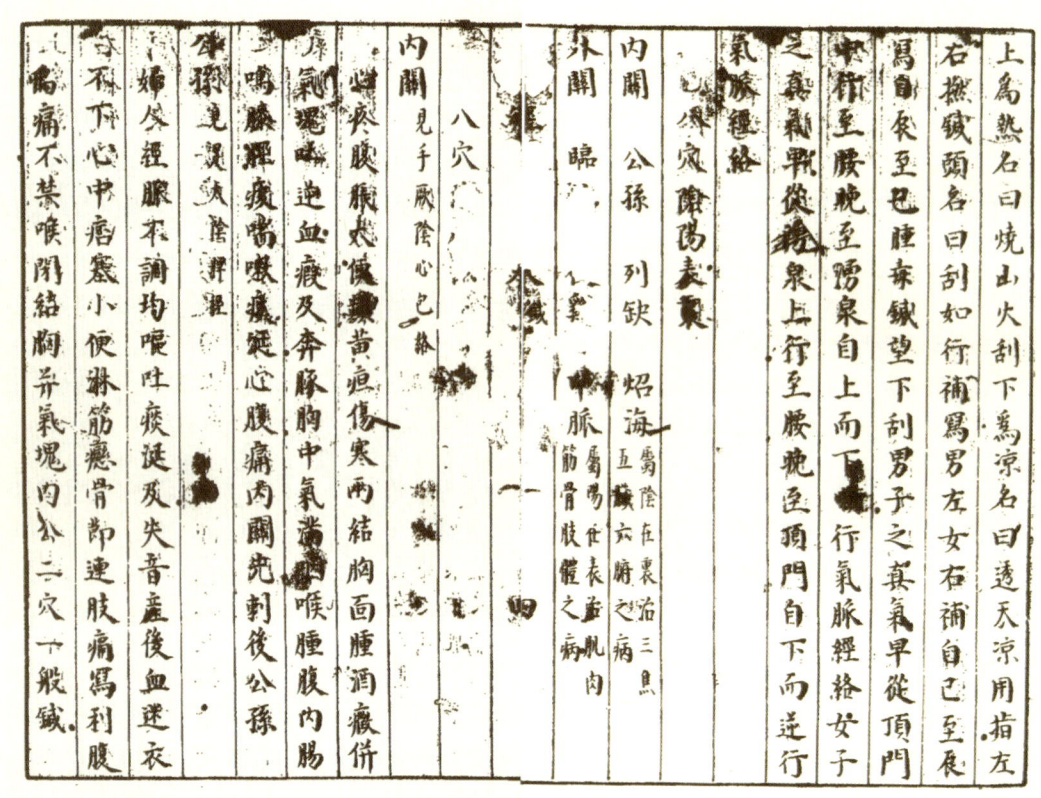

上为热,名曰烧山火;刮下为凉,名曰透天凉。用指左右捻针头,名曰刮如行补泻,男左女右,补自己至辰,泻自辰至巳,肿毒针望下刮,男子之真气,早从顶门,中行至腰,晚至涌泉,自上而下,顺①行气脉经络。女子之真气,早从涌泉,上行至腰,晚至顶门,自下而逆行气脉经络。

八穴阴阳表里

内关　公孙　列缺　照海　属阴在里治三焦五脏六腑之病

外关　临泣　后溪　申脉　属阳在表治肌肉筋骨肢体之病

八穴治病歌

内关 见手厥阴心包络

心疼腹胀大便频,黄疸伤寒两结胸,面肿酒癖并气块,吐逆血瘕及奔豚,胸中气满咽喉肿,腹内肠鸣膝胫酸,喘嗽痰涎心腹痛,内关光刺后公孙。

公孙 见足太阴脾经

妇人经脉不调均,呕吐痰涎及失音,产后血迷衣不下,心中痞塞小便淋,筋挛骨节连肢痛,泻利腹鸣痛不禁,喉闭结胸并气块,内公二穴一般针。

---

① 顺:底本漫漶,据文义改。

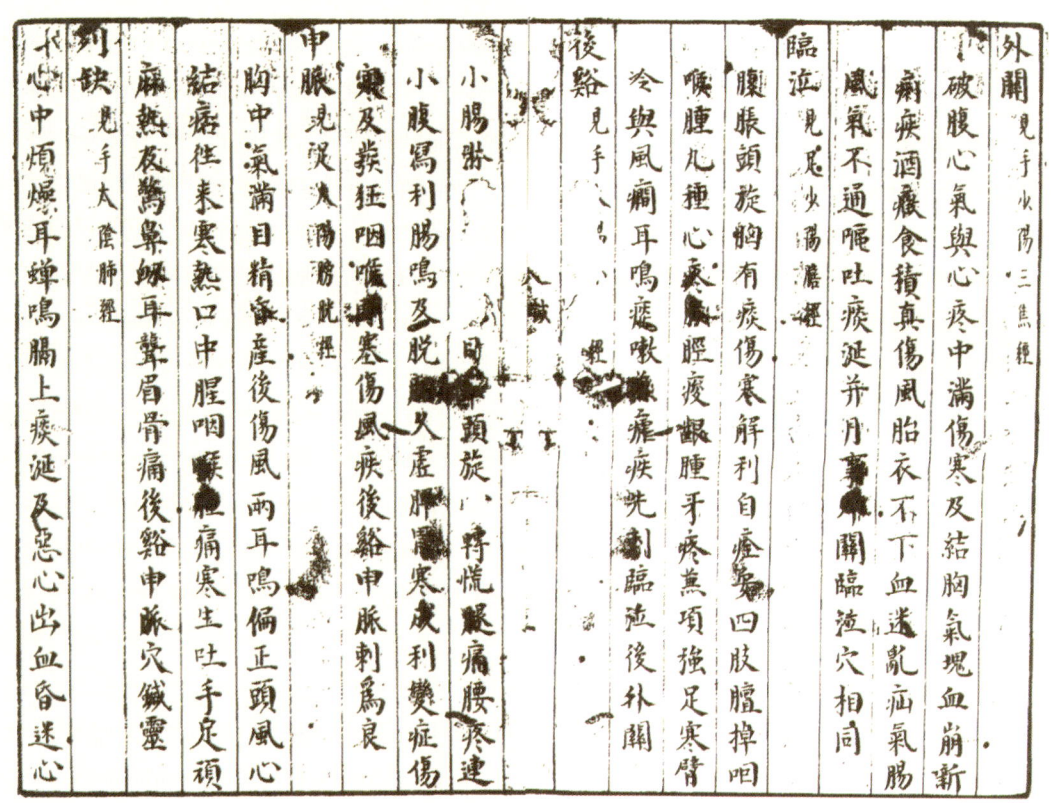

外关 见手少阳三焦经

破腹心气与心疼，中满伤寒及结胸，气块血崩新痢疾，酒癥食积真伤风，胎衣不下血迷乱，疝气肠风气不通，呕吐痰涎并月事，外关临泣穴相同。

临泣 见足少阳胆经

腹胀头旋胸有痰，伤寒解利自痊安，四肢膻掉咽喉肿，九种心疼股胫酸，龈肿牙疼兼项强，足寒臂冷与风痛，耳鸣痰嗽久疟疾，先刺临泣后外关。

后溪 见手太阳小肠经

小肠淋沥在膀胱，目眩头旋病转慌，腿痛腰疼连小腹，泻利肠鸣及脱肛，久虚脾胃寒成利，变症伤寒及发狂，咽喉闭塞伤风疾，后溪申脉刺为良。

申脉 见足太阳膀胱经

胸中气满目精昏，产后伤风两耳鸣，偏正头风心结痞，往来寒热口中腥，咽喉痉痛寒生吐，手足顽麻热及惊，鼻衄耳聋眉骨痛，后溪申脉穴针灵。

列缺 见手太阴肺经

心中烦躁耳蝉鸣，膈上痰涎及恶心，出血昏迷心下痞，肠风伤食小便淋，遗精腹痛并番胃，疟疾筋挛及失音，列缺穴号连照海，神仙遇症也须针。

照海 见手少阴肾经

疙癖肠鸣及转筋，中风口禁小便癃，头旋血晕兼痰盛，踝痛腰疼及便癃，膝胫酸痹脐下痞，耳聋鼻塞腹中空，雷头盗汗兼番胃，列缺先针照海同。

神针咒

赫赫旸旸，日出东方，金针在手，万病安康，针天天开，针地地裂，针鬼鬼灭，针人人得长生。百病消除，万病消灭。吾奉太上老君急急如律令。

神针总诀

一曰：烧山火，调恶寒逆冷之气；

二曰：透天凉，除内热发狂之灾；

三曰：留气法，破久积癥癖之病；

四曰：和合法，疗头痛血枯之症；

五曰：中气法，治癫痫哭泣之邪；

六曰：提针法，去瘙痒头麻之殃；

七曰：交战法，救肚痛心疼之厄；

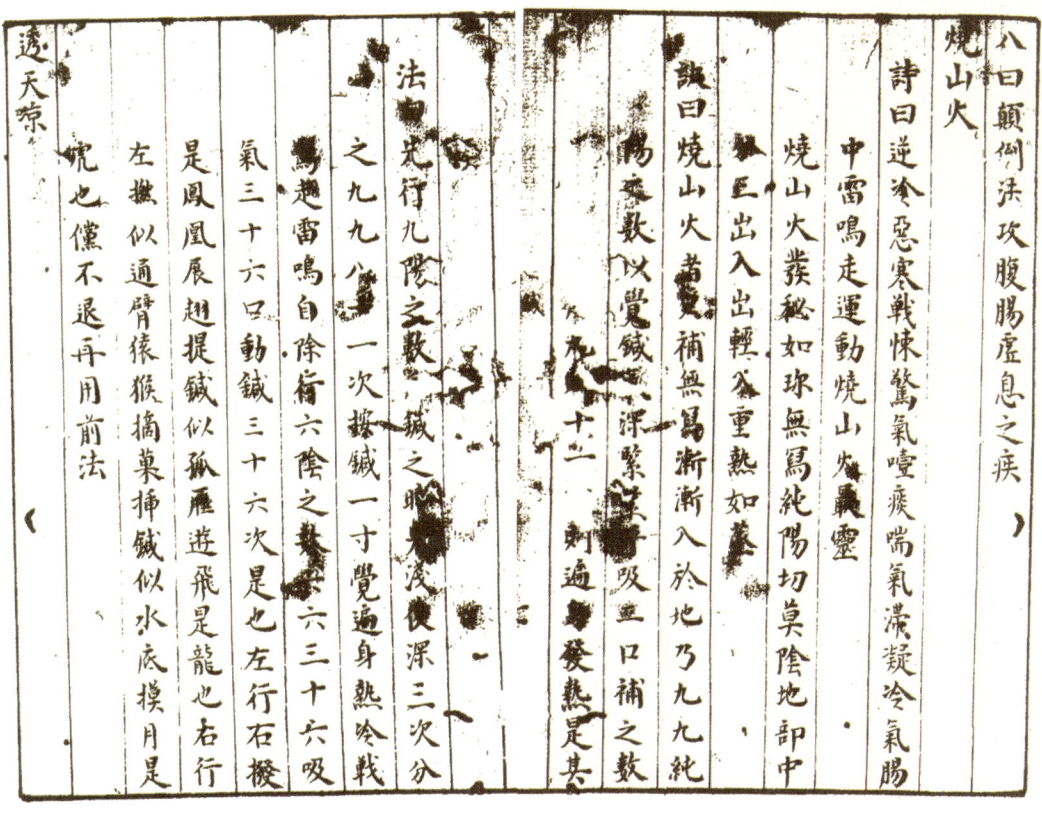

八曰：颠倒法，攻腹肠虚息之疾。

烧山火

诗曰：逆冷恶寒战悚惊，气噎痰喘气滞凝，冷气肠中雷鸣走，运动烧山火最灵。烧山火发秘如珍，无泻纯阳切莫阴，地部中□三出入，出轻入重热如蒸。

诀曰：烧山火者，□补无泻，渐渐入于地，乃九九纯阳之数，以觉针□深紧□呼吸三口补之数，□□□□九□十一□则遍身发热是其□□□□□□□□□□□□□□□□。

法曰：先行九阳之数，□针之时，先浅后深，三次分之九九八十一次，按针一寸，觉遍身热，冷战，惊越雷鸣，自除行六阴之数六六三十六，吸气三十六口，动针三十六次是也。左行右拨，是凤凰展翅，提针似孤雁游飞，是龙也；右行左捻，似通臂猿猴摘果，插针似水底摸月，是虎也，偿不退，再用前法。

透天凉

诗曰：伤寒热急最发狂，体疼身痛火热殃，热病流以君火大，退热加凉病自康。透天凉法不许阳，久转纯阴身后南，人地部中三出入，入轻出重盛凉生。

诀曰：透天凉者，只按无补，渐渐入于地部，停针一息，三出一入，吸气数口，爪插□上，渐渐退针，行六阴之数，吸气三十六口，又以手法施之也。

法曰：先□□□□以□吟虎□者，六□之数也，先□□□□十□次分□，从而□之，渐渐退皮肤之热，觉遍身凉却，施龙吟，龙吟者，九阳也，偿若不□，再用前法。

留气法

诗曰：伏梁气痞是为难，血块症瘕疟母坚，若是明医施妙手，任他痃癖软如绵。

法曰：留气者，乃纯也，左行右捻，一百二十捻，吹气一百二十口是也。若得气，入针一寸许，停针一息，再行一阴，乃觉内痛，合病人吸气三五

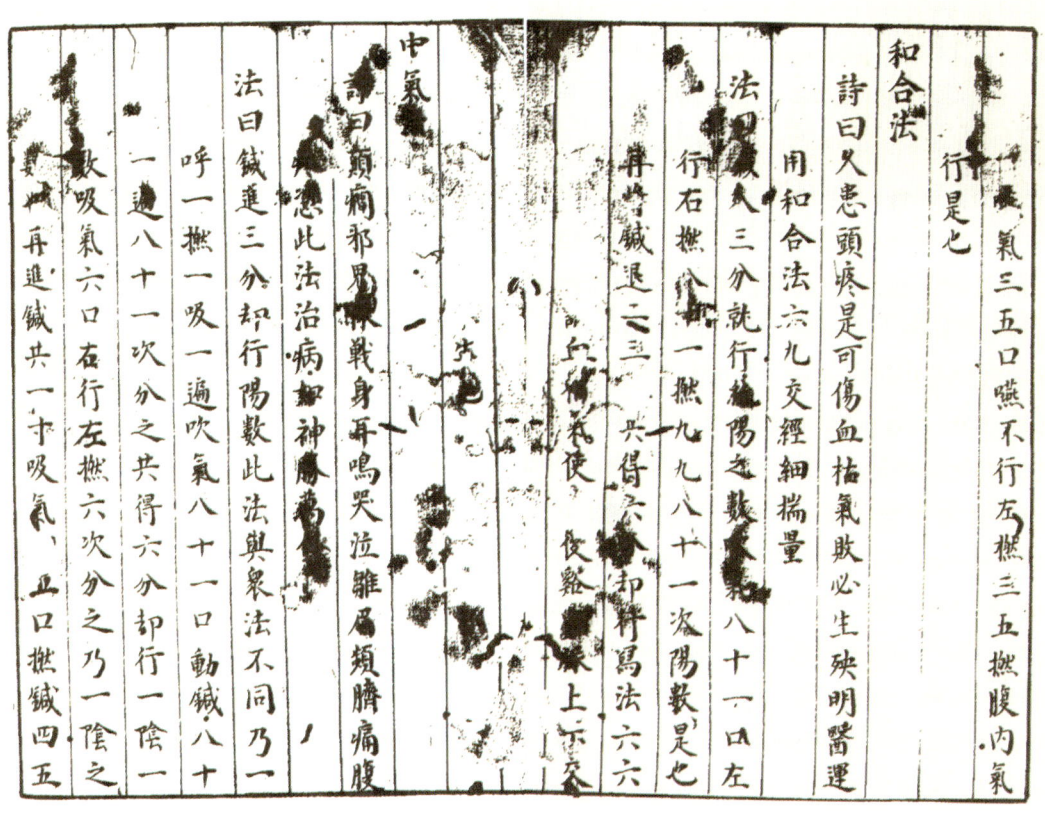

□□气三五口，咽不行，左捻三五捻，腹内气行是也。

和合法

诗曰：人患头疼是可伤，血枯气败必生殃，明医运用和合法，六九交经细揣量。

法曰：□人三分就行纯阳之数，吹气八十一口，左行右捻，□□一捻九九八十一次，阳数是也，再将针退二三□，共得六□，却行泻法，六六□□□□□血□气使□后溪□脉上下交□□□□生也。

中气法

诗曰：颠痫邪鬼□战身，耳鸣哭泣雏眉频，脐痛腹疼凭此法，治病如神腾万□。

法曰：针进三分，却行阳数，此法与众法不同，乃一呼一捻一吸一遍，吹气八十一口，动针八十一遍，八十一次分之共得六分，却行一阴一数，吸气六口，右行左捻六次分之，乃一阴之数，□再进针共一寸，吸气□五口，捻针四五

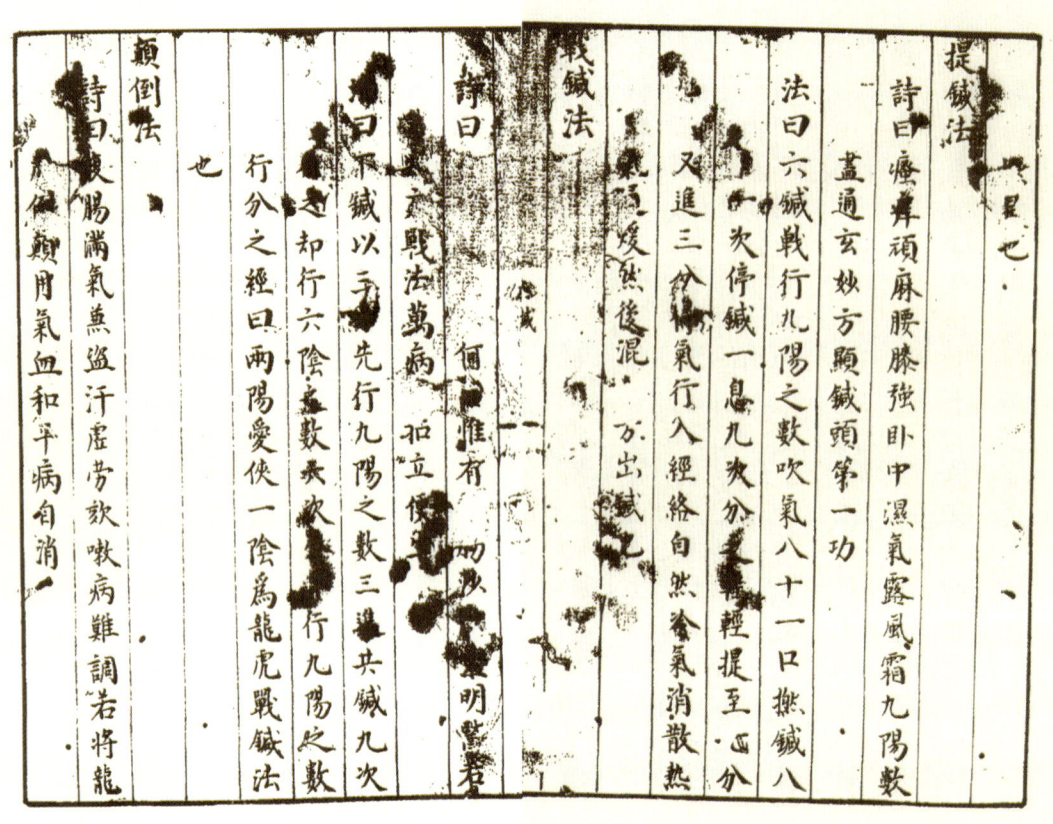

□□也。

提针法

诗曰：瘙痒顽麻腰膝强，卧中湿气露风霜，九阳数尽通玄妙，方显针头第一功。

法曰：六针战行，九阳之数，吹气八十一口，捻针八十一次，停针一息，九次分之，轻轻提至□分，又进三分，停气行入，经络自然，冷气消散，热气□暖，然后混□方出针也。

战针法

诗曰：□□□□□何□，惟有□□沙□□，明惊君□之战法，万病□□立便□。

法曰：下针以三□，先行九阳之数三进，共针九次□之，却行六阴之数，穴次□□行九阳之数，行分之。经曰：两阳爱侠一阴，为龙虎战针法也。

颠倒法

诗曰：腹肠满气兼盗汗。虚劳咳嗽病难调。若将龙□□颠用，气血和平病自消。

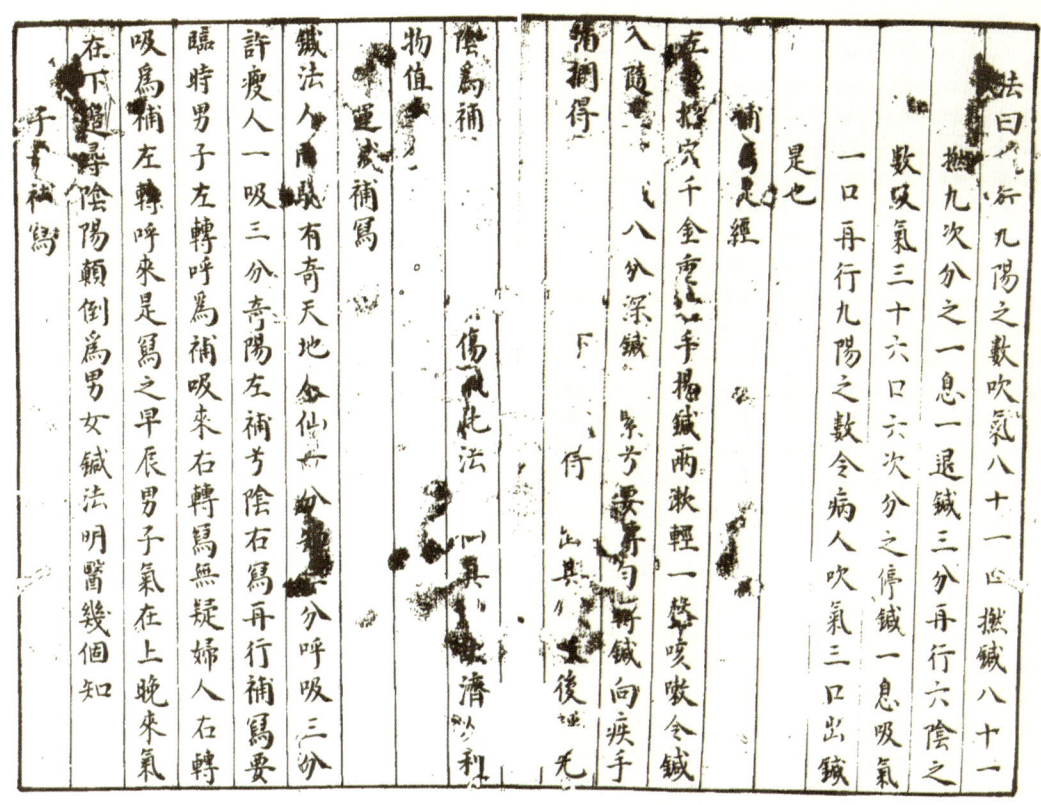

法曰：□行九阳之数，吹气八十一口，捻针八十一捻，九次分之一息一，退针三分，再行六阴之数，及气三十六口，六次分之，停针一息，吸气一口，再行九阳之数，令病人吹气三口，出针是也。

补泻足经

左□掐穴千金重，右手扬针两漱轻；一声咳嗽令针入，随□□□八分深。针□□兮要专匀，转针向疾手循扪，得□□□□□下□□得□出其□□后□，先阴为补□□□□□伤□此法□□真□□济□利物值

运藏补泻

针法：人□，驳有奇天地□仙一分知二分呼吸三分许，瘦人一吸三分，奇阳左补，号阴右泻，再行补泻，要临时男子左转呼为补，吸来右转泻无疑。妇人右转吸为补，左转呼来是泻之，早辰男子气在上，晚来气在下，追寻阴阳颠倒为男女针法，明医几个知。

子母补泻

子母还□王母堆，从头一一要先知，左行三次依方补，右转为泻不相亏，三三如九要依方，妙用神针□指微。

针头补泻

仙家补泻用针头，全在针尖手法收，重则恐伤筋与骨，轻时□日病难痊，补轻泻重知八寸。莫把针头胡乱□，此是神仙玄妙法，后来学者记心头。

□□泻

□楼补□□□□□□轻重指□明□□□补还轻，手泻实□□□□上下高低□□□□□□提抄□，神针□□□得泻知分寸□法幽微□□□

手□补泻

手指全□巧妙机，须知轻重与高低，轻时手捻微微补，重时泻用急轻务，高者尝教随手转，低时用力莫相欺，此为手指玄中妙，有人悟此是神医。

又□

每日之时皮上揭，有似热□煎汤热，若要寒时皮上寻，要热□□皮上揭，阴阳□覆怎生知，虚实辨明是

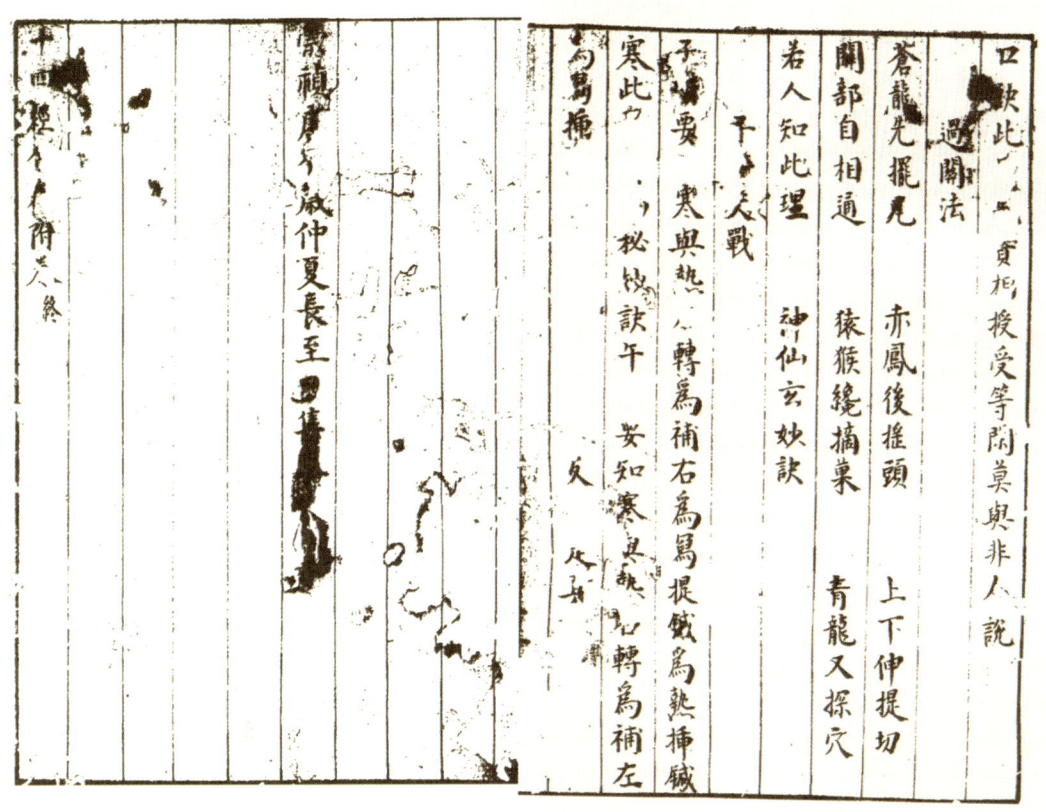

口诀，此□□实相授受，等闲莫与非人说。

过关法

苍龙先摆尾，赤凤后摇头，上下伸提切，

关部自相通，猿猴才摘果，青龙又探穴，

若人知此理，神仙玄妙诀。

□□交战

子□要　寒与热，左转为补右为泻，提针为热插针寒，此□□□秘□诀午□要知寒与热，右转为补左为泻插□□□□□□□□反□足□

崇祯庚午岁仲夏长至□□

十四经合参附卷终

图书在版编目（CIP）数据

中国针灸大成. 经络卷. 针经节要；十四经穴歌；十四经发挥；奇经八脉考；经络考；经络汇编；十四经合参 / 石学敏总主编；王旭东，陈丽云，梁尚华执行主编. — 长沙：湖南科学技术出版社，2020.12
ISBN 978-7-5710-0814-7

Ⅰ. ①中… Ⅱ. ①石… ②王… ③陈… ④梁… Ⅲ. ①《针灸大成》②针灸学－中国－元代③经络－中国－元代④奇经八脉－研究⑤经络－研究 Ⅳ. ①R245②R224.1

中国版本图书馆CIP数据核字(2020)第205128号

中国针灸大成 经络卷
ZHENJING JIEYAO SHISIJING XUEGE SHISIJING FAHUI QIJING BAMAIKAO JINGLUOKAO JINGLUO HUIBIAN SHISIJING HECAN

针经节要　十四经穴歌　十四经发挥　奇经八脉考　经络考　经络汇编　十四经合参

总　主　编：石学敏
执行主编：王旭东　陈丽云　梁尚华
责任编辑：李　忠　王跃军　姜　岚
出版发行：湖南科学技术出版社
社　　　址：长沙市湘雅路276号
网　　　址：http://www.hnstp.com
湖南科学技术出版社天猫旗舰店网址：
　　　http://hnkjcbs.tmall.com
邮购联系：本社销售部 0731-84375808
印　　　刷：湖南省众鑫印务有限公司
　　　（印装质量问题请直接与本厂联系）
厂　　　址：长沙市长沙县榔梨镇保家工业园
邮　　　编：410000
版　　　次：2020年12月第1版
印　　　次：2020年12月第1次印刷
开　　　本：889mm×1194mm　1/16
印　　　张：33.25
字　　　数：791 千字
书　　　号：ISBN 978-7-5710-0814-7
定　　　价：332.50元

（版权所有·翻印必究）